U0301025

糖尿病常用经典名方平议

主编 杨叔禹 马思思

副主编 周艺 王丽英 曾华蓉

编委（按姓氏笔画排序）

王丽英 王咏梅 王顺花 王琼瑜 孙文杰
苏伟娟 苏美梅 李振 李思思 吴心虹
张艺萍 张玉娴 张凉凉 张智海 张傑屹
张锦彬 陈华 林琳 林爵英 周艺
洪艳真 郭南京 曾华蓉 谢嬛 蔡妙娜

人民卫生出版社
·北京·

版权所有，侵权必究！

图书在版编目（CIP）数据

糖尿病常用经典名方平议 / 杨叔禹，马思思主编.
北京：人民卫生出版社，2025.1. -- ISBN 978-7-117-
37320-3

Ⅰ. R289.5
中国国家版本馆 CIP 数据核字第 2025K6C085 号

人卫智网	www.ipmph.com	医学教育、学术、考试、健康，购书智慧智能综合服务平台
人卫官网	www.pmph.com	人卫官方资讯发布平台

糖尿病常用经典名方平议
Tangniaobing Changyong Jingdian Mingfang Pingyi

主　　编：杨叔禹　马思思
出版发行：人民卫生出版社（中继线 010-59780011）
地　　址：北京市朝阳区潘家园南里 19 号
邮　　编：100021
E - mail：pmph @ pmph.com
购书热线：010-59787592　010-59787584　010-65264830
印　　刷：北京顶佳世纪印刷有限公司
经　　销：新华书店
开　　本：710×1000　1/16　　印张：23
字　　数：365 千字
版　　次：2025 年 1 月第 1 版
印　　次：2025 年 2 月第 1 次印刷
标准书号：ISBN 978-7-117-37320-3
定　　价：89.00 元
打击盗版举报电话：010-59787491　E-mail：WQ @ pmph.com
质量问题联系电话：010-59787234　E-mail：zhiliang @ pmph.com
数字融合服务电话：4001118166　E-mail：zengzhi @ pmph.com

主编简介

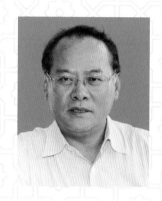

杨叔禹

医学博士，教授，博士研究生导师

厦门大学附属第一医院主任医师

厦门大学中西医结合中心主任

中华中医药学会糖尿病分会主任委员

中华中医药学会基层糖尿病防治专家指导委员会主任

古代经典名方中药复方制剂专家审评委员会委员（国家药品监督管理局、国家中医药管理局）

全国老中医药专家学术经验继承工作指导老师

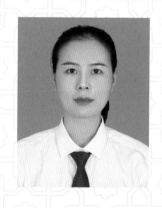

马思思

医学博士，博士后，厦门市中医院主治医师。师从杨叔禹教授，从事中医临床及糖尿病"三师共管"研究。中华中医药学会糖尿病分会委员，中华中医药学会基层糖尿病防治专家指导委员会成员。

副主编简介

周 艺

医学硕士，副主任医师，副教授，硕士研究生导师。厦门市中医院内分泌科副主任。出身中医世家，师从杨叔禹教授，从事中医内分泌临床及研究。中华中医药学会糖尿病分会委员，中华中医药学会基层糖尿病防治专家指导委员会成员。

王丽英

医学硕士，副主任医师。师从杨叔禹教授。中华中医药学会糖尿病分会常务委员，中华中医药学会基层糖尿病防治专家指导委员会成员。

曾华蓉

医学硕士，厦门市中医院主治医师，师从杨叔禹教授。中华中医药学会糖尿病分会委员，中华中医药学会基层糖尿病防治专家指导委员会成员。

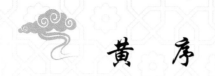

黄　序

　　糖尿病是一种慢性进行性疾病，由于类型的不同、病程的长短以及个体的差异，临床"同病异治"的现象十分普遍，而长于个体化治疗的中医就非常适合进行糖尿病的临床干预。

　　杨叔禹教授从事中医临床工作逾40年，尤其在治疗糖尿病等内分泌代谢疾病中，喜用经方，擅用经方，经验丰富。他作为中华中医药学会糖尿病分会的主任委员，在全国范围内倡导学习经方，研究经方，应用经方，并致力于经典名方防治糖尿病的规范化研究以及推广普及工作。我也非常关注并支持他的工作。

　　《糖尿病常用经典名方平议》一书，是杨叔禹教授及其团队的又一学术成果。全书选择临床治疗糖尿病常用的50多首经典名方，分别介绍其出处、组成、用法、使用注意、临床研究举要以及平议，其中临床研究举要的信息量很大，对明确经典名方在糖尿病临床上的适用范围有提示作用，每方后的平议也非常精彩，这些都是在杨叔禹教授多年临床经验和深入研究基础上的发挥，在方证识别、类方鉴别、临床取效的关键点等方面都有详细的讲解，对理解经典名方的现代应用有很好的指导作用。全书内容紧扣现代临床，体现了经典名方重视整体、关注个体差异的临床思维特点，为临床一线医务人员运用经典名方治疗糖尿病提供了宝贵的指导意见。乐为之序。

南京中医药大学国际经方学院　**黄　煌**

于甲辰仲夏

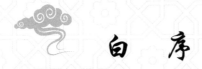

白　序

　　糖尿病古称"脾瘅""消渴"。几千年来，中医在治疗糖尿病方面积累了丰富的经验和宝贵的有效方药。本书旨在传承发扬这些宝贵的医学遗产，为临床医师提供更好的思路与方法，为广大糖尿病患者带来更多的福祉。

　　首先，衷心感谢作者对中医学和患者的爱心，积数年之久查阅了大量的古今文献，笃志精选了治疗糖尿病不同时期的经典名方，汇编成册。本书既有《伤寒论》《备急千金要方》等古典医籍的瑰宝，又有后世历代医家之临床验方。

　　糖尿病的病因复杂，症状多变，需辨证施治。本书根据糖尿病的不同证型，如阴虚热盛型、气阴两虚型、阴阳两虚型等，提供了相应的经典名方。这些方剂既有较强的针对性，又体现了中医的整体观念和辨证论治原则。

　　本书的特点在于，详细介绍了每个方剂的组成、功效和适应证，综述了这些方剂的最新研究成果，分析了方剂背后的中医理论，使读者能够知其然，更知其所以然。这对于提高临床疗效、传承中医文化具有重要意义。

　　希望通过本书的出版，能够帮助更多糖尿病患者找到适合自己的治疗方法，减轻病痛，提高生活质量。同时，也期望广大中医从业者能够从中汲取智慧，推动中医学在糖尿病治疗领域的创新发展。

　　最后，祝愿本书的读者朋友们健康长寿，生活幸福！

　　谨以此为序。

全国名中医　**白长川**

2024 年 6 月

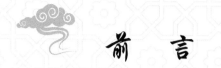

前　言

  2021年，国际糖尿病联盟（IDF）发布的《IDF糖尿病地图（第10版）》显示，20～79岁的成人糖尿病患者人数最多的国家是中国；2021年中国糖尿病患病人数达1.409亿，预计2045年将达到1.744亿。近30多年来，我国糖尿病患病率显著提高。2015—2017年，中华医学会内分泌学分会在全国31个省（自治区、直辖市）进行的甲状腺、碘营养状态和糖尿病的流行病学调查显示，我国18岁及以上人群糖尿病患病率为11.2%。如此庞大的患病率，不仅给患者带来生理、心理各方面的痛苦，同时也给国家、社会和家庭带来巨大的负担。

  现代医学对糖尿病管理的经典方法是五驾马车疗法，包括营养、运动、药物、教育与监测。近些年来，随着大量糖尿病管理的相关文献涌现，除经典疗法外，糖尿病的管理更多地朝个体化、人性化、"以患者为中心"和科技化发展。2023年，美国糖尿病学会（ADA）指南强调了糖尿病管理的"以人为本"思想，以及社区工作者的参与。2022年，ADA与欧洲糖尿病研究协会（EASD）关于2型糖尿病血糖管理的联合声明也强调了健康的社会决定因素，健康系统和包括睡眠在内的生理行为，同时再次强调了以人为本的方式，提出了优化生活质量、防治并发症的两大目标。这一理念与中医的整体观念、以人为本的观念不谋而合。

  中医治疗糖尿病具有很长的历史，在《黄帝内经》时期就有了对消渴病因病机、临床表现、治疗方法、禁忌、预后的认识。《灵枢·五变》所载"五脏皆柔弱者，善病消瘅"，论述了体质对糖尿病的影响。《素问·通评虚实论》所载"凡治消瘅仆击，偏枯痿厥，气满发逆，甘肥贵人，则高粱之疾也"，论述了糖尿病的社会经济因素。《灵枢·五变》所载"刚则多怒，怒则气上逆，胸中畜积，血气逆留，膲皮充肌，血脉不行，转而为热，热则消肌肤，故为消瘅"，强调了情志在消渴中的作用。在治疗上，《素问·腹中论》指出"热中消中不可服高粱芳草石药"。汉代张仲景《金匮要略》专篇论述了"消渴小便不利淋病脉证并治"，提出消渴的病因病机为"寸口脉浮而迟，浮即为虚，迟即为劳，虚则卫气不足，劳则荣气竭。趺阳脉浮而数，浮即为气，数即消谷而大坚，气盛则溲数，溲数即坚，坚数相搏，即为消渴"，并且给出了方药治疗，如肾气丸、文蛤散或白虎加人参汤。这为后世治疗和认识消渴奠定了理论基础。后世医家在此基础上，在认识和治疗糖尿病上也各有发挥。

　　杨叔禹从临床实践的角度提出中医治疗糖尿病的一个重要且有效的路径是改善患者的生活质量，并协同降糖的策略。症状未必尽由血糖问题引起，但却与血糖波动息息相关。通常中医调理症状后，患者的血糖波动也会得到改善，各种合并症、并发症及一些代谢指标也会得到改善。杨叔禹团队对从事糖尿病临床工作的医师进行问卷调查发现：糖尿病的常见症状有口渴、汗症、疲乏、失眠、便秘、腹胀、腹泻、肢体凉麻痛、食欲下降、尿频、易饥多食、皮肤瘙痒、焦虑抑郁。出版了《糖尿病常见症状中医简明手册》，这本著作是应用经典名方解决症状问题的经验汇总，对经典名方治疗糖尿病的传承与拓展起到了积极的作用。同时，杨叔禹对经典名方治疗糖尿病的作用机制做了深入的探讨，如酸枣仁汤加减治疗睡眠剥夺所致小鼠情绪及代谢改变的作用和机制研究，当归四逆汤通过PI3K/Akt/eNOS通路保护胰岛内皮细胞免受缺氧损伤机制研究，当归补血汤加味方对动物糖尿病性视网膜病变模型的干预作用及其机制研究等，为中医经典名方治疗糖尿病提供了进一步的理论依据。

　　随着循证医学的引入，越来越多的中医治疗糖尿病的证据被纳入指南。中医药在降低糖尿病发病风险，协同降糖，改善症状和体征，提高生活质量，治疗并发症等方面都被证明有独特疗效。

在糖尿病这一慢性疾病巨大的医疗负担背景下，杨叔禹始终强调要充分发挥中医药简、便、效、廉的功效，为患者减轻疾病和经济负担。几十年来，杨叔禹不断致力于推动中医药融入到糖尿病的防治体系中，不仅将指南应用推广到大医院，更要将之推广到基层，服务于广大基层糖尿病患者。基于这样的情怀与追求，杨叔禹牵头撰写了《国家糖尿病基层中医防治管理指南（2022）》（国家中医药管理局委托中华中医药学会基层糖尿病防治专家指导委员会组织制定）；并积极推动中医药进入糖尿病相关指南——《中国2型糖尿病防治指南（2020年版）》《国家基层糖尿病防治管理指南（2022）》。这还远远不够，人们看到，大量的经典名方临床应用广泛，疗效确切，但如何增强高质量的研究证据，让这些好方子纳入指南？杨叔禹一直在为寻求破解之法而探索。

可喜的是2018年以来，国家中医药管理局会同国家药品监督管理局先后发布《古代经典名方目录（第一批）》《古代经典名方目录（第二批儿科部分）》共107首古代经典名方，以及64首古代经典名方关键信息表；2023年8月发布《古代经典名方目录（第二批）》，共包含217首方剂。在此背景下，杨叔禹提出将目录中的糖尿病常用经典名方整理出来，以供临床从业者在临证中参考；既可以大大丰富我们的治疗手段，又可以有效地继承和推广这些经典名方。

但是，到底哪些经典名方是糖尿病临床常用的？

临床的问题，还是应该在临床上回答。杨叔禹团队充分发挥了中华中医药学会糖尿病分会和基层糖尿病防治专家指导委员会这两个学术平台的专家群体作用。我们遵照完整、科学、规范的原则设计调研方案，依托两个学术团体，向全国各地的专家发放调查问卷，征询临床常用的经典名方。这次问卷调查，共回收了289份中医师、中西医结合内分泌医师及全科医师的调查问卷。对其从业年限进行分层，包括27位5～10年临床经验的医师，29位10～20年临床经验的医师，94位20年以上临床经验的医师。不同阶层赋比不同，我们按顺序共筛选出 40 个临床最常用的经典名方。同时，我们又专访了 22 位从事中医治疗糖尿病的高级职称以上的专家，将这些专家们临床常用的经典名方增入，最终确定了 56 个经典名方。

本书是作为《糖尿病经典名方临床应用专家共识》的配套手册出版。在确定了常用的方剂之后，我们采用循证医学的方法，对这些经典名方的临床研究证据进行全面梳理。系统检索了中国知网、万方、维普、Sinomed 和 PubMed 数据库，根据循证证据等级金字塔对证据进行分类，重点关注系统评价（systematic review，SR）和随机对照试验（randomized controlled trial，RCT）。选取其中证据质量高的研究文献撰写了临床研究举要，附于方后。关于方剂剂量问题，我们在参考了全国高等院校规划教材和临床实际应用剂量后，确定了我们认为合理的剂量。读者在临床应用时，可在保障用药安全的前提下，参考当地药材质量，根据临床实际情况加减运用。此外，为方便年轻医师深入了解老中医对经典名方灵活运用的方法与心得，杨叔禹为每首经典名方撰写了按语，作为"平议"内容附于方后，以飨读者。

希望广大读者和临床医师在阅读和使用中，提出宝贵的意见和建议，以期古代经典名方能够在临床上发挥更大的作用！

衷心感谢全国名中医白长川教授、黄煌教授为本书赐序！

马思思

2024 年 6 月

目 录

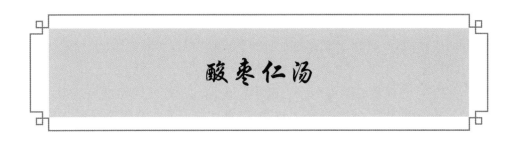

酸枣仁汤

一、出处、组成、用法

《金匮要略》:"虚劳虚烦不得眠,酸枣仁汤主之。"

酸枣仁二升　甘草一两　知母二两　茯苓二两　芎䓖二两(《深师》有生姜二两)

上五味,以水八升,煮酸枣仁,得六升,内诸药,煮取三升,分温三服。

二、现代剂量、用法

酸枣仁 15g,炙甘草 3g,知母 6g,茯苓 6g,川芎 6g。

水煎服,每日 1 剂,分 2 次或 3 次温服。

三、使用注意

酸枣仁、知母有缓下作用,故腹泻或大便溏者宜减量使用。

平时多吃小麦、小米、百合、莲子、红枣等,有辅助治疗效果。

四、临床研究举要

(一)糖尿病伴失眠

熊微[1]观察应用酸枣仁汤加减治疗糖尿病伴失眠阴虚内热型的临床疗效,并对其安全性进行评估。纳入 64 例糖尿病伴失眠阴虚内热型患者,分为对照组及治疗组。对照组:糖尿病基础治疗加艾司唑仑片;治疗组:糖尿病基础治疗加酸枣仁汤加减汤剂。结果显示,治疗组在改善证候积分及证候疗效方面显著优于对照组($P < 0.05$),治疗组与对照组的总有效率分别为 93.75%、75.00%(两组比较 $P < 0.05$),治疗组患者匹兹堡睡眠质量指数(PSQI)总分较对照组改善明显($P < 0.05$),治疗组血糖改善幅度优于对照组

（$P < 0.05$）。结果说明，酸枣仁汤加减能显著改善糖尿病伴失眠阴虚内热型患者的证候积分，有利于患者的血糖水平控制，可改善睡眠质量，疗效优于艾司唑仑片。

刘树文[2] 观察心脑血脉宁合酸枣仁汤加减治疗气阴两虚兼痰瘀型 2 型糖尿病合并失眠的临床疗效，将 70 例糖尿病合并失眠患者随机分为治疗组与对照组。两组同时进行基础降糖治疗。对照组予以艾司唑仑片进行治疗；治疗组予以心脑血脉宁合酸枣仁汤加减进行治疗。结果显示，治疗组的空腹血糖（FPG）、餐后 2 小时血糖（2hPG）水平下降程度更加明显（$P < 0.01$）；在失眠评分方面，治疗组的总积分降低较对照组更明显（$P < 0.01$），治疗组对于白天思睡方面的改善较显著（$P < 0.05$），治疗组对于总睡眠质量和白天身体功能方面的改善尤为明显（$P < 0.01$）。在治疗中医证候的疗效上，治疗组的总有效率为 87.9%，对照组为 57.6%，$P < 0.01$，其中治疗组在倦怠乏力与胸闷脘痞症状上的积分降低更加明显（$P < 0.01$）。结果表明，在对气阴两虚兼痰瘀型 2 型糖尿病（T2DM）合并失眠的患者进行诊治时，采用心脑血脉宁合酸枣仁汤加减能更好地改善中医证候，减轻中医临床症状，且疗效优于艾司唑仑组。

（二）糖尿病合并焦虑抑郁

张治福等[3] 探讨了酸枣仁汤治疗糖尿病的临床疗效。将 80 例糖尿病患者分为研究组与对照组，两组患者入院后均给予盐酸二甲双胍片常规治疗，研究组在此基础上给予酸枣仁汤进行治疗。结果显示，两组患者的空腹血糖（FPG）、餐后 2 小时血糖（2hPG）水平比较，差异不大（$P > 0.05$）。研究组的汉密尔顿焦虑量表（HAMA）和汉密尔顿抑郁量表（HAMD）评分明显低于对照组，差异有统计学意义（$P < 0.05$）。研究证明，采用酸枣仁汤治疗糖尿病，可有效控制患者的血糖水平，还可有效缓解其焦虑抑郁等不良情绪，对提高其生活质量有重要作用。

闫丽荣[4] 分析了 2 型糖尿病患者采用酸枣仁汤治疗的应用效果。选择 80 例 2 型糖尿病患者作为研究对象，根据患者临床治疗方法的不同分为对照组（采用常规西药治疗）和观察组（在对照组基础上采用酸枣仁汤治疗）。结果显示，观察组患者空腹血糖、餐后 2 小时血糖、中医证候积分、焦虑自评量表（SAS）评分、抑郁自评量表（SDS）评分改善效果均明显优于对照组，且不良反应发生率明显低于对照组（$P < 0.05$）。研究证实，2 型糖尿病患者

临床采用酸枣仁汤治疗，能够明显改善患者临床症状以及心理状态。

（三）影响糖尿病肠道菌群

何钦等[5]分析了在2型糖尿病患者的临床治疗中，应用酸枣仁汤对患者的肠道益生菌的影响以及临床效果。将132例2型糖尿病患者，随机分为2组。给予对照组常规药物治疗，观察组则以此为基础，应用酸枣仁汤进行治疗。结果显示，观察组患者的空腹血糖（FPG）、餐后2小时血糖（2hPG）以及糖化血红蛋白（HbA1c）水平在治疗后明显低于对照组（$P < 0.05$）；观察组的双歧杆菌、乳酸杆菌的数量在治疗后明显高于对照组（$P < 0.05$）；观察组的负性情绪评分在治疗后比对照组低（$P < 0.05$）。研究证明，在2型糖尿病的治疗中应用酸枣仁汤，能有效促进患者血糖水平的恢复，增加肠道的益生菌数量，临床应用效果显著。

五、平议

失眠是糖尿病患者最为常见的症状之一，不仅影响患者的情绪及生活质量，也对血糖等代谢指标的控制极为不利。失眠，中医学称之为"不寐"等，无论中医或西医，治疗尤为棘手，令医患困扰。酸枣仁汤则是临床治疗失眠的一张有效的经典名方。

失眠的表现形式主要有入睡困难、寐浅易醒、醒后难再入睡、多梦、早醒等，症状繁多，证候复杂。《景岳全书·杂证谟·不寐》指出："无邪而不寐者……宜以养营养气为主治。……有邪而不寐者，去其邪而神自安也。"失眠的现代中医证型繁多、交叉重叠，难以辨别，临床上很难掌握和实操，不利于使用和推广。

我的体会是，辨证分型应化繁为简，首辨虚实，执简驭繁。据观察，眠浅易醒、早醒者，多属于虚证；入睡困难以及多梦者，多属于实证。"虚劳虚烦不得眠"是对酸枣仁汤证的论述，其方证的要点在于"虚"与"烦"。"虚"为血虚；"烦"为阴虚火旺。《景岳全书·杂证谟·不寐》说："凡人以劳倦思虑太过者，必致血液耗亡，神魂无主，所以不寐，即有微痰微火，皆不必顾，只宜培养气血，血气复则诸证自退。"酸枣仁汤养血安神，清热除烦，主治肝血不足、虚热内扰之虚烦不眠证。临床若见长期睡眠不好，睡眠轻浅，早醒，伴情绪焦虑、倦怠乏力等症状，酌选酸枣仁汤加减治疗，临床疗效较为满意。

柴胡加龙骨牡蛎汤

一、出处、组成、用法

《伤寒论》："伤寒八九日，下之，胸满烦惊，小便不利，谵语，一身尽重，不可转侧者，柴胡加龙骨牡蛎汤主之。"

柴胡四两　黄芩一两半　人参一两半　桂枝一两半，去皮　茯苓一两半半夏二合半，洗　大黄二两　龙骨一两半　牡蛎一两半，熬　生姜一两半，切大枣六枚，擘　铅丹一两半

上十二味，以水八升，煮取四升，内大黄，切如棋子，更煮一两沸，去滓，温服一升。

二、现代剂量、用法

柴胡 15g，半夏 10g，党参 10g，黄芩 10g，茯苓 10g，桂枝 10g，龙骨 10～15g，煅牡蛎 10～15g，大黄 6g，生姜 10g，大枣 15g。

除大黄外，上药以水 1 100ml，煮取汤液 400ml，再加入大黄，继续煮一二沸，去滓，分 2～3 次温服。

注：铅丹，药房不备，现多不用，可用磁石、生铁落、代赭石或朱砂替代。

三、使用注意

有些患者会出现腹泻、腹痛，停药后即可缓解。

四、临床研究举要

柴胡加龙骨牡蛎汤多用于治疗糖尿病合并失眠、抑郁患者。

（一）糖尿病合并失眠

黄婷[6]通过观察柴胡加龙骨牡蛎汤对肝郁化火型消渴不寐患者的临床

疗效、匹兹堡睡眠质量指数（PSQI）、血糖情况、胰岛功能及神经递质因子[5- 羟色胺（5-HT）、γ- 氨基丁酸（GABA）]水平的影响，对其临床疗效价值及安全性进行评估，探求可能的作用机制。采用随机对照试验，将 72 例肝郁化火型消渴不寐患者，随机分为对照组（36 例）及试验组（36 例）。两组均给予调节血糖、心理行为疗法，试验组在此基础上给予柴胡加龙骨牡蛎汤口服，治疗时间为 8 周。干预后中医临床证候疗效评分对比：两组患者治疗后中医临床证候分数与治疗前相比降低（$P < 0.01$），但试验组中医临床证候总分数降低幅度较对照组明显（$P < 0.01$）。中医证候疗效对比：试验组有效率（93.5%）明显高于对照组（42.9%）（$P < 0.01$）。PSQI 对比：两组都较干预治疗前明显降低（$P < 0.01$），试验组降低幅值范围大于对照组（$P < 0.01$）。临床疗效对比：试验组有效率（90.3%）显然高于对照组（39.3%）（$P < 0.01$）。糖代谢指标对比：经治疗后两组糖代谢指标 FPG、2hPG、HbA1c 都呈现下降趋势，试验组糖代谢指标降低幅度大于对照组（$P < 0.01$），说明柴胡加龙骨牡蛎汤能发挥降糖优势。胰岛功能相关指标的对比：治疗后对照组胰岛素抵抗指数（HOMA-IR）虽略有改善，但无统计学意义（$P > 0.05$）；试验组改善情况较对照组更为良好，而试验组数据提示空腹胰岛素分泌增多，且胰岛素抵抗指数降低程度明显（$P < 0.01$）。血清中 5-HT、GABA 水平高低程度变化：对照组治疗后血清中 5-HT、GABA 浓度提高无统计学意义（$P > 0.05$），而试验组治疗后血清中 5-HT、GABA 浓度提高较为明显，且其提高幅度也比对照组明显（$P < 0.01$）。血清中 GABA、5-HT 含量与 PSQI、HOMA-IR 的相关性研究结果显示呈现负相关（$P < 0.01$），提示柴胡加龙骨牡蛎汤能改善睡眠情况及胰岛素抵抗，其机制与血清中 GABA、5-HT 含量相关。在安全性方面：患者在试验治疗全程未见明显不良反应。研究证明，柴胡加龙骨牡蛎汤用于医治消渴不寐的理论依据充足，临床疗效确切，安全性良好，不仅能改善症状，也有利于血糖控制及改善胰岛素抵抗，其作用机制可以考虑与 GABA、5-HT 含量增高相关。

刘婉文等 [7] 评价了柴胡加龙骨牡蛎汤对少阳型消渴伴不寐患者的临床疗效。将 80 例受试对象随机分成两组，包括对照组 38 例、治疗组 42 例。对照组在原降糖方案治疗的基础上予艾司唑仑片治疗，治疗组在原降糖方案治疗的基础上予柴胡加龙骨牡蛎汤口服，治疗周期为 15 天。组内比较：治疗后，两组患者血糖、PSQI、中医证候积分均有显著性差异（$P < 0.05$）。

组间比较：治疗前，两组患者的血糖水平、PSQI 及中医证候积分无显著性差异（$P>0.05$）。治疗后，与对照组相比，治疗组在改善血糖水平及中医证候积分方面显著优于对照组（$P<0.05$）；而在改善 PSQI 方面，治疗组与对照组无显著性差异（$P>0.05$），且治疗组的不良反应显著低于对照组（$P<0.05$）。研究说明，两组治疗方案均可降低血糖水平、中医证候积分、PSQI，但治疗组在改善中医症状及降低血糖方面显著优于对照组，而在改善 PSQI 方面则尚不能认为两组有差异。

（二）糖尿病抑郁

房小双等 [8] 基于心身同治法采用柴胡加龙骨牡蛎汤治疗糖尿病痛性神经病变（DPNP）合并抑郁症，并评估其临床疗效。将 60 例 DPNP 合并抑郁症患者随机分为 2 组，其中对照组 30 例予盐酸氟西汀胶囊治疗，治疗组 30 例在对照组治疗基础上予柴胡加龙骨牡蛎汤口服。4 周后观察 2 组临床疗效，比较 2 组治疗前后 17 项汉密尔顿抑郁量表（HAMD-17）评分、视觉模拟评分法（VAS）评分，上肢正中神经和下肢腓总神经的运动神经传导速度（MNCV）和感觉神经传导速度（SNCV），空腹血糖（FPG）、餐后 2 小时血糖（2hPG）、糖化血红蛋白（HbA1c）及总胆固醇（TC）、甘油三酯（TG）、低密度脂蛋白胆固醇（LDL-C）、高密度脂蛋白胆固醇（HDL-C）水平。干预后，治疗组总有效率为 90.0%（27/30），对照组总有效率为 73.3%（22/30），治疗组总有效率高于对照组（$P<0.05$）。治疗后，2 组 HAMD-17 评分、VAS 评分及FPG、2hPG、HbA1c 水平均较本组治疗前降低（$P<0.05$），且治疗组均低于对照组（$P<0.05$）。治疗后，2 组正中神经、腓总神经 MNCV 和 SNCV 均较本组治疗前提高（$P<0.05$），且治疗组均高于对照组（$P<0.05$）。治疗后，治疗组 TC、TG、LDL-C 水平均较本组治疗前下降（$P<0.05$），HDL-C 水平较本组治疗前升高（$P<0.05$），且 LDL-C 水平低于对照组（$P<0.05$），HDL-C 水平高于对照组（$P<0.05$）。治疗后，对照组 TG、LDL-C 水平均较本组治疗前下降（$P<0.05$），HDL-C 水平较本组治疗前升高（$P<0.05$）。研究证明，柴胡加龙骨牡蛎汤对于 DPNP 合并抑郁症患者的疗效显著，可改善患者糖脂代谢、抑郁状态，缓解疼痛，提高神经传导速度。

李宇等 [9] 观察了柴胡加龙骨牡蛎汤联合黛力新对 2 型糖尿病合并抑郁患者肠道菌群的影响。将 86 例 2 型糖尿病合并抑郁患者随机分为试验组和对照组，每组 43 例。对照组予口服氟哌噻吨美利曲辛片（黛力新）治疗，每日2次,早晨及中午各1片;试验组予黛力新联合柴胡加龙骨牡蛎汤口服,中药每日2次,每次1袋。干预疗程均为8周。干预后,与本组治疗前比较,治疗后两组患者的FPG、2hPG、糖化白蛋白(GA)、白细胞介素-6(IL-6)、C反应蛋白(CRP)水平均降低($P<0.05$),5-HT水平升高($P<0.05$),其中试验组GA、IL-6、CRP、5-HT的改善程度明显优于对照组($P<0.05$)。与对照组治疗后比较,试验组HAMD-17评分、中医证候积分均降低($P<0.05$)。Alpha多样性分析显示,治疗后试验组Shannon指数、Chao指数、Ace指数均升高($P<0.05$),Simpson指数降低($P<0.05$)。Beta多样性分析显示,治疗后试验组患者肠道微生物群落的分布位置和象限区间较基线发生明显变化。LEfSe差异分析显示,试验组治疗前后有4个差异菌门、7个差异菌科、9个差异菌属,与对照组同期相比主要表现为厚壁菌门(Firmicutes)丰度上调,变形菌门(Proteobacteria)、拟杆菌门(Bacteroidetes)丰度下调。研究证明,柴胡加龙骨牡蛎汤能够有效改善2型糖尿病合并抑郁患者的临床症状,其机制可能与下调炎症细胞因子水平、上调5-HT浓度以及调节肠道菌群有关。

黄美婷等[10]观察了柴胡加龙骨牡蛎汤治疗2型糖尿病合并焦虑抑郁状态(少阳证)的临床疗效及对5-羟色胺(5-HT)的影响。将90例2型糖尿病合并焦虑抑郁状态患者随机分为对照组32例、治疗1组28例和治疗2组30例。3组均予常规降糖治疗,在此基础上,对照组予氟哌噻吨美利曲辛片治疗,治疗1组予柴胡加龙骨牡蛎汤治疗,治疗2组予氟哌噻吨美利曲辛片合柴胡加龙骨牡蛎汤治疗。3组均以2周为1个疗程,共治疗3个疗程。治疗后,3组患者的中医症状积分、血糖水平、HAMD评分、HAMA评分均较治疗前明显降低($P<0.05$),血清5-HT水平均较治疗前升高($P<0.05$);治疗1组和治疗2组中医症状积分、餐后2小时血糖水平、HAMD评分、HAMA评分均低于对照组($P<0.05$),血清5-HT水平均高于对照组($P<0.05$);治疗2组所有指标水平均优于治疗1组($P<0.05$)。研究证明,柴胡加龙骨牡蛎汤联合氟哌噻吨美利曲辛片可明显缓解2型糖尿病合并焦虑抑郁状态(少阳证)患者的中医症状,改善患者血糖水平及焦虑抑郁状态,其机制可能与调节血清5-HT水平有关。

李浩经等[11]观察了柴胡加龙骨牡蛎汤对2型糖尿病合并抑郁大鼠行为、炎症因子及海马区单胺类神经递质的影响,并探讨其可能作用机制。研究证明,柴胡加龙骨牡蛎汤可降低2型糖尿病合并抑郁大鼠血糖、保护海马区神经元、减轻抑郁行为,机制可能与调控炎症因子及单胺类神经递质表达有关。

冯占荣等[12]观察了柴胡加龙骨牡蛎汤治疗糖尿病便秘合并抑郁症的临床疗效。将60例糖尿病便秘合并抑郁症患者随机分为2组,其中对照组30例予西医常规治疗,治疗组30例在对照组治疗基础上加用柴胡加龙骨牡蛎汤治疗。2组均治疗8周后统计疗效。干预后,治疗组总有效率为76.7%(23/30),对照组总有效率为50.0%(15/30),治疗组总有效率高于对照组($P < 0.05$)。与本组治疗前比较,2组治疗后粪便性状评分均升高($P < 0.05$),每周排便次数均增多($P < 0.05$),且治疗组治疗后粪便性状评分高于对照组($P < 0.05$),每周排便次数多于对照组($P < 0.05$)。与本组治疗前比较,2组治疗后HAMD评分均降低($P < 0.05$),且治疗组治疗后HAMD评分低于对照组($P < 0.05$)。与本组治疗前比较,2组治疗后血糖指标如FPG、2hPG及HbA1c水平均降低($P < 0.05$),且治疗组治疗后FPG、2hPG及HbA1c水平均低于对照组($P < 0.05$)。与本组治疗前比较,2组治疗后血脂指标如TC、TG、LDL-C水平均降低($P < 0.05$),且治疗组治疗后TC、TG、LDL-C水平均低于对照组($P < 0.05$)。与本组治疗前比较,2组治疗后血清同型半胱氨酸(Hcy)水平均降低($P < 0.05$),且治疗组治疗后血清Hcy水平低于对照组($P < 0.05$)。研究证明,柴胡加龙骨牡蛎汤对于糖尿病便秘合并抑郁症的疗效确切,可有效改善患者便秘症状,促进排便,缓解抑郁情绪,调节血糖、血脂代谢,降低Hcy水平。

王桂娟等[13]探讨了柴胡加龙骨牡蛎汤治疗少阳郁火型2型糖尿病合并抑郁状态(消渴郁证)患者的临床疗效及其可能的作用机制。将70例少阳郁火型2型糖尿病合并抑郁状态(消渴郁证)患者随机分为试验组和对照组,每组各35例。对照组患者给予控制血糖、血压、血脂等西医常规治疗,试验组在对照组的基础上给予柴胡加龙骨牡蛎汤口服治疗,疗程均为12周。抑郁改善疗效:治疗12周后,试验组的总有效率为86.7%(26/30),对照组为40.0%(12/30);组间比较,试验组的总体疗效和总有效率均明显优于对照组($P < 0.01$)。中医证候疗效:治疗12周后,试验组的总有效率为90.0%(27/30),对照组为43.3%(13/30);组间比较,试验组的总体疗效和总有效率均明显优于对照组($P < 0.01$)。治疗后,2组患者的HAMD评分和中医证候积分均较治疗前明显降低($P < 0.01$),且试验组的降低幅度均明显

优于对照组；组间治疗后及差值比较，差异均有统计学意义（$P<0.01$）。治疗后，试验组的 FPG、2hPG、HbA1c、空腹胰岛素（FINS）、HOMA-IR 水平和对照组的 2hPG、HbA1c 水平均较治疗前明显降低（$P<0.01$），且试验组对 FPG、2hPG、HbA1c、FINS、HOMA-IR 水平的降低作用均明显优于对照组；组间治疗后及差值比较，差异均有统计学意义（$P<0.05$ 或 $P<0.01$）。治疗后，试验组患者血清脑源性神经营养因子（BDNF）水平较治疗前明显提高（$P<0.01$），而对照组无明显变化（$P>0.05$）；试验组对血清 BDNF 水平的提高作用明显优于对照组；组间治疗后及差值比较，差异均有统计学意义（$P<0.01$）。治疗期间，2 组患者均无明显不良反应发生，且患者的三大常规和肝肾功能等安全性指标均未见明显异常。Pearson 相关分析结果显示，HAMD 评分与 HOMA-IR 呈显著正相关（$r=0.685$，$P<0.01$）；血清 BDNF 水平分别与 HAMD 评分、HOMA-IR 呈显著负相关（$r=-0.790$ 和 $r=-0.688$，$P<0.01$）。研究证明，柴胡加龙骨牡蛎汤治疗少阳郁火型 2 型糖尿病合并抑郁状态（消渴郁证）患者的临床疗效确切，可改善患者的抑郁情绪并改善患者的糖代谢和胰岛素抵抗指数，其机制可能与上调血清 BDNF 水平有关。

王钦等[14]基于 BDNF/TrkB/CREB 途径探讨了柴胡加龙骨牡蛎汤对 2 型糖尿病合并抑郁（T2D&D）大鼠海马的影响及抗抑郁机制。研究证明，柴胡加龙骨牡蛎汤对 T2D&D 大鼠具有显著的抗抑郁作用，其机制可能与升高大鼠海马脑源性神经营养因子（BDNF）、酪氨酸激酶受体 B（TrkB）、环磷酸腺苷反应元件结合蛋白（CREB）mRNA 及蛋白表达，增强海马组织神经元的再生与修复有关。

（三）治疗糖尿病合并汗证

肝胆郁热型消渴患者自汗出可用柴胡加龙骨牡蛎汤[15]。

赵田等[16]总结了汪德芬从"少阳"辨治消渴汗证的经验。汪德芬认为，消渴汗证是因少阳枢机不利，而致三焦、阴阳、表里失调，腠理开阖失司所致，治疗上选用柴胡加龙骨牡蛎汤为基础方加减，以和解少阳，通达三焦气机，平衡阴阳表里，在临床应用中取得较好疗效，可明显改善患者泌汗异常的症状。

五、平议

柴胡加龙骨牡蛎汤是治疗情志失调，包括失眠、抑郁、焦虑、惊悸等证候的一张重要的经典名方，也是一张比较难以理解的方剂。怎样在临床上正确使用这个方剂呢？方证特点是什么？

我的体会是，选用柴胡加龙骨牡蛎汤应抓住以下几个关键：一是"失眠"；二是"烦"，可以将这个"烦"理解为睡眠障碍导致的情绪表达；三是"惊"，且"惊"暗示出现神志方面的问题了，从《伤寒论》原文中提到的"谵语"可以判断有神志障碍。这个方子的基础是小柴胡汤，去炙甘草，合桂枝、茯苓、大黄、龙骨、牡蛎、铅丹共奏疏郁、和解、除烦、重镇、安神之效。

我对牡蛎这味药的理解、认识和使用，有着一段曲折的历程。从前我用牡蛎，都是用生品，先煎，而且用量很大，最多用到 100g，但效果并不明显。当我仔细阅读《伤寒论》柴胡加龙骨牡蛎汤的原文时，发现方中的牡蛎用量是一两半。按 1 两 = 3g 换算是 4.5g，按 1 两 = 15g 换算是 22.5g。无论是哪一种换算方法，用量都不算大。牡蛎入汤剂，一般都是先煎。那么，用柴胡加龙骨牡蛎汤时，到底是先煎，还是同煎？另外，到底用"生牡蛎"，还是用"煅牡蛎"？再认真研读原文："牡蛎一两半（熬）。"什么是"熬"？查阅汉代扬雄的《方言》一书，有两处关于煮药的描述：一处说"有汁而干，谓之煎"，即将药汁浓缩的过程叫做"煎"，和现在说的"煎药""煮药"不一样，更类似现在煮好之后再浓缩的意思。另一处说"凡以火而干五谷之类，自山而东，齐楚以往谓之熬，关西陇冀以往谓之焙，秦晋之间或谓之炒"，这说明"熬""焙""炒"是一个意思。张仲景生活的地域属于现在的河南一带，属于当时的楚地北部，那么，这个"熬"就是"炒""焙"的意思，不是"煎"的意思。我逐渐明确了：在使用这个方剂的时候，一是用"煅牡蛎"，二是与其他药物一同煎煮，不必先煎。

另外需要注意的是，我一般不用铅丹这味药，或者用其他药物代替。

临床上如果出现长期睡眠不好，性格内向，敏感，胆子小，容易受惊吓，易出汗等表现，可以尝试使用柴胡加龙骨牡蛎汤，效果不错。

桂枝加龙骨牡蛎汤

一、出处、组成、用法

《金匮要略》："夫失精家，少腹弦急，阴头寒，目眩，发落，脉极虚芤迟，为清谷、亡血、失精。脉得诸芤动微紧，男子失精，女子梦交，桂枝加龙骨牡蛎汤主之。"

桂枝　芍药　生姜各三两　甘草二两　大枣十二枚　龙骨　牡蛎各三两

上七味，以水七升，煮取三升，分温三服。

二、现代剂量、用法

桂枝 9g，白芍 9g，炙甘草 6g，生姜 9g，大枣 12 枚，龙骨 9g，牡蛎 9g。
水煎服，每日 1 剂，分 2 次或 3 次温服。

三、使用注意

本方宜作汤剂，因散剂可能导致腹胀、食欲不振。
阴虚火旺、湿热内蕴、邪气实盛者，应慎用。

四、临床研究举要

（一）2 型糖尿病合并焦虑

周丽霞等[17] 观察了桂枝加龙骨牡蛎汤联合西药治疗 2 型糖尿病合并焦虑的疗效。将 120 例患者随机分为两组，保持原降糖用药。对照组 60 例给予艾司唑仑，1～2mg/ 次，3 次 /d。治疗组 60 例给予桂枝加龙骨牡蛎汤（桂枝 10g，白芍、生姜各 15g，甘草 10g，大枣 12 枚，龙骨生、牡蛎生各 30g，柴胡 10g，黄精、白术各 15g），水煎 300ml，1 剂 /d，2 次 /d；艾司唑仑用法同对照组。连续治疗 2 周为 1 个疗程。治疗 2 周后，治疗组痊愈 40 例，显效 15

例，有效 3 例，无效 2 例，总有效率 96.67%；对照组痊愈 30 例，显效 15 例，有效 7 例，无效 8 例，总有效率 86.67%；临床疗效方面，治疗组优于对照组（$P < 0.05$）。空腹血糖、餐后 2 小时血糖、果糖胺、焦虑评分方面，两组均有改善（$P < 0.01$），且治疗组改善优于对照组（$P < 0.01$）。研究说明，桂枝加龙骨牡蛎汤联合西药治疗 2 型糖尿病合并焦虑，疗效满意，无严重不良反应。

周丽霞[18]探讨了桂枝加龙骨牡蛎汤治疗 2 型糖尿病合并焦虑状态的临床效果。按照单盲随机化原则，将 96 例 2 型糖尿病合并焦虑状态的患者随机均分为实验组和对照组，两组患者均给予基础降糖治疗，实验组患者在此基础上加用加味桂枝加龙骨牡蛎汤治疗。两组患者治疗后 FPG、2hPG、GHB 水平均显著下降，与治疗前比较，差异具有统计学意义（$P < 0.05$）；实验组患者治疗后 FPG、2hPG、GHB 水平均显著低于对照组，差异具有统计学意义（$P < 0.05$）；实验组患者治疗后焦虑自评量表（SAS）评分显著下降，与治疗前比较，差异具有统计学意义（$P < 0.05$）；实验组患者治疗后 SAS 评分显著低于对照组，差异具有统计学意义（$P < 0.05$）；实验组患者治疗总有效率显著高于对照组，差异具有统计学意义（$P < 0.05$）。研究证明，桂枝加龙骨牡蛎汤能够有效控制 2 型糖尿病合并焦虑状态患者的血糖情况，改善患者焦虑状态。

（二）糖尿病肾病

鲍凤和等[19]运用桂枝加龙骨牡蛎汤加减治疗糖尿病肾病脾肾两虚证时取得了一定的疗效。主要基于阴阳学说、胃肾相关、升降有序、心肾相交的理论，而达到阴平阳秘，建立一种平衡状态，疏通周身气血循环，使气机升降运动正常，精气血自然归肾，从而起到补肾健脾的作用。

（三）糖尿病汗证

李军[20]对糖尿病汗证应用加味桂枝龙骨牡蛎汤治疗的临床效果进行探究。将 70 例糖尿病汗证患者随机平均分成两组，每组各 35 例，对照组接受常规的血糖控制治疗，观察组在对照组基础上应用加味桂枝龙骨牡蛎汤治疗，对两组的临床效果进行比较。干预后，观察组的 FPG、2hPG、糖化血红蛋白值均低于对照组（$P < 0.05$）。观察组总治疗率优于对照组（$P < 0.05$）。研究说明，对于糖尿病汗证的治疗，应用加味桂枝龙骨牡蛎汤效果理想，可有效控制患者血糖，改善症状。

宋丽君等[21]研究了桂枝加龙骨牡蛎汤治疗糖尿病多汗症的临床效果。

将 92 例糖尿病多汗症患者随机分为观察组和对照组,每组各 46 例,对照组给予常规西药降糖药治疗,观察组在常规治疗的同时给予桂枝加龙骨牡蛎汤。数据显示,观察组患者治疗后有效率为 97.83%,高于对照组有效率(91.30%),且观察组患者治疗后血糖水平变化明显优于对照组,$P < 0.05$,差异具有统计学意义。研究说明,桂枝加龙骨牡蛎汤可有效降低患者血糖,缓解患者多汗症状。

(四)2 型糖尿病性骨质疏松症

蔡红妹[22]观察了复方桂枝龙骨牡蛎汤对 2 型糖尿病性骨质疏松症(肝肾阴虚夹瘀证)患者的疗效及相关指标的变化,评估了复方桂枝龙骨牡蛎汤的临床疗效和安全性,并通过其对血清趋化素(chemerin)、肿瘤坏死因子 α(TNF-α)的影响,探讨其治疗 2 型糖尿病性骨质疏松症可能的机制。方法:按照随机数字表法,将符合 2 型糖尿病性骨质疏松症诊断标准和纳入标准的 60 例患者,随机分成对照组(30 例)与治疗组(30 例)。对照组在基础降糖、常规糖尿病饮食及运动干预的基础治疗上,给予骨化三醇胶丸每天 2 粒(0.25μg),早晚各 1 粒口服;治疗组基于对照组的治疗,给予复方桂枝龙骨牡蛎汤,每天 2 剂(200ml/ 剂),早晚各 1 剂口服。2 个月为 1 个疗程,连服 3 个疗程。6 个月后,中医证候积分的比较:对照组和治疗组的中医证候总积分与治疗前比较均有所下降($P < 0.01$),治疗组较对照组下降更明显($P < 0.01$)。中医临床症状的比较:两组的中医临床症状都较治疗前部分改善,组间比较治疗组口干咽燥、腰背疼痛、腰膝酸软、目眩、失眠、盗汗及下肢疼痛症状较对照组显著改善,差异有显著统计学意义($P < 0.01$);在耳鸣、健忘及下肢痿弱上,治疗组也较对照组有所改善,差异有统计学意义($P < 0.05$)。疾病疗效的比较:经 3 个疗程的治疗,治疗组总有效率为 90.00%,对照组总有效率为 76.67%,且治疗组的总有效率显著高于对照组($P < 0.01$)。血糖和糖化血红蛋白的比较:两组患者经治疗后,FPG、2hPG、HbA1c 均有降低($P < 0.01$),但对照组与治疗组组间比较无统计学意义($P > 0.05$)。骨密度的比较:治疗后对照组患者第 2～4 腰椎、双侧股骨颈、左侧 Ward 三角区和右股骨大粗隆骨密度值与治疗前比较有所改善,而治疗组患者第 1～4 腰椎、双侧股骨颈、双侧 Ward 三角区和双侧股骨大粗隆骨密度值较治疗前均改善($P < 0.05$,$P < 0.01$);组间比较治疗组改善程度更显著($P < 0.05$,$P < 0.01$)。血清肿瘤坏死因子 α(TNF-α)、血清趋

化素（chemerin）比较：两组患者经治疗后血清 chemerin、TNF-α 均有降低（$P < 0.05$，$P < 0.01$），且与对照组相比，治疗组下降明显，效果更优，具有显著性差异（$P < 0.05$，$P < 0.01$）。肝功能和肾功能的比较：两组患者治疗前与治疗后均未出现异常，且无明显差异（$P > 0.05$）。经此研究发现，应用复方桂枝龙骨牡蛎汤治疗 2 型糖尿病性骨质疏松症（肝肾阴虚夹瘀证）患者，能够改善中医临床症状，降低中医证候积分，提高疾病疗效，增加骨密度，降低血清 chemerin、TNF-α 水平。

五、平议

性功能障碍是糖尿病患者较为常见的一种慢性并发症，严重影响患者情绪及生活质量。桂枝加龙骨牡蛎汤则是治疗性功能障碍的一张经典名方。

性功能障碍的定义广泛，其中遗精、阳痿、梦交等都属于性功能障碍的表现，对糖尿病患者的正常生活影响巨大。尤其是我们中国人大多性格内敛，且羞于提及此类问题，常常不会主动向医师提出这一症状，但临床上十分常见。

遗精、阳痿、梦交等症状多因阴阳失调所致，而桂枝汤具有调和营卫和阴阳的作用。桂枝加龙骨牡蛎汤正是在桂枝汤基础上加龙骨、牡蛎而成，具有调和阴阳、潜镇摄纳的功效，可用于治疗阴精流失、阴损及阳之虚劳。后世医家多将本方解读为甘温益气、调和营卫、养血安神之剂。

我在临床上用这首方剂的机会很多。张仲景时代之所以会用到这类方剂，多和连年战乱，百姓流离失所，饥寒交迫，精神与营养等多种因素有关。虽然现在社会安稳，营养不成问题，但节奏快、压力大，所谓的"白领、骨干、精英"这些人除了身体承受巨大的工作负担，精神上也是忍受着巨大的压力，加之环境中的性暗示、性刺激，阴阳失衡的情况多有发生。甚至还在上学的学生也常常因为学业压力过大而出现遗精、阳痿、梦交等情况。我把这种情况归结为情志因素导致的气机失调、疏泄失常、心神失养。临床上若见到男子失精，女子梦交，自汗盗汗，心悸，失眠多梦，不耐寒热，舌淡，苔薄，脉来无力，可用桂枝加龙骨牡蛎汤。

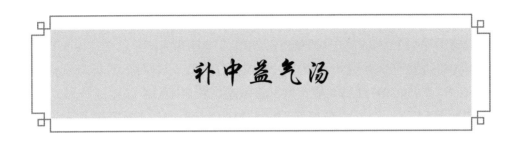

补中益气汤

一、出处、组成、用法

《内外伤辨惑论》:"盖温能除大热,大忌苦寒之药泻胃土耳。今立补中益气汤。"

黄芪五分,病甚、劳役、热甚者一钱　甘草炙,五分　人参去芦,三分　当归酒焙干或晒干,二分　橘皮不去白,二分或三分　升麻二分或三分　柴胡二分或三分　白术三分

上㕮咀,都作一服,水二盏,煎至一盏,去渣,早饭后温服。如伤之重者,二服而愈,量轻重治之。

二、现代剂量、用法

黄芪9g,人参6g,白术9g,炙甘草9g,当归3g,陈皮6g,升麻6g,柴胡6g。

水煎服,每日1剂,分2次或3次温服。现代也有丸剂及冲剂。

三、使用注意

阴虚内热者,应避免使用补中益气汤。

日本有服用本方引起肝损伤和嗜酸细胞性胸膜炎的案例报告。

四、临床研究举要

(一)糖尿病

赖丽萍等[23]分析了2型糖尿病(T2DM)患者采用补中益气汤辨证加减治疗对血糖控制水平及中医证候积分的改善作用。将96例T2DM患者随机分为研究组、对照组,各48例。对照组口服盐酸二甲双胍片、格列齐特

缓释片治疗,研究组同时采用补中益气汤辨证加减治疗。治疗 2 个月,研究组总有效率(83.33%)高于对照组(62.50%),差异有统计学意义($\chi^2 = 5.275$,$P < 0.05$);治疗后,研究组各项中医证候积分均低于对照组,差异有统计学意义($P < 0.05$);治疗后,研究组胰岛素敏感指数(HOMA-IS)(45.1±3.2)高于对照组(37.8±3.8),且研究组 HOMA-IR(2.6±0.5)、匹兹堡睡眠质量指数(PSQI)评分[(5.8±1.7)分]均低于对照组[(3.1±0.7)、(9.7±2.3)分],差异有统计学意义($t = 10.181$,$t = 4.027$,$t = 9.447$,$P < 0.05$);研究组 FPG(6.3±1.4)mmol/L、HbA1c(6.1±0.7)%、2hPG(7.8±1.9)mmol/L 均低于对照组[(7.2±1.1)mmol/L、(7.0±0.5)%、(9.0±1.7)mmol/L],差异有统计学意义($t = 3.502$,$t = 7.249$,$t = 3.261$,$P < 0.05$)。研究说明,T2DM 患者采用补中益气汤辨证加减可保护 β 细胞功能,减轻胰岛素抵抗现象,降低中医证候积分,提高睡眠质量,有利于控制血糖水平。

(二)糖尿病肾病

景凯乐[24]探讨了补中益气汤化裁方及疗程对肾小球滤过率、尿白蛋白的影响,以及对糖尿病肾病临床分期进展的影响。回顾性纳入 100 例脾肾气虚型糖尿病肾病患者,以"补中益气汤化裁方"服药疗程分组,其中对照组为基础常规治疗组(未服用中药组),治疗组按补中益气汤化裁方疗程进行分类——A 组(0~3 个月)、B 组(≥3 个月);观察患者治疗前后血糖指标(HbA1c、FPG、2hPG)、肾功能[肌酐(SCr)、血尿素氮(BUN)、尿酸(UA)]、肝功能[总蛋白(TP)、白蛋白(ALB)]、血压[收缩压(SBP)、舒张压(DBP)]、肾小球滤过率(GFR)、24 小时尿蛋白定量(UTP)、尿白蛋白/肌酐(UACR)、中医证候积分及临床进展。干预后:①补中益气汤化裁方可明显减少脾肾气虚型糖尿病肾病患者中医证候积分,提高有效率。②补中益气汤化裁方可降低 BUN、UACR、UTP,提高 GFR,保护肾功能。③分期进展:治疗前后,对照组有 3 例(13.6%)由 Mogensen Ⅲ 期进展为 Mogensen Ⅳ 期,3 例(13.6%)由 Mogensen Ⅳ 期进展为 Mogensen Ⅴ 期。治疗组中,A 组有 6 例(13.6%)由 Mogensen Ⅲ 期进展为 Mogensen Ⅳ 期,有 4 例(11.8%)由 Mogensen Ⅳ 期进展为 Mogensen Ⅴ 期;B 组有 2 例(4.5%)由 Mogensen Ⅲ 期进展为 Mogensen Ⅳ 期。总体来看,治疗组分期进展的病例少于对照组。④分期逆转:治疗组中,B 组有 4 例(9%)Mogensen Ⅲ 期逆转,A 组有 2 例(5.8%)Mogensen Ⅲ 期逆转,而对照组没有病例分期逆转。⑤终点事件:治疗组中，A组有4例（11.8%）进入透析，B组无患者进入透析；对照组有3例（13.6%）进入透析。研究说明：①补中益气汤化裁方治疗脾肾气虚型糖尿病肾病，对于患者血糖、血压无明显改善；②补中益气汤化裁方可有效降低糖尿病肾病患者的 BUN、UACR、UTP，提高 GFR，保护肾功能，缓解患者中医临床证候，减慢糖尿病肾病的病情恶化及分期进展，具有良久的平稳性，效果优于常规西药治疗。

陈序庚[25] 探讨了采用补中益气汤加味治疗糖尿病肾病的临床疗效。将 102 例糖尿病肾病患者随机分为常规组和观察组，对两组患者均进行常规治疗，在此基础上，采用补中益气汤加味对观察组患者进行治疗。治疗前，两组患者尿肌酐、血肌酐、空腹血糖的水平及血浆的黏度相比，$P > 0.05$。治疗后，两组患者尿肌酐、血肌酐、空腹血糖的水平及血浆的黏度均低于治疗前，其中观察组患者尿肌酐、血肌酐、空腹血糖的水平及血浆的黏度均低于常规组患者，$P < 0.05$。研究说明，对糖尿病肾病患者在进行常规治疗的基础上采用补中益气汤加味予以治疗，可有效降低其尿肌酐及血肌酐的水平，改善其肾功能，并可控制其空腹血糖的水平及血浆的黏度。

（三）糖尿病性胃轻瘫

方家选[26] 观察了补中益气汤治疗糖尿病性胃轻瘫的疗效。将 128 例患者随机分为两组——治疗组、对照组各 64 例；两组基础治疗相同，治疗组予补中益气汤加味，对照组予西沙必利片，共观察 3 个月。治疗组总有效率93.75%，对照组总有效率 65.63%；两组总有效率比较，差异有显著统计学意义（$P < 0.01$）。研究说明，补中益气汤治疗糖尿病性胃轻瘫有一定疗效。

李银娣[27] 探讨了口服补中益气汤联合足三里穴位注射维生素 B_6 治疗糖尿病性胃轻瘫（DGP）的疗效。将 60 例糖尿病性胃轻瘫患者随机分为两组——研究组和对照组各 30 例。其中，对照组患者使用莫沙必利进行治疗；研究组患者口服补中益气汤加足三里穴位注射维生素 B_6；对比两组患者的治疗效果和不良反应的发生情况。干预后，研究组与对照组患者的有效率分别是 76.67% 和 50.00%，前组的有效率显著高于后组（$P = 0.032$，$\chi^2 = 4.59$）；研究组和对照组患者的不良反应发生率分别是 0 和 23.33%，前组的发生率显著低于后组（$P = 0.000$，$\chi^2 = 37.30$）；治疗前两组的中医症状积分差异无统计学意义（$P > 0.05$），治疗后研究组各积分显著低于对照组。研究说明，口服中药补中益气汤与足三里穴位注射维生素 B_6 联合应用的治疗效果理想，不仅可以提高治疗的有效率，还能降低不良反应发生率。

于文彦等[28]基于网络药理学方法探讨了补中益气汤治疗糖尿病性胃轻瘫（DGP）的作用机制。筛选得到补中益气汤的185个活性成分，作用于130个DGP靶点基因，其中关键靶点10个，包括胰岛素（INS）、丝氨酸/苏氨酸蛋白激酶1（AKT1）、白细胞介素-6（IL-6）、内皮型一氧化氮合酶（eNOS）和肾上腺素能受体（AR）等。GO和KEGG通路富集分析显示，补中益气汤可能通过抑制凋亡、自噬、氧化应激、炎症反应，调节胰岛素、血糖水平，改善胃肠道平滑肌细胞和卡哈尔（Cajal）间质细胞损伤，以影响DGP的发生发展。研究初步揭示了补中益气汤可能通过多成分-多靶点-多通路治疗DGP的作用机制。

（四）糖尿病神经源性膀胱

胡昌伦等[29]比较了不同中西医结合方法治疗糖尿病神经源性膀胱（DNB）的疗效。将150例DNB患者随机分为3组，各50例。A组给予甲钴胺治疗，B组给予甲钴胺+补中益气汤加减治疗，C组给予甲钴胺+补中益气汤加减+针灸理疗治疗。比较治疗周期结束后各组膀胱残余尿、下尿路症状量表（BLUTS-SF）评分。治疗后，3组膀胱残余尿、BLUTS-SF评分均较治疗前明显降低（$P<0.05$）；A组、B组、C组复合达标率分别为10.00%、57.14%、77.55%，A组＜B组＜C组，组间两两比较差异均有统计学意义（$P<0.01$）。研究表明，甲钴胺+补中益气汤加减+针灸理疗治疗DNB临床疗效好，复合达标率较高。

（五）糖尿病其他并发症或合并症

董明霞等[30]观察了补中益气汤加减治疗2型糖尿病腹泻的临床疗效。将糖尿病腹泻病例60例，分为治疗组及对照组各30例。治疗组采用补中益气汤加减口服；对照组采用思密达3g，每日3次口服。28天为1个疗程。1个疗程结束后，治疗组总有效率为93.33%，对照组总有效率为73.33%，两组比较差异有统计学意义（$P<0.05$）。研究表明，补中益气汤加减治疗2型糖尿病腹泻疗效显著。

张鸿雁等[31]探讨了补中益气汤在治疗糖尿病骨质疏松中的作用。将102例糖尿病骨质疏松患者随机分为观察组（$n=51$）和对照组（$n=51$）。对照组患者单方面接受西药治疗；在对照组治疗的基础上，对观察组患者实施中西医结合治疗，以补中益气汤为主加减治疗。经过3个月的治疗后，两组患者的股骨颈、股骨粗隆、华氏三角区骨密度值与治疗前相比，均有明显升高，并且观察组相对于治疗组升高更明显，组间对比有统计学意义（$P < 0.05$）；治疗后，中医症状均明显好转，观察组中医症状好转患者人数与对照组中医症状好转患者人数对比有统计学意义（$P < 0.05$）。研究表明，补中益气汤治疗糖尿病骨质疏松能提高骨密度值，改善患者中医症状。

汤献文等[32]观察了中医治疗糖尿病合并脑梗死后遗症的临床疗效。将60例糖尿病合并脑梗死后遗症患者随机分为2组。治疗组采用口服加减补中益气汤＋静脉滴注川芎嗪加维生素 B_1、甲钴胺的治疗方法；对照组采用静脉滴注川芎嗪加维生素 B_1、甲钴胺的治疗方法。两组均治疗30天，治疗组总有效率95%，对照组总有效率62.7%，两组间比较有差异（$P ≤ 0.05$）。研究表明，加减补中益气汤治疗糖尿病合并脑梗死后遗症有一定临床疗效。

五、平议

糖尿病患者会经常出现气虚的证候，如倦怠乏力、少气懒言、自汗等，而补中益气汤则是临床上常用的一张治疗倦怠乏力的经典名方。

临床上常常遇到一些"低热"患者。这类低热，往往查不到明确的病因，用抗生素及各种办法效果不好，有时只能缓解一段时间。这时可以考虑补中益气汤。我的体会是：患者如果伴有食欲不振，大便不实或溏稀，容易疲劳等气虚的症状，是选用补中益气汤的指征，有时可收意外之效。这就是中医学理论中的"甘温除大热"，也就是李东垣所谓"阴火"。

还有一个非常重要的体会，就是用量。以往我在临床上使用黄芪时，为了能够尽快奏效，用量越来越大。尤其是在使用补阳还五汤时，黄芪用量达到50～100g。当我仔细阅读李杲的《内外伤辨惑论》后，看到补中益气汤中的黄芪、炙甘草的用量各为五分，按照度量衡换算共3.73g，而人参、升麻、柴胡、橘皮、当归、白术各用二分或三分。一剂药的总量也不过10g左右。掩卷沉思，反观药量越用越重，如何晤对古贤？药量重一定就会比药量轻效果更好吗？这是值得考量的大问题。因为中药材资源、价格及药物的不良反应等，也都是中医师应当考虑到的。自此，我应用补中益气汤时，剂量从轻起步。如黄芪，一般用5～10g。基本能获得满意的疗效。

升阳益胃汤

一、出处、组成、用法

《内外伤辨惑论》:"脾胃虚则怠惰嗜卧,四肢不收,时值秋燥令行,湿热少退,体重节痛,口干舌干,饮食无味,大便不调,小便频数,不欲食,食不消。兼见肺病,洒淅恶寒,惨惨不乐,面色恶而不和,乃阳气不伸故也。当升阳益气,名之曰升阳益胃汤。"

黄芪二两　半夏洗,此一味脉涩者用　人参去芦　甘草炙,以上各一两　独活　防风以秋旺,故以辛温泻之　白芍药何故秋旺用人参、白术、芍药之类反补肺,为脾胃虚则肺最受邪,故因时而补,易为力也　羌活以上各五钱　橘皮四钱　茯苓小便利不渴者勿用　柴胡　泽泻不淋勿用　白术以上各三钱　黄连一钱

上㕮咀,每服秤三钱,水三盏,生姜五片,枣二枚,煎至一盏,去粗,温服,早饭后。或加至五钱。

二、现代剂量、用法

黄芪 30g,半夏 15g,人参 15g,炙甘草 15g,独活 9g,防风 9g,白芍 9g,羌活 9g,橘皮 6g,茯苓 5g,柴胡 5g,泽泻 5g,白术 5g,黄连 1.5g。

以上加生姜 5 片、大枣 2 枚,水煎服,每日 1 剂,分 2 次或 3 次温服。

三、使用注意

该方主要适用于脾胃虚弱、湿邪困阻之证。若为实热证、阴虚火旺等证型,则不宜使用。

饮食禁忌:用药期间应避免食用生冷、油腻、辛辣等刺激性食物,以免影响药效或加重病情。

四、临床研究举要

（一）糖尿病性胃轻瘫

梁勇[33] 观察了升阳益胃汤治疗糖尿病性胃轻瘫的临床疗效。将 72 例糖尿病性胃轻瘫患者随机分为观察组与对照组。对照组采用莫沙必利治疗，观察组采用升阳益胃汤治疗，比较两组临床疗效、血浆胃泌素（GAS）及血浆胃动素（MTL）水平变化。干预后，观察组有效率为 91.6%，对照组为 66.7%，两组有效率比较，差异有统计学意义（$P<0.05$）。与治疗前比较，治疗后血浆 GAS 及 MTL 水平均明显升高，差异有统计学意义（$P<0.05$）；观察组治疗后血浆 GAS 及 MTL 水平均明显高于对照组治疗后，差异有统计学意义（$P<0.05$）。研究表明，升阳益胃汤治疗糖尿病性胃轻瘫能显著升高患者胃肠激素水平。

卓冰帆等[34] 观察了升阳益胃汤加减治疗糖尿病性胃轻瘫脾虚痰湿证的临床疗效。将 129 例患者随机分为 2 组：治疗组 73 例予升阳益胃汤加减治疗；对照组 56 例予口服枸橼酸莫沙必利片治疗。2 组疗程均为 4 周。干预后，治疗组总有效率为 93.2%，明显高于对照组的 78.6%；治疗组在改善临床症状、提高胃排空率、降低空腹血糖及餐后 2 小时血糖方面均明显优于对照组；治疗组停药 1 个月后的复发率为 38.4%，明显低于对照组的 80.4%；治疗组不良反应发生率低于对照组。研究表明，升阳益胃汤加减对糖尿病性胃轻瘫具有良好疗效，且不良反应发生率及停药后复发率低。

赵晓敏等[35] 观察了升阳益胃汤联合针刺原穴治疗糖尿病性胃轻瘫脾胃气虚证的临床疗效。将 68 例糖尿病性胃轻瘫脾胃气虚证患者随机分为治疗组和对照组，每组各 34 例。2 组患者均接受糖尿病基础治疗及健康宣教。对照组给予枸橼酸莫沙必利片口服，治疗组在对照组治疗的基础上给予升阳益胃汤联合针刺原穴治疗。2 组均治疗 2 个月。①治疗后，2 组患者的中医证候总积分明显改善（$P<0.01$），且治疗组在改善中医证候总积分方面均明显优于对照组，差异有统计学意义（$P<0.01$）。2 组患者中医证候总积分治疗前后差值比较，差异有统计学意义（$P<0.01$）。②治疗后，2 组患者血浆胃泌素含量明显改善（$P<0.01$），且治疗组在改善血浆胃泌素含量方面均明显优于对照组，差异有统计学意义（$P<0.01$）。2 组患者血浆胃泌素含量治疗前后差值比较，差异有统计学意义（$P<0.01$）。③治疗后，2 组患者血

浆胃动素含量明显改善（$P<0.01$），且治疗组在改善血浆胃动素含量方面明显优于对照组，差异有统计学意义（$P<0.01$）。2 组患者血浆胃动素含量治疗前后差值比较，差异有统计学意义（$P<0.01$）。研究说明，升阳益胃汤联合针刺原穴治疗糖尿病性胃轻瘫脾胃气虚证，能显著改善患者的临床症状，并且明显纠正患者血浆胃泌素与胃动素紊乱的状态，疗效显著。

（二）糖尿病肾病

谢豪杰[36]探讨了升阳益胃汤加减治疗早中期糖尿病肾病（脾虚湿困型）的临床效果。将 60 例早中期糖尿病肾病（脾虚湿困型）患者随机分为对照组和观察组各 30 例。对照组给予西医常规治疗，观察组在对照组治疗基础上联合升阳益胃汤加减治疗。干预后，观察组治疗总有效率显著高于对照组（$P<0.05$）；观察组治疗后中医证候积分、尿白蛋白排泄率、胰岛素敏感指数及尿中Ⅳ型胶原水平均显著低于对照组（$P<0.05$）；两组均无明显不良反应发生。研究说明，升阳益胃汤治疗早中期糖尿病肾病（脾虚湿困型）的效果明显，安全性高。

（三）糖尿病

徐兴强[37]比较了常规西药、升阳益胃汤治疗脾虚兼证型 2 型糖尿病的临床效果。将 82 例脾虚兼证 2 型糖尿病性胃轻瘫患者以临床用药方式分组：西医组 41 例口服西药多潘立酮治疗，中医组 41 例采用中药升阳益胃汤治疗，比较两组治疗效果。中医组治疗后 FPG［（7.38±1.24）mmol/L］、2hPG［（8.94±2.77）mmol/L］、HbA1c［（7.25±1.07）%］显著低于西医组［（9.93±1.75）mmol/L、（11.35±3.62）mmol/L、（9.42±1.26）%］（$P<0.05$）；中医组治疗后症状总积分［（3.26±0.53）分］显著低于对照组［（4.77±0.84）分］（$P<0.05$）；中医组治疗总有效率 95.12% 显著高于西医组 78.05%（$P<0.05$）。结果说明，相较于常规西药，升阳益胃汤在脾虚兼证 2 型糖尿病性胃轻瘫治疗中效果更佳。

王延凡[38]探讨了升阳益胃汤治疗痰湿气虚型糖尿病的方法及疗效。将 103 例痰湿气虚型糖尿病患者随机分为对照组 52 例（二甲双胍）和治疗组 51 例（升阳益胃汤），对两组的治疗效果进行对比，两组的总有效率相比差异具有显著性（$P<0.05$），说明升阳益胃汤治疗痰湿气虚型糖尿病有一定效果。

五、平议

糖尿病患者经常会出现功能性胃肠疾病的症状，如大便不成形，甚至

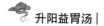

便溏、腹泻、便秘、胃胀、食欲减退等。我常考虑应用升阳益胃汤。该方的主要功效是益气升阳、清热除湿。

我们知道，糖尿病归属于中医"消渴"范畴，病机关键为"阴津亏损，燥热偏盛"。但随着时代的变化，生活方式的改变，现今脾胃内伤的现象普遍存在，脾胃失调的病因多与"抑、溢、逸"的生活方式密切相关。现今快节奏的生活及生存压力大，易导致情绪焦虑或抑郁，使肝郁气滞，疏泄失常，木不疏土，进而发展为"抑"的状态；饮食不节、过食肥甘厚味，致中焦脾胃壅滞、热量满溢，形成"溢"；生活便利，多坐少动，虽神劳然身逸，缺乏运动，导致"逸"。此"抑、溢、逸"三者最终均可致脾胃损伤，现代医学也称之为"心身疾病"。因此，上述病机并不完全符合现代糖尿病的病机特点，反而脾胃虚弱，清阳不升，湿郁生热较为普遍。针对此类患者的治疗，我的体会是要注重形神关系，心身共治，多从调节患者的疏泄功能，包括调畅气机的升降出入，条达情绪的疏泄着手。升阳益胃汤能够补脾胃以调畅中焦气机，升清降浊，疏通上下，疏散内外，使情志得疏，郁火得泻，则机体上下、内外气机调畅，中焦通达，脾胃安，百病除。临床上辨证应用升阳益胃汤，正体现着升阳健脾胃以调畅疏泄气机的特点。

值得注意的是，受李杲的启发，风药在脾胃病的治疗中占有重要地位；特别是针对清阳不升、湿浊阻滞、中焦气机不畅的患者，风药的使用尤为关键。"风药"是李杲根据张元素所提"风升生"的药物特性而概括出来的一类药物，意指风药气温，其性上行，犹如春气之上升，如防风、升麻、羌活、柴胡、荆芥、麻黄、薄荷等药，都属此类。风药在脾胃病的治疗中除了具有"升脾阳，散湿邪"的作用外，还具有木土同疏，以风药升发之木气益脾阳的作用特点。在治疗脾胃病时，将"风药"应用其中，往往能取得较好的临床疗效。风药虽能使脾胃得益，但用量宜少，不可用量太过，否则易伤阴动血，同时配合白芍敛阴养血，以防诸风药辛散太过。

<h1 style="text-align:center">玉屏风散</h1>

一、出处、组成、用法

《医方类聚》引《究原方》：治腠理不密，易于感冒。

防风一两　黄芪蜜炙　白术各二两

上㕮咀，每三钱重，水盏半，枣一枚，煎七分，去滓，食后热服。

《丹溪心法》："治自汗。"

防风　黄芪各一两　白术二两

上每服三钱，水一钟半，姜三片，煎服。

二、现代剂量、用法

汤剂制法：蜜炙黄芪 30g，白术 30g，防风 15g。

水煎服，每日 1 剂，分 2 次或 3 次温服。也可制成袋泡剂，每包 20g，每日 2 包，沸水泡服。

散剂制法：蜜炙黄芪 60g，白术 60g，防风 30g。

研末，每日 2 次，每次 6～9g，大枣煎汤送服。

三、使用注意

本方用量过大时，会导致胸闷、腹胀、食欲减退，并可出现头昏、潮热等。肌肉坚紧、大便秘结者，少用或慎用。

四、临床研究举要

（一）糖尿病多汗症

谭青蓝[39] 观察了玉屏风汤联合西药治疗老年 2 型糖尿病多汗症（卫表不固）的疗效。将 65 例门诊患者随机分为两组。对照组 32 例，服用二甲双

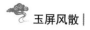

胍，0.25g/次，3次/d；维生素 B_1，5mg/次，3次/d；谷维素，10mg/次，3次/d。治疗组33例服用玉屏风汤（黄芪^生30g，白术15g，防风10g，麻黄根、浮小麦各30g，桂枝、白芍各10g）加减，水煎300ml，早晚分服；阴虚加地黄^生30g，知母10g、丹皮、麦冬各15g；心悸加远志^炙15g、五味子20g、枣仁^炒30g；阳虚加淫羊藿10g、附子^炙9g；失眠加夜交藤15g、合欢皮20g；烦躁加郁金15g、栀子^炒10g；眩晕加天麻20g、石决明10g、川牛膝15g；纳少加山楂^炒15g、麦芽^炒20g；西药治疗同对照组。连续治疗4周为1个疗程。治疗1个疗程后，治疗组总有效率87.87%，对照组总有效率65.62%；治疗组疗效优于对照组（$P < 0.05$）。中医症状评分、生活质量评分方面，两组均有改善（$P < 0.05$，$P < 0.01$），且治疗组改善优于对照组（$P < 0.01$）。研究说明，玉屏风汤联合西药治疗老年2型糖尿病多汗症（卫表不固），疗效满意，无严重不良反应。

（二）糖尿病

王坤[40]分析了玉屏风散联合胰岛素对老年2型糖尿病患者血糖水平和炎症因子的影响。将80例老年2型糖尿病患者随机分为胰岛素组40例和玉屏风散组40例，其中胰岛素组采用胰岛素治疗，玉屏风散组在采用胰岛素基础上配合玉屏风散干预。干预治疗后，玉屏风散组患者的HbA1c、2hPG及FPG等血糖指标与胰岛素组患者比较，均低（$P < 0.05$）；玉屏风散组患者的CRP、IL-6及IL-18等炎症因子水平与胰岛素组患者比较，均较好（$P < 0.05$）。研究说明，对老年2型糖尿病患者实施玉屏风散联合胰岛素治疗，能有效改善老年2型糖尿病患者的血糖水平，控制其机体炎症因子。

动物实验表明，玉屏风散可通过调控IRS/PI3K/Akt信号通路，调节糖脂代谢紊乱，提高胰岛素敏感性，改善肝脏胰岛素抵抗，进而发挥治疗2型糖尿病（T2DM）的作用[41]。

（三）糖尿病肾病

吉贞料等[42]探讨了当归芍药散联合玉屏风散治疗早期糖尿病肾病的疗效及对患者肾功能、血液流变学的影响。将110例早期糖尿病肾病患者随机分为两组——观察组（$n = 56$）及对照组（$n = 54$）。对照组行常规西医治疗，观察组在对照组基础上采用当归芍药散联合玉屏风散治疗。经治疗，观察组总有效率为96.43%，高于对照组的75.93%（$P < 0.05$）；治疗前，两组口干咽燥、神疲乏力、口唇紫暗、五心烦热、自汗盗汗、少气懒言、腰膝酸软各项中医证候积分比较，差异均无统计学意义（$P > 0.05$）；经治疗，两组以上各项中医证候积分均明显下降,且观察组治疗后中医证候积分均低于对照组,差异有统计学意义($P<0.05$)。治疗前,各项血糖指标、肾功能指标比较,差异均无统计学意义($P>0.05$);与治疗前比较,两组治疗后各项血糖指标及肾功能指标水平均降低($P<0.05$),观察组治疗后血糖指标(HbA1c、FPG、2hPG)及肾功能指标(CCr、SCr、BUN、24hUP、UAER)水平均低于对照组($P<0.05$)。治疗前,两组各项血液流变学指标比较,差异无统计学意义(均$P>0.05$);与治疗前比较,两组治疗后纤维蛋白原、全血高切黏度、全血低切黏度、血浆黏度均有所降低($P<0.05$),且观察组血液流变学指标均显著低于对照组($P<0.05$)。研究说明,当归芍药散联合玉屏风散治疗早期糖尿病肾病可明显缓解患者中医症状,降低血糖水平,改善患者肾功能及血液流变学水平,疗效显著。

(四)糖尿病合并上呼吸道感染

段浩等[43]观察了玉屏风散防治老年糖尿病患者反复上呼吸道感染的临床疗效。将 82 例患者随机分为治疗组及对照组,每组各 41 例。全部病例均按常规控制饮食,继续服用原降糖药物。治疗组常规服用玉屏风散9g/ 次,每日 2 次,水冲服。对照组维持原各项治疗不变。1 个月为 1 个疗程,连续观察 3 个疗程。治疗组经治疗后全部获效,其中显效 26 例,有效15 例。对照组显效 1 例,有效 5 例,无效 35 例,总有效率仅 14.6%。经统计学处理,两组间有显著性差异($P<0.01$)。治疗中复查血糖、尿糖、血常规,未发现异常变化。全部病例均未见副作用。研究说明,玉屏风散联合常规治疗能降低反复上呼吸道感染的发生,巩固糖尿病的治疗效果,提高患者的生活质量。

五、平议

多汗是糖尿病患者最常见的症状之一。门诊中常常遇到这类情况,血糖虽然已经达标,但仍自汗、盗汗,患者深受苦扰。患者表现为头面、躯干汗流不止,活动后尤甚,同时伴有体质虚弱、恶风、倦怠乏力等症状。究其病机,与糖尿病日久、阴阳失调、腠理不固而致汗液外泄失常有关。

玉屏风散有益气、固表、止汗之效。这是一首很多医师在临床上经常使用的方子。常用此方化裁治疗表虚不固型糖尿病多汗症。方中以黄芪为君药,内可大补脾肺,外可益气固表;白术为臣药,助黄芪加强益气固表之功；佐以防风，走表散邪。黄芪得防风，固表不留邪；防风得黄芪，祛邪而不伤正。若气虚甚者，加党参，以加强补益脾肺的功效；若兼有阴虚，盗汗、舌红少苔、脉细数者，加麦冬、五味子，以养阴敛汗。

玉屏风散中的药物，都属于药食同源之品。因其药味少，组方精巧、甘淡平和口感好，我常嘱患者煮水代茶频饮，效果很好。

说到表虚自汗，还会想到另一个经典名方"桂枝汤"。玉屏风散与桂枝汤虽都可用于治疗表虚自汗，但二者有显著的区别。桂枝汤治疗的表虚是相对于麻黄汤证的表实而言，用于外感风寒，伴发热、鼻塞、流涕等外感表证。而玉屏风散所治的汗出，乃肺卫气虚不能卫外，腠理不固所致。

当然，并非所有糖尿病多汗症者均选用玉屏风散，临床上应抓主证、随证而治。若遇到阴虚火旺者，可选生脉散、当归六黄汤一类化裁；若以湿热蕴蒸为主证，可用四妙散、龙胆泻肝汤加减。

生脉散

一、出处、组成、用法

《医学启源》："补肺中元气不足。"

麦门冬　五味子　人参各等分

上为粗末，水煎，不拘时服。

二、现代剂量、用法

麦冬9g，五味子6g，人参9g。

水煎服，每日1剂，分2次或3次温服。

三、使用注意

若属外邪未解，或暑病热盛，气阴未伤者，均不宜用。

久咳肺虚，亦应在阴伤气耗，纯虚无邪时，方可使用。

四、临床研究举要

（一）2型糖尿病

杨茂艺等[44]系统评价了生脉注射剂（SMI）在糖尿病中的应用。纳入15项研究，包括1 273名参与者。所有研究和参与者均来自中国。综合效应表明，SMI可能降低糖化血红蛋白（$MD=-0.46\%$，$95\%CI[-0.89, -0.03]$，$P<0.01$）、空腹血糖（$MD=-0.83$mmol/L，$95\%CI[-1.30, -0.36]$，$P<0.01$）、餐后2小时血糖（$MD=-1.27$mmol/L，$95\%CI[-1.96, -0.58]$，$P<0.01$）和24小时尿蛋白（$MD=-0.28$mg，$95\%CI[-0.51, -0.06]$，$P=0.01$）、血尿素氮（$MD=-1.31$mg，$95\%CI[-2.08, -0.54]$，$P<0.05$）、SCr（$MD=-2.60$，$95\%CI[-3.43, -1.77]$，$P<0.05$）、尺神经运动神经传导速度（MNCV）（$MD=1.45$，

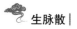

95%CI[0.03，2.87]，$P < 0.05$）和胫神经感觉神经传导速度（SNCV）。没有证据表明对腓总神经 MNCV 和 SNCV、胫神经 MNCV、正中神经 MNCV 以及 SNCV 有影响。不良反应包括较不频繁的胃肠道反应、转氨酶升高、白细胞计数降低、发热和皮疹。研究说明，在常规降糖治疗的基础上联合应用 SMI 可显著改善糖尿病患者的 HbA1c、FPG 和 2hPG，降低糖尿病患者的 24 小时尿蛋白、SCr 和血尿素氮（BUN）。系统评价发现，SMI 对糖尿病周围神经病变的神经功能没有影响。

李可建等[45]系统评价了生脉散制剂治疗 2 型糖尿病的疗效及安全性。4 项研究符合纳入标准，Jadad 评分均为 1 分，属低质量文献。生脉散制剂治疗 2 型糖尿病总有效率比较的合并 RR（99%CI）为 1.28[1.11，1.47]。Meta 分析结果提示，生脉散制剂治疗 2 型糖尿病有效、安全，且敏感性分析提示该结果稳定性较好。由于纳入研究质量低等因素影响，降低了上述结果的可靠性、真实性，目前证明生脉散制剂治疗 2 型糖尿病安全有效的证据尚不够十分充分。同时他们也系统评价了益气养阴法治疗 2 型糖尿病的疗效[46]，筛选了优势方药。检索益气养阴方药治疗 2 型糖尿病随机对照试验文献，选择合格研究，应用 Jadad 评分法进行质量评价，运用异质性检验、Meta 分析、漏斗图分析、敏感性分析统计相关数据。共 18 项研究符合纳入标准，Jadad 评分均低于 3 分，属低质量文献。统计结果显示，生脉散制剂治疗 2 型糖尿病总有效率比较 RR 大于 1，99%CI 不包含 1，且敏感性分析提示该结果稳定性较好。Meta 分析结果提示，生脉散制剂治疗 2 型糖尿病有效，但由于纳入研究质量低、统计结果不稳定等因素影响，降低了上述结果的可靠性、真实性，目前证明益气养阴方药治疗 2 型糖尿病安全有效的证据尚不够十分充分。

（二）糖尿病肾病

雷雯[47]观察了参芪生脉散加减对糖尿病肾病患者多项生化指标和临床症状的影响，以证实参芪生脉散对Ⅲ期糖尿病肾病的疗效，并探讨其作用机制，为临床应用提供可靠的依据。将 60 例患者随机分为两组，其中治疗组 30 例，对照组 30 例。两组患者性别、年龄、病程等方面比较均无显著性差异（$P > 0.05$）。两组除糖尿病基础治疗外，治疗组给予参芪生脉散煎剂和厄贝沙坦内服，对照组给予厄贝沙坦内服，均治疗 3 个月。在改善糖尿病肾病患者临床症状方面，治疗组总有效率为 90%，其疗效优于对照组；治疗组治疗前与治疗后相比有显著性差异（$P<0.05$），与对照组比较有显著性差异（$P<0.05$）。在降低尿白蛋白排泄率（UAER）方面，治疗组较治疗前有显著性差异（$P<0.05$），与对照组比较有显著性差异（$P<0.05$）。在血液流变学、血脂、血糖等指标方面，治疗组治疗后较治疗前有显著改善（$P<0.05$）；治疗后，在TG、TC等指标方面，治疗组与对照组比较有显著性差异（$P<0.05$）。研究说明，参芪生脉散可明显改善糖尿病肾病（气阴两虚、血瘀阻络证）患者的临床症状，能有效降低糖尿病肾病患者的尿白蛋白排泄率（UAER）；能显著降低其血糖，调节血脂代谢紊乱。

张玉峰等[48]观察了生脉散合归脾汤加减治疗糖尿病肾病Ⅲ期中医辨证属气阴两虚型患者的临床疗效。将95例糖尿病肾病Ⅲ期气阴两虚型患者随机分为2组，其中对照组47例，采用常规基础疗法治疗；治疗组48例，在常规治疗基础上加服生脉散合归脾汤加减，每日1剂，治疗3个月。治疗后，2组UAER均较同组治疗前显著降低，差异有高度统计学意义（$P<0.01$），且治疗组降低UAER的作用比对照组更为显著，差异有高度统计学意义（$P<0.01$）。治疗组治疗后血浆黏度、全血低切黏度、全血高切黏度、红细胞聚集指数、症状积分均较治疗前及对照组治疗后显著降低，差异有高度统计学意义（$P<0.01$）。研究说明，生脉散合归脾汤加减治疗糖尿病肾病Ⅲ期气阴两虚型患者，在减少尿蛋白漏出、改善临床症状及血液流变学指标方面有显著作用。

（三）糖尿病周围神经病变

高速等[49]观察了生脉散加减治疗糖尿病周围神经病变（DPN）的临床疗效并探索其治疗机制。将100例DPN患者随机分为治疗组与对照组，每组50例。对照组予糖尿病基础治疗联合口服弥可保，治疗组予糖尿病基础治疗联合中药汤剂生脉散加味口服，疗程均为2个月。观察并比较2组患者治疗前后中医证候评分、密歇根糖尿病神经病变评分（MDNS）、神经传导速度和血清丙二醛（MDA）含量、超氧化物歧化酶（SOD）活性水平及总抗氧化能力（TAOC）的改变情况。干预后治疗组总有效率为90.0%，明显优于对照组的70.0%（$P<0.05$）。治疗后2组患者中医证候评分、MDNS均较治疗前明显下降（$P<0.05$，$P<0.01$），且治疗组明显低于对照组（$P<0.01$）。治疗后2组患者神经传导速度较治疗前明显改善，且治疗组改善程度优于对照组（$P<0.05$）。治疗后2组患者TAOC/MDA显著提高，血清SOD活性及

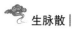

TAOC 水平显著提高，MDA 水平显著降低，差异均有统计学意义（$P<0.05$，$P<0.01$），TAOC 与 MDA 水平变化呈显著负相关（$r=-0.203$，$P<0.01$），且治疗组改善程度优于对照组（$P<0.01$）。治疗过程中所有患者未出现显著与治疗药物相关的不良反应。研究说明，运用生脉散加减治疗 DPN 可提高临床疗效，有效促进症状的改善，其治疗机制可能与抗氧化应激有关。

（四）糖尿病足

生脉散用于治疗糖尿病足大都配伍活血化瘀的方药。如袁洁青等[50]观察了生脉饮合血府逐瘀汤加减治疗糖尿病足（DF）的临床疗效。将 DF 患者（82 例）随机分为两组各 41 例。对照组予甲钴胺注射液肌内注射，0.5mg/次，每周 3 次。治疗组在此基础上予生脉饮合血府逐瘀汤加减，1 剂/d，早晚分服。两组连续治疗 4 周。干预后，对照组总有效率为 65.85%，治疗组为 87.80%，差异有统计学意义（$P<0.05$）。两组血清环氧合酶（COX-2）和胰岛素样生长因子结合蛋白（IGFBP-3）的检测值，治疗组均优于对照组，差异有统计学意义（$P<0.05$）。在两组踝肱指数（ABI）和创面愈合时间方面，治疗前，对照组和治疗组 ABI 分别为 0.77 ± 0.10 和 0.75 ± 0.09，组间比较，差异无统计学意义（$P>0.05$）；治疗后，治疗组 ABI（1.14 ± 0.13）、对照组 ABI（0.91 ± 0.12）均明显高于治疗前，且治疗组显著高于对照组（$P<0.01$）；治疗组创面愈合时间[（35.09 ± 4.01）天]明显少于对照组[（$40.12+4.43$）天]（$P<0.01$）。研究说明，生脉饮合血府逐瘀汤加减对糖尿病足患者有一定的临床疗效。

（五）糖尿病心脏病

甘德成等[51]系统评价了生脉散治疗糖尿病合并冠状动脉粥样硬化性心脏病的临床效果。共纳入 16 个随机对照试验（RCT），1 224 例患者，其中对照组 611 例，观察组 613 例。结果显示，使用生脉散治疗糖尿病合并冠状动脉粥样硬化性心脏病，在提高临床有效率（$RR=1.29$，$95\%CI[1.21，1.37]$，$Z=8.36$，$P<0.000\,01$），改善空腹血糖（$MD=-2.65$，$95\%CI[-3.16，-2.13]$，$Z=10.03$，$P<0.000\,01$）、餐后 2 小时血糖（$MD=-2.59$，$95\%CI[-3.23，-1.95]$，$Z=7.94$，$P<0.000\,01$）、动态心电图缺血性 ST-T 水平（$MD=-5.06$，$95\%CI[-6.96，-3.15]$，$Z=5.19$，$P<0.000\,01$）、同型半胱氨酸水平（$SMD=-0.44$，$95\%CI[-0.64，-0.24]$，$Z=4.34$，$P<0.000\,1$）、C 反应蛋白水平（$MD=-1.53$，$95\%CI[-1.90，-1.16]$，$Z=8.14$，$P<0.000\,01$）等方面，观察组均优于对照组。研究说明，生脉散联合常规治疗可以提升糖尿病合并冠状动脉粥样硬化性

心脏病的临床疗效，但由于研究的局限性，降低了研究结果的可靠性，还需更多高质量研究进一步提升结果的可靠性。

沈亚云等[52]观察了生脉散合丹参饮加减治疗气阴两虚夹瘀型糖尿病性心肌病的疗效及对心肌纤维化程度的影响。将 112 例气阴两虚夹瘀型糖尿病性心肌病患者随机分为观察组与对照组各 56 例。对照组给予常规西药治疗，观察组在对照组基础上给予生脉散合丹参饮加减治疗。比较 2 组中医证候疗效及药物耐受情况，并比较 2 组治疗前后空腹血糖（FPG）、餐后 2 小时血糖（2hPG）、总胆固醇（TC）、甘油三酯（TG）、左室舒张末期内径（LVEDD）、左房内径（LAD）、左室射血分数（LVEF）、超敏 C 反应蛋白（hs-CRP）、脂蛋白相关磷脂酶 A_2（Lp-PLA$_2$）、血小板 α- 膜颗粒蛋白（GPM-140）、透明质酸（HA）、层黏连蛋白（LN）、Ⅲ型前胶原 N 端肽（PⅢNP）等的变化情况。干预后，观察组总有效率为 87.50%，高于对照组的 71.43%（$P < 0.05$）。与同组治疗前比较，治疗后 2 组 FPG、2hPG、TG、TC、LAD、LVEDD、hs-CRP、Lp-PLA$_2$、GPM-140、PⅢNP、LN、HA 均降低（$P < 0.05$），LVEF 升高（$P < 0.05$）；与对照组治疗后比较，观察组治疗后 FPG、2hPG、TG、TC、LAD、LVEDD、hs-CRP、Lp-PLA$_2$、GPM-140、PⅢNP、LN、HA 均较低（$P < 0.05$），LVEF 较高（$P < 0.05$）。研究说明，生脉散合丹参饮加减治疗气阴两虚夹瘀型糖尿病性心肌病有降糖、调脂作用，还可降低炎症因子水平及血小板活性，改善患者心功能，阻止心肌纤维化进程，且药物耐受性好。

（六）糖尿病视网膜病变

盛雪霏[53]观察了口服生脉散加味联合雷珠单抗治疗糖尿病性黄斑水肿的疗效。将糖尿病性黄斑水肿患者 40 例（67 只眼）随机分为西医治疗的对照组 20 例（32 只眼）及中西医治疗的观察组 20 例（35 只眼），其中对照组采用玻璃体腔注射雷珠单抗，每月 1 次，共 3 次；观察组在西医治疗的基础上加用口服生脉散加味，连续服用 15 天为 1 个疗程，共 3 个疗程。干预后：①两组患者最佳矫正视力（BCVA）LogMAR 值比较：在治疗后 1 个月、2 个月、3 个月，两组患者 LogMAR 值均较治疗前下降，提示患者 BCVA 较前提高。对照组及观察组患者在治疗后 1 个月，LogMAR 值分别由基线 0.750±0.224、0.746±0.269 下降至 0.653±0.193、0.589±0.198，差异无统计学意义（$P = 0.183 > 0.05$）；在治疗后 2 个月，LogMAR 值分别下降至 0.569±0.171、0.474±0.172，差异有统计学意义（$P = 0.028 < 0.05$）；在

治疗后 3 个月，LogMAR 值分别下降至 0.497±0.175、0.406±0.188，差异有统计学意义（$P=0.044<0.05$）。②黄斑中心凹视网膜厚度（CMT）对比：在治疗 1 个月后，对照组和观察组 CMT 分别由基线（472.59±12.30）μm、（469.86±13.40）μm 降至（408.44±10.86）μm、（403.23±11.82）μm，差异无统计学意义（$P=0.066>0.05$）；在治疗 2 个月后，对照组和观察组 CMT 分别降至（349.13±9.88）μm、（338.11±10.63）μm，而在治疗 3 个月后，其 CMT 分别降至（313.34±9.84）μm、（288.34±11.47）μm，差异有统计学意义（$P=0.000<0.05$）。③中医证候评分：对照组中医证候评分由治疗前的 16.20±1.32 升至 17.25±1.52，观察组中医证候评分由治疗前的 17.05±1.76 降至 14.85±1.81；对两组患者治疗前、后中医证候总积分进行组内比较，经配对样本 t 检验，差异有统计学意义（$P<0.05$），说明疗程结束后，观察组患者的证候均较治疗前改善；组间比较而言，经独立样本 t 检验，治疗前两组比较无统计学差异（$P>0.05$），具有可比性，治疗后差异有统计学意义（$P<0.05$）。④治疗后两组总体有效率对比：对照组总有效率为 78.1%，观察组总有效率为 88.6%，两组有效率采用秩和检验比较得出 $P=0.03<0.05$，差异有统计学意义，提示雷珠单抗联合生脉散加味的观察组较单纯使用雷珠单抗治疗的对照组的总有效率更高。研究说明：①生脉散加味联合玻璃体腔注射雷珠单抗治疗的观察组与单纯雷珠单抗治疗的对照组均可改善糖尿病性黄斑水肿患者的视力，并减轻黄斑区水肿；②中西医结合治疗组较单纯西医治疗组在改善患者视力、减轻黄斑水肿方面疗效更加显著，可明显改善患者全身症状，安全可靠。

（七）糖尿病其他并发症或合并症

卢明等[54]观察了生脉饮加川芎胶囊治疗糖尿病骨质疏松症的临床疗效。将 172 例患者随机分为两组，每组 86 例。对照组口服甘露消渴胶囊、盖天力片；治疗组口服生脉饮加川芎胶囊。干预后，对照组治疗后总有效率为 76.7%，治疗组治疗后总有效率为 90.7%，两组患者治疗后总有效率比较，差异有统计学意义（$P<0.05$）。研究说明，生脉饮加川芎胶囊治疗糖尿病骨质疏松症疗效显著，值得在临床上推广应用。

陈洁等[55]观察了中西医结合（生脉散加味联合西医常规疗法）治疗肺结核合并糖尿病的临床疗效。将 80 例肺结核合并糖尿病患者随机分为治疗组和对照组各 40 例。对照组采用联合化疗、胰岛素强化降糖治疗，治疗组在对照组基础上加用生脉散加味治疗,疗程均为 8 个月。观察 2 组肺内病灶吸收率、痰菌转阴率、空洞闭合率及化疗结束后 2 个月末的空腹血糖、餐后 2 小时血糖、糖化血红蛋白水平。干预后,治疗组肺内病灶吸收率、痰菌转阴率、空洞闭合率均显著高于对照组,组间比较,差异具有统计学意义($P < 0.01$);治疗组化疗结束后 2 个月末各项血糖指标水平均高于对照组,组间比较,差异有统计学意义($P < 0.05$)。研究说明,中西医结合治疗肺结核合并糖尿病患者,不仅可有效控制血糖,而且能提高肺结核的治愈率,值得临床推广应用。

五、平议

临床上,糖尿病患者可以出现很多证候,错综复杂,变化多端。但我的体会是,气阴两虚证是糖尿病患者最常见或贯穿始终的证候,表现为乏力倦怠、少气懒言、易汗出、口渴咽干、舌干红苔少等。糖尿病患病日久、耗气伤阴,是其证候特点。在治疗上,我常常以生脉散为基础方,随证加减。

原方中以人参为君药,用来大补元气,止渴生津,臣以麦冬养阴生津,佐以五味子收敛阴津,三药合用,一补一润一敛,共成益气养阴生津之效。方名为生脉散,是期冀此方大补正气以鼓动血脉,滋阴生津以充养血脉,使得气阴两虚脉虚者得以复生。

人参价格较贵,可以选用其他具有补气作用的"参"类中药材替代,如党参、太子参等等。党参补益元气的功效不及人参,但也颇具健脾之力,所以,对于脾虚者,我常用党参替代。太子参不仅可补肺脾之气,亦可补肺脾之阴,所以对于阴虚热偏盛者,则可选用太子参代之。

六味地黄丸同样为补阴的名方,与生脉饮的区别在于其主要用于治疗肾阴亏虚证,具有滋补下焦肾阴的作用。若症见腰膝酸软、耳鸣、足跟作痛、遗精者,则可选用六味地黄丸加减。生脉散则适用于上中二焦肺脾气阴两虚者。

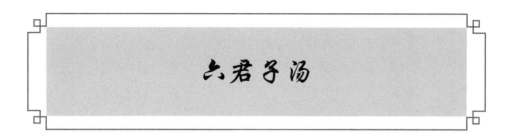

一、出处、组成、用法

《医学正传》引《局方》："治痰挟气虚发呃。"

陈皮一钱　半夏一钱五分　茯苓一钱　甘草一钱　人参一钱　白术一钱五分

上细切，作一服，加大枣二枚、生姜三片，新汲水煎服。

二、现代剂量、用法

人参 9g，白术 9g，茯苓 9g，炙甘草 6g，陈皮 9g，半夏 12g，大枣 2 枚，生姜 3 片。

水煎服，每日 1 剂，分 2 次或 3 次温服。

三、使用注意

因其甘补辛散苦燥，故脾胃阴虚胃痛痞满、湿热泄泻及痰热咳嗽者慎用。

服药期间，忌食生冷、油腻等不易消化食物。

四、临床研究举要

（一）糖尿病性胃轻瘫

史平平等[56]运用系统评价方法评价了六君子汤为主方的中药方剂治疗糖尿病性胃轻瘫的疗效及安全性。共纳入 12 个 RCT，1 060 例患者。Meta 分析结果显示，与西药组比较，六君子汤治疗糖尿病性胃轻瘫在治疗总有效率（$OR = 4.51$，$95\%CI[2.37, 8.58]$）、消化道症状改善率（$OR = 5.20$，$95\%CI[3.16, 8.55]$）、胃排空时间改善率（$OR = 6.39$，$95\%CI[2.06, 19.80]$）、胃排空时间（$MD = 1.70$，$95\%CI[0.65, 2.75]$）等方面，差异具有统计学意义；在减少该病复发率及不良反应方面，六君子汤组亦优于西药组。现有临床证据表明，以六君子汤为主方的中药方剂可以改善糖尿病性胃轻瘫患者消化道症状、促进胃排空且具有较少的不良反应及复发率，但其疗效优势还需进一步研究和验证。

赵静等[57]系统评价了香砂六君子汤治疗糖尿病性胃轻瘫的临床疗效。共纳入 15 项合格研究，共计 1 262 例患者，Meta 分析结果显示香砂六君子汤与促胃肠动力药治疗相比，临床总有效率 $RR = 1.28, 95\%CI[1.21, 1.35]$，$RD = 0.20, 95\%CI[0.16, 0.24]$，结果有统计学意义；倒漏斗图分析显示不对称。现有证据表明，香砂六君子汤可一定程度提高糖尿病性胃轻瘫的疗效。

（二）糖尿病

孟萌等[58]探讨了加味六君子汤对脾虚湿盛型糖尿病患者血糖水平的改善效果。将 70 例脾虚湿盛型糖尿病患者随机分为两组，各 35 例。对照组采用重组甘精胰岛素联合二甲双胍治疗，观察组在对照组治疗方案的基础上采用加味六君子汤治疗，比较治疗前后血糖指标水平、治疗总有效率。治疗后，观察组空腹血糖、餐后 2 小时血糖以及糖化血红蛋白水平均低于对照组，差异有统计学意义（P 均 < 0.05）；观察组治疗效果优于对照组，差异有统计学意义（$P < 0.05$）。研究说明，加味六君子汤可有效改善脾虚湿盛型糖尿病患者的血糖水平，治疗效果理想。

吴蓓蕾[59]在糖尿病患者的治疗中，将柴芍六君子汤与半夏泻心汤进行联合应用，并观察其效果。将 80 例糖尿病患者随机分为常规组、观察组，各组均纳入 40 例，其中常规组给予常规西药，观察组则在前者基础上增加柴芍六君子汤合半夏泻心汤，治疗后比较两组患者血糖指标、不良反应发生情况以及生活质量。从治疗后血糖指标、不良反应发生率可见，观察组数据水平低于常规组，从生活质量数据水平来看，观察组水平高于常规组，差异均有统计学意义（$P < 0.05$）。研究说明，临床将柴芍六君子汤合半夏泻心汤应用于糖尿病患者治疗中，可有效提升临床疗效，有助于降低血糖指标和不良反应发生率，优化个人生活质量。

（三）糖尿病前期

王建清等[60]观察了六君子汤联合西医运动疗法治疗腹型肥胖糖尿病前期患者的疗效。将 80 例腹型肥胖糖尿病前期患者随机为治疗组与对照组各 40 例。对照组采用西医运动疗法，治疗组在对照组治疗的基础上服用六君子汤。治疗后，治疗组总有效率高于对照组（$P < 0.05$）；两组中医症状积分低于治疗前，治疗组中医症状积分低于对照组（$P < 0.05$）；两组 FPG、2hPG、HbA1c 水平低于治疗前，治疗组 FPG、2hPG、HbA1c 水平低于对照组（$P < 0.05$）；两组腰臀比（WHR）、TG、LDL-C 水平低于治疗前，治疗组 WHR、TG、LDL-C 水平低于对照组（$P < 0.05$）。研究说明，六君子汤联合西医运动疗法治疗腹型肥胖糖尿病前期患者的疗效较优，患者中医症状、血糖、血脂、腹型肥胖指标得以显著改善。

（四）糖尿病肾病

刘孟贤[61]研究了香砂六君丸结合肾衰泻浊汤治疗糖尿病肾病的临床疗效。将 110 例患者随机分为观察组（$n = 55$）与对照组（$n = 55$），其中对照组患者给予肾衰泻浊汤治疗，观察组患者则在此基础上联合香砂六君丸治疗，对比两组患者的临床疗效。观察组患者的临床疗效优于对照组（$P < 0.05$）；治疗后，观察组患者尿蛋白、血尿素氮、血肌酐均低于对照组（$P < 0.05$），肌酐清除率高于对照组（$P < 0.05$）。观察组患者治疗后的 FPG[（7.32 ± 0.68）mmol/L]、2hPG[（8.45 ± 0.44）mmol/L]、糖化血红蛋白[（7.56 ± 0.38）%]均低于对照组患者，差异具有统计学意义（$P < 0.05$）。研究说明，香砂六君丸结合肾衰泻浊汤治疗糖尿病肾病的临床疗效良好，能够显著改善患者肾功能指标，提高肌酐清除率。

（五）糖尿病其他合并症或者并发症

张翠等[62]探讨了六君子汤加减对新发 2 型糖尿病伴脾气壅塞、痰瘀阻络型肥胖患者的临床效果。将 60 例新发 2 型糖尿病合并肥胖患者随机分为观察组和对照组各 30 例。对照组予德谷门冬双胰岛素、盐酸二甲双胍治疗，观察组在对照组的基础上加用六君子汤加减治疗。治疗后，观察组总有效率明显高于对照组（$P < 0.05$）；两组中医证候积分、腰围、体重、BMI、FPG、2hPG、HbA1c、TG、TC、LDL、HDL 均明显改善（$P < 0.05$），观察组均优于对照组（$P < 0.05$）。治疗期间两组未出现明显血常规、肝肾功能异常。研究说明，新发 2 型糖尿病合并肥胖患者的治疗中加用六君子汤加减，较单用德谷门冬双胰岛素联合盐酸二甲双胍片疗效更显著，可改善患者中医证候积分、糖脂代谢相关指标等，不良反应少。

艾华[63]观察了补阳还五汤合六君子汤加减治疗糖尿病视网膜病变（DR）的临床效果。将 80 例糖尿病视网膜病变患者随机分为对照组和观察组各

40 例。对照组患者给予前列地尔注射液静脉滴注治疗，观察组患者则在此基础上加用由补阳还五汤合六君子汤加减而成的汤剂内服治疗，连续治疗 8 周为 1 个疗程。治疗后，观察组有效率高达 92.5%，与对照组 72.5% 的有效率相比显著升高（$P < 0.05$）；治疗后，观察组患者视网膜血流动力学改善优于对照组，舒张末期流速（EDV）、收缩期峰值流速（PSV）、平均血流速度（Vm）水平显著高于治疗前及对照组，视网膜中央静脉回流速度（CRV）、血流阻力指数（RI）、搏动指数（PI）则较对照组明显降低（$P < 0.05$）；血清细胞因子同型半胱氨酸（Hcy）、转化生长因子 β_1（TGF-β_1）、细胞间黏附分子 -1（ICAM-1）、肿瘤坏死因子 α（TNF-α）水平较治疗前及对照组显著降低（$P < 0.05$）。研究说明，补阳还五汤合六君子汤加减有利于缓解糖尿病视网膜病变患者的临床症状，改善 DR 患者眼部微循环，而其机制可能在于通过调控 Hcy、TGF-β_1、ICAM-1、TNF-α 水平以抑制视网膜纤维化、减轻视网膜组织的炎性损伤。

五、平议

糖尿病患者经常会出现食欲不振、倦怠乏力、少气懒言、大便不实等症状。按照中医理论，这是脾虚引起的一系列证候。此时便会想到"四君子汤"系列方，最常用的就是六君子汤和参苓白术散。

这两个方子都有健脾祛湿的作用，都是由四君子汤衍生而来。四君子汤是健脾益气第一方。参苓白术散在四君子汤的基础上加用山药、薏苡仁、莲子、白扁豆等，具有健脾益气、淡渗利湿的功效；六君子汤在四君子汤的基础上加入了燥湿化痰的陈皮和半夏，这两味药是二陈汤的主将，如果将陈皮、半夏、茯苓、甘草这四味药放在一起，就是二陈汤的主要组成了，所以六君子汤增强了四君子汤的燥湿健脾的效力。

这里就涉及"痰"与"湿"的概念。中医学理论认为，脾虚水谷运化失司则成湿，湿聚为痰。所以，健脾促进运化，则痰湿可除；湿除则脾气恢复健运，相辅相成。祛湿有很多方法，如化湿、利湿、渗湿、燥湿等等；半夏、陈皮性燥而功能化痰，为治湿的要药。所以对于有胸脘痞闷、头晕、昏沉感、气短、咽部异物感等"痰"阻之症的人，可用六君子汤。六君子汤既可健脾益气，又可燥湿化痰，祛邪与扶正并行。临床体会：对于脾虚为主的常用六君子汤；湿邪为主的常用参苓白术散。

半夏是一味非常重要的药物，但原方中未标注半夏的具体制法。如何区别运用呢？我的体会是，如果痰聚上焦，症见头晕、头重、昏沉感、气短咳嗽、咽部异物感、胸腹痞闷等，使用法半夏；如果痰聚中焦，症见脘腹痞满、呃逆、呕吐者，可用姜半夏。临床实践提示，同样是脾虚痰湿，应根据病因病机和临床症状来选方用药。

参苓白术散

一、出处、组成、用法

《太平惠民和剂局方》："治脾胃虚弱，饮食不进，多困少力，中满痞噎，心忪气喘，呕吐泄泻及伤寒咳噫。此药中和不热，久服养气育神，醒脾悦色，顺正辟邪。"

莲子肉去皮，一斤　薏苡仁一斤　缩砂仁一斤　桔梗炒令深黄色，一斤　白扁豆姜汁浸，去皮，微炒，一斤半　白茯苓二斤　人参去芦，二斤　甘草炒，二斤　白术二斤　山药二斤

上为细末，每服二钱，枣汤调下，小儿量岁数加减服。

二、现代剂量、用法

散剂制法：莲子肉 500g，薏苡仁 500g，砂仁 500g，桔梗 500g，白扁豆 750g，白茯苓 1 000g，人参 1 000g，炒甘草 1 000g，白术 1 000g，山药 1 000g。

上为细末，每服 6g，枣汤调下。小儿量岁数加减服之。

汤剂制法：莲子肉 9g，薏苡仁 9g，砂仁 6g，桔梗 6g，白扁豆 12g，茯苓 15g，人参 15g，炒甘草 10g，白术 15g，山药 15g，大枣 3 枚。

水煎服，每日 1 剂，分 2 次或 3 次温服。小儿量岁数加减服之。

三、使用注意

阴虚火旺者，慎用。

感冒发热者，不宜服用。

四、临床研究举要

参苓白术散出自《太平惠民和剂局方》，具有健脾益气、渗湿止泻的功

效。参苓白术散在糖尿病及其并发症的治疗中，展现出广泛的应用前景和显著的临床疗效；其作用机制涉及调节肠道菌群、增强脾胃功能、改善肠道微环境、调节脂肪代谢、增强胰岛素敏感性、保护肾功能等多个方面。

（一）2 型糖尿病

金小琴等[64] 系统评价了参苓白术散对 2 型糖尿病患者血糖及其相关指标的治疗效果，为参苓白术散在 2 型糖尿病患者中广泛应用及作用机制研究提供了依据。最终纳入 24 篇，共纳入 2 131 例患者。Meta 分析结果显示，参苓白术散能降低患者空腹血糖（FPG）（$MD = -0.75$，$95\%CI[-0.96, -0.53]$，$P < 0.01$）、餐后 2 小时血糖（2hPG）（$MD = -0.79$，$95\%CI[-1.22, -0.35]$，$P < 0.01$）、糖化血红蛋白（HbA1c）（$MD = -0.77$，$95\%CI[-0.95, 0.60]$，$P < 0.01$）、升高患者空腹胰岛素（FINS）（$MD = -4.641$，$95\%CI[-5.601, -3.67]$，$P < 0.01$），还能显著影响患者的胰岛素抵抗指数（$MD = -2.36$，$95\%CI[-2.60, -2.11]$，$P < 0.01$）、胰高血糖素样肽 -1（GLP-1）（$MD = 5.25$，$95\%CI[4.80, 5.70]$，$P < 0.01$）、抑胃肽（GIP）（$MD = 16.86$，$95\%CI[14.27, 19.45]$，$P < 0.01$）、体重（$MD = -4.45$，$95\%CI[-6.53, -2.37]$，$P < 0.01$）和体重指数（$MD = -1.05$，$95\%CI[-1.76, -0.33]$，$P < 0.01$）。该研究提示，参苓白术散有降糖作用，而此作用可能与 GIP、GLP-1、体重及升高血清胰岛素等因素有关。

（二）糖尿病性腹泻

参苓白术散可能通过调节肠道菌群、增强脾胃功能、改善肠道微环境等途径，缓解糖尿病性腹泻的症状。

曹海利[65] 观察了参苓白术散治疗脾虚型糖尿病泄泻的效果，发现治疗组有效率显著高于对照组。

范嘉裕等[66] 应用参苓白术散治疗糖尿病性腹泻患者，发现其可显著改善患者的空腹血糖值及餐后 2 小时血糖值。

薛凤敏等[67] 观察了参苓白术散加减治疗脾虚型糖尿病泄泻的疗效，发现治疗组疗效明显优于对照组，且参苓白术散加减对于脾虚型糖尿病性泄泻疗效确切。

张建等[68] 研究发现，参苓白术散治疗糖尿病性腹泻的辅助作用机制可能与调节胃肠道肽类激素水平有关。

（三）肥胖型 2 型糖尿病

参苓白术散可能通过调节脂肪代谢、增强胰岛素敏感性、减轻肥胖程度等途径,协同二甲双胍发挥降糖作用。

曾少武[69]研究发现,参苓白术散联合二甲双胍治疗超重/肥胖2型糖尿病脾虚湿困证患者,能显著降低血糖、血脂水平,改善糖脂代谢状况,降低肥胖程度,在改善中医临床症状方面也有积极作用。

张晓枝[70]研究发现,参苓白术散可降低肥胖2型糖尿病的体重,有助于代谢综合征的改善。

(四)糖尿病性视网膜病变

糖尿病性视网膜病变是糖尿病的主要并发症之一,糖尿病性黄斑水肿是糖尿病性视网膜病变中损害视力的一种主要病因,严重影响糖尿病患者的生存质量。

胡善萌[71]研究发现,参苓白术散加减治疗糖尿病性黄斑水肿可以延缓视力下降,促进黄斑水肿消退。

林婉儿等[72]研究发现,参苓白术散可安全有效地改善抗血管内皮生长因子(VEGF)后脾虚湿困型糖尿病黄斑水肿患者视功能、视网膜形态微循环、中医证候,提高促红细胞生成素(EPO)水平,降低超敏C反应蛋白(hs-CRP)水平。

(五)糖尿病胃肠功能紊乱

参苓白术散可能通过调节肠道微生态、增强胃肠动力、改善胃肠黏膜屏障功能等途径,缓解糖尿病胃肠功能紊乱的症状。

房霞等[73]研究发现,微生态营养制剂联合参苓白术散治疗老年糖尿病胃肠功能紊乱,能显著改善症状,提高生活质量。

还有一些学者[74~76]应用参苓白术散合方治疗糖尿病胃肠功能紊乱,疗效显著。

五、平议

参苓白术散是治疗糖尿病脾虚湿蕴证最常用的经典名方之一,具有补气健脾、和胃渗湿的功用。常常用来改善乏力、口干黏腻、腹胀、腹泻、便溏、水肿、失眠等症状。除此之外,还可改善超重或肥胖糖尿病患者的血糖、血脂、尿酸等代谢指标的异常。同时,对于糖尿病黄斑水肿、糖尿病肾病、糖尿病合并脂肪肝、糖尿病性腺功能异常等,也可以考虑选用参苓白术散来治疗。

糖尿病是代谢性疾病。中医学中没有"代谢"这个概念，但中医学"脾主运化"的概念可以与之相互映照。脾主运化与糖尿病和代谢之间的关系有某些相通的地方。糖尿病患者的一些症状，按照中医学理论，都是水谷不能正常运化，脾虚湿盛导致的。比如口干黏腻，是水湿困脾，脾精无以濡养口舌；大便稀溏，是湿邪困脾，运化失常；脘腹胀闷，是脾虚湿困，气机升降无权。湿邪困脾，脾就不能很好地生化气血。气血不足，就出现一系列虚疲之态，如乏力、水肿、失眠等。因此，糖尿病患者这些脾虚的症状，都可以用这个方子来治疗。

参苓白术散由四君子汤加味而成。方中人参、白术、茯苓、炒甘草四味药即四君子汤，补充脾的阳气（脾阳）与津液（脾阴），药性不偏不倚，中正平和；山药、白扁豆都能补脾气兼补肺气，与四君子汤合为六神散，补土生金，健脾益肺；桔梗乃舟楫之药，引脾精上入于肺、咽喉和口腔，解决患者口干的问题，也让肺输布津液于四肢百骸，是参苓白术散益气之关键；薏苡仁、茯苓既能利水渗湿，也有通调水道的作用；砂仁不仅能暖胃燥湿，还能直入肾经；莲子肉不仅能健脾化湿、和胃理气，还有养心和补肾涩精的作用。

参苓白术散通过健脾、补肺、固肾，修补了水液代谢的通道，恢复了水液代谢的正常运行。所以说，此方具有健脾和胃、加强水谷运化以及补肺固肾、调畅水液输布的功效。

值得注意的是，方中人参常被党参代替。人参、党参性味虽相通，但人参补虚之功，党参莫能及，所以，若是虚证明显的患者，仍用人参，余可予党参代替。

与其他健脾方剂相比，四君子汤以补气为主，主要用于治疗脾胃气虚；香砂六君子汤具有温胃化痰的功效，对于脾胃气虚且伴有痰湿的患者更为适用；平胃散主要用于燥湿运脾、行气和胃，适用于湿邪阻滞脾胃；理中丸则侧重于温中祛寒、补气健脾，对于脾胃虚寒的患者更为适宜；半夏泻心汤和中降逆，化痰消痞；小建中汤温中补虚，和里缓急等等。参苓白术散作用更加全面均衡，不仅仅单纯调理脾胃，也同时补养和调动其他相关脏腑（肺、肾），来帮助脾胃运化水谷。对于糖尿病患者，大多脾胃阴阳俱虚，不胜药力。参苓白术散药性中正平和，脾胃阴阳均补，药效持久缓和，但其见效并不缓慢，故糖尿病患者可酌症选用。

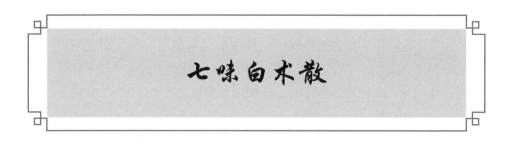

七味白术散

一、出处、组成、用法

《小儿药证直诀》："治脾胃久虚，呕吐泄泻，频作不止，精液苦竭，烦渴躁，但欲饮水，乳食不进，羸瘦困劣，因而失治，变成惊痫，不论阴阳虚实，并宜服。"

人参二钱五分　　白茯苓五钱　　白术五钱，炒　　藿香叶五钱　　木香二钱　甘草一钱　　葛根五钱，渴者加至一两

上呟咀，每服三钱，水煎。热甚发渴，去木香。

二、现代剂量、用法

人参6g，茯苓12g，炒白术12g，甘草3g，藿香12g，木香6g，葛根15g。水煎服，每日1剂，分2次或3次温服。

三、使用注意

肠道湿热，舌苔黄厚腻者，慎用本方。

四、临床研究举要

七味白术散出自宋代钱乙的《小儿药证直诀》，由人参、白术、茯苓、甘草、藿香、木香、葛根七味药物组成，具有健脾益气、和胃生津的功效。在现代临床中，七味白术散作为健脾益气、和胃生津的经典方剂，在糖尿病及其并发症的治疗中展现出良好的疗效和广泛的应用前景；其作用机制涉及多途径、多靶点，包括调节血糖代谢、改善胰岛素抵抗、保护胰岛β细胞功能等。

（一）2型糖尿病及糖尿病前期

众多学者研究发现[77~80]，基础治疗联合七味白术散合补阳还五汤加减

治疗肥胖 2 型糖尿病，血糖及胰岛素抵抗指标改善显著优于单用西药组，能显著改善临床症状，降低 BMI，改善糖脂代谢，并且能显著增强胰岛素敏感性。

（二）妊娠期糖尿病

七味白术散治疗脾虚型妊娠糖尿病具有显著临床疗效[81~84]。研究发现，观察组治疗后空腹血糖、餐后 2 小时血糖及糖化血红蛋白水平均显著低于对照组，能够显著改善患者血糖水平，对母婴结局有积极的影响，且并发症发生率更低。

（三）糖尿病肾病

曾国志[85] 发现，七味白术散加味治疗早期 2 型糖尿病肾病，能显著降低患者血浆内 β_2- 微球蛋白、胱抑素 C 及尿微量白蛋白水平，疗效确切。

刘巧伟等[86] 总结了七味白术散治疗糖尿病肾病的临床经验，认为本病以脏腑气血阴阳失调为主，兼有血瘀，阴虚为本，燥热为标；治疗以补益脾胃，清热润肺，滋阴固肾为主。

刘仕琦等[87] 基于网络药理学探讨了七味白术散预防糖尿病肾病的作用机制，发现其可能通过 AGE-RAGE、HIF-1、AMPK 等信号通路发挥作用，并通过实验验证了其降糖及肾保护作用。

（四）糖尿病胃肠功能紊乱

黄娟[88] 研究证实，七味白术散加减在治疗糖尿病性胃轻瘫方面效果显著，治疗组在消化不良缓解、降低生化指标、治疗后钡条排除率及临床疗效方面均优于对照组。

路亮等[89] 研究发现，七味白术散加减治疗糖尿病胃肠功能紊乱的有效率显著高于对照组，临床疗效显著。

（五）糖尿病视网膜病变

李世祥[90] 探讨了清营利湿法联合康柏西普治疗糖尿病性黄斑水肿的疗效，发现青蒿鳖甲汤合七味白术散能有效提高治疗效果。

五、平议

大便不成形、不实、黏腻不爽、便溏泄泻、腹胀等脾虚湿盛的症状在糖尿病患者中很常见。七味白术散、参苓白术散等都是有效的方剂。

气阴两虚是糖尿病患者早中期常见证候，根源在脾。脾失健运，出现脾虚湿困之证,常见口干、肢体困倦、恶心呕吐、腹胀、大便溏泻等症状。七味白术散是较为常用的益气养阴、健脾止泻方。

七味白术散出自宋代的《小儿药证直诀》,有"治泻作渴之神方"之称。七味白术散是在四君子汤的基础上,增加木香、藿香和葛根三味药而成。四君子汤以补气为主,是治疗脾胃气虚之基础方,在此基础上增加葛根以升阳止泻、生津止渴;木香能行气畅中;藿香可芳香化湿、和胃止呕。葛根、藿香均有解表功能,故七味白术散可健脾益气、芳化湿浊,并有解表功能。

参苓白术散和七味白术散均为治疗脾虚泄泻之剂,方中都有四君子汤。参苓白术散在四君子汤的基础上配伍山药、薏苡仁、莲子、砂仁、白扁豆,增强了健脾渗湿之力,伍宣肺祛痰要药桔梗载药上行,适合脾虚夹湿之证,如肺虚久咳、食少便溏、咳喘少气者。七味白术散在四君子汤基础上增加的是木香、藿香和葛根,健脾渗湿之力不如参苓白术散,但有升清、止渴兼解表的功效,故适合脾虚久泻、津伤口渴兼外感之证。

临床应用中,如胃气虚弱,可倍用葛根代茶饮,使脾胃之气渐复。但运用中应注意,木香性温,易耗津液,生用侧重行气止痛、消食导滞。糖尿病患者以阴虚燥热为主,如伴腹泻、发热口渴,可选择煨木香以实肠止泻,以减温燥行气之性。若脾虚腹泻且呕吐明显,可减葛根,加半夏、黄连辛开苦降止吐。

四物汤与桃红四物汤

四物汤

一、出处、组成、用法

《仙授理伤续断秘方》:"凡伤重,肠内有瘀血者用此。"

白芍药　川当归　熟地黄　川芎

上等分,每服三钱,水一盏半,煎至七分,空心热服。

二、现代剂量、用法

当归 9g,川芎 6g,白芍 9g,熟地黄 12g。

水煎服,每日 1 剂,分 2 次或 3 次温服。

三、使用注意

如血瘀阻络,或血热妄行,或气随血脱的情况下,不宜单独用。

误用后有加重瘀阻或气脱的副反应。

四、临床研究举要

（一）糖尿病

朱艳杰[91] 探讨了老年糖尿病患者采用四物汤结合中医辨证预防并发症的效果。选取 90 例老年糖尿病患者为研究对象,随机分为观察组和对照组,其中对照组患者给予常规西药 + 四物汤治疗,观察组患者给予常规西药 + 四物汤 + 中医辨证治疗。结果显示,治疗后观察组患者空腹血糖、餐后 2 小时血糖、糖化血红蛋白、C 反应蛋白、肿瘤坏死因子 α 及白细胞介素 -6 水平均显著低于对照组（$P < 0.05$）；随访 1 年,观察组并发症总发生率较对

照组显著较低（$P<0.05$）。研究提示，四物汤结合中医辨证可以有效控制老年糖尿病患者的血糖水平并改善体内炎症环境，加强治疗效果，有效预防并发症的发生。

吴玉兰等[92]研究了四物汤结合中医辨证治疗老年糖尿病患者的效果及并发症发生情况。选取老年糖尿病患者90例，平均分为两组，其中对照组使用常规方式治疗，观察组在常规方式治疗的基础上联合四物汤结合中医辨证治疗。结果显示，观察组有效率高于对照组（$P<0.05$）；观察组脂联素（APN）、CRP和TNF-α水平的改善情况优于对照组（$P<0.05$）；观察组并发症发生率低于对照组（$P<0.05$）。研究说明，在对糖尿病患者进行治疗时，采取常规治疗联合四物汤和中医辨证治疗的效果显著，不仅能够促进患者APN、CRP和TNF-α水平的改善，提升对患者的治疗效果，而且能够有效防止患者出现各种糖尿病并发症，具有较高的临床应用价值。

吴建霞等[93]探究了糖尿病治疗中二甲双胍与四物汤的联合效果。选取糖尿病患者92例，按随机投掷法分为参照组和研究组。参照组给予二甲双胍治疗，研究组联合中药方剂四物汤治疗。结果显示，研究组总有效率为95.65%，高于参照组的82.61%（$P<0.05$）；研究组FGP、2hPG、HbA1c水平均低于参照组（$P<0.05$）；研究组TG、LDL-C等血脂指标水平均低于参照组（$P<0.05$）；不良反应发生率两组无明显差异（$P>0.05$）。研究表明，糖尿病治疗中实施二甲双胍联合四物汤的疗效显著，可同步改善患者血糖、血脂水平，且安全性高，有临床推广价值。

朱梦姚等[94]观察了四物汤对尾静脉注射链脲佐菌素诱导的糖尿病小鼠学习记忆能力的影响，探讨其改善学习记忆损伤的作用机制。将ICR小鼠随机分为空白对照组、模型组、四物汤低剂量组和四物汤高剂量组，除空白对照组外，采用尾静脉注射链脲佐菌素（180mg/kg）建立糖尿病小鼠模型。结果显示，四物汤可改善链脲佐菌素诱导的糖尿病小鼠学习记忆损伤，其作用机制与提高海马组织突触相关蛋白Shank3、NR1和NR2B表达，保护突触功能有关。

（二）糖尿病周围血管病变

梁清智等[95]观察了芍药甘草汤合四物汤治疗糖尿病周围血管病变的效果及对周围神经传导速度的影响分析。回顾性分析以糖尿病周围血管病变（DPVD）为诊断的患者总计80例，根据患者接受治疗方案的不同分成两组，其中常规西药治疗的 40 例患者为对照组，常规治疗联合芍药甘草汤合四物汤治疗的 40 例患者为研究组。结果显示，经治疗后血糖指标较治疗前下降，研究组更低，而各项周围神经传导速度较治疗前提升，研究组高于对照组（$P < 0.05$）。研究组患者治疗后总有效率高于对照组（$P < 0.05$）。研究说明，在糖尿病周围血管病变患者的治疗上，联合芍药甘草汤合四物汤，可降低患者的血糖指标水平，改善患者的周围神经传导速度，提高疗效。

张娟[96]研究了芍药甘草汤合四物汤治疗糖尿病周围血管病变（DPVD）的效果及对周围神经传导速度的影响。将 126 例 DPVD 患者随机分为对照组和观察组。对照组采用西医常规治疗，观察组同时采用芍药甘草汤合四物汤治疗。结果显示，观察组的有效率高于对照组（$P < 0.05$），观察组治疗后的中医证候积分低于对照组（$P < 0.05$），观察组治疗后的血浆黏度（PV）、全血高切黏度（HBV）、全血低切黏度（LBV）低于对照组（$P < 0.05$），观察组治疗后的正中神经感觉传导速度（SCV）、腓总神经 SCV、正中神经运动传导速度（MCV）、腓总神经 MCV 均高于对照组（$P < 0.05$）。研究表明，芍药甘草汤合四物汤治疗 DPVD 的效果显著，能够改善血液黏度，提高周围神经传导速度。

戴月娟等[97]对身痛逐瘀汤合四物汤加减治疗消渴病痹症阴虚血瘀证的临床疗效进行分析。将收治的消渴病痹症阴虚血瘀证患者 114 例作为研究对象，随机分为研究组以及对照组，其中对照组采取常规方法治疗，研究组在此基础上联合身痛逐瘀汤合四物汤加减方治疗。结果显示，经过治疗，两组 FPG、2hPG 水平均有所下降（$P < 0.05$），组间比较无差异（$P > 0.05$）；研究组治疗总有效率较对照组更高（$P < 0.05$）。研究提示，身痛逐瘀汤合四物汤加减治疗消渴病痹症阴虚血瘀证临床疗效显著。

（三）糖尿病周围神经病变

万志敏等[98]探讨了芍药甘草汤合四物汤加减结合西医常规疗法治疗糖尿病周围神经病变（DPN）的临床疗效。收集糖尿病周围神经病变患者 40 例，随机分为两组。对照组采用西医常规疗法，研究组采用芍药甘草汤合四物汤加减结合西医常规疗法。结果显示，研究组治疗后总有效率、肢体麻木和疼痛消失时间、震动感觉阈值水平均优于对照组（$P < 0.05$）。研究表明，糖尿病周围神经病变患者采用芍药甘草汤合四物汤加减结合西医常规疗法治疗，效果显著，可有效降低震动感觉阈值，缓解肢体麻木和疼痛，提高治疗效果。

李磊[99] 观察了芍药甘草汤合四物汤加减联合西医常规疗法治疗糖尿病周围神经病变的效果。选取 100 例糖尿病周围神经病变患者作为研究对象，随机分为观察组和对照组，其中对照组给予西医常规疗法，观察组在对照组的基础上联合芍药甘草汤合四物汤加减治疗。结果显示，观察组的治疗有效率为 96.0%，明显高于对照组的 68.0%（$P<0.05$）；治疗后，观察组血糖水平明显低于对照组，正中神经和腓神经的运动神经、感觉神经的传导速度均明显高于对照组，差异均有统计学意义（$P<0.05$）。研究表明，与单用西医常规疗法相比，芍药甘草汤合四物汤加减结合西医常规疗法治疗糖尿病周围神经病变的效果更显著，不仅可明显改善患者血糖水平，还能提高神经传导速度。

刘星等[100] 评价了芍药甘草汤合四物汤加减结合西医常规疗法治疗 DPN 的临床疗效。将符合入选标准的 76 例 DPN 患者随机分为 2 组，其中对照组在常规治疗基础上配合谷维素注射液治疗，观察组在对照组基础上加用芍药甘草汤合四物汤加减治疗。结果显示，观察组总有效率为 89.5%，高于对照组的 71.1%（$\chi^2=4.070$，$P=0.044$）。治疗后，观察组 FPG、2hPG、HbA1c 水平低于对照组（$P<0.05$）；观察组 TC、TG 及 LDL-C 水平低于对照组（$P<0.05$），HDL-C 水平高于对照组（$P<0.05$）；全血比黏度、血浆黏度、红细胞压积及血小板聚集率均低于对照组（$P<0.05$）。治疗后，观察组胫神经与腓总神经的神经传导速度（NCV）高于对照组（$P<0.05$）。研究表明，芍药甘草汤合四物汤加减结合西医常规疗法可有效改善 DPN 患者的血糖、血脂及血液流变学状态，提高胫神经和腓总神经的 NCV，疗效优于西医常规疗法。

（四）糖尿病肾病

邱楚雄等[101] 探讨了四物汤配方颗粒治疗 2 型糖尿病肾病的临床效果。选取 106 例 2 型糖尿病肾病患者，按照入院顺序分为观察组（$n=53$）与对照组（$n=53$），其中对照组采用常规治疗，观察组在对照组基础上联合四物汤配方颗粒治疗。结果显示，观察组总有效率为 96.23%，显著高于对照组的 83.02%（$P<0.05$）；观察组空腹血糖（FPG）、24 小时尿蛋白定量（24hUTP）、尿白蛋白排泄率（UAER）、血尿素氮（BUN）、血肌酐（SCr）、尿转铁蛋白（TRU）等指标改善情况均显著优于对照组（$P<0.05$）。研究说明，采用四物汤配方颗粒治疗 2 型糖尿病肾病，可明显改善患者病情，促进各项相关指标恢复正常。

（五）糖尿病视网膜病变

刘妍[102]观察并分析了在糖尿病视网膜病变（DR）的治疗中,应用中药制剂四物汤配方颗粒＋西药弥可保的实际治疗效果。将56例糖尿病视网膜病变患者随机分为常规组与观察组;所有样本均采用弥可保＋常规降糖治疗,观察组加用四物汤配方颗粒。结果显示,与观察组相比,常规组样本用药后3项血糖指标值、3项血液流变指标值均更高（$P < 0.05$）;在视力及治疗效率方面,常规组用药后均低于观察组（$P < 0.05$）。研究提示,在糖尿病视网膜病变的治疗中,采用四物汤配方颗粒＋弥可保联合治疗的效果十分理想,有助于改善血糖水平、血液流变情况,对患者视力及整体治疗效果具有显著的提高作用。

吴安迪[103]通过比较知柏地黄汤合四物汤联合激光治疗和单纯激光治疗阴虚夹瘀型糖尿病性视网膜病变（DR）的临床疗效、中医临床证候积分及血清中血管细胞黏附分子-1（VCAM-1）水平,观察知柏地黄汤合四物汤联合激光治疗的临床疗效,并探讨其疗效发挥的相关机制。将60例阴虚夹瘀型DR患者（共113只眼）随机分为治疗组和对照组,其中对照组行单纯激光治疗,每7天1次,共4次,治疗组在此基础上同时口服知柏地黄汤合四物汤加减,疗程为28天。结果显示,治疗组患者最佳矫正视力（BCVA）、视网膜出血、渗出、微血管瘤、黄斑中心凹厚度（CMT）、荧光素眼底血管造影（FFA）等各项指标情况均优于对照组（$P < 0.05$）;治疗组总疗效更优（$P < 0.05$）。治疗组中医临床证候积分下降优于对照组（$P < 0.05$）;治疗组有效率优于对照组（$P < 0.05$）。治疗组血清VCAM-1水平下降更为显著（$P < 0.05$）。研究证明,与单纯激光治疗相比,知柏地黄汤合四物汤加减联合激光治疗对阴虚夹瘀型DR疗效更佳,能更好地提高视力,改善眼底微血管瘤、出血渗出,促进黄斑水肿消退,减少无灌注区及新生血管形成;与单纯激光治疗相比,知柏地黄汤合四物汤加减联合激光治疗能更好地改善阴虚夹瘀型DR患者的中医临床证候及降低血清VCAM-1水平,从而提高DR的治疗效果。

五、平议

在闽南,四物汤名气很大,是一首家喻户晓的方剂（四物番鸭汤是闽南人的滋补佳品）;因其补血调经的作用,更是为女性所喜爱。

糖尿病患者伴随血虚时,常出现手足麻木、皮肤干燥瘙痒、视物模糊的症状，这些情况在糖尿病周围神经病变、糖尿病视网膜病变患者中较为多见。古贤有言："三消者，多属血虚不生津液，俱宜四物汤为主治之。"可见，四物汤是糖尿病伴血虚者常用的基础方。

方中熟地黄滋养阴血，补肾填精；白芍养血益阴；当归甘辛温，补血活血；川芎活血行气。以熟地黄、白芍阴柔补血之品与辛香的当归、川芎相配，补血而不滞血，行血而不伤血，温而不燥，滋而不腻。用于治疗营血虚滞、血行不畅、冲任虚损类疾病。临床辨证常见面色无华，唇甲色淡，舌淡，脉细等。

临床使用时，由于熟地黄滋腻、白芍酸苦、当归润肠，致使脾胃虚弱者易出现腹胀、腹泻等不适，有鉴于此，古人用砂仁制熟地黄以制约其滋腻碍胃之性，但现代临床中难以购到此类熟地黄，故临床使用时可配伍砂仁，以避免腹胀、腹泻。另外，傅山在使用大量熟地黄、白芍时，常配伍炒白术，燥湿健脾，也可佐制熟地黄、白芍的滋腻碍胃之性。在临床使用中，可加入桃仁、红花，组成桃红四物汤，用于血虚伴瘀血阻滞者，症见面色晦暗、胸闷痛、肢体疼痛／麻木、舌暗、舌下脉络瘀滞等，而糖尿病伴冠心病、脑梗死、下肢静脉血栓形成者多见此证型。

桃红四物汤

一、出处、组成、用法

桃红四物汤，这一经典的中药方剂，其名初见于《医宗金鉴》，而其方源可追溯至《医垒元戎》，并在《玉机微义》中被转引。在《玉机微义》的记载中，它被称为加味四物汤。

《医垒元戎》（录自《玉机微义》）："治瘀血腰痛。本方加桃仁、红花。"

《医宗金鉴》："先期实热物芩连，虚热地骨皮饮丹；血多胶艾热芩术，逐瘀桃红紫块粘。注：……若血多有块，色紫稠粘，乃内有瘀血，用四物汤加桃仁、红花破之，名桃红四物汤。"

当归　熟地各三钱　川芎一钱五分　白芍二钱,酒炒　桃仁　红花

二、现代剂量、用法

当归9g，白芍9g，川芎6g，熟地黄12g，桃仁9g，红花6g。

水煎服，每日 1 剂，分 2 次或 3 次温服。

三、使用注意

非瘀血所致禁用。

孕妇及经期禁服。

脾胃虚寒者慎服。

四、临床研究举要

（一）糖尿病肾病

朴珍嬉等[104]系统评价了桃红四物汤及其加减方治疗糖尿病肾病的疗效及安全性。纳入文献 11 篇，患者 956 例。Meta 分析结果显示，桃红四物汤及其加减方在一定程度上可减少早期和临床期糖尿病肾病患者的 24 小时尿蛋白定量（24hUPE），降低Ⅲ、Ⅳ期患者血肌酐（SCr）水平，可在一定程度上改善患者的肾功能；对糖尿病肾病患者的甘油三酯（TG）、胆固醇（CHO）水平有降低作用；可更好控制糖尿病肾病患者的空腹血糖（FPG）及糖化血红蛋白（HbA1c）。治疗期间尚未发现严重的不良反应。桃红四物汤及其加减方可能是一种相对安全和有效治疗糖尿病肾病的药物。

郑红梅等[105]分析了六味地黄丸合桃红四物汤加减治疗肝肾阴虚型糖尿病肾病的疗效。将 90 例糖尿病肾病患者随机分为西医组、中西医联合组各 45 例，其中西医组采取西医治疗方案，中西医联合组在西医治疗方案基础上加用六味地黄丸合桃红四物汤加减治疗。干预 3 个月后，中医症状积分、肾功能指标均较本组治疗前下降，生存质量评分较本组治疗前升高，且中西医联合组中医症状积分、肾功能指标低于西医组，生存质量评分高于西医组，差异均有统计学意义（$P < 0.05$）。研究说明，六味地黄丸合桃红四物汤加减治疗肝肾阴虚型糖尿病肾病疗效更佳。

（二）糖尿病

牛晓录等[106]采用 Meta 分析的方法评价了桃红四物汤治疗 2 型糖尿病的临床疗效。共纳入 7 个对照试验，合计 439 例患者，包括试验组 222 例，对照组 217 例。Meta 分析结果显示，试验组（桃红四物汤）与对照组（常规西药）在临床疗效方面有显著性差异（$P < 0.01$）；糖化血红蛋白（HbA1c）与空腹血糖（FPG）两个指标改善情况相当，差异均无统计学意义。与常规西

药相比，桃红四物汤治疗 2 型糖尿病有一定疗效。

（三）糖尿病心脏病

于一江等[107]观察了桃红四物汤对 2 型糖尿病患者心率变异性（HRV）及炎性细胞因子如脂联素、肿瘤坏死因子 α（TNF-α）以及转化生长因子 β_1（TGF-β_1）的影响。将 60 例 2 型糖尿病患者，按照就诊顺序，分为对照组和观察组，每组 30 例，均进行生活方式干预及常规降糖药物治疗。对照组服用曲美他嗪，观察组在对照组基础上加用桃红四物汤治疗。干预 20 周后，观察组 HRV 时域各参数如 SDNN（全部正常心跳间距的标准差）、SDANN（全程依 5 分钟分成连续的时段，计算每 5 分钟心跳间期的标准差，再计算标准差的平均值）、RMSSD（全程相邻 RR 间期差值的均方根）及 PNN50（相邻 2 个 R-R 间期差值大于 50 毫秒的百分数）等均显著高于对照组，差异有统计学意义（$P < 0.05$）。治疗后，两组 FPG、HbA1c 水平均明显降低（$P < 0.05$），与对照组治疗后比较，观察组 FPG、HbA1c 水平降低更加明显（$P < 0.05$）。与对照组治疗后比较，观察组治疗后血清脂联素水平明显升高，血清 TNF-α 以及 TGF-β_1 水平明显降低（$P < 0.05$）。研究证明，桃红四物汤能够显著改善 2 型糖尿病患者的心率变异性，其机制除了与血糖控制有关外，还可能与调节炎性细胞因子如脂联素、肿瘤坏死因子 α（TNF-α）以及转化生长因子 β_1（TGF-β_1）的表达有关。

动物实验研究表明，桃红四物汤可有效改善 T2DM 模型大鼠心脏结构和功能，其机制与调节 NF-κB 信号通路过度激活有关[108]。

（四）糖尿病周围神经病变

韩宜臻等[109]运用 Meta 分析评价了联用或单用桃红四物汤治疗糖尿病周围神经病变的临床疗效。共纳入 13 项研究含 970 例研究对象。Meta 分析显示，联用/单用桃红四物汤治疗糖尿病周围神经病变，可显著提高正中神经感觉神经传导速度（$MD = 4.86$，$95\%CI[2.70, 7.03]$，$P < 0.000\ 01$），提高临床疗效（$OR = 4.35$，$95\%CI[3.12, 6.06]$，$P < 0.000\ 01$），提高腓总神经运动神经传导速度（$MD = 6.84$，$95\%CI[6.14, 7.55]$，$P < 0.000\ 01$）及感觉神经传导速度（$MD = 7.46$，$95\%CI[5.84, 9.08]$，$P < 0.000\ 01$），降低中医证候积分（$MD = -5.61$，$95\%CI[-6.63, -4.60]$，$P < 0.000\ 01$）及空腹血糖（$MD = -0.24$，$95\%CI[-0.37, -0.11]$，$P < 0.000\ 01$），GRADE 证据分级为 B。研究证明，联用/单用桃红四物汤治疗糖尿病周围神经病变，疗效显著，但安全性尚不明确。

翟瑞琼等[110]观察了桃红四物汤加减联合盐酸二甲双胍片治疗 2 型糖尿病周围神经病变（DPN）的效果。将 80 例患者随机分成 A 组和 B 组各 40 例，均给予盐酸二甲双胍片治疗，其中 B 组加用桃红四物汤加减治疗。干预后，B 组总有效率较 A 组高（$P<0.05$），B 组治疗后超氧化物歧化酶（SOD）、谷胱甘肽过氧化物酶（GSH-Px）指标均较 A 组高而活性氧类（ROS）指标较 A 组低（$P<0.05$）。两组不良反应发生率比较无明显差异（$P>0.05$）。研究说明，桃红四物汤加减联合盐酸二甲双胍片治疗 DPN 效果较好，且安全。

程丽红等[111]观察了桃红四物汤足浴联合穴位按摩辅助治疗糖尿病周围神经病变的临床疗效。将 120 例患者随机分为对照组、观察组 1 和观察组 2，每组 40 例。对照组在糖尿病常规治疗及护理基础上遵医嘱使用营养神经、活血化瘀药物，出院后每周电话随访，共随访 4 周。观察组 1 在对照组基础上采用温水（38～40℃）足浴联合穴位按摩辅助治疗，观察组 2 在对照组基础上采用桃红四物汤足浴联合穴位按摩辅助治疗。干预 4 周后，3 组患者的空腹血糖、餐后 2 小时血糖、果糖胺、多伦多临床评分系统（TCSS）评分均比干预前降低（$P<0.05$），腓总神经及胫神经的 MNCV 和 SNCV 均明显提高（$P<0.05$）；干预后组间比较，观察组 2 的 TCSS 评分、腓总神经及胫神经的 MNCV 和 SNCV 改善均优于对照组（$P<0.05$），且观察组 2 的腓总神经、胫神经的 SNCV 改善优于观察组 1（$P<0.05$）。研究证明，桃红四物汤足浴联合穴位按摩辅助治疗糖尿病周围神经病变，同时给予降糖治疗及护理干预，具有良好的临床疗效，能改善患者 TCSS 评分及下肢神经传导速度。

王倩倩等[112]运用网络药理学方法探讨了桃红四物汤治疗糖尿病周围神经病变的作用机制。共筛选出桃红四物汤 43 种有效成分，212 个作用靶点，4 662 个 DPN 相关靶点；桃红四物汤干预 DPN 主要涉及 150 个靶点基因，富集出生物过程 155 条、信号通路 166 条。桃红四物汤可能通过调节 AKT1、JUN、MAPK1 等靶点，调控 AGE-RAGE 信号通路、流体剪切应力与动脉粥样硬化、IL-17 信号通路等多种途径治疗 DPN。

（五）糖尿病足

杨春等[113]观察了中西医结合治疗糖尿病足的临床疗效及对其创面面积的影响。将 90 例糖尿病足患者随机分为治疗组与对照组，每组 45 例。对照组给予西医常规治疗，治疗组在对照组治疗的基础上加用加味桃红四物汤足浴治疗。干预后，治疗组总有效率高于对照组，差异有统计学意义

（$P<0.05$）；与本组治疗前比较，两组治疗后创面面积明显减小（$P<0.05$），且治疗组小于对照组，差异有统计学意义（$P<0.05$）。可以认为，加味桃红四物汤足浴治疗早期糖尿病足有一定的临床疗效，且可以减小足部创面面积。

吴申锋等[114]探讨了桃红四物汤治疗糖尿病足的临床疗效。将50例糖尿病足患者随机分为两组，其中对照组应用常规西医治疗（降糖治疗加基础治疗，必要时外科清创等），研究组在常规西医治疗的基础上加用桃红四物汤治疗。干预后，对照组总有效率为72%，研究组总有效率为92%，研究组总有效率高于对照组（$P<0.05$）。两组患者治疗后HbA1c、FPG、2hPG等指标均稳定，且两组对比差异无统计学意义（$P>0.05$）。研究组不良反应发生率与对照组相比，差异无统计学意义（$P>0.05$）。研究说明，在西医常规治疗糖尿病足过程中，加用桃红四物汤的治疗效果理想，临床上有一定的推广应用价值。

桃红四物汤联合补气养阴类药治疗糖尿病足也获得较好的临床疗效。樊家乙等[115]观察了桃红四物汤合自拟补气养阴汤治疗糖尿病足气阴两虚兼瘀证患者的临床疗效及安全性，并探讨其可能的作用机制。将84例糖尿病足气阴两虚兼瘀证患者随机分为治疗组及对照组各42例。对照组给予西医常规治疗，治疗组在此基础上给予桃红四物汤合自拟补气养阴汤。干预4周后，治疗组临床总有效率（90.48%）明显高于对照组（73.81%，$P=0.046$）。治疗后，两组患者中医证候主症评分、次症评分、FPG、丙二醛（MDA）、超敏C反应蛋白（hs-CRP）、白介素-6（IL-6）及白介素-1β（IL-1β）水平均较本组治疗前明显下降，SOD、GSH-Px水平升高（$P<0.05$），且治疗后治疗组各指标改善明显优于对照组（$P<0.05$）。两组不良反应发生率比较，差异均无统计学意义（$P>0.05$）。研究说明，桃红四物汤合自拟补气养阴汤联合西医常规治疗可有效提高糖尿病足气阴两虚兼瘀证患者临床疗效，改善临床症状，较单独常规西医治疗为优，其机制可能与缓解氧化应激反应及炎症反应有关。

樊晓红[116]探究了桃红四物汤联合足底穴位按摩对糖尿病足的治疗效果。将126例糖尿病足患者随机分为对照组（60例）与研究组（66例），其中对照组行常规西药疗法，研究组行桃红四物汤与足底穴位按摩联合治疗，然后比较两组局部症状评分、踝肱指数。干预后，研究组患肢皮色（0.95±0.31）分、患肢酸胀（0.97±0.26）分、患肢疼痛（0.86±0.34）分、患肢活动受限（0.85±0.27）

分，均低于对照组（$P < 0.05$）；治疗后研究组踝肱指数为（1.16 ± 0.19），显著高于对照组（$P < 0.05$）。糖尿病足患者行桃红四物汤与足底穴位按摩联合治疗，可在一定程度上改善临床症状，促进生活质量提升。

（六）糖尿病视网膜病变

杨宇琴等[117]观察了加味桃红四物汤联合全视网膜激光光凝术治疗重度非增生型糖尿病视网膜病变（sNPDR）的临床疗效。将94例气阴两虚、血瘀阻络型 sNPDR 患者随机分为治疗组47例、对照组47例，其中对照组采用全视网膜激光光凝术治疗，治疗组在对照组治疗措施的基础上加用加味桃红四物汤，两组疗程均为3个月。观察中医证候疗效，比较两组治疗前、治疗1个月、治疗3个月后黄斑中心凹无血管区（FAZ）面积、黄斑 FAZ 周长、浅层血管线性密度（VD）、浅层血管灌注密度（PD）的变化情况。治疗组、对照组总有效率分别为73.33%、51.11%；治疗组中医证候疗效优于对照组（$P < 0.05$）。治疗1个月、治疗3个月后组间比较，黄斑 FAZ 面积差异无统计学意义（$P > 0.05$）。治疗1个月、治疗3个月后组间比较，治疗组黄斑 FAZ 周长均小于对照组（$P < 0.05$）。治疗3个月后组间比较，治疗组中心区 VD 值高于对照组（$P < 0.05$）。治疗1个月、治疗3个月后组间比较，外层区 PD 值、完整区 PD 值差异有统计学意义（$P < 0.05$）。研究说明，与单纯采用全视网膜激光光凝术治疗比较，加用加味桃红四物汤治疗 sNPDR 疗效满意，能更好地改善患者的眼底微循环，进而保护患者的视功能。

桃红四物汤联合其他中药治疗糖尿病视网膜病变也被广泛关注。赵鑫等[118]探讨了桃红四物汤合六味地黄汤联合雷珠单抗玻璃体内注射治疗糖尿病性黄斑水肿（DME）的疗效。将124例 DME 患者，根据治疗方式不同分为对照组和观察组，其中对照组（$n = 62$，117眼）接受雷珠单抗玻璃体内注射治疗，观察组（$n = 62$，121眼）在对照组基础上接受桃红四物汤合六味地黄汤治疗。干预后，观察组临床疗效明显高于对照组（$P < 0.05$）；治疗后，观察组中医证候积分、黄斑厚度、血清血管内皮生长因子（VEGF）、白细胞介素-6（IL-6）水平明显低于对照组，视力和血清一氧化氮合酶（NOS）水平明显高于对照组（$P < 0.05$）；两组不良反应发生率对比无差异（$P > 0.05$）。研究说明，桃红四物汤合六味地黄汤联合雷珠单抗玻璃体内注射治疗 DME 有一定疗效，可降低黄斑厚度，改善视力，且使用安全，其作用可能与抑制炎症反应和改善血管内皮功能有关。

王磊等[119]探究了桃红四物汤对高糖诱导的人视网膜微血管内皮细胞（hRMEC）的保护作用及潜在的分子机制，认为桃红四物汤通过下调低氧诱导因子-1α（HIF-1α）的表达减轻糖尿病视网膜病变引起的细胞损伤。

（七）糖尿病其他并发症或者合并症

王芳等[120]探讨了改良桃红四物汤治疗老年 2 型糖尿病合并高血压的临床疗效。将 126 例老年 2 型糖尿病合并高血压患者随机分为对照组和观察组，各 63 例。对照组行西医常规治疗，观察组在西医治疗基础上加服改良桃红四物汤。治疗后，观察组的血压、血糖、糖化血红蛋白等指标下降幅度优于对照组（$P < 0.05$），临床总有效率（95.24%）高于对照组（66.67%），组间差异有统计学意义（$P < 0.05$）。研究说明，改良桃红四物汤治疗老年 2 型糖尿病合并高血压有一定效果。

郭文宇[121]观察、随访及分析了桃红四物汤加减联合手术治疗股骨粗隆间骨折合并糖尿病的老年患者的临床疗效。将 60 例患者随机分为两组，其中对照组仅行股骨粗隆间骨折闭合复位髓内钉内固定术（PFNA）治疗，试验组除手术外自入院起加服桃红四物汤加减，直至术后 1 个月。试验组在血糖相关指标、术前等待天数、住院总时间、下地负重和骨折愈合周数等方面均优于对照组。干预后，前 2 个月时试验组的 Harris 评分优于对照组，但在第 3 个月时两组已无明显差异。研究说明，桃红四物汤加减联合手术治疗老年糖尿病患者股骨粗隆间骨折具有一定的疗效，不仅可控制血糖，还能促进骨折修复，加速患者短期功能恢复。

临床也有桃红四物汤治疗糖尿病神经源性膀胱的相关报道[122]。

桃红四物汤也可用于治疗糖尿病认知功能障碍（DACD）。实验研究证明，桃红四物汤可以通过抑制 AGES-AGE 受体途径的表达来改善 DACD 大鼠的学习记忆能力[123]。

五、平议

桃红四物汤是在养血的四物汤基础上加入少量的桃仁和红花而成，一开始专治瘀血腰痛，后世逐渐扩大适应证，用于治疗血瘀兼血虚的多种疾病，常用于妇科。

糖尿病是一种慢性疾病；病久入络，易致瘀血阻滞，出现肢体麻木乏力或疼痛、胸闷刺痛、面色晦暗、眼底出血、下肢紫暗、唇舌紫暗等证候。桃红四物汤可滋阴养血、活血化瘀，常被用来治疗糖尿病慢性并发症。

桃红四物汤和血府逐瘀汤均是活血化瘀的经典方剂，二者有所不同。桃红四物汤之名始见于《医宗金鉴》，以祛瘀为主，辅以养血、行气，属于补益剂；由四物汤加桃仁、红花而成，也称加味四物汤。四物汤是中医养血、补血的经典名方，加桃仁、红花后在扶正的同时增加活血化瘀之功，适用于血虚兼血瘀的人群。血府逐瘀汤出自《医林改错》，在桃红四物汤基础上（熟地黄改为生地黄，白芍改为赤芍）加柴胡、枳壳、甘草、桔梗、牛膝而成；柴胡、赤芍、枳壳、甘草（枳壳改为枳实，即四逆散）用来调理肝气不舒引起的气机郁滞，而桔梗引药上行，牛膝载药下行，从而可调畅上下气机。血府逐瘀汤活血益阴，气血同治，升降有道，故治疗的症状比较广泛，只要是肝气不舒，气机瘀滞，伴有瘀血者均可使用，尤其适用于气滞血瘀的患者。

瘀血是久病后产生的主要病理产物。气虚、气滞常致血瘀，且化瘀必然活血，活血亦耗血，故活血化瘀需兼顾补虚。桃红四物汤以四物汤作底，选择侧重温补的熟地黄，化瘀不伤正。若是易上火体质，或兼有燥热之证，可将熟地黄更换为性凉的生地黄，或生地黄、熟地黄各半，也可加黄芩、牡丹皮。血虚有寒者，加肉桂、炮姜、吴茱萸，以温通血脉。花能发散，红花活血偏上外部；种子趋下，桃仁活血偏内下部；二者配伍，活一身之血，化一身之瘀。化瘀后，需要病邪有出路；桃仁润燥走肠道，使大便通畅，瘀血有出路。

临床上使用活血化瘀方药时，对于有出血倾向的患者，应引起注意。

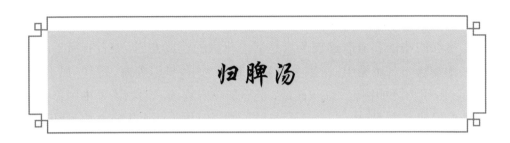

归脾汤

一、出处、组成、用法

《济生方》:"治思虑过度,劳伤心脾,健忘怔忡。"

本方原载于宋代严用和的《济生方》,但无当归、远志,至明代薛己在《内科摘要》中补入此二药。

白术　茯神去木　黄芪去芦　龙眼肉　酸枣仁炒,去壳,各一两　人参木香不见火,各半两　甘草炙,二钱半　当归一钱　远志蜜炙,一钱

上咬咀,每服四钱,水一盏半,加生姜五片、枣一枚,煎至七分,去滓,温服,不拘时候。

二、现代剂量、用法

白术 18g,茯神 18g,炙黄芪 18g,龙眼肉 18g,炒酸枣仁 18g,人参 9g,木香 9g,炙甘草 6g,当归 3g,远志 3g。

加姜 5 片、大枣 1 枚,水煎服,每日 1 剂,分 2 次或 3 次温服。

三、使用注意

肝阳偏亢,肝气郁结,伴有外感者,不宜服用。

阴亏火旺者,忌用。

凡有心脏瓣膜病变伴舌苔厚腻者,不用。

四、临床研究举要

(一)糖尿病肾病

都增强等[124]探讨了生脉散合归脾汤对 2 型糖尿病(T2DM)急性肾损伤气阴两虚证的治疗作用及机制。将 120 例 T2DM 急性肾损伤气阴两虚证

患者随机分为对照组和观察组各 60 例；两组患者均给予饮食控制等基础治疗，其中对照组在基础治疗基础上给予盐酸二甲双胍片和盐酸贝那普利，观察组在对照组基础上加服生脉散合归脾汤。干预后，观察组总有效率高于对照组（$P < 0.05$）；治疗后，观察组患者的各中医证候评分均低于对照组（$P < 0.05$），观察组的症状和体征消失时间均少于对照组（$P < 0.05$），观察组的血糖、肾功能、炎症因子及血液流变学指标均明显优于对照组（$P < 0.05$）；两组未见明显不良反应发生。研究说明，生脉散合归脾汤治疗 T2DM 急性肾损伤气阴两虚证患者的疗效明显，可能与改善血液流变学和肾功能、减少蛋白尿有关，安全性高。

张玉峰等 [125] 观察了生脉散合归脾汤加减治疗糖尿病肾病Ⅲ期中医辨证属气阴两虚型患者的临床疗效。将 95 例糖尿病肾病Ⅲ期气阴两虚型患者随机分为 2 组，其中对照组 47 例采用常规基础疗法治疗，治疗组 48 例在常规治疗基础上加服生脉散合归脾汤加减（每日 1 剂），治疗 3 个月。治疗后，2 组尿白蛋白排泄率（UAER）均较同组治疗前显著降低，差异有高度统计学意义（$P < 0.01$），且治疗组降低 UAER 的作用比对照组更为显著，差异有高度统计学意义（$P < 0.01$）。治疗组治疗后血浆黏度、全血低切黏、全血高切黏、红细胞聚集指数、症状积分均较治疗前及对照组治疗后显著降低，差异有高度统计学意义（$P < 0.01$）。研究说明，生脉散合归脾汤加减治疗糖尿病肾病Ⅲ期气阴两虚型患者，在减少尿蛋白漏出、改善临床症状及血液流变学指标方面有显著作用，临床疗效显著。

（二）糖尿病腹泻

蔡军荣 [126] 观察了归脾丸治疗糖尿病性腹泻的临床疗效。将 106 例患者随机分为治疗组和对照组，其中治疗组 52 例用归脾丸治疗，并设 54 例应用易蒙停（盐酸洛哌丁胺胶囊）治疗作为对照组；两组均 10 天为 1 个疗程，2 个疗程后观察疗效。治疗组总有效率为 93.7%，疗效优于对照组的 75.9%；治疗组在症状、体征的缓解方面与对照组相比，差异有显著性（$P < 0.05$）。研究说明，归脾丸（无糖型）治疗糖尿病性腹泻有一定疗效。

（三）糖尿病周围神经病变

段支援等 [127] 观察，归脾丸口服联合中药足浴治疗糖尿病周围神经病变的临床疗效。将 49 例糖尿病周围神经病变患者随机分对照组 16 例、治疗组 33 例，均应用降糖、营养神经等药物，其中治疗组加用归脾丸和中药足浴。干预后,两组患者治疗前后结果比较,疗效明显,无不良反应,且治疗组明显优于对照组($P < 0.05$)。研究说明,归脾丸口服合中药足浴治疗糖尿病周围神经病变有较好的临床效果。

(四)糖尿病失眠

吕力群等[128]分析了归脾合剂联合耳穴压豆、右佐匹克隆治疗糖尿病伴失眠的效果。将60例2型糖尿病伴失眠患者随机分为对照组与研究组,每组30例。对照组给予右佐匹克隆治疗,研究组在对照组治疗基础上加用归脾合剂联合耳穴压豆。干预后,研究组总有效率高于对照组,差异有统计学意义($P < 0.05$)。治疗后,研究组中医证候积分、睡眠质量评分低于对照组,差异有统计学意义($P < 0.05$)。研究组不良反应发生率为6.67%,低于对照组的16.67%,但组间差异无统计学意义($P > 0.05$)。研究说明,采用归脾合剂联合耳穴压豆、右佐匹克隆治疗,可有效改善糖尿病伴失眠患者临床症状,增强疗效,提高睡眠质量,安全有效。

(五)糖尿病其他并发症或合并症

冯晓帆等[129]应用动物实验探讨了沉默肺腺癌转移相关转录本(MALAT)1配合应用归脾汤对胰岛素信号通路中磷脂酰肌醇-3激酶(PI3K)、蛋白激酶B(PKB)和糖原合成酶激酶(GSK)-3β表达的影响及对胰岛素抵抗的改善情况。研究说明,归脾汤能够缓解糖尿病脑病(DE)大鼠模型的胰岛素抵抗情况,且此作用可能通过调节胰岛素信号通路中PI3K、PKB和GSK-3β蛋白的相对表达来实现,并在沉默MALAT1后使归脾汤的作用效果更加明显。

梁一超等[130]用细胞实验探讨了归脾汤在高糖状态下对H9c2心肌细胞自噬活性的影响及脑和肌肉芳香烃受体核转运样蛋白1(Bmal1)基因在此过程中的作用。研究认为,归脾汤可增强高糖状态下心肌细胞的自噬活性,减少心肌细胞凋亡,其机制可能与上调Bmal1蛋白有关。

五、平议

失眠,中医学称"不寐",是糖尿病患者常见的症状。

因为糖尿病是一种慢性病,需要患者长期接受治疗和检查,这往往会加重患者心理负担,从而影响他们的睡眠质量。同时,睡眠不足也会导致内环境紊乱,进而影响血糖等代谢指标的紊乱,常常是"血糖难控因素"之一,因此,在临床工作中,我非常关注患者的睡眠状况。

谈起不寐，证候繁多，但概而言之，无外虚和实两大类。就如明代《景岳全书·杂证谟·不寐》所说："不寐证虽病有不一，然惟知邪正二字，则尽之矣。……一由邪气之扰，一由营气之不足耳。"这表明失眠系由营血不足、邪气客于脏腑，导致心神被扰。《景岳全书·杂证谟·不寐》进一步指出："劳倦思虑太过者，必致血液耗亡，神魂无主，所以不寐。"对于因心理负担而影响睡眠的情况，即思虑过度，劳伤心脾，气血不足，心神失养，表现为失眠、健忘、心悸、体倦、食少，面色微黄，舌质淡，脉细缓。归脾汤恰是治疗此类虚性失眠的有效方剂。

归脾汤出自宋代严用和的《济生方》。原方用于治疗"思虑过度，劳伤心脾，健忘怔忡"者。方中以参、芪、术、草大队甘温之品补脾益气以生血，使气血旺而血生；当归甘辛温，养肝助疏泄而生心血；龙眼肉甘温，补血养心；茯神、酸枣仁宁心安神；远志交通心肾而定志宁心；木香辛香而散，理气醒脾，与大量益气健脾药配伍，以防益气补血药滋腻滞气；大枣调和脾胃，以资化源。全方共奏益气补血、健脾养心之功，为治疗思虑过度、劳伤心脾、气血两虚之良方。其主治虽均见"烦"，但必定有"心悸"；血不养心，心悸怔忡，同时合并脾虚之征象。正常的睡眠有赖于人体"阴平阳秘"，气机调畅，疏泄有度，脏腑气血调和，心神安定，阴阳和合。本方的配伍特点：一是心脾同治，重点在脾，使脾旺则气血生化有源。方名归脾，意在于此。二是气血并补，但重在补气。气为血之帅，气旺脾健则营血生化有源，血能养心则神藏心宁，气血相融而阳能入阴，使阴阳交泰，昼精夜寐自无心悸、失眠、健忘等心神不宁之症。三是补气养血药中佐以木香理气醒脾，使补而不滞。

金匮肾气丸

一、出处、组成、用法

《金匮要略》："虚劳腰痛，少腹拘急，小便不利者，八味肾气丸主之。"

"崔氏八味丸，治脚气上入，少腹不仁。"

"夫短气有微饮，当从小便去之，苓桂术甘汤主之；肾气丸亦主之。"

"男子消渴，小便反多，以饮一斗，小便一斗，肾气丸主之。"

"问曰：妇人病，饮食如故，烦热不得卧而反倚息者，何也？师曰：此名转胞，不得溺也，以胞系了戾，故致此病。但利小便则愈，宜肾气丸主之。"

干地黄八两　薯蓣四两　山茱萸四两　泽泻三两　牡丹皮三两　茯苓三两　桂枝一两　附子炮，一两

上八味，末之，炼蜜和丸梧子大，酒下十五丸，加至二十五丸，日再服。

二、现代剂量、用法

汤剂制法：生地黄24g，山药12g，山茱萸12g，泽泻9g，牡丹皮9g，茯苓9g，桂枝3g，制附子3g。

水煎服，每日1剂，分2次或3次温服。

丸剂制法：生地黄240g，山药120g，山茱萸120g，泽泻90g，牡丹皮90g，茯苓90g，桂枝30g，制附子30g。

上为细末，炼蜜和丸，每服6g，每日2次，白酒或淡盐汤送下。

三、使用注意

肾气丸不是保健品，健康无病之人或年少阳旺之人，不宜长期服用。

形体壮实、面色暗红而有油光、脉滑数者，慎用。

腹胀、腹泻、食欲不振者，不宜。

四、临床研究举要

（一）糖尿病肾病

陈熹等[131]采用 Meta 分析的方法系统评价了金匮肾气丸治疗糖尿病肾病的临床疗效。共纳入 10 篇文献，累计 716 例患者。Meta 分析结果显示，金匮肾气丸治疗糖尿病肾病，与对照组相比，可显著提高临床疗效（$OR=3.53$，$95\%CI[2.37,5.25]$，$P<0.00001$），并降低 24 小时尿蛋白（$MD=-0.29$，$95\%CI$ $[-0.48,-0.11]$，$P=0.002$）、血肌酐（$MD=-26.31$，$95\%CI[-43.43,-9.19]$，$P=0.003$）、尿素氮（$MD=-1.06$，$95\%CI[-2.07,-0.04]$，$P=0.04$）和餐前血糖（$MD=-0.50$，$95\%CI[-0.85,0.14]$，$P=0.006$）水平，说明金匮肾气丸治疗糖尿病肾病疗效确切。

（二）糖尿病

姜卓彤等[132]系统评价了金匮肾气丸治疗 2 型糖尿病的临床疗效。10 篇文献符合纳入标准，共 1 318 例患者。Meta 分析显示，金匮肾气丸加减治疗糖尿病的总有效率优于其他降糖药物的总有效率（显效率＋有效率）（$OR=0.29$，$95\%CI[0.15,0.53]$，$P<0.0001$），金匮肾气丸联合他药治疗糖尿病的总有效率优于其他降糖药物（$OR=0.25$，$95\%CI[0.15,0.39]$，$P<0.00001$）。研究说明，金匮肾气丸加减或金匮肾气丸联合他药治疗 2 型糖尿病的总有效率明显优于应用其他降糖药物。由于纳入文献数量不多，评价质量不高，仍需严格遵循科研设计的高质量临床随机对照试验来提供可靠的依据。

黄海波等[133]运用循证医学的方法，对金匮肾气丸治疗糖尿病的疗效进行评价。选取的 8 个试验符合标准，纳入患者共计 450 例。Meta 分析结果提示，4 个评价指标除空腹血糖外，在临床疗效上，肾气丸中药复方组均优于对照组。纳入的 8 个研究存在同质性（$chi2=2.02$，$P=0.96$），故使用固定效应模型，$Z=5.64$（$P<0.100001$），$OR=4.175$，$95\%CI[3.100,7.151]$。结果表明，金匮肾气丸组与纯西医组在临床疗效上存在显著性差异，所以金匮肾气丸治疗糖尿病可能比单纯西药治疗效果好，提示金匮肾气丸中药复方在改善糖尿病病情方面可能存在一定的优势，但尚需更多高质量的研究以使证据强度更高。

（三）糖尿病合并心脑血管病变

常绍菊等[134]探讨了西格列汀联合金匮肾气丸对 2 型糖尿病伴心脑血

管病变患者血清 Hcy、纤维蛋白原及细胞炎症因子水平的影响。将 96 例 2 型糖尿病伴心脑血管病变患者随机分为对照组 48 例，予以常规治疗，以及研究组 48 例，予以西格列汀联合金匮肾气丸治疗。干预后，对照组临床有效率为 77.08%，与研究组临床有效率（91.67%）对比，有显著性差异（$P<0.05$）；相对于治疗前，两组治疗后 FPG、2hPG、FINS 及 HbA1c 水平降低，治疗后炎症因子及血清 Hcy、纤维蛋白原水平均降低，治疗后全血黏度、血浆黏度及 ESR 均降低，有显著性差异（$P<0.05$）；相对于对照组，研究组治疗后 FPG、2hPG、FINS 及 HbA1c 水平较低，治疗后炎症因子及血清 Hcy、纤维蛋白原水平较低，治疗后全血黏度、血浆黏度及 ESR 较低，有显著性差异（$P<0.05$）。研究说明，西格列汀联合金匮肾气丸能降低 2 型糖尿病伴心脑血管病变患者血清 Hcy、纤维蛋白原及细胞炎症因子水平，效果显著。

彭秀娟[135]观察了桂枝茯苓丸、金匮肾气丸应用于糖尿病脑梗死患者的临床疗效。将 66 例糖尿病脑梗死患者，根据治疗方法分为 2 组，其中对照组 33 例给予常规治疗，观察组 33 例在常规治疗的基础上再给予桂枝茯苓丸、金匮肾气丸治疗。治疗前，2 组的中医症状积分比较，差异没有统计学意义（$P>0.05$）。治疗后，2 组各项积分均明显下降，观察组优于对照组（$P<0.05$）；观察组治疗总有效率（93.94%）优于对照组（81.82%），差异有统计学意义（$\chi^2=12.604$，$P=0.000$）；观察组的降糖总有效率为 96.97%，明显高于对照组的 84.85%，差异有统计学意义（$\chi^2=9.688$，$P=0.000$）。研究说明，糖尿病脑梗死在常规治疗的基础上，加用中药桂枝茯苓丸、金匮肾气丸治疗，可有效缓解临床症状，提高临床疗效。

郭学军等[136]采用动物实验探讨了金匮肾气丸对糖尿病性阿尔茨海默病（AD）小鼠脑神经元凋亡及磷脂酰肌醇 3 激酶 / 蛋白激酶 B（PI3K/Akt）信号通路的影响。研究说明，金匮肾气丸可显著降低糖尿病性 AD 小鼠脑神经元凋亡，其机制可能与激活 PI3K/Akt 有关。

（四）糖尿病勃起功能障碍

王军[137]观察了缬沙坦联合金匮肾气丸治疗糖尿病勃起功能障碍（ED）的临床疗效。将 67 例糖尿病 ED 患者分为两组，其中肾阳虚证 31 例为治疗组（缬沙坦联合金匮肾气丸），其余 36 例为对照组（缬沙坦），疗程 3 个月。结果显示，治疗组的总有效率为 67.7%，对照组的总有效率为 38.9%，治疗组疗效优于对照组，差异有统计学意义（$P<0.05$）；国际勃起功能指数 -5（IIEF-5）评

分显示,治疗组勃起障碍改善明显优于对照组,差异有统计学意义($P<0.05$)。研究说明,缬沙坦联合金匮肾气丸可有效改善肾阳虚型糖尿病 ED 患者的勃起功能障碍,提高性生活质量。

(五)糖尿病周围神经病变

庄文琪[138]观察分析了金匮肾气丸合补阳还五汤治疗糖尿病周围神经病变的临床疗效。将 54 例糖尿病周围神经病变患者依据使用的药物不同分成对照组和观察组,并对比分析两组患者的疗效和不良反应率。采用金匮肾气丸合补阳还五汤治疗的观察组的总有效率、显效率分别为 92.11%、63.16% 显著优于采用甲钴胺治疗的对照组的 80.56%、36.11%($P<0.05$);观察组的不良反应率为 7.89% 显著优于对照组的 22.22%,差异有统计学意义($P<0.05$)。研究说明,采用金匮肾气丸合补阳还五汤治疗糖尿病周围神经病变能获得更好的临床疗效,并可显著降低患者治疗中出现的不良反应发生率。

陈宝珍等[139]探讨了针刺结合口服金匮肾气丸治疗糖尿病周围神经病变的疗效。将 160 例患者随机分为治疗组(83 例)和对照组(77 例),在糖尿病基础治疗同时,治疗组针刺结合口服金匮肾气丸,对照组肌内注射维生素 B_{12}。干预后,治疗组神经传导速度高于治疗前且糖化血红蛋白水平降低显著($P<0.01$)。研究说明,针刺结合口服金匮肾气丸治疗糖尿病周围神经病变疗效肯定。

(六)糖尿病神经源性膀胱

姜岩[140]研究了艾灸关元穴并口服金匮肾气丸治疗糖尿病神经源性膀胱肾阳不足证的效果。回顾 86 例糖尿病神经源性膀胱肾阳不足证患者临床资料,所有患者均采用艾灸关元穴并口服金匮肾气丸治疗,连续治疗 3 个月,对比所有患者治疗前后尿频、尿急、尿无力、尿失禁等症状改善及膀胱残余尿量指标的改善情况。治疗 3 个疗程后,显效患者 34 例,有效患者 46 例,无效患者 6 例,临床治疗总有效率高达 93.02%。治疗后,患者临床尿频、尿急、尿无力、尿失禁等症状及膀胱残余尿量指标明显改善,与治疗前对比差异具有统计学意义($P<0.05$)。研究说明,采用艾灸关元穴并口服金匮肾气丸治疗糖尿病神经源性膀胱肾阳不足证有一定临床效果。

五、平议

金匮肾气丸,原名"崔氏八味丸",始载于汉代张仲景的《金匮要略》。

因为此方最早由《金匮要略》收载，所以后世多称之为"金匮肾气丸"。

金匮肾气丸为出现最早，后世沿用既久且广的补肾方剂之一，可谓"补肾祖方"。而最负盛名的补肾名方——六味地黄丸，即由金匮肾气丸变化而来。六味地黄丸为宋代钱乙将金匮肾气丸中的干地黄改为熟地黄，再减去桂、附而成。张山雷在《小儿药证直诀笺正》中指出"仲阳意中谓小儿阳气甚盛，因去桂附"。可以看出，应该是先有肾气丸，后有六味地黄丸。

中医学认为，消渴发生、发展、变化的全过程，始终与肾密切相关。肾阴亏虚则虚火内生；肾阳不足则气化无力。在临床上，常见糖尿病患者年高或病久，阴损及阳、阴阳俱虚，以肾阳虚多见。所以，最常用的就是金匮肾气丸。

那么，这个方子是补肾气的，还是补肾阳的？临床上具体针对哪些症状最为有效呢？

纵观金匮肾气丸的布局配伍，可见在大队滋补肾阴药中加入桂、附两味药；其立意是在补肾阴的基础上补肾阳，亦即张介宾《新方八略引》中的名言："善补阳者，必于阴中求阳，则阳得阴助而生化无穷；善补阴者，必于阳中求阴，则阴得阳升而源泉不竭。"我的临床体会是，没有单纯的肾阴虚证，也绝无单纯的肾阳虚证；而在治疗上也不可一味滋阴或纯用补阳，因为阴阳互根，不能孤立存在。所谓阴虚或阳虚，只是偏重或倾向而已，或阳虚偏重，或阴虚为主。不谙此理者，见阴虚则一味补阴填水，遇阳虚则纯用壮阳助火。

细读《金匮要略》中肾气丸之主治（脚气上入；小便不利；短气有微饮；饮一斗，小便一斗；但利小便），大都与水饮有关，盖肾主水，水不化气。应注意到，有中成药金匮肾气丸中加了牛膝、车前子，加强了利水的作用；有视金匮肾气丸为保健品，常服以补肾，尤为不宜；有用金匮肾气丸治疗阳痿、早泄，效果不佳，弊在不明仲景原旨。

我在临床上所治糖尿病合并甲状腺功能减退的患者，往往既有阴虚的症状，也有阳虚的征象。这时选用金匮肾气丸效果很好，因为补阴与益阳都兼顾了。

六味地黄丸系列方

六味地黄丸

一、出处、组成、用法

《小儿药证直诀》:"地黄丸:治肾怯失音,囟开不合,神不足,目中白睛多,面色㿠白等方。"

熟地黄八钱　山萸肉　干山药各四钱　泽泻　牡丹皮　白茯苓去皮,各三钱

上为末,炼蜜丸,如梧子大,空心,温水化下三丸。

二、现代剂量、用法

熟地黄 24g,山药 12g,山茱萸 12g,茯苓 9g,牡丹皮 9g,泽泻 9g。

水煎服,每日 1 剂,分 2 次或 3 次温服。

三、使用注意

阴盛阳衰、手足厥冷、感冒头痛、高热、寒热往来者,不宜用六味地黄丸。

南方夏季暑热燥湿较盛时,宜少服。

胃肠消化不良之呕吐、泄泻等,脾虚泄泻者,慎用。

四、临床研究举要

(一)2 型糖尿病

陈宇等[141]系统评价了六味地黄丸及其类方联合二甲双胍治疗 2 型糖尿病(T2DM)的有效性和安全性。共纳入 37 个 RCT,包括 4 101 例患者。Meta 分析显示,观察组患者的总有效率($OR=6.07,95\%CI[4.70,7.83]$,$P<0.00001$),

以及对空腹血糖（FPG）（$MD = -1.59$，$95\%CI[-1.82, -1.36]$，$P < 0.000\ 01$）、餐后 2 小时血糖（2hPG）（$MD = -1.61$，$95\%CI[-1.89, -1.34]$，$P < 0.000\ 01$）、糖化血红蛋白（HbA1c）（$MD = -1.13$，$95\%CI[-1.32, -0.93]$，$P < 0.000\ 01$）、血清总胆固醇（TC）（$MD = -0.57$，$95\%CI[-0.89, -0.25]$，$P < 0.000\ 5$）、甘油三酯（TG）（$MD = -0.39$，$95\%CI[-0.58, -0.19]$，$P < 0.000\ 01$）、低密度脂蛋白（LDL）（$MD = 0.24$，$95\%CI[0.12, 0.35]$，$P < 0.000\ 1$）、胰岛素抵抗指数（HOMA-IR）（$MD = -1.11$，$95\%CI[-1.57, -0.64]$，$P < 0.000\ 01$）、空腹胰岛素水平（FINS）（$MD = -5.97$，$95\%CI[-7.90, -4.04]$，$P < 0.000\ 01$）的降低和对高密度脂蛋白胆固醇（HDL-C）的升高均优于对照组（$MD = 0.24$，$95\%CI[0.12, 0.35]$，$P < 0.000\ 1$）。亚组分析显示，六味地黄丸类方各组对 FPG、2hPG、HbA1c、TC、LDL-C、HOMA-IR、FINS 的降低也优于对照组。研究说明，六味地黄丸及其类方联合二甲双胍治疗 2 型糖尿病疗效显著。但目前整体研究质量偏低，未来需要设计更严谨、更大样本研究证实相关结论。

吴嘉瑞[142] 系统评价了六味地黄丸治疗 2 型糖尿病的临床疗效及安全性。共纳入 8 篇文献，共计受试者 743 例，其中 2 篇文献采用随机数字表法产生随机分组。①临床疗效分析：纳入的 8 个研究均比较了临床总有效率，2 个亚组 Meta 分析结果显示，在西医常规治疗的基础上，六味地黄丸治疗 2 型糖尿病的临床总有效率高于对照组，组间差异有统计学意义（$RR = 1.25$，$95\%CI[1.15, 1.36]$，$P < 0.000\ 01$）。针对总体研究，Meta 分析结果显示，六味地黄丸组较对照组对 2 型糖尿病的疗效更佳，差异有统计学意义（$RR = 1.21$，$95\%CI[1.13, 1.30]$，$P < 0.000\ 01$）。对临床总有效率进行敏感性分析，结果较为稳定。对纳入的 8 项研究进行偏倚分析，结果显示不对称，提示可能存在发表偏倚。②安全性：纳入的 8 篇文献中，仅有 1 篇表明无不良反应发生，其他均未对安全性情况进行明确说明，因此尚不能对其安全性作出结论。研究说明，在西医常规治疗的基础上，加用六味地黄丸可以提高 2 型糖尿病疗效，但其安全性仍需更多设计严谨的、大样本的随机双盲对照试验作进一步评价。

郑莉[143] 系统评价了六味地黄丸合生脉制剂治疗 2 型糖尿病的随机对照试验。最终纳入 7 个 RCT，共 527 例患者。六味地黄丸合生脉制剂治疗 2 型糖尿病的总有效率较对照组有统计学差异（$OR = 4.23$，$95\%CI[2.23, 8.03]$，$P < 0.05$），但在改善空腹血糖、餐后 2 小时血糖方面与对照组相比疗效相当。

研究说明，六味地黄丸合并生脉制剂治疗 2 型糖尿病有效，且敏感性分析提示该结果稳定性较好。

徐鑫等[144]研究了六味地黄丸联合二甲双胍治疗 2 型糖尿病阴虚内热证的疗效及对患者血管内皮功能的影响。将 150 例阴虚内热型 2 型糖尿病患者随机分为对照组和治疗组各 75 例，其中对照组采用二甲双胍治疗，治疗组联合应用六味地黄丸，4 周为 1 个疗程；连续治疗 3 个疗程后，比较两组治疗前后血清空腹血糖（FPG）、餐后 2 小时血糖（2hPG）、糖化血红蛋白（HbA1c）、空腹胰岛素（FINS）、胰岛素抵抗指数（HOMA-IR）、一氧化氮（NO）、内皮素 -1（ET-1）、中医证候评分、不良反应发生率等情况，评价其临床疗效。治疗后，两组患者血清 FPG、2hPG、HbA1c 与治疗前比较均降低（$P < 0.05$），且治疗组低于对照组，差异有统计学意义（$P < 0.05$）。治疗后，两组患者血清 FINS、HOMA-IR 与治疗前比较均降低（$P < 0.05$），且治疗组均低于对照组（$P < 0.05$）。治疗后，两组患者血清 NO 升高、ET-1 降低，与治疗前比较，差异有统计学意义（$P < 0.05$），且治疗组 NO 高于对照组、ET-1 低于对照组，两组比较，差异有统计学意义（$P < 0.05$）。治疗后，两组患者中医证候评分与治疗前比较均减低（$P < 0.05$），且治疗组低于对照组（$P < 0.05$）。治疗后，对照组有效率为 80.00%，治疗组有效率为 92.00%，两组比较，差异有统计学意义（$\chi^2 = 4.485$，$P = 0.034$）。治疗后，对照组不良反应发生率为 14.67%，治疗组不良反应发生率为 6.67%，两组不良反应发生率比较，差异无统计学意义（$\chi^2 = 2.519$，$P = 0.113$）。研究说明，采用六味地黄丸联合二甲双胍治疗 2 型糖尿病阴虚内热证患者，能有效控制患者血糖水平，改善胰岛素抵抗和血管内皮功能，从而缓解临床症状，且安全可靠。

（二）糖尿病前期

施经伟等[145]观察了六味地黄丸及其类方知柏地黄丸、金匮肾气丸在糖尿病前期一级预防中的作用。将 92 例糖尿病前期患者随机平均分为对照组和试验组。在积极生活方式干预的基础上，对照组给予安慰剂，试验组根据不同证型分别服用六味地黄丸、知柏地黄丸或金匮肾气丸。两组均治疗 1 年。治疗后，试验组 FPG、2hPG、血清胰岛素、血清 C 肽均显著低于对照组，差异均有统计学意义（$P < 0.05$）；治疗后，试验组尿糖、尿微量蛋白水平均低于对照组，差异均有统计学意义（$P < 0.05$）；治疗后，试验组 TG、TC、LDL-C 水平显著低于对照组（$P < 0.05$），差异均有统计学意义（$P < 0.05$）；治

疗后，试验组血压、体重指数（BMI）显著低于对照组（$P<0.05$），差异均有统计学意义（$P<0.05$）。研究说明，六味地黄丸及其类方知柏地黄丸、金匮肾气丸在糖尿病前期的一级预防中均有一定疗效，可显著降低患者 FPG、2hPG、血清胰岛素、血清 C 肽、尿糖、尿微量蛋白、TG、TC、LDL-C 水平，以及血压、BMI，且未发现严重不良事件。

（三）糖尿病肾病

郑莉[146]对六味地黄丸（汤）及其加减方治疗糖尿病肾病的有效性及安全性进行了系统评价。最终纳入 16 篇，其中中文 14 篇，英文 2 篇。纳入的 16 项研究中，9 项研究报告了临床综合疗效，合并后的 OR 值和 95% 置信区间（$OR=4.79$，$95\%CI[3.2, 7.18]$），结果显示六味地黄丸（汤）及其加减方治疗糖尿病肾病较对照组疗效显著，差异具有统计学意义（$P<0.000\,01$）；9 项研究报告了尿微量白蛋白排泄量，$I^2=73\%$，合并后的 MD 值和 95% 置信区间（$MD=-34.14$，$95\%CI[-40.36, -27.92]$），结果显示六味地黄丸（汤）及其加减方治疗糖尿病肾病较对照组在降低尿微量白蛋白排泄量方面疗效显著，差异有统计学意义（$P<0.000\,01$）；4 项研究报告了 24 小时尿蛋白定量，结果表明六味地黄丸（汤）及其加减方较对照组在改善 24 小时尿蛋白定量方面有显著优势，差异有统计学意义（$SMD=-0.66$，$95\%CI[-0.89, -0.44]$，$P<0.000\,01$）；4 项研究报告了血清胱抑素水平，Meta 分析 $I^2=94\%$，进行效应量的合并分析，表明六味地黄丸（汤）及其加减方较对照组在降低血清胱抑素水平方面有显著性差异，结果有统计学意义（$MD=-0.54$，$95\%CI[-0.64, -0.43]$，$P<0.000\,01$）；4 项研究报告了尿 β_2-MG，Meta 分析 $I^2=97\%$，效应量的合并分析，结果表明六味地黄丸（汤）及其加减方较对照组在降低 β_2-MG 水平方面有显著性差异，结果有统计学意义（$SMD=-0.83$，$95\%CI[-1.03, -0.62]$，$P<0.000\,01$）；8 项研究报告了血肌酐值，结果表明六味地黄丸（汤）及其加减方较对照组在降低血肌酐水平方面有显著性差异，结果有统计学意义（$MD=-16.14$，$95\%CI[-29.18, -3.1]$，$P=0.02$）；7 项研究报告了尿素氮值，$I^2=82\%$，结果表明六味地黄丸（汤）及其加减方在降低尿素氮方面与对照组疗效相当（$MD=-0.31$，$95\%CI[-0.93, 0.3]$，$P=0.31$）；8 项独立研究报告了空腹血糖，Meta 分析 $I^2=60\%$，效应量的合并分析表明六味地黄丸（汤）及其加减方在降低空腹血糖方面较对照组有显著优势，差异有统计学意义（$MD=-0.42$，$95\%CI[-0.67, -0.16]$，$P=0.01$）；4 项研究报告了餐后 2

小时血糖，Meta 分析 $I^2 = 35\%$，合并效应量提示六味地黄丸（汤）及其加减方较对照组在降低餐后 2 小时血糖方面有显著性差异（$MD = -0.57$，$95\%CI$ $[-0.83, -0.32]$，$P < 0.000\ 1$）；5 项独立研究报告了糖化血红蛋白，Meta 分析 $I^2 = 92\%$，合并效应量结果提示六味地黄丸（汤）及其加减方与对照组在改善糖化血红蛋白方面无显著性差异（$MD = -0.74$，$95\%CI[-1.72, 0.24]$，$P = 0.14$）；4 项研究报告了总胆固醇，$I^2 = 0\%$，合并效应量分析 MD 值和 95% 置信区间（$MD = -0.05$，$95\%CI[-0.17, 0.07]$），提示六味地黄丸（汤）及其加减方在降低糖尿病肾病总胆固醇方面与对照组疗效相当；4 项研究报告了甘油三酯，$I^2 = 86\%$，合并后的 MD 值和 95% 置信区间（$MD = -0.11$，$95\%CI$ $[-0.51, 0.28]$），结果表明六味地黄丸（汤）及其加减方治疗糖尿病肾病在降低甘油三酯方面与对照组疗效相当；5 项研究报告了中医证候改善情况，3 个独立研究合并后的 MD 值和 95% 置信区间（$MD = -6.82$，$95\%CI[-7.87$，$-5.77]$），结果显示六味地黄丸（汤）及其加减方治疗糖尿病肾病在改善中医证候方面较对照组有明显优势，差异有统计学意义（$P < 0.000\ 01$）；纳入的 16 项研究中，8 项研究报告了不良反应，除了严重的不良反应，8 项研究描述了不良事件是可控的，所以六味地黄丸（汤）及其加减方治疗相对安全。纳入文献的方法学质量偏低，选择偏倚、实施偏倚、测量偏倚风险较大。研究说明，六味地黄丸（汤）及其加减方治疗糖尿病肾病有效性明显，安全性相对高，能够有效降低尿白蛋白排泄率、24 小时尿蛋白定量、FPG、2hPG、SCr、血清胱抑素、尿微量球蛋白水平且较对照组疗效好，在降低 BUN、HbA1c、TC、TG 水平方面与对照组无明显差异；能明显改善临床症状，给糖尿病肾病治疗提供临床依据，值得进一步探讨。由于纳入的原始文献存在异质性和方法学的缺陷，而且地黄丸（汤）相关文献的随机对照试验较少，具有明显的局限性，所以仍需要在进一步的临床实验中完善设计方案，提高方法学质量，设计严谨的多中心、合理样本量、随机双盲、分配隐藏的随机对照试验进行进一步的系统评价。

（四）糖尿病视网膜病变

赵爱英[147]观察了六味地黄丸联合丹参明目丸防治早期糖尿病视网膜病变（DR）的效果。将 92 例患者随机分为 2 组，每组 46 例。对照组给予常规西药治疗，观察组在对照组治疗的基础上给予六味地黄丸联合丹参明目丸治疗。干预后，2 组 FPG、2hPG、HbA1c、SBP、DBP 水平均下降（$P < 0.05$），

但 2 组间比较,差异均无统计学意义($P > 0.05$)。治疗 24 个月后,观察组 DR 新增率、进展率均低于对照组,缓解率高于对照组,差异均有统计学意义($P < 0.05$)。研究说明,六味地黄丸联合丹参明目丸防治 DR 具有一定的作用。

罗颖琳等[148]基于网络药理学研究了六味地黄丸治疗糖尿病视网膜病变(DR)的潜在机制,并利用分子对接进行验证。获得六味地黄丸活性成分 69 个,有效成分靶点蛋白 203 个,DR 相关基因 3 326 个,交集靶点 121 个,核心靶标 13 个。与 DR 治疗相关的生物学进程(BP)包括对脂多糖、氧化应激、化学应激的反应等,KEGG 富集分析提示关键的通路涵盖 AGEs-RAGE、PI3K-Akt、HIF-1 信号通路等。分子对接显示槲皮素、薯蓣皂苷、山奈酚、β- 谷甾醇与核心靶点有良好的亲和力(结合能 $\leqslant -5.0kJ/mol$)。研究说明,AGEs-RAGE、PI3K-Akt、HIF-1、TNF、IL-17 等信号通路具有诱导氧化应激、加重炎症刺激、促进新生血管形成的功能,在 DR 病程中扮演着重要的角色,而六味地黄丸中的槲皮素、薯蓣皂苷、山奈酚、β- 谷甾醇通过作用于以上通路,达到对 DR 的干预效果,延缓病程发展,展现出多组分 - 多环节 - 多靶点的优势。

(五)糖尿病心血管病变

孟宪杰等[149]分析了六味地黄丸联合地特胰岛素对 2 型糖尿病合并冠心病患者的血糖控制及心血管事件的影响。将 120 例 2 型糖尿病合并冠心病患者按随机数字表法分为观察组(60 例)和对照组(60 例)。对所有患者均给予氯吡格雷、β- 受体阻滞剂、他汀类、肠溶阿司匹林以及冠脉介入术等常规治疗,观察组在此基础上给予六味地黄丸联合地特胰岛素治疗,对照组在此基础上给予地特胰岛素治疗。干预后,观察组心电图疗效总有效率(96.67%)显著高于对照组(76.67%),差异具有统计学意义($P < 0.05$)。治疗后 4 周、8 周,观察组空腹血糖、餐后 2 小时血糖水平均低于对照组,两组差异具有统计学意义($P < 0.05$)。治疗后,观察组急性冠脉综合征、不稳定型心绞痛、靶血管重建发生率均低于对照组($P < 0.05$)。观察组与对照组的心血管不良事件总发生率分别为 13.33% 与 86.67%($P < 0.01$)。研究说明,六味地黄丸联合地特胰岛素对 2 型糖尿病合并冠心病患者的血糖控制良好,且能够降低心血管事件的发生率。

(六)糖尿病周围神经病变

张贻新等[150]观察了六味地黄丸加减联合维生素 B_1、维生素 B_{12} 穴位注射治疗糖尿病周围神经病变的临床疗效。将糖尿病周围神经病变患者 80 例，根据治疗方法分为 A 组和 B 组，各 40 例。A 组给予维生素 B_1、维生素 B_{12} 穴位注射治疗，B 组给予六味地黄丸加减联合维生素 B_1、维生素 B_{12} 穴位注射治疗。干预 8 周后，B 组总有效率（92.50%）高于 A 组（75.00%），差异有统计学意义（$P < 0.05$）。治疗后，两组正中神经、腓总神经运动神经传导速度（MNCV）、感觉神经传导速度（SNCV）及血清基质细胞衍生因子 -1α（SDF-1α）、脑源性神经营养因子（BDNF）水平较治疗前升高，人髓鞘碱性蛋白质（MBP）、核转录因子 κB（NF-κB）、超敏 C 反应蛋白（hs-CRP）、肿瘤坏死因子 α（TNF-α）水平较治疗前下降，且 B 组正中神经、腓总神经 MNCV、SNCV 及血清 SDF-1α、BDNF 水平高于 A 组，血清 MBP、NF-κB、hs-CRP、TNF-α 水平低于 A 组（$P < 0.05$ 或 $P < 0.01$）。研究说明，六味地黄丸加减联合维生素 B_1、维生素 B_{12} 穴位注射治疗糖尿病周围神经病变，可改善神经传导速度，调节相关因子水平，提高临床疗效。

（七）糖尿病合并骨质疏松

安娟等[151]观察了六味地黄丸对 2 型糖尿病性骨质疏松症患者的临床疗效。将 60 例患者按随机数字表法分为治疗组和对照组，每组 30 例。两组均给予基础治疗，对照组在基础治疗上加用钙尔奇 D 片和阿仑膦酸钠维 D_3 片，治疗组在对照组的基础上再加服六味地黄丸，观察时限均为 3 个月。干预后，治疗组总有效率为 93.3%，优于对照组的 66.7%（$P < 0.05$）。治疗后，治疗组中医证候积分低于对照组（$P < 0.05$）；治疗组的 I 型胶原 β 降解产物（β-CTX）、丙二醛（MDA）含量及 VAS 评分明显低于对照组（$P < 0.05$），骨密度 T 值（$L_{2\sim4}$）、骨钙素（BGP）、血清超氧化物歧化酶（SOD）含量显著高于对照组（$P < 0.05$）；治疗组血清 FPG、2hPG、HbA1c 明显低于对照组（$P < 0.05$）。研究说明，六味地黄丸可有效治疗 2 型糖尿病性骨质疏松症，增加骨密度，减轻疼痛症状，抗氧化应激，有助于提高患者生活质量。

（八）糖尿病便秘

檀雪松等[152]观察了六味地黄丸联合中药方剂穴位敷贴治疗 2 型糖尿病患者便秘的疗效和安全性。将 120 例 2 型糖尿病便秘患者按随机数字表法分为对照组（60 例）和观察组（60 例）。所有患者根据病情合理应用控制血压、调节血脂药物，同时控制饮食结合运动，给予盐酸二甲双胍片和阿卡波糖片。在此基础上，对照组患者口服枸橼酸莫沙必利片；观察组患者口服六味地黄丸 8 丸(每日 3 次)并联合中药方剂穴位(双天枢、双涌泉、双神阙、双足三里)敷贴。7 天为 1 个疗程,两组均治疗 3 个疗程。干预后,观察组患者总有效率显著高于对照组,差异有统计学意义($P < 0.05$)。治疗前,两组患者 2hPG、FPG、排便间隔时间、每次排便时间、周排便次数比较,差异均无统计学意义($P > 0.05$)。治疗后,两组患者 2hPG、FPG 均显著低于同组治疗前,且观察组低于对照组;排便间隔时间、每次排便时间均显著短于同组治疗前,且观察组短于对照组;周排便次数均显著多于同组治疗前,且观察组多于对照组,差异均有统计学意义($P < 0.05$)。治疗期间,对照组共计 6 例发生不良反应,观察组共计 5 例发生不良反应,两组不良反应发生率比较,差异无统计学意义($P > 0.05$)。研究说明,六味地黄丸联合中药方剂穴位敷贴治疗 2 型糖尿病患者便秘疗效较好,能有效改善患者便秘症状,降低患者排便间隔时间和每次排便时间,增加患者周排便次数,不影响降糖疗效,且临床不良反应较小,安全性较高。

(九)妊娠期糖尿病

马建军等[153]探讨了六味地黄汤加减结合胰岛素治疗妊娠期糖尿病的临床效果。将 92 例妊娠期糖尿病患者随机分为 2 组,其中对照组使用胰岛素治疗,在此基础上,观察组使用六味地黄汤加减治疗。干预后,观察组治疗后 FPG、2hPG 明显低于对照组($P < 0.05$);观察组治疗后中医证候积分明显低于对照组($P < 0.05$);观察组剖宫产率以及妊娠期高血压、羊水过多、产后出血、产褥期感染等妊娠并发症发生率明显低于对照组($P < 0.05$);观察组早产儿、巨大儿、新生儿窒息、新生儿低血糖等围产儿不良结局发生率明显低于对照组($P < 0.05$)。研究说明,六味地黄汤加减结合胰岛素治疗妊娠期糖尿病的临床效果显著,能有效控制血糖,减轻中医证候,降低剖宫产率以及母婴不良妊娠结局发生率,提高母婴的健康水平。

(十)糖尿病高脂血症

黄楚燕等[154]观察了六味地黄汤加减配合二甲双胍及阿托伐他汀治疗 2 型糖尿病合并高脂血症的治疗效果。将 120 例 2 型糖尿病合并高脂血症患者随机分为治疗组和对照组各 60 例,对照组给予二甲双胍及阿托伐他汀治疗,治疗组给予六味地黄汤加减配合二甲双胍及阿托伐他汀治疗,2 组均以 12 周为 1 个疗程。干预后,治疗组总有效率为 95.0%,对照组为 83.3%,治疗组疗效优于对照组,差异有统计学意义($P < 0.05$)。2 组患者的 FPG、

2hPG 与 HbA1c 表达水平均较治疗前显著降低（$P < 0.001$），且治疗组治疗后患者的 FPG、2hPG、HbA1c 表达水平均显著低于对照组（$P < 0.05$ 或 $P < 0.01$ 或 $P < 0.001$）。2 组患者的 TC、TG 与 LDL-C 表达水平均较治疗前显著降低（$P < 0.001$），HDL-C 表达水平均较治疗前显著升高（$P < 0.001$），且治疗组患者的 TC、TG 表达水平显著低于对照组（$P < 0.05$ 或 $P < 0.001$），HDL-C 表达水平显著高于对照组（$P < 0.001$）。研究说明，六味地黄汤加减配合二甲双胍及阿托伐他汀治疗 2 型糖尿病合并高脂血症疗效显著，且其疗效优于单纯二甲双胍及阿托伐他汀治疗。

（十一）糖尿病其他并发症或合并症

耿以安等[155]观察了六味地黄汤加味治疗糖尿病合并高血压的疗效。门诊纳入患者 58 例，经治疗总有效率为 93.10%。研究说明，用六味地黄汤加味治疗糖尿病合并高血压有一定疗效。

余环星[156]观察了加味六味地黄丸治疗 2 型糖尿病伴失眠的临床效果。将 120 例 2 型糖尿病伴失眠患者随机分为 2 组，每组 60 例，在原降糖治疗方案基础上，治疗组加用加味六味地黄丸，对照组加用阿普唑仑，疗程 2 周。通过治疗，对照组失眠总有效率为 86.67%，对比治疗组的 85.00%，差异不显著（$P > 0.05$）。停药 3 周后，治疗组总有效率为 76.67%，明显高于对照组的 51.66%，差异显著（$P < 0.05$）。远期疗效方面，对照组不如治疗组。治疗组和对照组餐后 2 小时血糖、空腹血糖的治疗前后及治疗后比较，差异显著（$P < 0.05$）。研究说明，加味六味地黄丸治疗 2 型糖尿病伴失眠有较好疗效。

罗淑影等[157]探究了六味地黄丸对糖尿病牙周炎患者空腹血糖（FPG）、糖化血红蛋白（HbA1c）、总胆固醇（TC）、甘油三酯（TG）水平及牙周指标的影响。将 116 例糖尿病牙周炎患者随机分为对照组（58 例）和治疗组（58 例）。对照组患者采用甲硝唑（治疗 2 周）联合二甲双胍片治疗（治疗 3 个月），治疗组患者在对照组治疗的基础上联合六味地黄丸治疗 3 个月。干预后，相比于对照组，治疗组患者临床总有效率显著升高；治疗后，两组患者中医证候积分、FPG、HbA1c、TC、TG 水平及牙齿松动度（TM）、临床附着丧失（CAL）、菌斑指数（PLI）、龈沟出血指数（SBI）均显著低于治疗前，且治疗组显著低于对照组（均 $P < 0.05$）。两组患者不良反应总发生率比较，差异无统计学意义（均 $P > 0.05$）。研究说明，六味地黄丸治疗糖尿病牙周炎患者，可有效提高临床疗效，改善临床症状与糖脂代谢，促进口腔健康的恢复，且安全性良好。

五、平议

六味地黄丸出自北宋钱乙的《小儿药证直诀》，从金匮肾气丸化裁而来。钱乙当时裁拟此方，是为小儿"肾怯失音，囟开不合"而设；考虑小儿稚阳之体，无须助阳，遂将金匮肾气丸去桂附之辛温而制成滋肝补肾之剂。钱乙以本方治肾精不足、虚火炎上、脸生雀斑、头目眩晕、咽喉燥痛、口舌疮裂、耳聋齿摇、腰膝痿软、骨热酸痛、小便淋闭或不禁、遗精梦泄、水泛为痰、自汗盗汗、亡血消渴、尺脉虚大、妇人经事不调、小儿虚损、肾疳、脑热疮毒等。

六味地黄丸乃滋阴补肾的代表方药，主治肾阴不足，精血亏乏，症见腰膝痿软，骨热酸痛，头痛眩晕，或消渴引饮，小便淋沥，舌红苔白者。其特点是补中寓泻，而以补阴为主。方中熟地黄滋阴补肾，填精益髓而生血；山茱萸温补肝肾，收精气；山药健脾，兼固精缩尿，形成本方的"三补"，用以治本。又以泽泻泻肾火，牡丹皮泻肝火，茯苓渗脾湿，形成"三泻"，用以治标。全方以补为主，辅以缓泻，补虚与祛邪结合，甘淡平和，不温不燥，补而不滞，可谓滋补而非峻补的平补之剂。

后世应用甚广，薛己推崇本方为治疗肾阴不足一切疾病的良药。沈金鳌《杂病源流犀烛》用六味地黄丸治火燥肺金之咳嗽、阴亏之不寐、色欲过度之遗泄、中风之盗汗、肾经虚火之耳病等，共有23种。《慎柔五书》所云"夫地黄丸为肾家之主剂"，殊为经验之谈。王履《医经溯洄集》云："夫其用地黄为君者，大补血虚不足与补肾也；用诸药佐之者，山药之强阴益气，山茱萸之强阴益精而壮元气，白茯苓之补阳长阴而益气，牡丹皮之泻阴火而治神志不足，泽泻之养五脏、益气力、起阴气而补虚损五劳，桂附之补下焦火也。……夫八味丸盖兼阴火不足者设；六味地黄丸则惟阴虚者用之也。"费伯雄《医方论》云："此方非但治肝肾不足，实三阴并治之剂。有熟地之腻补肾水，即有泽泄之宣泄肾浊以济之；有萸肉之温涩肝经，即有丹皮之清泻肝火以佐之；有山药收摄脾经，即有茯苓之淡渗脾湿以和之。药止六味，而大开大合，三阴并治，洵补方之正鹄也。"赵献可把它作为补命门真水之专剂，其《医贯》云："以无形之水沃无形之火，当而可久者也。是为真水真火，升降既宜，而成既济矣。医家不悟先天太极之真体，不穷无形水火之妙用，而不能用六味、八味之神剂者，其于医理，尚欠太半。"可见本方疗效，为历代医家所重观，苟运用得宜，均能达到滋肝肾之目的。笔者在临床上应用本方于糖尿病,均获满意疗效。

糖尿病的病机根本在于阴虚为本,燥热为标;病位在肺胃肾,以肾为主。这与六味地黄丸滋补肾阴相合。古今用六味地黄丸治糖尿病(消渴)肾阴亏损之患者均有不少报道,疗效肯定;六味地黄丸中各药对本病都有其积极作用,如地黄能降血糖、抑制碳水化合物引起的血糖增高,山茱萸可治多尿及小便频数,泽泻能减轻口渴,牡丹皮、茯苓有镇静作用,山药有助于止盗汗。知柏地黄丸为六味地黄丸加知母、黄柏而成,加强了清虚火(清热、消炎、镇静等)的作用,适用于六味地黄丸证且阴虚火旺更明显的患者。杞菊地黄丸为六味地黄丸加枸杞子、菊花而成,加强了补肾、养肝、清热的作用,适用于证见肝肾不足的多种眼病及高血压,也可治疗糖尿病伴发的肾虚肝旺型月经不调、胸胁作痛。肝肾阴虚,肺气不足,喘咳者,可加麦冬、五味子,以滋肺肾之阴兼以纳气,即麦味地黄丸。加当归、芍药等,名"明目地黄丸",治肝肾不足、眼目干涩、视物模糊。加附子、肉桂,名"金匮肾气丸",滋补肝肾,阴阳双培,治糖尿病证属肾阴阳两虚者。

六味地黄丸虽为历代医家常用之方,但怀疑本方疗效而加以抨击的,亦颇不乏人。如徐大椿《医贯砭》就极诋赵献可之非,并认为"六味有形之药,何以能补无形之物?愈说得高妙,愈浅陋矣"。余懋《方解别录》识钱乙之六味丸云:"钱仲阳不知其精思妙用之处,妄将桂附删去,名曰六味,后人从而甚之,更加知柏,恣用苦寒,是扑灭其生阳之自,安望其有已生之功哉。"张山雷认为,本方之立方大旨无一味不从利水着想,只堪用于热病后(起轻描淡写作用),可助真阴,可泄余热,至于作为补肾专药则力不能及;这种观点与陈念祖所说的"六味非补肾之正药"相同。但病有万变,方有加减,灵机在手,活法由人,所谓"师其法而不泥其方"。临床应用本方,一般以"三补"为主药,但病初热盛者可重用"三泻",病久体虚者宜重用"三补"。本方有熟六味(用熟地)和生六味(用生地)之分,一般阴分极虚、精血不足、津液不生者宜用熟六味,热盛烦躁、津液耗失者用生六味。剂型用法方面,有丸剂和汤剂。一般来说,虚火较旺、烦热较盛、脾土较弱或有眼病者宜用汤剂;水肿、尿少、忌多饮水者宜用丸剂或煎浓汤;病愈恢复期、长期服用者、小儿患者、作调补体质用者,宜服丸剂;或先用汤剂以求速效,后用丸剂以巩固疗效,也未为不可。

此外,我临证使用六味地黄丸,除用于肝肾阴亏外,尚有一些个人体会。首先，人皆以其为补肝肾阴之基本方，但我认为它在此之外，尚可调肝，用于疏泄不及患者。所谓疏泄不及，即肝之疏泄功能失司，郁热在里，耗气伤阴，致气阴不足，从形态上表现为形体消瘦，面部潮红，舌体不肥，舌面干燥、水分较少。此类患者，常思虑较多，情绪不稳，易敏感，情绪低落，我常予六味地黄丸以养肝调肝。其次，六味地黄丸之滋腻可否用于伴脾虚湿盛之人？临床若见疏泄不及、肝肾阴虚或伴脾虚湿盛者，除疏泄不及、肝肾阴虚的症状体征外，尚表现为腹胀，矢气多，大便不成形，或大便不实，舌苔厚腻。此时，六味地黄丸仍可用，但熟地黄剂量可略减，再者祛湿健脾药也可稍加。虽然原方中山药、茯苓已有祛湿健脾之意，但芳香化湿药如佩兰之流仍可适量加入。竹茹在祛湿之外又有清热之力，可疏泄患者在里之郁热，而奏调肝清热之效。脾虚湿盛之纳呆食少者，可加用生（炒）麦芽、炒谷芽、生（炒）山楂之类，皆可消食以助养阴。

杞菊地黄丸

一、出处、组成、用法

《麻疹全书》："杞菊六味丸，清肝肺，明耳目。"

熟地黄八两　山茱萸四两　怀山药四两　茯苓三两　牡丹皮三两　泽泻三两　枸杞子三两　白菊三两

上为细末，炼蜜为丸。

二、现代剂量、用法

丸剂制法：枸杞子60g，菊花60g，熟地黄160g，酒萸肉80g，牡丹皮60g，山药80g，茯苓60g，泽泻60g。

以上八味，粉碎成细粉，过筛，混匀。每100g粉末用炼蜜35～50g加适量的水泛丸，干燥，制成水蜜丸；或加炼蜜80～110g制成小蜜丸或大蜜丸，即得。口服。水蜜丸一次6g，小蜜丸一次9g，大蜜丸一次1丸，一日2次。

汤剂制法：熟地黄24g，山药12g，山茱萸12g，茯苓9g，牡丹皮9g，泽泻9g，枸杞子9g，菊花9g。

水煎服，每日1剂，分2次或3次温服。

三、使用注意

脾胃虚弱、大便稀溏者，慎服。

四、临床研究举要

（一）糖尿病眼病

邢尧等[158]系统评价了杞菊地黄丸治疗糖尿病视网膜病变的疗效和安全性。共纳入 7 个研究，包括 779 例患眼。系统分析结果显示，与对照组相比，杞菊地黄丸在提高患者综合疗效有效率方面，差异有统计学意义（$OR = 4.44$，95%CI[3.01, 6.53]，$P < 0.000\,01$）。研究说明，杞菊地黄丸联合常规治疗可提高糖尿病视网膜病变的综合疗效有效率，改善视力水平，在一定程度上对于降低视网膜血管渗漏面积与调节血糖有益。

牟琳等[159]观察了杞菊地黄丸联合雷珠单抗治疗糖尿病视网膜病变的临床效果及对血清血小板源性生长因子（PDGF）、骨形成蛋白 -2（BMP-2）的影响。将 74 例患者根据不同治疗方法分为观察组和对照组各 37 例，其中观察组给予杞菊地黄丸联合雷珠单抗治疗，对照组给予雷珠单抗治疗。治疗后，观察组总有效率高于对照组（$P < 0.05$）。两组最佳矫正视力、总抗氧化能力和低视力者生活质量量表（CLVQOL）评分高于治疗前，黄斑中心视网膜厚度、血液流变学指标、丙二醛和血清 PDGF、BMP-2 水平低于治疗前；观察组最佳矫正视力、总抗氧化能力和 CLVQOL 评分高于对照组，黄斑中心视网膜厚度、血液流变学指标、丙二醛和血清 PDGF、BMP-2 水平低于对照组（$P < 0.01$）。治疗期间，两组不良反应总发生率比较，差异无统计学意义（$P > 0.05$）。研究说明，杞菊地黄丸联合雷珠单抗治疗糖尿病视网膜病变，可改善视力和血液流变学指标，降低黄斑中心视网膜厚度和血清 PDGF、BMP-2 水平，减轻氧化应激反应，提高生活质量，且安全性好。

李红梅等[160]探讨了杞菊地黄丸联合银杏叶提取物注射液治疗非增殖期糖尿病视网膜病变的临床疗效。将 126 例非增殖期糖尿病视网膜病变患者随机分为对照组和治疗组，每组各 63 例。对照组给予银杏叶提取物注射液 70mg，加入 250ml 生理盐水中，1 次 /d；治疗组在对照组的基础上口服杞菊地黄丸，8 丸 / 次，3 次 /d。2 周为 1 个疗程，每个疗程间隔 2 天，两组均治疗 2 个疗程。观察两组临床疗效，同时比较治疗前后两组视网膜中央静脉回流速度（CRV）、血流阻力指数（RI）、搏动指数（PI）、视网膜中央动脉收缩期峰值流速（PSV）、舒张末期血流速度（EDV）、平均血流速度（Vm）、肿瘤坏死因子α（TNF-α）、白细胞介素-6（IL-6）、可溶性细胞间黏附分子-1（sICAM-1）、谷胱甘肽过氧化物酶（GSH-Px）、总抗氧化能力（TAOC）、晚期氧化蛋白产物（AOPP）、血管内皮生长因子（VEGF）和色素上皮细胞衍生因子（PEDF）水平。治疗后，对照组临床有效率为79.36%，显著低于治疗组的93.65%，两组比较，差异有统计学意义（$P < 0.05$）。治疗后，两组CRV、RI、PI、TNF-α、sICAM-1、IL-6、AOPP和VEGF水平明显降低（$P < 0.05$），而PSV、EDV、Vm、GSH-Px、TAOC和PEDF水平较治疗前明显升高（$P < 0.05$），且治疗组明显优于对照组（$P < 0.05$）。研究说明，杞菊地黄丸联合银杏叶提取物注射液治疗非增殖期糖尿病视网膜病变具有良好的临床疗效，可抑制炎症反应、氧化应激反应、血管新生。

雷雯等[161]探讨了杞菊地黄汤联合西药治疗2型糖尿病干眼症的临床疗效。将110例2型糖尿病干眼症患者作为研究对象，随机分为对照组和观察组，每组55例（110眼）。对照组采取常规治疗，观察组在此基础上加用杞菊地黄汤治疗。评估2组综合疗效及安全性，比较治疗前后泪膜破裂时间（BUT）、泪液分泌试验（SIT）、睑板腺分泌评分及生命质量。干预后，观察组患者综合治疗有效率为90.91%，显著高于对照组的76.36%，差异有统计学意义（$P < 0.05$）。2组治疗后BUT、SIT及视功能相关生命质量量表（NEI-VFQ-25）评分均较治疗前明显升高（$P < 0.05$），2组治疗后睑板腺分泌评分及睑板腺缺失状况评分均较治疗前明显降低（$P < 0.05$），且观察组改善情况明显优于对照组（$P < 0.05$）。2组患者治疗期间不良反应发生率比较，差异无统计学意义（$P > 0.05$）。研究说明，杞菊地黄汤联合西药对2型糖尿病干眼症具有较高临床疗效，更有助于改善眼部症状，增加泪液分泌及提高生命质量。

（二）糖尿病合并高血压

唐今尧等[162]考察了杞菊地黄丸联合瑞格列奈和常规治疗对2型糖尿病合并H型高血压老年患者的临床疗效。将143例老年患者随机分为对照组（71例）和观察组（72例），其中对照组给予瑞格列奈和常规治疗（马来酸依那普利叶酸片、降脂），观察组在对照组基础上加用杞菊地黄丸，疗程4周。检测生化指标（HbA1c、FPG、2hPG、Hcy）、血压（收缩压、舒张压）、氧化应激指标（MDA、ROS、SOD）、血管内皮损伤指标（ET-1、NO）、视黄醇结合蛋白质 4（RBP-4）、抑制性 G 蛋白 α 亚基 -2（Giα-2）、不良反应发生率的变化。治疗后，2 组生化指标、血压、MDA、ROS、ET-1、RBP-4、Giα-2 降低（$P < 0.05$），SOD、NO 升高（$P < 0.05$），以观察组更明显（$P < 0.05$）。2 组不良反应发生率比较，差异无统计学意义（$P > 0.05$）。研究说明，杞菊地黄丸联合瑞格列奈和常规治疗可有效降低 2 型糖尿病合并 H 型高血压老年患者血清 RBP-4、Giα-2 水平，改善氧化应激反应及血管内皮损伤。

（三）糖尿病肾病

陈飞等[163] 探讨了杞菊地黄丸加味联合西医疗法治疗早期糖尿病肾病肝肾阴虚夹瘀证的临床效果。将 80 例糖尿病肾病患者随机分为西医组（40 例，常规降糖、降压、降脂）和中西医联合组（40 例，西医组基础上联合杞菊地黄丸加味）。治疗 2 个月后，西医组肝肾阴虚夹瘀证证候积分显著高于中西医联合组，临床有效率显著低于中西医联合组，差异有统计学意义（$P < 0.05$）。治疗前，两组患者血尿素氮（BUN）、血肌酐（SCr）、胰岛素样生长因子 -1（IGF-1）、白细胞介素 -8（IL-8）、转化生长因子 $β_1$（TGF-$β_1$）、尿白蛋白排泄率（UAER）比较，差异无统计学意义（$P > 0.05$）；治疗后，两组各指标水平均有所下降，且中西医联合组水平均低于西医组，差异有统计学意义（$P < 0.05$）。研究说明，杞菊地黄丸加味联合西医疗法能明显改善早期糖尿病肾病肝肾阴虚夹瘀证患者的中医证候和肾功能，而对 IGF-1、TGF-$β_1$、IL-8 水平的影响可能是其疗效途径之一。

张亚丽等[164] 探讨了杞菊地黄丸加味联合艾塞那肽治疗早期糖尿病肾病肝肾阴虚夹瘀证的疗效以及对血清 Klotho 和脂肪特异性丝氨酸蛋白酶抑制剂（Vaspin）水平的影响。将 72 例患者随机分为对照组和观察组各 36 例。两组患者均接受常规治疗措施；对照组给予艾塞那肽；观察组在对照组治疗基础上给予杞菊地黄丸加味治疗，1 剂 /d，2 次 /d。两组均治疗 3 个月，比较两组血糖相关指标、肾功能、肝肾阴虚夹瘀证症状评分、临床疗效以及血清 Klotho 和 Vaspin 水平。观察组治疗后空腹血糖（FPG）、糖化血红蛋白（HbA1c）、血肌酐（SCr）、血尿素氮（BUN）、24 小时尿蛋白明显下降（$P < 0.01$）；与本组治疗前比较，观察组治疗后肝肾阴虚夹瘀证症状评分明显下降，且明显低于对照组治疗后（$P < 0.01$）；对照组治疗前后肝肾阴虚夹瘀证症状评分差异无统计学意义（$P > 0.05$）；观察组和对照组的总有效率分别为 86.11% 和 61.11%，差异有统计学意义（$P<0.05$）；治疗后，观察组血清 Klotho 和 Vaspin 水平明显高于对照组（$P<0.01$）。研究说明，杞菊地黄丸加味联合艾塞那肽能改善早期糖尿病肾病肝肾阴虚夹瘀证患者的血糖水平、肾功能以及中医证候，治疗效果明显，而上调血清 Klotho 和 Vaspin 水平可能是其疗效途径之一。

刘睿卓等[165]观察了杞菊地黄丸治疗肝肾阴虚型糖尿病肾病患者的临床疗效及护理效果。将肝肾阴虚型糖尿病肾病患者 114 例随机分为西医组与中医组，每组各 57 例。西医组给予西医常规治疗方案及临床护理，中医组在西医组基础上联合杞菊地黄丸治疗。干预后，中医组临床治疗有效率、护理满意率、护理质量评分均高于西医组，两组比较，差异均有统计学意义（$\chi^2=4.728$、4.930，$t=2.819$，均 $P<0.05$）；治疗后，两组中医证候积分、FPG、2hPG、SCr、BUN、UAER 均较治疗前下降，SF-36 评分（躯体、心理综合维度）均较治疗前升高，且中医组上述各指标改善均优于西医组，两组比较，差异均有统计学意义（$t=19.251$、3.411、7.005、0.544、0.200、1.114、2.764、2.409，均 $P<0.05$）。研究说明，杞菊地黄丸治疗肝肾阴虚型糖尿病肾病的临床疗效理想，可有效改善临床症状、糖脂代谢紊乱与肾功能水平，提升患者的生活质量，护理效果良好且满意率高。

（四）妊娠期糖尿病

罗钊琰等[166]评价了妊娠期糖尿病（GDM）患者接受杞菊地黄汤加减联合西药治疗的疗效，并分析该联合方案对患者糖脂代谢、妊娠结局的影响。将 90 例 GDM 患者随机分为两组，其中对照组（45 例）接受胰岛素治疗，研究组（45 例）接受杞菊地黄汤加减联合胰岛素治疗，共治疗 4 周，并随访至分娩后。治疗 4 周后，临床总有效率比较，研究组高于对照组（$P<0.05$）；研究组治疗 4 周后糖化血红蛋白（HbA1c）、空腹血糖（FPG）以及餐后 2 小时血糖（2hPG）水平比对照组低（$P<0.05$）；研究组治疗 4 周后低密度脂蛋白胆固醇（LDL-C）、甘油三酯（TG）、总胆固醇（TC）水平比对照组低（$P<0.05$）；两组不良反应发生率、不良妊娠结局发生率比较相当，差异无统计学意义（$P>0.05$）。研究说明，杞菊地黄汤加减联合胰岛素治疗 GDM，能有效改善患者的糖脂代谢水平，临床疗效好，用药安全性高。

杨永碧等[167]探讨了杞菊地黄汤加减联合胰岛素泵对肝肾亏虚型妊娠期糖尿病患者的临床疗效。将 100 例患者随机分为对照组和观察组，每组 50 例，其中对照组给予胰岛素泵，观察组在对照组基础上加用杞菊地黄汤加减，疗程2周。干预后，观察组总有效率高于对照组（$P<0.05$），剖宫产、胎膜早破、羊水异常、胎儿窘迫、早产的发生率更低（$P<0.05$）。治疗后，2组血糖指标、TG、TC、LDL-C、Vaspin、Chemerin水平降低（$P<0.05$），HDL-C水平升高（$P<0.05$），以观察组更明显（$P<0.05$）。研究说明，杞菊地黄汤加减辅助胰岛素泵可有效改善肝肾亏虚型妊娠期糖尿病患者临床症状和胰岛素抵抗，降低Vaspin、Chemerin水平。

康秀鑫[168]探讨了杞菊地黄丸联合二甲双胍对妊娠期糖尿病（GDM）患者的疗效及Toll样受体4（TLR4）/核转录因子κB（NF-κB）通路的影响。将78例GDM患者随机分为研究组（$n=41$）和对照组（$n=37$）。对照组患者进行糖尿病健康教育，予服用二甲双胍；研究组除对照组的治疗方案外，增加服用杞菊地黄丸。两组患者均服药4周。干预后，两组治疗前FPG、2hPG、HbA1c水平接近，比较差异无统计学意义（$P>0.05$）；治疗后，研究组FPG、2hPG、HbA1c水平比对照组均更低，比较差异有统计学意义（$P<0.05$）。两组治疗前的中医证候积分分值接近，比较差异无统计学意义（$P>0.05$）；治疗后，研究组的中医证候积分比对照组更低，比较差异有统计学意义（$P<0.05$）。治疗后，研究组临床总有效率（90.24%）高于对照组总有效率（59.46%），比较差异有统计学意义（$P<0.05$）。两组治疗前，TRL4、NF-κB表达水平接近，比较差异无统计学意义（$P>0.05$）；治疗后，研究组的TRL4、NF-κB表达水平比对照组均更低，比较差异有统计学意义（$P<0.05$）。研究说明，杞菊地黄丸联合二甲双胍对妊娠期糖尿病患者的临床疗效优异，并可有效抑制TLR4/NF-κB通路的表达。

麦味地黄丸

一、出处、组成、用法

《医部全录》卷三三一引《体仁汇编》（原名八味地黄丸）："滋补之功甚奇，勿轻视之。"

熟地黄酒蒸　山茱萸酒浸，去核，取净肉，各八钱　牡丹皮　泽泻各二钱，小便多以益智仁代　白茯神去皮木　山药蒸，各四钱　五味去梗　麦冬去心，各五钱上为细末,炼蜜为丸。每日空心白汤下七十丸,冬天酒下亦宜。

二、现代剂量、用法

丸剂制法:麦冬 100g,五味子 100g,熟地黄 160g,山茱萸(制)160g,牡丹皮 40g,山药 80g,茯苓 80g,泽泻 40g。

上八味,粉碎成细粉,过筛,混匀。每 100g 粉末用炼蜜 35～50g 加适量水泛丸,干燥,制成水蜜丸;或加炼蜜 80～110g 制成小蜜丸或大蜜丸,即得。口服,水蜜丸一次 6g,小蜜丸一次 9g,大蜜丸一次 1 丸,一日 2 次。

汤剂制法:熟地黄 24g,山药 12g,山茱萸 24g,茯苓 12g,牡丹皮 6g,泽泻 6g,麦冬 15g,五味子 15g。

水煎服,每日 1 剂,分 2 次或 3 次温服。

三、使用注意

感冒、外感咳喘、气滞中满者,忌服。

四、临床研究举要

麦味地黄丸由六味地黄丸加麦冬、五味子两味药组成,早见于明代《寿世保元》。该方具有滋肾养肺的功效,广泛应用于糖尿病及其并发症的治疗中。麦味地黄丸在老年糖尿病及其并发症的治疗中展现出显著的疗效,其作用机制可能与减轻氧化应激、调节免疫功能、改善糖脂代谢等有关。

(一)老年糖尿病

侯莉等[169]研究表明,麦味地黄丸辅助治疗老年糖尿病能显著改善临床症状,提高疗效,调节糖脂代谢紊乱,减轻胰岛素抵抗。其可能通过减轻氧化应激水平及调节免疫功能,从而发挥降糖作用。治疗后,观察组中医证候评分、HbA1c、FINS、IR、TC、TG、LDL-C 等显著低于对照组。

骆秋芳等[170]观察了麦味地黄丸联合西药治疗老年糖尿病的临床效果,发现联合用药组在改善血糖水平及临床症状方面优于单纯西药组,可有效改善患者糖代谢,调节血清 IL-2、TNF-α 水平,减轻患者临床症状,疗效确切,且无明显毒副作用。

蔡少娜等[171]研究了逍遥散合麦味地黄汤加减辅助常规西药治疗阴虚气滞型糖尿病的效果,发现试验组临床总有效率显著高于对照组,不仅可以有效改善患者临床症状及体征,还可以降低患者血糖水平,减少不良反应。

(二)糖尿病周围神经病变

袁海泼[172]观察了桃红四物汤合参芪麦味地黄汤治疗气阴两虚兼瘀型糖尿病周围神经病变患者的临床效果,发现观察组治疗有效率显著高于对照组,且能显著改善糖脂代谢,减轻周围的氧化应激损伤,提高神经传导速度。

王东等[173]采用益气固本、通络活血法,以麦味地黄丸加减配伍活血通络之剂治疗糖尿病周围神经病变,疗效显著,提示本病是因虚致实、本虚标实之证,治疗上当标本兼顾。

知柏地黄丸

一、出处、组成、用法

吴崑《医方考》(被称为六味地黄丸加黄柏知母方):"肾气热,则腰脊不举,骨枯而髓减,发为骨痿,宜此方主之。"

知柏地黄丸的方名首见于《医宗金鉴》:"(六味地黄丸)加黄柏、知母,名知柏地黄丸,治两尺脉旺,阴虚火动,午热骨痿,王冰所谓壮水之主,以制阳光者是也。"

熟地黄八两　山茱萸去核　山药各四两　泽泻　牡丹皮　白茯苓各三两 黄柏盐炒　知母盐炒,各二两

二、现代剂量、用法

汤剂制法:熟地黄 24g,山茱萸、山药各 12g,泽泻、牡丹皮、茯苓各 9g,知母、黄柏各 6g。

水煎服,每日 1 剂,分 2 次或 3 次温服。

丸剂制法:熟地黄 160g,山茱萸(制)80g,牡丹皮 60g,山药 80g,茯苓 60g,泽泻 60g,知母 40g,黄柏 40g。

炼蜜和丸,每丸约重 15g,成年人每服 1 丸,每日 3 次,空腹时服,温水送下。

三、使用注意

脾虚便溏、阳虚畏寒肢冷者,不宜用。

四、临床研究举要

（一）糖尿病

张樱子等[174]探讨了知柏地黄汤联合胰岛素治疗 2 型糖尿病的效果，为临床提供参考。将 120 例 2 型糖尿病患者随机分为对照组（采用胰岛素治疗）和研究组（采用知柏地黄汤联合胰岛素治疗），各 60 例。治疗后，两组患者空腹血糖（FPG）、餐后 2 小时血糖（2hPG）及糖化血红蛋白（HbA1c）水平低于治疗前，且研究组低于对照组（$P<0.05$）。治疗后，两组患者胰岛素抵抗指数（HOMA-IR）低于治疗前，稳态模型胰岛 β 细胞功能指数（HOMA-β）高于治疗前，且研究组 HOMA-IR 低于对照组，HOMA-β 高于对照组（$P<0.05$）。治疗后，两组患者中医证候积分低于治疗前，且研究组低于对照组（$P<0.05$）。研究组患者总有效率高于对照组（$P<0.05$）。研究说明，在 2 型糖尿病患者的治疗中应用知柏地黄汤联合胰岛素可改善血糖控制水平，减轻胰岛素抵抗，缓解临床症状。

王海源[175]探讨了知柏地黄汤联合二甲双胍对阴虚阳亢型 2 型糖尿病患者血清脂联素、瘦素表达及胰岛 β 细胞功能的影响。将 108 例阴虚阳亢型 2 型糖尿病患者随机分为观察组与对照组各 54 例。在糖尿病基础治疗与干预基础上，对照组给予二甲双胍治疗，观察组给予知柏地黄汤联合二甲双胍治疗。干预后，观察组患者临床总有效率为 94.44%，高于对照组的 79.63%，差异有统计学意义（$P<0.05$）；治疗后两组患者血清脂联素、瘦素水平及 HOMA-β、HOMA-IR 均较治疗前明显改善，且观察组优于对照组（$P<0.05$）。研究说明，知柏地黄汤联合二甲双胍治疗阴虚阳亢型 2 型糖尿病有利于调节血清脂联素、瘦素水平，改善胰岛 β 细胞功能。

（二）糖尿病肾病

施爱梅[176]观察了知柏地黄丸辅助治疗糖尿病肾病的临床疗效。将 196 例患者随机分为对照组与观察组各 98 例。2 组均采用常规西药治疗，对照组给予卡托普利＋盐酸二甲双胍片治疗，观察组在对照组的基础上加用知柏地黄丸治疗。干预后，观察组总有效率为 94.90%，对照组为 81.63%，2 组比较，差异有统计学意义（$P<0.05$）。治疗前，2 组 FPG、2hPG、HbA1c 水平比较，差异无统计学意义（$P>0.05$）；治疗后，2 组 FPG、2hPG、HbA1c 水平均较治疗前降低（$P<0.05$），且观察组 FPG、2hPG、HbA1c 水平均低于对照组

（$P < 0.05$）。治疗前，2 组 TG、TC、LDL-C、HDL-C 水平比较，差异无统计学意义（$P > 0.05$）；治疗后，2 组 TG、TC、LDL-C 水平较治疗前降低，HDL-C 水平较治疗前升高（$P < 0.05$），且观察组上述各项指标改善均较对照组更显著（$P < 0.05$）。治疗前，2 组 SCr、BUN 水平比较，差异无统计学意义（$P > 0.05$）；治疗后，2 组 SCr、BUN 水平均较治疗前降低（$P < 0.05$），且观察组 SCr、BUN 水平均低于对照组（$P < 0.05$）。治疗期间，观察组不良反应发生率为 20.41%，对照组为 18.37%，2 组比较，差异无统计学意义（$P > 0.05$）。研究说明，在常规西药治疗的基础上给予知柏地黄丸治疗糖尿病肾病，有助于短期内改善血糖、血脂及肾功能水平，提高临床疗效，且未明显增加不良反应。

龚锦强等[177]观察了达格列净联合知柏地黄丸治疗糖尿病肾病的疗效。将 120 例糖尿病肾病患者随机分为治疗组和对照组，各 60 例。对照组采用达格列净片口服；治疗组在对照组的基础上加用知柏地黄丸。2 周为 1 个疗程，两组持续治疗 6 个疗程。治疗后，两组 HbA1c 水平均有显著下降，同组治疗前后差异有统计学意义（$P < 0.05$），但对照组 BUN、SCr 及 24 小时尿微量白蛋白水平与治疗前比较，差异无统计学意义（$P > 0.05$），而治疗组 BUN、SCr 及 24 小时尿微量白蛋白水平有显著降低，同组治疗前后差异有统计学意义（$P < 0.05$），且与对照组治疗后比较，差异有统计学意义（$P < 0.05$）。研究说明，达格列净联合知柏地黄丸治疗糖尿病肾病有较好的临床疗效，能够显著降低糖尿病肾病患者 BUN、SCr 及 24 小时尿微量白蛋白水平，具有良好的临床应用价值。

（三）糖尿病性牙周炎

王彦敏等[178]探讨了知柏地黄丸治疗糖尿病性牙周炎的疗效。将 90 例糖尿病性牙周炎患者随机分成 2 组，其中对照组给予牙周基础治疗以及甲硝唑治疗，观察组则给予牙周基础治疗以及甲硝唑联合知柏地黄丸治疗。干预后，观察组疾病改善率高于对照组（$P < 0.05$）；观察组患者对治疗的满意度优于对照组（$P < 0.05$）；治疗前两组菌斑指数、牙周探诊深度、松动度以及龈沟出血指数并无明显差异（$P > 0.05$）；治疗后观察组菌斑指数、牙周探诊深度、松动度以及龈沟出血指数优于对照组（$P < 0.05$）。观察组不良反应和对照组无明显差异（$P > 0.05$）。研究说明，牙周基础治疗以及甲硝唑联合知柏地黄丸治疗糖尿病性牙周炎的疗效确切，可有效改善牙周症状，有效刺激成骨，且用药安全。

（四）糖尿病合并尿路感染或阴道炎

邓旭[179]探讨了知柏地黄汤加减方对糖尿病患者合并无症状性尿路感染的临床疗效。40 例糖尿病合并慢性尿路感染患者在常规糖尿病治疗的基础上，加用知柏地黄汤加减方治疗，分析治疗效果。所有 40 例患者，血糖均得到有效控制，其中尿路感染方面，显效 19 例、占 47.5%，有效 18 例、占 45.0%，无效 3 例、占 7.5%，总有效率为 92.5%。所有患者在治疗期间，无一明显不良反应发生。研究说明，知柏地黄汤加减方治疗糖尿病合并无症状性尿路感染患者，有一定的临床效果。

李艳娟[180]探讨了知柏地黄汤对糖尿病患者并发念珠菌性阴道炎的临床疗效。将 80 例 2 型糖尿病并发念珠菌性阴道炎门诊患者随机分为观察组和对照组各 40 例。两组患者均给予常规药物控制血糖、阴道内放入咪康唑栓剂与外阴部涂擦咪康唑软膏等治疗，观察组另给予内服中药知柏地黄汤加减。干预后，观察组 40 例中，治愈 14 例，显效 11 例，有效 9 例，无效 6 例；对照组 40 例中，治愈 6 例，显效 12 例，有效 14 例，无效 8 例。两组比较，差异有统计学意义（$P < 0.05$），且观察组优于对照组。研究说明，在常规药物治疗基础上加用知柏地黄汤治疗糖尿病并发念珠菌性阴道炎，能在一定程度上提高临床疗效。

（五）糖尿病其他并发症或合并症

龚敏等[181]观察了知柏地黄丸对葡萄糖耐量受损（IGT）患者超敏 C 反应蛋白（hs-CRP）、白细胞介素 -6（IL-6）及尿微量白蛋白（U-mALb）的影响。将 145 例 IGT 患者，随机分为治疗组与对照组，观察结束共脱落及剔除病例 21 例，纳入统计病例共 124 例。治疗组 61 例，在健康教育及一般生活方式干预的基础上，给予知柏地黄丸口服；对照组 63 例，仅给予健康教育及一般生活方式干预。治疗 12 个月后，观察两组 hs-CRP、IL-6 及 U-mALb 等的变化。干预后，两组患者 BMI、FPG、hs-CRP、IL-6 均较治疗前下降，有显著性差异（$P < 0.01$ 或 $P < 0.05$）；与对照组比较，治疗组治疗后 2hPG、hs-CRP、IL-6 及 U-mALb 下降，有显著性差异（$P < 0.01$）。研究说明，知柏地黄丸能降低 IGT 患者的 hs-CRP、IL-6 及 U-mALb，改善糖代谢，减轻患者体内炎症反应及尿微量白蛋白的排泄，延缓或预防 2 型糖尿病大血管及微血管并发症的发生。

苏铃雅等[182]观察了知柏地黄汤联合人工泪液治疗阴虚燥热型糖尿病

相关干眼症的临床疗效及可能作用机制。将 60 例阴虚燥热型糖尿病相关干眼症患者随机分为对照组和观察组各 30 例。对照组局部予以玻璃酸钠滴眼液治疗，观察组在对照组基础上给予知柏地黄汤治疗。比较 2 组治疗前后干眼问卷调查表主观评分及泪河高度、泪膜破裂时间、泪液分泌量，检测治疗前后泪液中肿瘤坏死因子 α（TNF-α）、白细胞介素 -1α（IL-1α）、白细胞介素 -6（IL-6）、白细胞介素 -8（IL-8）的水平。治疗前，2 组主观症状评分比较，差异无统计学意义（$P > 0.05$）；治疗后，2 组干燥感、烧灼感、疲劳感主观症状评分较治疗前降低，观察组干燥感、烧灼感主观症状评分低于对照组，差异有统计学意义（$P < 0.05$）。治疗前，2 组泪河高度、泪膜破裂时间和泪液分泌量比较，差异无统计学意义（$P > 0.05$）；治疗后，观察组泪膜破裂时间较治疗前升高，且高于对照组，差异有统计学意义（$P < 0.05$）。治疗前，2 组泪液炎症因子水平比较，差异无统计学意义（$P > 0.05$）；治疗后，观察组泪液中 TNF-α、IL-1α、IL-6、IL-8 水平较治疗前降低，且观察组 TNF-α、IL-1α、IL-6 水平低于对照组，差异有统计学意义（$P < 0.05$）。研究说明，知柏地黄汤联合人工泪液治疗阴虚燥热型糖尿病相关干眼症较单纯局部应用人工泪液能更有效地改善患者干眼症状，其机制可能与减少泪液炎症因子表达有关。

臧乐红等[183] 观察了益气活血、滋阴降浊类中药联合激光治疗糖尿病视网膜病变的临床疗效。采用知柏地黄丸（知母、黄柏、熟地黄、山茱萸、山药、牡丹皮、泽泻、茯苓等）与生脉散（人参、麦冬、五味子等）联合氪离子激光治疗本病 36 例，并设对照组，观察两组视力、眼底出血、渗漏、水肿吸收及新生血管萎缩情况。干预后，治疗组总有效率为 92.6%，对照组总有效率为 86.4%，治疗组疗效优于对照组，差异有显著性（$P < 0.05$）。研究说明，本方法可减少新生血管的产生，促进视网膜水肿渗出的吸收，提高视力。

任琳莉[184] 探讨了知柏地黄汤合天麻钩藤饮治疗 2 型糖尿病（T2DM）合并高血压（HP）的临床疗效。将 117 例 T2DM 合并 HP 患者随机分成观察组（59 例）、对照组（58 例）。对照组予西医常规治疗，观察组在对照组基础上予知柏地黄汤合天麻钩藤饮。干预后，观察组总有效率为 96.61%，高于对照组的 84.48%（$P < 0.05$）；治疗后 FPG、HbA1c 水平降低，且观察组低于对照组（$P < 0.05$）；治疗后 SBP、DBP 水平降低，且观察组低于对照组（$P < 0.05$）；治疗后血清 MDA 水平降低，且观察组低于对照组，而 SOD、NO 水平升高，且观察组高于对照组（$P < 0.05$）；观察组不良反应发生率为 3.39%，与对照

组 1.72% 对比,差异无统计学意义($P>0.05$)。研究说明,知柏地黄汤合天麻钩藤饮治疗 T2DM 合并 HP,能通过缓解氧化应激,进一步提高治疗效果,改善血压及血糖水平,且无不良反应发生风险增加,安全性高。

刘辉等[185] 观察了知柏地黄汤联合个体化营养支持对糖尿病合并肺结核患者的疗效及对 T 淋巴细胞亚群的影响。将 120 例糖尿病合并肺结核患者随机分为两组,其中对照组 60 例给予常规营养支持,治疗组给予知柏地黄汤联合个体化营养支持。干预后,两组患者治疗后体重指数、营养危险指数显著升高,且治疗组高于对照组,差异有统计学意义($P<0.05$);焦虑自评量表值、抑郁自评量表值显著降低,且治疗组低于对照组,差异有统计学意义($P<0.05$)。两组治疗后 $CD4^+/CD3^+$、$CD4^+/CD8^+$ 指数明显升高,且治疗组水平显著高于对照组,差异均有统计学意义($P<0.05$)。研究说明,知柏地黄汤联合个体化营养支持对糖尿病合并肺结核患者疗效确切,能够增强患者体质,缓解患者焦虑及抑郁状态,恢复 T 淋巴细胞的正常值,相比一般营养支持更有优势,值得临床应用。

明目地黄丸

一、出处、组成、用法

明目地黄丸出自元代《原机启微》,他如明代《万病回春》卷五和《审视瑶函》卷五、清代《医学心悟》和《医略六书》也有记载,以上来源配方各不一样。现在市面上能买到的大多数中成药"明目地黄丸"是 1962 年《全国中药成药处方集》(上海方)里的配方。

熟地八两　茯苓　牡丹皮酒炒,各三两　泽泻盐酒炒,三两　怀山药炒,四两　山茱萸肉酒炒,四两　白芍药炒　白菊花　当归　枸杞子　白蒺藜炒,各三两　石决明四两

共研细粉,炼蜜为丸,如梧桐子大。

每服三钱,淡盐汤送服。

二、现代剂量、用法

丸剂制法:熟地黄 160g,山茱萸(制)80g,牡丹皮 60g,山药 80g,茯苓

60g,泽泻 60g,枸杞子 60g,菊花 60g,当归 60g,白芍 60g,白蒺藜 60g,石决明(煅)80g。

以上 12 味,粉碎成细粉,过筛,混匀。每 100g 粉末用炼蜜 35～50g 加适量的水泛丸,干燥,制成水蜜丸;或加炼蜜 90～110g 制成小蜜丸或大蜜丸,即得。口服。水蜜丸一次 6g,小蜜丸一次 9g,大蜜丸一次 1 丸,一日 2 次。

汤剂制法:熟地黄 24g,山药 12g,山茱萸 12g,茯苓 9g,牡丹皮 9g,泽泻 9g,枸杞子 9g,菊花 9g,当归 9g,白芍 9g,蒺藜 9g,石决明(煅)12g。

水煎服,每日 1 剂,分 2 次或 3 次温服。

三、使用注意

眼多眵、黏、黄,小便黄赤、臭,心烦,脉有力者,不宜用。
大便稀溏者,慎用。

四、临床研究举要

明目地黄丸具有滋肾、养肝、明目的功效。现代研究表明,明目地黄丸在糖尿病视网膜病变以及糖尿病性白内障的治疗中显示出独特的疗效;其作用机制涉及抗氧化、抑制细胞自噬、调控多条信号通路等。

(一)治疗糖尿病视网膜病变

李景波等[186]观察了明目地黄丸联合羟苯磺酸钙治疗早期 DR 的临床效果,结果显示联合治疗组总有效率显著高于对照组,且能显著降低血糖和血清细胞因子水平,有效改善患者视力。

胡小莉等[187]研究了复方丹参滴丸、明目地黄丸、羟苯磺酸钙联合治疗Ⅲ期 DR 的效果,发现联合治疗组在改善眼底症状、提高视力方面显著优于对照组。

阿依努•努拉厚等[188]研究了羟苯磺酸钙分散片联合明目地黄丸治疗非增殖期糖尿病视网膜病变的效果,发现联合治疗组在改善视野灰度值、血管瘤体积、黄斑厚度等方面显著优于对照组。

常迪等[189]基于网络药理学和分子对接技术研究了明目地黄丸治疗 DR 的分子机制,发现其可通过调控多通路、多靶点干预糖尿病视网膜病变患者病情进展,其中 PI3K/AKT 信号通路是参与疾病治疗的重要信号通路。

徐赵钺等[190]研究了明目地黄丸对 DR 大鼠视网膜组织中细胞自噬及

Akt-mTOR 通路的影响，发现明目地黄丸能抑制视网膜细胞自噬过程，从而保护视网膜。

李斐[191]探讨了明目地黄丸对糖尿病大鼠视网膜氧化损伤的保护作用，发现其能显著提高视网膜超氧化物歧化酶活性，降低丙二醛含量，从而减轻氧化损伤。

（二）治疗糖尿病性白内障

邓辉等[192]通过链脲佐菌素诱导的糖尿病大鼠模型，观察了明目地黄丸对糖尿病性白内障的防治效果，发现其能显著延缓白内障的形成和发展。研究认为，明目地黄丸通过提高体内抗氧化酶活性，减少自由基生成，从而减轻晶状体氧化损伤，延缓白内障发生。

芍药甘草汤

一、出处、组成、用法

《伤寒论》："伤寒脉浮，自汗出，小便数，心烦，微恶寒，脚挛急。……若厥愈足温者，更作芍药甘草汤与之，其脚即伸。"

《伤寒论》："问曰：证象阳旦，按法治之而增剧，厥逆，咽中干，两胫拘急而谵语。师曰：言夜半手足当温，两脚当伸。后如师言。何以知此？答曰：寸口脉浮而大，浮为风，大为虚，风则生微热，虚则两胫挛，病形象桂枝，因加附子参其间，增桂令汗出，附子温经，亡阳故也。厥逆，咽中干，烦躁，阳明内结，谵语烦乱，更饮甘草干姜汤。夜半阳气还，两足当热，胫尚微拘急，重与芍药甘草汤，尔乃胫伸。以承气汤微溏，则止其谵语，故知病可愈。"

芍药　甘草炙，各四两

上二味，以水三升，煮取一升五合，去滓，分温再服。

二、现代剂量、用法

芍药 60g，炙甘草 60g。

水煎服，每日 1 剂，分 2 次或 3 次温服。

三、使用注意

芍药甘草汤主要适用于阴血不足、筋脉失养所致的拘挛疼痛等病症。但对于阳热实证、湿热痹阻等引起的疼痛不宜使用。

体质虚弱、肝血不足、阴虚内热的人群较为适宜。但对于体质壮实、阳气偏盛、痰湿内盛之人应谨慎使用。

四、临床研究举要

（一）糖尿病肾病

黄海健[193]分析了芍药甘草汤合四物汤加减治疗糖尿病合并尿毒症的临床效果。将 80 例糖尿病合并尿毒症患者随机分为对照组和观察组，每组 40 例。对照组患者采用常规治疗，观察组患者则在对照组基础上给予芍药甘草汤合四物汤加减治疗。治疗后，两组患者 FPG、2hPG、HbA1c、BUN、SCr、GFR 水平均优于治疗前，且观察组 FPG（6.40 ± 0.49）mmol/L、2hPG（8.65 ± 0.41）mmol/L、HbA1c（7.03 ± 0.65）%、BUN（11.27 ± 2.09）mmol/L、SCr（622.47 ± 21.38）μmol/L、GFR（19.22 ± 1.57）ml/min 均优于对照组的（6.68 ± 0.51）mmol/L、（8.87 ± 0.52）mmol/L、（7.32 ± 0.57）%、（20.35 ± 2.25）mmol/L、（710.28 ± 34.21）μmol/L、（10.79 ± 1.29）ml/min，差异均有统计学意义（$P < 0.05$）。观察组患者治疗总有效率为 70.0%，对照组患者治疗总有效率为 47.5%，观察组治疗总有效率高于对照组，差异有统计学意义（$P < 0.05$）。研究说明，在常规治疗的基础上对糖尿病合并尿毒症患者施以芍药甘草汤合四物汤加减，能有效控制患者的血糖水平，改善患者的肾功能。

苗蓝匀等[194]观察了芍药甘草汤对糖尿病大鼠早期肾病的影响，发现模型组大鼠出现明显尿微量白蛋白排泄增加、肾小球高滤过、肾小球系膜基质增生等早期糖尿病肾病变化；与模型组大鼠比较，芍药甘草汤可降低糖尿病大鼠空腹血糖、尿微量白蛋白及肌酐清除率水平，改善糖尿病大鼠肾脏系膜基质增生等形态学变化。研究说明，芍药甘草汤具有抗实验性糖尿病大鼠早期肾病的作用。

（二）糖尿病周围神经病变

于洋等[195]分析了芍药甘草汤合四物汤对糖尿病周围血管病变患者血液流变学及周围神经传导速度的影响。将 100 例糖尿病周围血管病变患者随机分为对照组（$n = 50$）和观察组（$n = 50$），其中对照组给予常规西药治疗，观察组在对照组的基础上给予芍药甘草汤合四物汤治疗；比较两组治疗后的临床疗效、中医证候评分及不良反应发生率的变化。治疗后，观察组总有效率为 88.0%，显著高于对照组的 70.0%（$P < 0.05$）；治疗后观察组的中医证候评分显著低于对照组（$P < 0.05$）；治疗后观察组全血黏度高切、全血黏度低切、血浆黏度及红细胞压积均显著低于对照组（$P < 0.05$）；治疗后观

察组感觉神经传导速度和运动神经传导速度均显著高于对照组（$P < 0.05$）。研究说明，芍药甘草汤合四物汤对糖尿病周围血管病变患者有一定疗效，可有效改善血液流变学及周围神经传导速度。

都宾宾等[196]探讨了芍药甘草汤加减治疗糖尿病周围神经病变（DPN）的疗效及对神经传导速度、血清胱抑素 C（CysC）、血清同型半胱氨酸（Hcy）水平的影响。将 2 型糖尿病且中医证型属阴虚血瘀的 88 例患者随机分为 2 组，均予西医降血糖基础治疗，其中对照组 46 例加用甲钴胺注射液（弥可保）治疗，观察组 42 例在对照组基础上给予芍药甘草汤加减治疗。治疗后，观察组总有效率明显高于对照组（$P < 0.05$）；治疗后，2 组各项症状均较治疗前明显降低（P 均 < 0.05），感觉神经传导速度（SNCV）、运动神经传导速度（MNCV）及超氧化物歧化酶（SOD）水平均较治疗前升高（P 均 < 0.05），血清胱抑素 C（CysC）、血清同型半胱氨酸（Hcy）及丙二醛（MDA）水平则明显降低（P 均 < 0.05），且观察组各指标改善情况明显优于对照组（$P < 0.05$）。2 组均未发现明显不良反应。研究说明，芍药甘草汤加减治疗 DPN 疗效显著，不但能改善患者临床症状，还能提高神经传导速度，降低血清 CysC、Hcy 水平，优于单用西药治疗。

（三）糖尿病其他并发症或合并症

邹陶媛[197]探讨了大黄䗪虫方联合芍药甘草汤治疗肝肾阴虚夹瘀型非增殖期糖尿病视网膜病变（NPDR）的临床疗效，并运用光学相干断层扫描血管成像（OCTA）技术，观察其对 DR 患者视网膜血流密度的影响。将肝肾阴虚夹瘀型 NPDR 患者 58 例，随机分为治疗组（29 只眼）及对照组（29 只眼）。对照组予羟苯磺酸钙胶囊口服，治疗组在对照组基础上予大黄䗪虫方联合芍药甘草汤口服。观察 8 周后，记录、观察两组患者最佳矫正视力、眼底情况、OCTA 浅层毛细血管丛（SCP）与深层毛细血管丛（DCP）血流密度（VD）、中医证候评分、中医证候疗效的变化。治疗前后，治疗组最佳矫正视力（BCVA）显著提高，由平均 0.33 ± 0.11 提高至平均 0.53 ± 0.17（$P < 0.01$），差异具有统计学意义；对照组 BCVA 经治疗后差异无统计学意义，两组间比较分析 $P < 0.01$，差异具有统计学意义。治疗组眼底疗效总有效率为 68.97%，对照组眼底疗效总有效率为 31.03%（$P < 0.01$），差异具有统计学意义。治疗后，治疗组 SCPVD、DCPVD 均较前上升，分别由 34.69 ± 3.09、38.76 ± 3.69 上升至 38.14 ± 3.15、42.83 ± 3.98，差异具有统计学意义（$P < 0.05$）；治疗前后两组

间比较($P<0.01$)有统计学差异。治疗组中医证候疗效为86.21%,对照组中医证候疗效为38.56%,两组间差异存在统计学意义($P<0.01$),治疗组改善情况明显优于对照组。研究说明,大黄䗪虫方联合芍药甘草汤治疗阴虚夹瘀型非增殖期糖尿病视网膜病变具有明显临床疗效,可有效降低中医证候积分,提高患者视力,改善视网膜体征与血流密度,延缓病情进展,从而提高DR患者生活质量,并具有良好的安全性。

李娜等[198]观察了加味芍药甘草汤治疗2型糖尿病合并不宁腿综合征(阴虚血瘀证)的临床疗效。将符合纳入标准的60例患者随机分为对照组和治疗组,各30例。2组均给予基础治疗(健康教育、降糖治疗等),其中对照组在基础治疗的基础上予甲钴胺片治疗,治疗组在对照组的基础上予加味芍药甘草汤治疗。治疗8周后,2组中医证候评分较治疗前下降,且治疗组优于对照组($P<0.05$)。治疗组总有效率(86.67%)优于对照组(60.00%)($P<0.05$),2组的国际不宁腿综合征调查问卷评分均有所下降,且治疗组优于对照组($P<0.05$)。治疗组匹兹堡睡眠质量指数量表(PSQI)评分较治疗前降低,多导睡眠图(PSG)相关指标睡眠总时间及效率较治疗前升高,睡眠潜伏期、觉醒次数较治疗前减少,治疗组优于对照组($P<0.05$)。研究说明,加味芍药甘草汤可明显改善2型糖尿病合并不宁腿综合征患者的不适症状,提高睡眠质量。

钱浩[199]观察了芍药甘草汤加味治疗糖尿病肠功能紊乱腹痛患者的临床效果。将68例糖尿病肠功能紊乱腹痛患者随机分为研究组和对照组各34例,其中对照组患者采用常规药物治疗,研究组患者采用芍药甘草汤加味治疗。经过治疗,研究组患者总有效率为94.1%,显著高于对照组的70.6%,差异具有统计学意义($P<0.05$)。研究说明,芍药甘草汤加味治疗糖尿病肠功能紊乱腹痛有一定的临床疗效,可改善患者腹痛、腹泻症状。

肌肉松软者,大便不成形而无腹痛者慎用;芍药、甘草的用量比例可以调整,《伤寒论》中为1:1,但从后世用药经验看,各种比例都有,有的放大到12:1;日本有服用芍药甘草汤发生假性醛固酮增多症的报道,临床使用时需注意患者年龄、甘草剂量和服药疗程。

五、平议

芍药甘草汤是《伤寒论》中缓急止痛的名方。本方药仅芍药和甘草2

味，剂量相同，均为四两，药少而力专。方中芍药益阴和血养筋、柔肝止痛，炙甘草健脾补中、缓急止痛；二药相伍，酸甘化阴，养血平肝，使阴血足则经脉荣、血脉通，故本方常用于阴血亏虚导致的各种痛症，对腿脚挛急疼痛或腓肠肌痉挛性疼痛不可伸者多有良效，故有"去杖汤"的美称，而对腹中疼痛，尤其是腹部痉挛性疼痛，同样具有卓效。

在临床中，我们常将芍药甘草汤用于糖尿病痛性周围神经病变的治疗。《糖尿病周围神经病变中医药临床循证实践指南》指出糖尿病患者出现"腿足挛急，肢体麻木，酸胀疼痛，或肢体灼热；五心烦热，失眠多梦，皮肤干燥，腰膝酸软，头晕耳鸣；口干少饮，多有便秘，舌质嫩红或暗红，苔花剥少津，脉细数或细涩"，当辨证为"阴虚血瘀证"，治以滋阴活血、柔筋缓急，方选芍药甘草汤合四物汤加味。当腿足挛急，时发抽搐时，可加全蝎、蜈蚣；五心烦热，加知母、黄柏、地骨皮、黄连。

临床上，我们治疗糖尿病痛性神经病变，还经常使用当归四逆汤。事实上，当归四逆汤也是在芍药、甘草基础上加当归、桂枝、细辛、通草、大枣等温经散寒、通络止痛药物，故主要用于血虚寒凝证。临床上，对于阳虚寒凝者，症见肢体麻木不仁，四末冷痛，得温痛减，遇寒痛增，下肢为著，入夜更甚，伴乏力懒言，神疲倦怠，畏寒怕冷，舌质暗淡或有瘀点，苔白滑，脉沉紧等，也可在当归四逆汤基础上适当加入附子、干姜、制乳香、制没药等温阳散寒止痛之药。而芍药甘草汤主要用于滋阴活血，柔筋缓急止痛，故主要用于糖尿病周围神经病变阴虚血瘀证。

此外，我们发现对于糖尿病胃肠自主神经病变表现为便秘伴腹痛拘急者，芍药甘草汤也具有良好效果。同时，糖尿病合并骨质疏松患者，临床亦常出现下肢肌肉痉挛，特别是腓肠肌痉挛、疼痛、无法走路，还包括腰腿痛、膝痛、下肢抽筋等，即张仲景明确的芍药证，此时，运用芍药甘草汤亦能收获奇效。

再者，芍药甘草汤中的芍药到底是白芍还是赤芍呢？事实上，张仲景时代芍药不分赤白，宋代以后芍药才有白芍药与赤芍药之分。我的体会是，根据传统用药习惯，白芍以养血柔肝为主，如果为肌肉痉挛性疼痛用白芍药较多；赤芍以活血化瘀为主，如果是舌质暗紫者，可以选用赤芍药。

半夏泻心汤与泻心汤

半夏泻心汤

一、出处、组成、用法

《伤寒论》:"若心下满而鞭痛者,此为结胸也,大陷胸汤主之。但满而不痛者,此为痞,柴胡不中与之,宜半夏泻心汤。"

《金匮要略》:"呕而肠鸣,心下痞者,半夏泻心汤主之。"

半夏半升,洗　黄芩三两　干姜三两　人参三两　甘草炙,三两　黄连一两　大枣十二枚,擘

上七味,以水一斗,煮取六升,去滓,再煎取三升,温服一升,日三服。

二、现代剂量、用法

半夏 12g,黄芩 9g,干姜 9g,党参 9g,炙甘草 9g,黄连 3g,大枣 4 枚。

水煎服,每日 1 剂,分 2 次或 3 次温服。

三、使用注意

黄连用量不宜过大,过大会抑制食欲。

甘草多用可能导致反酸、腹胀及水肿等。

日本有服用本方发生间质性肺炎、肝功能损伤的案例报道。

四、临床研究举要

半夏泻心汤出自《伤寒论》,具有"辛开苦降、补虚泻实"的功效。临床研究表明,单用该方或联合糖尿病基础治疗可显著改善糖尿病患者的糖脂代谢,并能有效缓解其并发症;现代药理研究表明,本方可通过多途径、多

靶点辅助治疗糖尿病。临床应用时，可不拘泥于原文规定的症状，若患者见口苦、脘腹满闷、食欲欠佳、唇周痤疮、舌苔腻等均可应用；又因脾喜燥恶湿及瘀血贯穿糖尿病发生发展的始终，因此，在临床应用时多佐以芳香化湿类或活血通络类中药，以增强疗效。[200]

（一）糖尿病前期

贾艳萍等[201]观察了半夏泻心汤治疗空腹血糖受损患者的临床疗效。将 120 例患者随机平分为治疗组（给予半夏泻心汤加水蛭治疗）和对照组（给予安慰剂治疗），结果显示半夏泻心汤加味具有良好的降低血糖、改善脂质代谢、延缓血管病变的作用，且安全性高。

陆荣欣等[202]探讨了半夏泻心汤对 3- 脱氧葡萄糖醛酮（3DG）诱导的糖尿病前期大鼠小肠葡萄糖吸收功能及胰岛素信号通路的影响。3DG 可通过损害胰岛素信号通路致葡萄糖吸收加快，这是其致糖调节受损的机制之一。半夏泻心汤可通过调控胰岛素信号通路，改善 GLUT2 介导的葡萄糖吸收加快，这可能是其改善 3DG 诱导的糖调节受损的机制之一。

郭雨晴等[203]进一步研究了半夏泻心汤对 3DG 诱导的大鼠骨骼肌胰岛素抵抗的干预作用及作用机制。结果显示，半夏泻心汤可改善大鼠胰岛素抵抗，其机制可能是通过上调骨骼肌胰岛素信号通路 GLUT4、p-IR-β 蛋白表达，促进骨骼肌葡萄糖摄取，从而改善大鼠骨骼肌胰岛素抵抗。

顾祎雯等[204]探讨了半夏泻心汤剂对 3DG 诱导的糖尿病前期（IGR）大鼠血糖、胰岛素、胰高血糖素样肽 -1（GLP-1）以及炎症因子的影响。结果显示，半夏泻心汤剂可改善 3DG 所致的大鼠糖调节受损，这可能与其增加 GLP-1 水平和降低炎症水平有关。

杨海梅等[205]探索了半夏泻心汤对 3DG 诱导的糖尿病前期大鼠的保护作用及机制。结果显示，半夏泻心汤对糖尿病前期的保护作用可能与其降低结肠和血清中蛋白质羟基化水平、ROS 水平以及炎症因子含量有关。

李杰等[206]基于高通量测序研究了半夏泻心汤对 3DG 致糖尿病前期大鼠肠道菌群的影响。结果显示，半夏泻心汤对糖尿病前期的治疗作用与其对肠道菌群的调控有关。

杨旭等[207]基于 AMPK/SIRT1/PGC-1α 信号路径探讨了半夏泻心汤改善 T2DM 模型大鼠胰岛素抵抗的机制。结果显示，半夏泻心汤可以上调 T2DM 大鼠 AMP/ATP 比值，激活 AMPK/SIRT1/PGC-1α 系统，使 ATP 含量增加，从而促进机体增强抗炎、抗氧化能力，发挥改善 IR 作用，从而恢复糖代谢水平。

（二）糖尿病

夏津滨等[208]观察了半夏泻心汤联合二甲双胍治疗寒热错杂型 2 型糖尿病（T2DM）的临床疗效。观察 T2DM 患者 60 例，随机分为对照组和治疗组，每组 30 例，其中对照组予盐酸二甲双胍片治疗，治疗组在对照组的基础上予半夏泻心汤治疗。结果显示，治疗组治疗后总有效率明显高于对照组（$P < 0.05$）。研究提示，半夏泻心汤联合二甲双胍可改善患者中医证候，发挥很好的协同作用。

廖小华等[209]分析了 2 型糖尿病患者使用半夏泻心汤和西格列汀进行治疗的临床效果。以 68 例 2 型糖尿病患者为研究对象，采用单盲分组方式将患者分为 2 组，每组 34 例。常规组使用西格列汀进行治疗，研究组使用半夏泻心汤联合西格列汀进行治疗。结果显示，治疗后，研究组空腹血糖、餐后 2 小时血糖以及糖化血红蛋白水平低于常规组（$P < 0.05$），研究组空腹胰岛素水平、胰岛素抵抗指数及中医证候积分低于常规组（$P < 0.05$）；研究组不良反应发生率低于常规组（$P < 0.05$）。研究说明，半夏泻心汤联合西格列汀能够改善糖尿病患者血糖、胰岛功能指标水平，减少不良反应。

王玮莉等[210]探讨了半夏泻心汤联合西格列汀治疗老年 2 型糖尿病患者的临床效果。将 106 例 2 型糖尿病患者随机分为观察组和对照组各 53 例。对照组服用西格列汀治疗，观察组服用半夏泻心汤联合西格列汀治疗。两组治疗后与治疗前相比，空腹血糖、餐后 2 小时血糖、糖化血红蛋白水平均明显降低（$P < 0.05$）；且观察组明显低于对照组（$P < 0.05$）。两组治疗后与治疗前相比，空腹胰岛素水平、胰岛素抵抗指数均明显降低（$P < 0.05$）；且观察组明显低于对照组（$P < 0.05$）。两组治疗后与治疗前相比，总胆固醇、甘油三酯、低密度脂蛋白胆固醇水平均明显降低，且观察组明显低于对照组；高密度脂蛋白胆固醇水平明显升高，且观察组明显高于对照组（$P < 0.05$）。观察组口干、口渴、足热、心悸发生例数及总分明显低于对照组（$P < 0.05$）。观察组出现腹痛、恶心及低血糖等总不良反应发生率显著低于对照组（$P < 0.05$）。研究说明，半夏泻心汤联合西格列汀治疗老年 2 型糖尿病患者，可以提高治疗效果，且不增加不良反应的发生。

谈钰濛等[211]观察了半夏泻心汤治疗 2 型糖尿病寒热错杂证的临床疗效及安全性，并探讨可能的作用机制。将 82 例 2 型糖尿病寒热错杂证患者随机分为治疗组和对照组各 41 例，其中治疗组予半夏泻心汤配方颗粒，对照组予格列美脲片口服。最终治疗组和对照组各 36 例完成试验。治疗组中医证候疗效总有效率显著高于对照组（$P < 0.01$）。与对照组治疗后比较，治疗组治疗后中医证候积分、Gas、MTL、BMI、LDL-C 水平降低，GLP-1（0～3h）-AUC、餐前血糖、餐后 0.5 小时血糖、餐后 1 小时血糖、OGTT（0～3h）-AUC 水平显著升高（$P < 0.05$）。半夏泻心汤可显著改善 2 型糖尿病寒热错杂证患者的中医证候，安全有效；其机制可能是通过促进血清 GLP-1 分泌，调节胃肠激素，纠正脂代谢来发挥降糖作用。

汤爱玲等 [212] 研究了半夏泻心汤加减结合消渴贴治疗 2 型糖尿病脾虚胃滞证的效果和安全性。将 72 例 2 型糖尿病脾虚胃滞证患者作为研究对象，随机分为对照组 36 例、干预组 36 例，其中对照组选用西药进行治疗，干预组在西药治疗基础上应用半夏泻心汤加减治疗并配合使用消渴贴；对比两组的总有效率、不良反应发生率、中医症状评分。结果显示，干预组患者治疗总有效率高于对照组（$P < 0.05$）；干预组患者不良反应发生率低于对照组（$P < 0.05$）；干预组患者上腹疼痛、胃满烦闷、食欲不振、反酸反胃评分均低于对照组（$P < 0.05$）。初步认为，半夏泻心汤加减结合消渴贴治疗 2 型糖尿病脾虚胃滞证的效果十分显著，且安全性高。

倪静等 [213] 分析了 2 型糖尿病脾虚胃滞证患者采取半夏泻心汤加减治疗后，在改善证候、调节血糖方面的效果。纳入 2 型糖尿病脾虚胃滞证患者 130 例，根据奇偶数抽签结果划分为对照组与观察组各 65 例，其中对照组单纯以二甲双胍治疗，观察组予半夏泻心汤加减治疗。两组治疗后，观察组患者空腹血糖、餐后 2 小时血糖及糖化血红蛋白均低于对照组（$P < 0.05$）；同时观察组患者治疗后心下痞满、胀闷呕恶、水谷不消、脾虚胃滞证候评分均低于对照组（$P < 0.05$）。研究说明，半夏泻心汤加减治疗 2 型糖尿病脾虚胃滞证，能够有效改善疾病症状，调控患者血糖水平。

张志瑞 [214] 探析了 2 型糖尿病脾虚胃滞证患者予以半夏泻心汤加减治疗的效果及其对患者心理状态的影响。选取 98 例 2 型糖尿病脾虚胃滞证患者，随机分为对照组和观察组。49 例对照组，实施二甲双胍常规药物干预；49 例观察组，在对照组的基础上施加半夏泻心汤加减干预。观察组治疗后的空腹血糖、餐后 2 小时血糖及糖化血红蛋白均低于对照组，且中医证候积分也低于对照组（$P < 0.05$）；观察组治疗后的焦虑及抑郁评分均低于

对照组（$P<0.05$）；观察组治疗总有效率为 95.92%，相比于对照组的 81.63% 而言更高（$P<0.05$）；观察组不良反应发生率为 4.08%，相比于对照组的 24.49% 而言更低（$P<0.05$）。研究说明，半夏泻心汤加减治疗 2 型糖尿病脾虚胃滞证，既可在血糖控制方面取得良好效果，也可帮助患者改善心理状态，安全性高。

孟令夫[215]观察了 2 型糖尿病脾虚胃滞证患者以半夏泻心汤加减进行诊治的临床疗效，并分析患者糖化血红蛋白（HbA1c）水平的改善情况。将 60 例 2 型糖尿病脾虚胃滞证患者，分为观察组与对照组，各 30 例。对照组应用盐酸二甲双胍肠溶片治疗，观察组应用半夏泻心汤加减治疗。治疗后，观察组 HbA1c 低于对照组（$P<0.05$）。两组患者均未出现不良反应。研究认为，针对糖尿病脾虚胃滞证患者，实施半夏泻心汤加减治疗，对于患者血糖水平的积极控制有非常良好的促进作用。

徐明[216]分析了半夏泻心汤治疗 2 型糖尿病脾虚胃滞证患者的临床疗效。纳入 2 型糖尿病脾虚胃滞证患者 84 例，其中对照组 42 例接受常规药物治疗，观察组 42 例加用半夏泻心汤加减治疗。对比分析 2 组患者临床疗效与血糖指标。结果显示，观察组患者治疗总有效率为 97.62%，较之对照组的 80.95% 有显著差异（$P<0.05$）。初步认为，对 2 型糖尿病脾虚胃滞证患者在常规治疗基础上加用半夏泻心汤，患者血糖指标得以有效控制的同时，脾虚胃滞证也得以控制。

傅丽芳等[217]探讨了脾虚胃滞型消渴患者施以半夏泻心汤加减治疗的有效性及不良反应率。选取消渴患者中的脾虚胃滞证患者 120 例，随机分成对照组（应用常规西药治疗）和研究组（加用半夏泻心汤加减治疗）各 60 例，对比两组疗效。对治疗后两组 GAS、MTL 水平，HbA1c、2hPG 及 FPG 水平，水谷不消、胀闷呕恶、倦怠乏力等症状评分加以评定，结果显示研究组低于对照组（$P<0.05$）。研究组不良反应率为 5.00%，与对照组 20.00% 相比显著降低（$P<0.05$）。针对脾虚胃滞型消渴患者行常规西药辅助半夏泻心汤加减治疗，可显著提升临床疗效及用药安全性。

黄晨子[218]观察了半夏泻心汤加减治疗脾虚胃滞型消渴患者的效果。选取 162 例脾虚胃滞型消渴患者作为研究对象，随机分为研究组与对照组各 81 例。对照组给予常规西药治疗，研究组在对照组基础上联合半夏泻心汤加减治疗。治疗后，研究组血清胃泌素、胃动素水平均低于对照组，糖化血红蛋白、餐后 2 小时血糖和空腹血糖水平均低于对照组（$P < 0.05$）；研究组水谷不消、胀闷呕恶和倦怠乏力评分均低于对照组（$P < 0.05$）；研究组不良反应发生率低于对照组（$P < 0.05$）。研究提示，在常规西药治疗基础上采用半夏泻心汤加减治疗脾虚胃滞型消渴，可降低疾病相关指标水平、血糖指标水平、中医证候积分和不良反应发生率，效果优于单纯常规西药治疗。

吴昌彬等[219]探究了半夏泻心汤对脾弱胃强型 2 型糖尿病患者血糖、胰岛 β 细胞功能指数（HOMA-β）、胰岛素抵抗指数（HOMA-IR）及中医证候积分的影响。将 70 例脾弱胃强型 2 型糖尿病患者，依据不同治疗方式分为观察组和对照组，各 35 例。对照组患者给予西药基础疗法，观察组患者给予西药基础疗法联合半夏泻心汤加减。治疗后，观察组患者的空腹血糖、餐后 2 小时血糖、糖化血红蛋白水平低于对照组，HOMA-IR 低于对照组，HOMA-β 高于对照组（$P < 0.05$）。治疗后，观察组患者的各项中医证候积分低于对照组（$P < 0.05$）。初步认为，半夏泻心汤可降低脾弱胃强型 2 型糖尿病患者血糖、糖化血红蛋白及中医证候积分，提高胰岛 β 细胞功能。

王婷[220]考察了半夏泻心汤联合甘精胰岛素注射液对脾弱胃强型 2 型糖尿病患者血糖及免疫指标的影响。选取脾弱胃强型 2 型糖尿病患者 120 例，随机分为对照组和观察组，每组 60 例；对照组仅给予甘精胰岛素注射液，观察组给予半夏泻心汤联合甘精胰岛素注射液。相比于对照组，观察组治疗后 1 个月和 3 个月临床治疗有效率显著提高（$P < 0.05$）；观察组治疗后 1 个月和 3 个月时，HbA1c、FPG 和 CD8+ 相比于对照组均显著降低，而 CD3+、CD4+ 和 CD4+/CD8+ 显著升高（$P < 0.05$）。研究提示，半夏泻心汤联合甘精胰岛素注射液治疗脾弱胃强型 2 型糖尿病患者的临床效果较好，能够有效降低患者血糖水平，改善机体免疫水平。

王晶等[221]观察了半夏泻心汤对 2 型糖尿病（脾弱胃强证）患者的中医症状、血糖及胰岛 β 细胞功能的影响。采用随机对照试验观察比较 66 例患者（治疗组 33 例，对照组 33 例）的中医症状、血糖及胰岛 β 细胞功能在用药前后的变化。治疗组用半夏泻心颗粒剂治疗，对照组用半夏泻心颗粒模拟剂治疗，两组患者均接受基础治疗及胰岛素皮下注射。以 12 周为 1 个疗程。两组患者治疗后的中医疗效评价中，治疗组有效率为 90.63%，对照组为 16.67%（$P < 0.05$）。治疗后两组间相比，空腹血糖、餐后 2 小时血糖、糖化血红蛋白的差异有统计学意义（$P < 0.05$）。与对照组相比，治疗组胰岛 β

细胞功能指数、胰岛素抵抗指数明显改善（$P<0.05$）。研究说明，半夏泻心汤联合皮下胰岛素治疗可改善患者脾弱胃强证候的相关症状，并可以降低患者的血糖指标水平，改善患者的胰岛功能，降低胰岛素抵抗。

糟玉琴等[222]观察了半夏泻心汤对口服磺脲类继发性失效2型糖尿病的作用机制及临床应用特征，并从理论上探讨了半夏泻心汤增加胰岛β细胞数目和改善胰岛β细胞功能有关。将132例继发性失效2型糖尿病患者随机分成半夏泻心汤组（A组）、二甲双胍组（B组）、联用组（C组）。治疗后组间比较，联合组与半夏泻心汤组的差异有统计学意义（$P\leqslant0.05$），联合组与二甲双胍组的差异有统计学意义（$P\leqslant0.05$）。研究认为，半夏泻心汤组、二甲双胍组、联合组均可改善血糖、糖化血红蛋白、胰岛素及胰岛素敏感指数，且联合组优于其他两组。

Maoyi Yang等[223]对半夏泻心汤治疗2型糖尿病的作用机制进行了基于网络药理学的探讨，共鉴定出169种活性成分和159个靶标。KEGG分析表明，丝裂原活化蛋白激酶（MAPK）信号通路、肿瘤坏死因子（TNF）信号通路、磷脂酰肌醇3激酶（PI3K）/Akt信号通路等通路与半夏泻心汤治疗T2DM有关。PPI网络分析显示，关键基因分别包括信号转导子和转录激活子3（STAT3）、JUN、TNF、重组V-Rel网状内皮增生病毒癌基因同源物A（RELA）、Akt/PKB-1（蛋白激酶B）、TP53、促分裂原活化蛋白激酶-1（MAPK-1）、促分裂素活化蛋白激酶-3（MAPK-3）、白细胞介素-6（IL-6）和促分裂原激活蛋白激酶-14（MAPK-14）。动物实验表明，半夏泻心汤可降低血糖，改善胰岛素抵抗，这可能与抑制TNF、IL-1、IL-6和IL-17以及促进Akt磷酸化的机制有关。

许趁意等[224]基于胆汁酸代谢轮廓研究了半夏泻心汤通过FXR/GLP-1途径调控2型糖尿病血糖稳态的机制，发现高剂量半夏泻心汤可能通过改变血清胆汁酸代谢轮廓，促进受体FXR表达，影响血清及胰腺GLP-1的分泌，发挥调节血糖稳态的作用。

杨旭等[225]基于"助脾散精"法探讨了半夏泻心汤对T2DM模型大鼠脂质代谢的影响，揭示了T2DM模型大鼠脂代谢失调的部分分子机制和脾胃调控的作用靶点及半夏泻心汤对其修复作用机制的科学内涵。研究认为：①半夏泻心汤能降低T2DM大鼠TC、TG的水平，减轻胰岛素抵抗；②半夏泻心汤可以上调T2DM大鼠AMP/ATP比值，激活AMPK/PGC-1α系统，使 ATP 含量增加，从而促进机体脂肪酸氧化来增强抗炎、抗氧化和调节能量代谢能力。同时，半夏泻心汤可能通过激活 DM 大鼠 PGC-1α 下游分子 PPARα 抑制脂肪酸氧化，降低 FFA 含量，抑制促炎因子，降低 SOD 和 GSH 活性，减轻大鼠肝细胞氧化应激损伤及脂质蓄积，发挥改善 IR 作用，从而恢复脂代谢水平。

马丽娜等[226]围绕肝细胞线粒体的形态、产能和线粒体未折叠蛋白反应（UPRmt），研究了半夏泻心汤治疗 2 型糖尿病的可能机制。研究认为，T2DM 发生时肝细胞 UPRmt 损伤，而半夏泻心汤可能通过提升 UPRmt 而保护肝细胞线粒体，从而有效干预 2 型糖尿病。

杨茂艺等[227]探讨了半夏泻心汤对 2 型糖尿病模型大鼠胰岛功能的影响及其机制，发现半夏泻心汤可以有效调节血糖，改善胰岛功能，且其作用机制可能与调节肠道菌群，恢复肠道微生态稳态有关。

（三）糖尿病性胃轻瘫

殷贝等[228]系统评价了半夏泻心汤治疗糖尿病性胃轻瘫的临床疗效及安全性。共纳入 24 个 RCT 研究，1 801 例患者。Meta 分析结果显示，半夏泻心方组与西药组相比，临床总有效率更高（$RR = 1.25, 95\%CI[1.19, 1.32]$，$P < 0.000\ 01$）；血清生化水平改善更明显，包括空腹血糖（$WMD = -1.68$，$95\%CI[-2.48, -0.88]$，$P < 0.000\ 1$）、餐后 2 小时血糖（$WMD = -1.46, 95\%CI[-2.06, -0.85]$，$P < 0.000\ 01$）、胃动素（$WMD = -73.26, 95\%CI[-94.29, -52.22]$，$P < 0.000\ 01$）；影像学改善更明显，其中胃排空率（$WMD = 6.66, 95\%CI[3.60, 9.72]$，$P < 0.000\ 1$）、复发率显著降低（$RR = 0.64, 95\%CI[0.44, 0.94]$，$P = 0.02$）。研究认为，半夏泻心方组治疗糖尿病性胃轻瘫的临床疗效明显高于西药组，并具有较低的复发率，但在不良反应发生率方面二者未见明显差异。

郭新霞[229]观察了雷火神针配合半夏泻心汤加减辅治糖尿病性胃轻瘫的临床疗效。将 84 例患者随机分为两组各 42 例。两组均用西药治疗，观察组加用雷火神针配合半夏泻心汤加减治疗。治疗后，观察组总有效率高于对照组（$P < 0.05$）。GCSI 评分中腹胀、恶心呕吐、餐后饱胀（早饱）以及 GCSI 总分，观察组较对照组下降更多（$P < 0.05$）。治疗后 FPG、2hPG、HbA1c 改善情况，观察组较对照组更好（$P < 0.05$）。治疗后血清 G-17、PGⅠ、PGⅠ/Ⅱ、ANO1 水平，观察组较对照组变化更显著（$P < 0.05$）。研究提示，雷火神针配合半夏泻心汤加减辅治糖尿病性胃轻瘫疗效较好。

李霖芝等[230]探讨了半夏泻心汤对糖尿病性胃轻瘫（DGP）小鼠胃排空的影响及可能作用机制，发现半夏泻心汤能改善 DGP 模型小鼠的血糖水平、加速胃排空，以高剂量效果最佳，其分子机制可能是抑制胃组织 AGEs 生成、RAGE 表达，促进 nNOS 表达以调节 ICCs 及 ICC-SC 的增殖，从而增强 DGP 小鼠胃动力。

（四）糖尿病认知功能障碍

徐欢等[231]基于"肠道菌群-肠-脑轴"探讨了半夏泻心汤改善大鼠糖尿病认知功能障碍的作用机制。半夏泻心汤低、中、高剂量组大鼠逃避潜伏期缩短、穿越目标区次数增加，空腹血糖值降低，$CD8^+T$ 细胞比例增加、$CD4^+T$ 细胞比例和 $CD4^+/CD8^+$ 比值降低，LC3-II/LC3-I 比值和 Beclin-1 蛋白表达水平降低，肠道 Chao 1 和 Shannon 指数增加，厚壁菌门（Firmicutes）、乳酸杆菌属（Lactobacillus）、密螺旋体属（Treponema）丰度增加及拟杆菌门（Bacteroidetes）、普氏菌属（Prevotella）、瘤胃球菌属（Ruminococcus）丰度降低，脑组织 PKA、CREB mRNA 表达水平升高，与模型组比较，差异均有统计学意义（$P<0.05$），呈剂量依赖性，且疗效和二甲双胍组相当。研究认为，半夏泻心汤可改善大鼠糖尿病认知功能障碍，其机制可能与调节肠道菌群，增强细胞免疫功能，并抑制神经细胞自噬、激活脑组织 PKA-CREB 信号通路进而保护神经功能有关。

（五）2 型糖尿病伴失眠

蓝锡榕[232]研究了半夏泻心汤 + 二甲双胍运用于 2 型糖尿病伴失眠患者中的价值。选取 2 型糖尿病伴失眠患者 84 例，随机分为两组各 42 例，其中研究组服用半夏泻心汤 + 二甲双胍，对照组使用常规治疗。服药后研究组空腹血糖、餐后 2 小时血糖低于对照组（$P<0.05$）。研究组总有效率为90.48%，高于对照组的 73.81%（$P<0.05$）。服药后研究组临床症状积分均低于对照组（$P<0.05$）。服药后研究组深睡眠时长高于对照组，但睡眠等待时长短于对照组（$P<0.05$）。服药后研究组睡眠评分低于对照组，差异有统计学意义（$P<0.05$）。研究认为，半夏泻心汤 + 二甲双胍运用于 2 型糖尿病伴失眠的效果显著，不良反应少，可促进症状减轻，控制血糖，提升睡眠质量，值得推广。

（六）2 型糖尿病伴抑郁症状

陆娟等[233]观察了加减半夏泻心汤治疗 2 型糖尿病伴抑郁症状患者的

临床疗效及炎症因子水平的变化。将 60 例 2 型糖尿病伴抑郁症状患者随机分为中药组和对照组各 30 例。治疗后两组的糖化血红蛋白均明显改善，中药组降低率优于对照组（$P < 0.05$），提示中药组在降血糖方面优于对照组；治疗后两组患者 HAMD 评分均明显降低，中药组较对照组评分降低更明显（$P < 0.05$），提示经过 4 周治疗，中药在改善抑郁方面明显优于对照组；治疗后两组患者 IL-6 和 CRP 水平均明显降低，中药组较对照组降低更明显（$P < 0.05$），提示中药组的治疗方案在降低炎症因子水平方面优于对照组。研究说明，加减半夏泻心汤治疗 2 型糖尿病伴抑郁症状较常规治疗的疗效更优，可以改善患者的主观情绪感受，并能有效降低糖化血红蛋白及相关炎症因子指标。

（七）糖尿病性腹泻

吴晖等 [234] 探讨了半夏泻心汤联合穴位贴敷治疗糖尿病性腹泻（DD）的临床效果及对肠道激素和肠道菌群的影响。将 64 例 DD 患者随机分为对照组（32 例，双歧杆菌四联活菌片 + 马来酸曲美布汀片）和观察组（32 例，半夏泻心汤 + 双侧天枢穴穴位贴敷），比较两组的疗效。治疗后，观察组的中医证候积分、血清 MTL 水平低于对照组，血清 SS 水平高于对照组（$P < 0.05$）；两组的双歧杆菌、拟杆菌菌落数量均增加，乳酸杆菌、肠球菌、肠杆菌及酵母菌菌落数量均减少，且观察组优于对照组（$P < 0.05$）。观察组的治疗总有效率高于对照组（$P < 0.05$）。研究认为，半夏泻心汤联合穴位贴敷治疗 DD 的临床效果显著，可改善患者临床症状，调节胃肠激素水平及肠道菌群。

五、平议

胃轻瘫是糖尿病患者常见的并发症之一，表现为胃排空延迟，常伴有早饱、恶心、呕吐等症状，严重影响患者的生活质量，亦可出现营养不良及血糖波动。但在临床上，我们一定会想到有着"天下胃肠第一方"美称的"半夏泻心汤"。

半夏泻心汤是一张寒热、阴阳、升降均兼顾的方子。那么，具体适用于哪些人群呢？就是脾胃气虚，湿热内蕴者。我将主要适应证总结了一下，大抵有以下几个特点：上腹部感觉胀胀的，但按着却是软的，无抵抗感，且不疼痛；腹胀有气，腹中常有肠鸣音；大便溏泄不爽；烦躁、多梦或失眠；口唇、舌质偏红，舌苔偏滑腻。其主症是心下痞满。脾不升则生湿，胃不降则生热，湿热阻滞则有痞满的感觉，但此时应注意鉴别结胸。《伤寒论》载："若心下满而鞕痛者，此为结胸也，大陷胸汤主之。但满而不痛者，此为痞，柴胡不中与之，宜半夏泻心汤。"故见心下痞满者，不痛则属半夏泻心汤证，但若痞满而痛则为大陷胸汤证，此需加以区别。

本方具有辛开苦降、寒热平调、调和阴阳、扶正祛邪、并理虚实等特点，配伍甚是严谨。方中以辛温之半夏为君，臣以辛热之干姜，既散结除痞，又降逆止呕；同时伍以苦寒之黄芩、黄连，辛开苦降，泄热开痞；又以甘温之人参、大枣，益气健脾，治病求本而为佐药；甘草补脾和中而调诸药，为佐使药。

遣方用药过程，应重视方中核心药对干姜、黄连的配伍；二者是治疗脾胃病的要药，也是体现寒温并用的方法，其配伍比例是本方能否取效的关键，若比例有所偏差，可影响病情，此即方证对应内涵中的"量证"特征。若热象明显，黄连药量理应多于干姜；若下利属寒者应重用干姜止利，减黄连剂量。对于黄连的用量，虽有加减，但亦有讲究，我在临床上一般使用3～6g。那么，什么时候3g，什么时候6g呢？一看体质，二看舌象。体质越强壮、舌质越红、舌苔越厚腻者，黄连的量可以稍微大一点，否则少少与之，因黄连用量过大可能抑制食欲。

还有一个半夏的选用。作为此方君药的半夏，选用甚是关键。大家都知道，半夏有生半夏、清半夏、法半夏、姜半夏之分，在此如何选用？查阅《伤寒论》所有包含半夏的方剂，方中半夏均注明"洗"，这是古代对生半夏的一种炮制方法。生半夏表面有一层黏液，为其有毒成分，故需要用开水洗去表面的黏液，去除有毒成分。张仲景所用半夏即为用热水淘洗几遍后的洗生半夏，而现代临床经过各种方法炮制过后的半夏均不需要再用"洗"法。故在此即无须遵循原方使用生半夏，但采用哪种炮制过的半夏呢？我通常使用的是姜半夏，因姜半夏由生姜、白矾炮制而成，具有温中化痰、降逆止呕消痞的功效，能加强半夏泻心汤对胃部的调和作用。

泻心汤

一、出处、组成、用法

《金匮要略》："心气不足，吐血，衄血，泻心汤主之。泻心汤方亦治霍乱。"

"妇人吐涎沫，医反下之，心下即痞，当先治其吐涎沫，小青龙汤主之。涎沫止，乃治痞，泻心汤主之。"

大黄二两　黄连一两　黄芩一两

上三味，以水三升，煮取一升，顿服之。

二、现代剂量、用法

大黄 12g，黄连 6g，黄芩 6g。

水煎服，每日 1 剂，分 2 次或 3 次温服。

三、使用注意

凡阳虚失血、脾不统血者，忌用本方。

四、临床研究举要

现代研究表明，泻心汤在治疗糖尿病及其并发症、便秘、视网膜病变等方面具有显著疗效。

（一）2 型糖尿病

研究表明，大黄黄连泻心汤在协同降糖、改善胰岛素抵抗、调节糖脂代谢方面有显著作用。

李小梅等 [235, 236] 的研究表明，大黄黄连泻心汤辅助西医综合疗法治疗火热型 2 型糖尿病，较单用西药能更有效地控制血糖。

米佳等 [237] 的研究表明，大黄黄连泻心汤可改善 2 型糖尿病小鼠胰岛素抵抗，促进骨骼肌 GLUT4 蛋白表达。

郝建华等 [238] 的研究表明，大黄黄连泻心汤通过多途径、多靶点调节糖脂代谢，降低 T2DM 大鼠的血糖、血脂水平，改善胰岛功能。

（二）糖尿病前期

刘伟等 [239] 认为"土郁"是肥胖型糖尿病前期发病的中心环节，多因长期"饮食肥甘"及"多静少动"的生活方式导致中焦郁闭。脾胃同属中焦，脾主健运，胃主受纳，为中焦气机之枢纽。中焦郁闭影响气血津液代谢，产生的食郁、气郁、血瘀、热郁、痰郁、湿郁共同促进肥胖型糖尿病前期的发生。以"土郁夺之"为代表的"下法"可畅达中焦之郁闭以复气机升降，从而达到逆转肥胖型糖尿病前期的目的。

（三）糖尿病视网膜病变

高雅丽[240]研究发现，生蒲黄汤合泻心汤加减治疗糖尿病视网膜病变，能显著提高视网膜中央静脉回流速度，降低阻力指数，改善视网膜血流动力学。

王萍等[241]观察到，生蒲黄汤合泻心汤加减能显著降低糖尿病视网膜病变患者的最佳矫正视力、视网膜厚度等指标，提高视力水平。

（四）糖尿病肾病

程能能团队[242,243]的研究表明，泻心汤的3个有效成分小檗碱、黄芩苷及大黄多糖提取物在离体糖尿病肾病模型上对抑制肾小球系膜细胞增殖、Ⅳ型胶原表达分泌及氧化应激有相加作用，对MCP-1上调的抑制有协同作用，提示该复方能显著减少糖尿病肾病大鼠的尿蛋白排泄，改善肾功能；同时还可抑制高糖诱导HK-2细胞迁移，通过抑制肾小管上皮细胞迁移发挥肾保护作用。

吴家胜等[244]研究发现，泻心汤能降低糖尿病肾病大鼠肾脏中的炎症因子水平，减轻肾脏病理损伤，其作用机制可能与其降低血脂和HbA1c及改善胰岛素抵抗等作用相关。

（五）糖尿病便秘

刘连香等[245]以清补兼施三焦并治法论治糖尿病便秘，以大黄黄连泻心汤为主方，其中肝胃郁热、胃肠实热的实证联合大柴胡汤加减，脾胃两虚及肠道腑实的虚实夹杂证联合补中益气汤加减，临床效果显著。

五、平议

泻心汤出自《金匮要略》，具有泻火燥湿的功效。泻心汤证以火热内盛、迫血妄行为主要病机，可见吐血、衄血，血色鲜红，伴口渴心烦、溲赤便秘，舌红苔黄，脉数有力等实热证候。方中大黄、黄连、黄芩皆为苦寒之药，其中黄连、黄芩苦寒泻心火，清邪热，除邪以安正；尤妙在大黄之苦寒通降以止其血，使血止而不留瘀。因此，泻心汤为火热旺盛，迫血妄行而致吐血、衄血之良方。

《金匮要略》原文提及"心气不足，吐血，衄血，泻心汤主之"，其实不然，我认为是心气有余，有余则热盛，热盛而伤阳络，迫血妄行，为吐、为衄。泻心汤直泻心火，反能取间接止血之效。另外，心与小肠相表里，大黄可通腑泻实，釜底抽薪，以熄燎原之势，吐衄之血自然肃降。

此泻心汤可与《伤寒论》中的大黄黄连泻心汤、附子泻心汤相鉴别。其中，大黄黄连泻心汤中未见黄芩；泻心汤中大黄二两，黄连、黄芩各一两；大黄黄连泻心汤中大黄二两，黄连一两；泻心汤的煎服法是将大黄、黄连、黄芩这三味药用水三升，煮取一升，顿服之；大黄黄连泻心汤则需用麻沸汤浸渍，去滓之后，分温再服；泻心汤证的辨证要点是心烦心悸，吐血、衄血，精神不安，大便干燥，大便不通，亦有心下痞；大黄黄连泻心汤证的辨证要点单见心烦、心下痞，按之濡，其脉关上浮。附子泻心汤则在泻心汤基础上加用附子一枚（炮，去皮，破，别煮取汁），前三味以麻沸汤二升渍之，须臾，绞去滓，加入附子汁，分温再服；其辨证可见心下痞，恶寒汗出，有功能沉衰之象，伴有乏力、倦怠之症，为阳明太阴合病（厥阴病证）。

泻心汤是治疗热性疾病的经典方剂之一，但在临床应用时需要注意患者的体质、病情、年龄等因素，个体化治疗更为重要。我于临床多用其治火热内盛所致的吐血、衄血、心烦、便干等，或因糖尿病日久而见心下痞满证属无形邪热壅塞所致者；偶有因邪热炽盛所致烦躁易怒、精神不安等症，运用本方治之，也多有效验。（表1）

表1 鉴别用药

	泻心汤	大黄黄连泻心汤	附子泻心汤
原文	心气不足，吐血、衄血，泻心汤主之 妇人吐涎沫，医反下之，心下即痞，当先治其吐涎沫，小青龙汤主之。涎沫止，乃治痞，泻心汤主之	心下痞，按之濡，其脉关上浮者，大黄黄连泻心汤主之 伤寒大下后，复发汗，心下痞，恶寒者，表未解也。不可攻痞，当先解表，表解乃可攻痞。解表宜桂枝汤，攻痞宜大黄黄连泻心汤	心下痞，而复恶寒汗出者，附子泻心汤主之
组成	大黄二两　黄连一两　黄芩一两	大黄二两　黄连一两	大黄二两　黄连一两　黄芩一两　附子一枚，炮，去皮，破，别煮取汁
用法	以水三升，煮取一升，顿服之	上二味，以麻沸汤二升渍之，须臾，绞去滓，分温再服	上四味，切三味，以麻沸汤二升渍之，须臾，绞去滓，内附子汁，分温再服
辨证要点	心烦心悸，吐血、衄血，精神不安，大便干燥，大便不通，亦有心下痞	心烦、心下痞，按之濡，其脉关上浮	心下痞，恶寒汗出，有功能沉衰之象，伴有乏力、倦怠之症，为阳明太阴合病（厥阴病证）

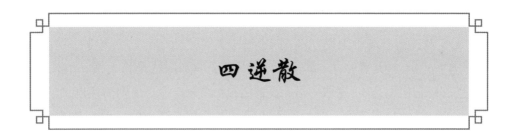

四逆散

一、出处、组成、用法

《伤寒论》:"少阴病,四逆,其人或咳,或悸,或小便不利,或腹中痛,或泄利下重者,四逆散主之。"

柴胡　芍药　枳实破,水渍,炙干　甘草炙

上四味,各十分,捣筛。白饮和服方寸匕,日三服。

二、现代剂量、用法

柴胡6g,白芍6g,枳实6g,炙甘草6g。

水煎服,每日1剂,分2次或3次温服。

可将上药等分研细末,用米粥或酸奶或红酒等调服,每服5g,每日2次或3次。

三、使用注意

本方过量长期使用可出现疲乏无力感。

部分患者服药后有轻度腹泻。

四肢冷、面色㿠白、精神萎靡、脉沉者,慎用。

四、临床研究举要

四逆散作为中医经典方剂,在糖尿病及其并发症的治疗中显示出广泛的临床应用前景。其疗效显著,作用机制多样,涉及炎症调控、物质代谢、免疫调节等多个方面。

(一)2型糖尿病

毕艺鸣等[246]基于网络药理学研究发现,四逆散治疗2型糖尿病的作用机制可能涉及调控炎症、细胞凋亡及物质代谢等多个生物过程，与晚期糖基化终末产物及其受体通路、凋亡通路、炎症通路等密切相关。

蔡少娜等[247]研究发现，四逆散联合西药治疗2型糖尿病的临床总有效率达92.77%，显著高于单独使用西药的对照组（80.72%）。治疗后，试验组的空腹血糖、餐后2小时血糖、糖化血红蛋白水平均低于对照组。

贾晓蕾等[248]研究发现，痛泻要方合四逆散能改善2型糖尿病小鼠空腹血糖水平和胰岛素抵抗状态，其作用机制可能与降低皮质酮含量及调控海马组织11β-HSD1及GR蛋白表达有关。

（二）糖尿病及糖尿病肾病

胡浩等[249]的研究表明，痛泻要方合四逆散可能通过影响PI3K/AKT/GSK-3β信号通路改善KK-Ay小鼠的胰岛素抵抗，降低空腹血糖和胰岛素抵抗指数。

刘臻华[250]的研究表明，四逆散合真武汤加减方可显著降低糖尿病肾病合并冠心病患者的血清可溶性CD14水平，减少尿微量白蛋白，从而减轻血管炎症反应，保护心肾功能。

（三）糖尿病性胃轻瘫

刘艳[251]通过临床试验发现，半夏泻心汤合四逆散在改善胃脘胀满、餐后饱胀、食欲不振、恶心呕吐、嗳气及口干口苦等症状方面均优于对照组。根据糖尿病性胃轻瘫患者脾胃虚弱、湿热内蕴的病机特点，应用半夏泻心汤合四逆散以健脾和胃，清热化湿除痞，能显著改善患者的临床症状，调节血糖及血清胃泌素水平，提高患者胃排空率，安全性较好。

高云峰等[252]应用半夏泻心汤合四逆散治疗糖尿病性胃轻瘫，效果优于单独西药治疗。

（四）糖尿病周围神经病变

许晓斌[253]观察了针灸中药联合甲钴胺治疗糖尿病周围神经病变的疗效，发现四逆散合桃红四物汤联合甲钴胺治疗的总有效率显著高于单纯使用甲钴胺的对照组。

徐大增等[254]通过验案总结发现，四逆散合生脉散在治疗糖尿病性视网膜病变中效果显著。

（五）2型糖尿病合并抑郁与焦虑

张琪等[255]研究发现，四逆散合甘麦大枣汤治疗2型糖尿病合并抑郁焦虑状态患者的疗效显著，能有效改善患者的抑郁焦虑症状及生活质量。

五、平议

消渴的症状主要表现为"三多一少"（多饮、多尿、多食、体重减轻），其病机变化主要为脏腑功能失调，阴血津液亏虚，燥热内生。历来医家多责之于肺、胃、肾三脏，并以上、中、下三消分治。然而，肝为刚脏，体阴而用阳，主疏泄，调畅气机，疏达情志。在现代社会，随着生活节奏的加快，大家面临各种压力，可导致肝气郁结，气机不畅。而人以气为本，一气周流，气机畅达，百病不生，一有郁滞，诸病丛生，故引发一系列"疏泄失调"的相关躯体疾病。

参考古今文献，早在《灵枢》中就有"肝脆则善病消瘅易伤"的记载，指出肝与消渴之间的密切关系："肝脉急甚者为恶言……小甚为多饮，微小为消瘅"；"五脏皆柔弱者，善病消瘅……其心刚，刚则多怒，怒则气上逆，胸中畜积，血气逆留，臗皮充肌，血脉不行，转而为热，热则消肌肤，故为消瘅"。从以上条文亦可以看出，消渴之发病与肝和情志变化有着密切关系。《素灵微蕴》指出"消渴之病则独责肝木"，直接明确了肝是消渴形成的重要影响因素。现代学者在临床及实验中亦发现肝与2型糖尿病的发生发展密切相关，提出"肝失疏泄，气机紊乱"为2型糖尿病的始动因素。

即使遵循历代医家以脏腑分三消，不论涉及何脏，肝仍斡旋其中。如，肺主气，肝主疏泄，肺气主降，肝气主升，肝和则升降协调，肝气郁结则化火，上灼肺金，耗伤肺阴，形成上消，见口渴多饮；胃主受纳，脾主运化，胃气以下降为顺，脾以升清为健，肝之疏泄斡旋升降，肝郁则横逆犯胃，脾胃运化失司，气虚津亏，化燥生热，加之肝郁化火，肆虐中宫，胃阴被灼，食入即化，则消谷善饥为中消；肝肾同源，肝郁化火，下劫肾阴，肾阴耗伤，肾气摄纳不固，尿频量多，形成下消。

基于古今文献及中医理论，不难看出肝与消渴关系密切。情志失调是消渴发生的重要病因之一，肝失疏泄是其基本病机。在临床上，我对消渴的辨证论治也从不离肝，不离疏泄；在临证中，无论痰湿、湿热、肾虚等，抓住关键，喜用"四逆散"为基础方。

四逆散为疏肝理气、调和肝脾的基础方。方中柴胡辛苦微寒，既能透达肝气，透泄少阳之邪而疏通三焦，又能疏肝解郁，且升发脾胃之清气，如《日华子本草》所云"补五劳七伤，除烦止惊"，具有除烦止惊之功，使肝气得以畅达，内郁得解，外可畅达四末；枳实辛苦酸微寒，理气解郁，泄热破结。柴胡配伍枳实，消积导滞，一升一降，加强舒畅气机之功，共奏升清降浊之效。白芍苦酸微寒，养血柔肝，益阴缓中，调和脾胃，与柴胡合用，一升一敛，可防肝气疏散太过而暗伤肝血。枳实、白芍配伍，入血入气，行气散结，养血和血。甘草缓急和中，调和诸药，使气机升降行散有度，周流畅通无阻。

在治疗消渴时，无论患者的辨证如何，我都以四逆散为基础方剂，通过调整气机，使一气周流，从而达到治疗百症的效果。

逍遥散与丹栀逍遥散

逍遥散

一、出处、组成、用法

《太平惠民和剂局方》："治血虚劳倦，五心烦热，肢体疼痛，头目昏重，心忪颊赤，口燥咽干，发热盗汗，减食嗜卧，及血热相搏，月水不调，脐腹胀痛，寒热如疟。又疗室女血弱阴虚，荣卫不和，痰嗽潮热，肌体羸瘦，渐成骨蒸。"

甘草微炙赤，半两　当归去苗，剉[1]，微炒　茯苓去皮，白者　芍药白　白术　柴胡去苗，各一两

上为粗末，每服二钱，水一大盏，烧生姜一块切破，薄荷少许，同煎至七分，去渣热服，不拘时候。

二、现代剂量、用法

汤剂制法：炙甘草 4.5g，当归 9g，茯苓 9g，白芍 9g，白术 9g，柴胡 9g，生姜 3 片，薄荷 6g（后下）。

水煎服，每日 1 剂，分 2 次或 3 次温服。

散剂制法：炙甘草 15g，当归 30g，茯苓 30g，白芍 30g，白术 30g，柴胡 30g。

共为散，每服 6～9g，煨姜 1 片、薄荷少许，共煎汤温服，每日 2 次或 3 次。或作丸剂，每服 6～9g，每日 2 次或 3 次。

---

[1] 剉：在古汉语中，"剉"有刀斫、刀切之义，如《康熙字典》所载"剉……《玉篇》去芒角也。斫也。《六书故》斩截也"。依据当前第 7 版《现代汉语词典》，"剉"为"挫""锉"的异体字，但"挫""锉"均无刀斫、刀切之义。故遵从古汉语。

三、使用注意

月经过多、有出血倾向者,慎用。

年老体弱、阴虚火旺、肝肾阴虚者,慎用。

它并非女性的专用,男人也可以用。

四、临床研究举要

(一)糖尿病合并抑郁症

周珺等[256]系统评价了逍遥散加减对糖尿病合并抑郁症患者各项指标的治疗效果。依据纳入标准和排除标准共纳入 5 个对照研究,其中试验组242 例,对照组 240 例。5 篇文献观察了汉密尔顿量表值,4 篇文献观察了空腹血糖、糖化血红蛋白水平。Meta 分析结果显示,逍遥散加减治疗可明显改善糖尿病合并抑郁症患者的汉密尔顿量表值以及空腹血糖、糖化血红蛋白水平,但是受纳入研究的数量和质量所限。

张杰文等[257]观察了逍遥散治疗肝郁脾虚型 2 型糖尿病共病抑郁障碍的临床疗效。将 92 例 2 型糖尿病共病抑郁障碍患者按照随机数字表法分为 2 组,均予 2 型糖尿病常规治疗,其中对照组 46 例加草酸艾司西酞普兰片治疗,治疗组 46 例在对照组治疗基础上加逍遥散治疗。治疗 6 周后,比较 2 组治疗前后 FPG、2hPG、HbA1c、皮质醇(COR)、促肾上腺皮质激素(ACTH)水平,抑郁自评量表(SDS)、汉密尔顿抑郁量表(HAMD)评分,以及中医症状评分,并用抗抑郁药副反应量表(SERS)评估药物不良反应。治疗后,2 组 FPG、2hPG、COR、ACTH 水平以及 SDS、HAMD 评分均较本组治疗前降低($P < 0.05$),且治疗组 FPG、COR、ACTH 水平和 SDS、HAMD 评分均低于对照组($P < 0.05$)。治疗后,治疗组除乳房胀痛外,其余各中医症状评分和总分均较本组治疗前下降,且均低于对照组,差异均有统计学意义($P < 0.05$)。治疗后,对照组除咽喉异物感、乳房胀痛和往来寒热外,其余各中医症状评分和总分均较本组治疗前下降,差异均有统计学意义($P < 0.05$)。治疗组 SERS 评分低于对照组($P < 0.05$)。研究说明,逍遥散治疗肝郁脾虚型 2 型糖尿病共病抑郁障碍,可有效改善血糖水平和抑郁症状,调节机体 COR、ACTH 水平,减少抗抑郁药物所致不良反应。

（二）糖尿病

宋秋敬[258]观察了逍遥散加味联合二甲双胍对新诊断 2 型糖尿病肝郁脾虚证患者的临床疗效。将 74 例符合纳排标准的受试者随机分为对照组（EJSGZ）和治疗组（EJSGXYSJWZ），每组各 37 例，均接受糖尿病基础治疗，其中 EJSGZ 给予西药盐酸二甲双胍片（0.5g，每天 3 次，早、中、晚餐后口服）治疗，EJSGXYSJWZ 给予中药逍遥散加味（200ml，每天 2 次，早、晚餐后口服）联合西药盐酸二甲双胍片（0.5g，每天 3 次，早、中、晚餐后口服）治疗。治疗 12 周后，失访脱落 4 例，最终完成本次临床观察的受试者共 70 例，EJSGZ 与 EJSGXYSJWZ 各 35 例。治疗前，在基线资料（性别、年龄、身高、体重）比较中，经检验，差异无统计学意义（$P > 0.05$）。在血糖指标方面，组内比较，两组空腹血糖、餐后 2 小时血糖、糖化血红蛋白较治疗前差异均有统计学意义（$P < 0.05$）；组间比较，在空腹血糖、餐后 2 小时血糖、糖化血红蛋白方面差异有统计学意义（$P < 0.05$）。在胰岛素指标方面，组内比较，两组空腹胰岛素和胰岛素抵抗指数较治疗前差异均有统计学意义（$P < 0.05$）；组间比较，两组在空腹胰岛素和胰岛素抵抗指数方面差异均有统计学意义（$P < 0.05$）。在情绪自评量表中，治疗前后，组内比较，EJSGZ 在抑郁自评量表、焦虑自评量表中差异无统计学意义（$P > 0.05$），EJSGXYSJWZ 在抑郁自评量表、焦虑自评量表中差异有统计学差异（$P < 0.05$）；组间比较，两组在抑郁自评量表、焦虑自评量表中差异均有统计学意义（$P < 0.05$）。在中医证候量化总评分中，治疗前后，组内比较，两组在中医证候总积分方面差异有统计学意义（$P < 0.05$）；组间比较，两组差异有统计学意义（$P < 0.05$）。在中医证候单项评分中，治疗前后，组内比较，两组在胁肋疼痛、脘腹胀满、情绪抑郁或烦躁易怒、疲倦乏力、善太息、肠鸣矢气、脉弦或细等方面差异均有统计学意义（$P < 0.05$），此外，EJSGXYSJWZ 还在食少纳呆、便溏不爽、舌苔薄白或腻等方面差异有统计学意义（$P < 0.05$）；组间比较，两组在胁肋疼痛、情绪抑郁或烦躁易怒、食少纳呆、便溏不爽、疲倦乏力、善太息、舌苔薄白或腻等方面差异有统计学意义（$P < 0.05$）。在主要检测指标疗效判定中，EJSGZ 总有效率为 65.71%，EJSGXYSJWZ 总有效率为 88.6%，组间比较，两组差异有统计学意义（$P < 0.05$）；在证候疗效判定中，EJSGZ 总有效率为 57.19%，EJSGXYSZ 总有效率为 85.71%，组间比较，差异有统计学意义（$P < 0.05$）；在安全性方面，两组治疗前后安全指标均在合理范围，属正常

生理性波动，EJSGZ 不良反应发生率为 11.42%，EJSGXYSJWZ 未见明显不良反应，组间比较，差异无统计学意义（$P > 0.05$）。研究说明，应用中药逍遥散加味联合西药二甲双胍，在改善空腹血糖、餐后 2 小时血糖、糖化血红蛋白、空腹胰岛素、胰岛素抵抗指数、抑郁自评量表、焦虑自评量表、中医证候量化评分指标等方面优势显著，且未发生不良反应。

（三）糖尿病合并失眠

韩琳[259]初步探讨了逍遥散合一贯煎加减对 2 型糖尿病合并慢性失眠（肝郁阴虚证）患者的临床疗效。将 62 例 2 型糖尿病合并慢性失眠患者随机分为治疗组和对照组，每组各 31 例。对照组采用控制血糖、睡眠卫生教育、心理疏导相结合的方式进行治疗，治疗组在此基础上服用逍遥散合一贯煎加减，每日 1 剂，早晚餐后温服。以 7 天为 1 个疗程，共观察 4 周。比较两组治疗前后匹兹堡睡眠质量指数（PSQI）评分、失眠严重指数（ISI）评分、中医证候积分、空腹血糖、餐后 2 小时血糖等相关指标。治疗 4 周后，两组患者失眠程度均有所减轻。逍遥散合一贯煎加减组失眠有效率为 83.87%，对照组为 67.74%（$P < 0.05$）；在量表总分方面，两组治疗后 PSQI、ISI 评分均低于治疗前（$P < 0.01$），治疗组各量表总分下降更为显著（$P < 0.01$）；匹兹堡睡眠因子积分方面，除外对照组睡眠障碍因子差异无显著性，其余各项因子积分均有所降低（$P < 0.01$），且治疗组患者的睡眠质量、睡眠时间和睡眠障碍改善尤为显著（$P < 0.01$），治疗后两组患者的日间功能障碍因子无明显差异（$P > 0.05$）。证候积分方面，两组单项症状均有不同程度的缓解，尤其在主症心烦不寐、腰膝酸软、胁肋胀痛，兼症口干口苦、盗汗喜饮、情绪欠佳、脘闷纳差方面，逍遥散合一贯煎加减组优于对照组（$P < 0.05$）；两组中医证候总分均有所下降，且治疗组下降更为明显（$P < 0.01$）；中医证候疗效方面，逍遥散合一贯煎加减组有效率为 80.65%，对照组为 51.61%（$P < 0.05$）。血糖控制方面，两组空腹血糖和餐后 2 小时血糖均有所下降，且治疗组的降糖效果明显优于对照组（$P < 0.01$）。两组患者在试验期间无皮疹、消化道不适等不良反应，血、尿常规及肝、肾功能等理化指标未发现异常，安全性良好。研究说明，逍遥散合一贯煎加减治疗 2 型糖尿病合并慢性失眠的综合疗效较好，能够有效减轻患者的失眠程度，提高睡眠质量，缩短入睡潜伏期，延长总睡眠时间，改善睡眠障碍；降低 PSQI、ISI 量表积分水平；改善患者临床症状和体征；有效降低患者空腹血糖和餐后血糖水平，调节糖代谢；全面调控机体的内分泌代谢状态。

（四）糖尿病视网膜病变

朱萍[260] 观察了常规治疗加用"逍遥散加味"对糖尿病所致视网膜病变（DR）的效果及其对患者黄斑囊样水肿的血流动力学影响。将 70 例 DR 患者随机均分为观察、对照两组。对照组常规使用球内注射曲安奈德加以治疗干预，观察组则进一步加用逍遥散加味治疗。对两组分别进行治疗前后的患侧眼动脉（OA）、视网膜中央动脉（CRA）、睫状后动脉（PCA）的血流动力学的变化情况对比，观察其收缩峰值速度（PSV）、搏动指数（PI）和阻力指数（RI）情况。干预之前，所有患者的 OA、CRA、PCA 三个血管的 PSV、PI、RI 均呈现高度接近的特点（$P > 0.05$），生理方面的血流动力学特点并未有明显不同之处。而在治疗之后，观察组 OA、CRA、PCA 三个血管的 PSV、PI 均显著提高（$P < 0.05$），RI 则出现了明显下降的特点（$P < 0.05$）。研究说明，使用常规球内注射配合逍遥散加味治疗之后的效果和成效更加满意，其血流动力学的相关指标也可以发生明显转归。

宋玫侠等[261] 探讨了逍遥散加味联合曲安奈德球内注射治疗糖尿病黄斑囊样水肿的临床疗效。将符合标准的 82 例糖尿病黄斑囊样水肿患者（共 124 眼），随机分为联合组和对照组各 41 例。对照组行球内注射曲安奈德治疗，联合组在对照组基础上采用中药方剂逍遥散加味治疗。连续治疗 3 个月。干预后，联合组治疗糖尿病黄斑囊样水肿的总有效率为 95.12%，对照组为 85.37%，联合组治疗效果明显优于对照组；治疗 1 个月、2 个月、3 个月后，2 组患者视力、黄斑厚度均优于治疗前，且联合组视力及黄斑厚度改善情况明显优于同期对照组；治疗后两组患者视网膜循环时间明显少于治疗前，血液流变学相关指标（全血高切黏度、全血中切黏度、全血低切黏度、血浆黏度）明显缩短，且联合组视网膜循环时间、血液流变学相关指标恢复情况明显优于对照组（$P < 0.05$）。研究说明，逍遥散加味联合曲安奈德球内注射治疗糖尿病黄斑囊样水肿的效果更佳，能有效促进患者视力恢复，提高黄斑囊性水肿吸收，同时能有效缩短视网膜循环时间、改善血液流变学指标。

（五）糖尿病肥胖

陈杨[262] 探究了二甲双胍联合逍遥散加减对肥胖型 2 型糖尿病患者的治疗效果。将 66 例肥胖型 2 型糖尿病患者随机分为两组，其中 33 例设为对照组，只采用二甲双胍进行治疗；33 例为观察组，采用二甲双胍联合逍遥散加减治疗。干预后，观察组患者治疗有效率为 96.97%，显著高于对照组的 72.72%（$P<0.05$）；治疗后，两组患者空腹血糖、餐后 2 小时血糖、糖化血红蛋白水平均显著降低（$P<0.05$），且观察组患者各项指标均优于对照组（$P<0.05$）。研究说明，与单一西药治疗相比，二甲双胍联合逍遥散加减对肥胖型 2 型糖尿病患者的治疗效果更为显著，能够有效降低患者血糖。

李小忠[263] 观察了二甲双胍＋逍遥散加减治疗肥胖型 2 型糖尿病的临床效果。将 71 例肥胖型 2 型糖尿病（肝郁脾虚证）患者随机分为对照组 35 例和观察组 36 例。对照组单纯服用二甲双胍治疗，观察组采用二甲双胍＋逍遥散加减治疗。干预后，观察组总有效率为 94.44%，高于对照组的 77.14%（$P<0.05$）；治疗后，2 组 FPG、2hPG、HbA1c 数值均有改善，且观察组改善幅度大于对照组（$P<0.05$ 或 $P<0.01$）；治疗后，观察组 TC、TG 检测值低于对照组（$P<0.05$ 或 $P<0.01$）；治疗后，2 组 BMI、腰臀比数值较治疗前均降低，且观察组 BMI、腰臀比数值低于对照组（P 均<0.01）。研究说明，与单纯西药治疗相比，中西医结合治疗肥胖型 2 型糖尿病效果更佳，能够有效控制患者的血糖、血脂水平，减轻其体重。

（六）糖尿病皮肤瘙痒

陶园[264] 观察了四物逍遥散加减治疗糖尿病皮肤瘙痒症（血虚风燥证）的临床疗效。将符合纳入条件的 68 例患者随机分为 2 组，即试验组 35 例、对照组 33 例。两组均予糖尿病基础治疗，其中试验组采用四物逍遥散加减口服，对照组予氯雷他定片口服，治疗 2 周后进行随访。干预后，试验组在糖尿病皮肤瘙痒症状及体征、糖尿病中医证候总有效率方面与对照组相比，优势明显，差异有统计学意义（$P<0.05$）。试验组治疗后在皮肤瘙痒症状及体征、糖尿病中医证候积分方面与治疗前相比，明显降低，差异有统计学意义（$P<0.05$）。在治疗过程中，患者依从性良好，且血常规、尿常规、粪便常规、肝肾功能等检查结果均基本在临床正常范围内，治疗前后无明显较大差异。研究说明，四物逍遥散加减治疗糖尿病皮肤瘙痒症（血虚风燥证）是有效的。

（七）糖尿病反复泌尿系感染

邹本宏等[265] 观察了逍遥散加减方联合西药治疗糖尿病合并反复泌尿系感染的临床疗效。将 86 例肝郁脾虚型糖尿病合并反复泌尿系感染患者，随机分为观察组与对照组各 43 例。对照组予血糖控制治疗，同时给予常规抗感染、碱化尿液治疗；观察组在对照组治疗基础上予逍遥散加减方治疗。

2 组均治疗 14 天。干预后，观察组总有效率为 90.70%，对照组总有效率为 79.07%，2 组比较，差异有统计学意义（$P < 0.05$）。治疗后，2 组空腹血糖与餐后 2 小时血糖均较治疗前降低（$P < 0.05$），但 2 组比较，差异无统计学意义（$P > 0.05$）。观察组 0～7 天和超过 14 天的尿菌转阴率与对照组比较，差异均有统计学意义（$P < 0.05$）。观察组平均尿菌转阴时间短于对照组，差异有统计学意义（$P < 0.05$）。2 组 1 个月内复发率无统计学差异（$P > 0.05$）；观察组 6 个月内复发率低于对照组，差异有统计学意义（$P < 0.05$）。研究说明，逍遥散加减方对于糖尿病合并反复发作的泌尿系感染具有良好的治疗作用，与常规西药联合使用，既能够提高疗效，又能够缩短尿菌转阴时间，提高转阴率，还能够有效降低感染的复发率。

（八）糖尿病其他并发症或合并症

张显林等[266]观察了加味逍遥散治疗老年 2 型糖尿病合并脂肪性肝炎的疗效。将 60 例老年 T2DM 合并脂肪肝患者随机平分为 2 组，分别给予中药加味逍遥散（中药组）及血脂康（对照组）治疗，疗程 12 周。治疗后，中药组 ALT、AST、TC、TG、LDL-C 水平均较治疗前降低（$P < 0.05$），HDL-C 水平升高（$P < 0.05$）；中药组 FPG、2hPG、FINS 水平均较治疗前明显降低（$P < 0.05$），ISI 水平明显升高（$P < 0.05$）；中药组总有效率为 96.4%，对照组总有效率为 87.5%（$P < 0.05$）。研究说明，加味逍遥散具有降糖调脂、恢复和改善肝功能的作用。

崔晓瑞等[267]观察了逍遥散合六味地黄汤治疗男性 2 型糖尿病合并更年期综合征的临床疗效。对 46 例纳入患者进行随机分组，均给予基础降糖治疗，其中治疗组 23 例加用逍遥散合六味地黄汤加减，对照组 23 例加用谷维素。干预 4 周后，治疗组总有效率为 83.33%，对照组总有效率为 70.00%，组间总有效率比较，差异显著（$P < 0.01$）。两组血糖于治疗后均显著降低（$P < 0.05$），且治疗组血糖在治疗后较对照组低（$P < 0.05$）。研究说明，逍遥散合六味地黄汤治疗男性 2 型糖尿病合并更年期综合征疗效较好。

许海燕等[268]观察了逍遥散加减联合按摩治疗糖尿病便秘的临床疗效。将 62 例糖尿病便秘患者随机分为治疗组 32 例和对照组 30 例，其中对照组采用常规治疗，治疗组在常规治疗的基础上采用逍遥散加减联合按摩治疗。治疗组的总有效率（90.6%）高于对照组（66.6%）；在改善临床症状方面，治疗组优于对照组。研究说明，逍遥散加减联合按摩治疗糖尿病便秘疗效显著。

五、平议

在临床上，常会遇到"糖尿病患者伴有郁证"，症见胸胁胀闷、郁闷焦虑、善太息等。此时我会想到逍遥散或柴胡疏肝散。

我在刚刚踏入中医临床时，一直以为这两个方剂都是治疗肝郁气滞的，常常混为一谈。临证时到底如何具体鉴别使用，并不非常明确。也是经过多年的实践和揣摩，才逐渐明晰起来。

"逍遥散与柴胡疏肝散"的故事：

谈起逍遥散、柴胡疏肝散治疗郁证和疏泄功能失调，必须先将疏泄失调的"亢进"与"低减"这两类表现分辨清楚。

疏泄失调时的临床表现，至少应细分为"亢进"与"低减"两类证候。而逍遥散和柴胡疏肝散两个方剂正是分别针对这两类证候的。

逍遥散与柴胡疏肝散有什么区别？有一个可能并不十分贴切的形象比喻——假如张飞和林黛玉同样遭遇心理应激事件，他们的反应怎么会一样呢？张飞会怒发冲冠，脸红脖子粗；而弱不禁风的林黛玉可能闷闷不乐，暗自垂泪，郁郁寡欢，默默寡言。

可见，情志应激在不同的人身上，疏泄失调的反应和表现是不可能完全相同的。所以，我们面对疏泄失调所致各种疾病，怎能一概而论，一律疏肝理气呢？

逍遥散和柴胡疏肝散都是疏肝解郁的好方子，药物配伍精当，构思深邃。两个方剂有一个共同的"领军"——以柴胡为君。但是，这两支团队的成员却不同。逍遥散中有白术、茯苓，这是半个四君子汤，健脾益气；又有当归、白芍，这是半个四物汤，养血柔肝；柴胡领军，统御由半个四物汤和半个四君子汤组成的合成部队，既疏肝柔肝，又益气养血。

逍遥散为什么如此配伍呢？因为肝的疏泄失调时，必然影响脾胃功能，运化失健则气血化源不足。逍遥散主要是治疗血虚的。比如在临床上遇到月经量少，疲倦乏力，潮热盗汗，脉弦细，情志抑郁、低落，容易激动、敏感等，这样的人宜用逍遥散。

再看柴胡疏肝散的配伍，这支团队的成员则大都是理气的，如川芎、陈皮、枳壳、香附等是一队刚燥药。这支队伍擅长什么呢？肝郁气滞引起的胃脘疼痛、两胁胀痛，且脉是强劲有力的。这一类人也是疏泄失调，但是这类人是功能亢进的，与逍遥散方证的功能低减刚好相反。临床实践提示，同样是疏泄失调，应对病因病机和临床表现加以细分。

丹栀逍遥散

一、出处、组成、用法

《内科摘要》："治肝脾血虚发热，或潮热晡热，或自汗盗汗，或头痛目涩，或怔忡不宁，或颊赤口干，或月经不调，肚腹作痛，或小腹重坠，水道涩痛，或肿痛出脓，内热作渴等症。"

当归　芍药　茯苓　白术炒　柴胡各一钱　牡丹皮　山栀炒　甘草炙，各五分

上水煎服。

二、现代剂量、用法

当归、芍药、茯苓、炒白术、柴胡各9g，牡丹皮、炒山栀、炙甘草各4.5g。

水煎服，每日1剂，分2次或3次温服。

亦可制成丸剂，每服6～9g，每日2次，温开水送下。

三、使用注意

脾胃虚寒者，慎用。

四、临床研究举要

丹栀逍遥散是在《太平惠民和剂局方》逍遥散的基础上加牡丹皮、栀子而成，具有疏肝解郁、清热调经的功效。丹栀逍遥散在糖尿病及其并发症的治疗中展现出广泛的应用前景和显著的临床疗效。其作用机制涉及调节神经递质、改善胰岛素抵抗、降低炎症因子水平、调节下丘脑 - 垂体 - 靶腺轴功能等多个方面。

（一）2型糖尿病合并抑郁症

多项研究表明，丹栀逍遥散在治疗糖尿病合并抑郁症中效果显著。李芳芳等 [269, 270] 的研究表明，丹栀逍遥散联合基础用药可以明显减轻肝郁

脾虚型 2 型糖尿病伴情绪障碍患者的抑郁、焦虑程度，降低患者血糖、糖化血红蛋白，降低空腹胰岛素，升高服糖 30 分钟胰岛素（INS）水平；其作用可能与改善此类患者焦虑、抑郁等不良情绪有关。

裴瑞霞[271]认为消渴和郁证的发病都与肝密切相关：消渴是由肝与其他脏腑相互为用、相互制约的关系失常而导致，郁证是由其他因素作用于肝或肝本身的虚实病变而导致。消渴与郁证合病后相互影响，互为致病因素，进而影响各个脏腑。注重从肝论治消渴合并郁证，在兼顾消渴阴虚燥热的基础上，辨证应用疏肝、清肝、平肝之法，临床收效甚佳。

王晓敏等[272, 273]的研究证实，丹栀逍遥散治疗糖尿病抑郁的机制可能与纠正脂代谢和提高肝组织的 IRS-2、PI3-KmRNA 基因表达从而改善胰岛素的外周组织胰岛素信号传导有关。丹栀逍遥散治疗糖尿病抑郁的机制可能与纠正紊乱 HPA 轴和提高肝组织 IR、IRS-1 的基因表达从而改善胰岛素的信号传导有关。

张韦华等[274]评价了丹栀逍遥散加减治疗 2 型糖尿病合并抑郁症的疗效。共纳入 7 个随机对照研究，包括 490 例 2 型糖尿病合并抑郁症受试者。所纳入文献存在高偏倚风险。Meta 分析显示，与对照组比较，应用丹栀逍遥散制剂能降低 FPG（$MD = -1.04$, $95\%CI[-1.65, -0.43]$, $P = 0.000\ 9$）、2hPG（$MD = -1.45$, $95\%CI[-1.66, -1.25]$, $P < 0.000\ 01$）、HbA1c（$MD = -1.00$, $95\%CI[-1.48, -0.52]$, $P < 0.000\ 1$）、HAMD（$MD = -3.59$, $95\%CI[-6.33, -0.85]$, $P = 0.01$）、SDS（$MD = -8.61$, $95\%CI[-9.53, -7.69]$, $P < 0.000\ 01$）水平。研究认为，应用丹栀逍遥散治疗 2 型糖尿病合并抑郁症在改善 FPG、2hPG、HbA1c、HAMD、SDS 等方面具有优势。

（二）糖尿病合并失眠

丹栀逍遥散可能通过调节中枢神经递质、改善睡眠结构等途径，缓解糖尿病患者的失眠症状。

胡建明[275]观察了丹栀逍遥散加减治疗糖尿病合并失眠的疗效，发现观察组治疗总有效率显著高于对照组，且能显著改善患者的睡眠质量。类似的研究，如刘开等[276]、陈文智[277]、严年文等[278]也得出了一致的结论。

吕燕燕[279]、刘雯涓[280]等学者应用丹栀逍遥散加减联合艾司唑仑治疗糖尿病合并失眠，临床疗效显著，可有效改善患者失眠症状，提高睡眠质量，且停药后不易复发。

（三）糖尿病合并甲状腺功能亢进

丹栀逍遥散可能通过调节下丘脑 - 垂体 - 甲状腺轴的功能，改善甲状腺激素的分泌和代谢，从而缓解甲状腺功能亢进的症状。

安云[281]和朱凤[282]观察了丹栀逍遥散配合胰岛素泵治疗2型糖尿病合并甲状腺功能亢进的临床效果，结果显示丹栀逍遥散配合胰岛素泵治疗2型糖尿病合并甲状腺功能亢进的疗效确切，可显著改善患者甲状腺激素紊乱失衡状态，有效控制血糖。

邓雁虹等[283]和蒋东艳[284]的研究均表明，丹栀逍遥散联合西药治疗糖尿病合并甲状腺功能亢进，能显著降低血糖和甲状腺激素水平，提高临床疗效。

（四）糖尿病合并脾胃病

刘剑钢[285]选用丹栀逍遥散加减治疗上消化道溃疡，发现治疗后治疗组疗效显著优于对照组，可显著改善患者症状，促进溃疡面的愈合，效果显著。

刘力争等[286]采用丹栀逍遥散联合中药穴位贴敷治疗胆汁反流性胃炎，疗效确切。

郭鑫[287]应用枳术丸合丹栀逍遥散加减组成的方药治疗糖尿病合并胃轻瘫，效果显著，又有降低血糖的双重作用。

五、平议

逍遥散和丹栀逍遥散，无论医者还是患者都耳熟能详。很多人以为，这两个方子是妇科病的专方，其实不然。

在临床上，当患者第一次被告知确诊为糖尿病的时候，面对终身治疗的冲击，或多发糖尿病并发症，对血糖难以控制的时候，常常出现抑郁、焦虑等情志障碍，有时候伴有胸胁胀闷，甚至烦躁易怒、失眠多梦等等。此时，我最常用的方剂为逍遥散系列方，包括逍遥散和丹栀逍遥散。

那么，这两个方子该如何鉴别使用呢？

逍遥散是疏肝解郁的基础方，主要用于调理单纯的肝郁脾虚，比如胸胁胀闷、郁闷焦虑、善太息，一般患者舌两边是鼓胀的、中间是凹陷的，而且舌质颜色较淡。

丹栀逍遥散是在逍遥散的基础上加用了牡丹皮和栀子两味药。牡丹皮具有清热凉血、活血作用，最擅长的就是治疗肝郁化火。牡丹皮是什么呢？是牡丹花根部的皮。花类药材本就大多能舒展肝气，而牡丹是花中之王，自然更能疏肝。而且牡丹皮是微寒的，既能疏肝，又能清热，防止肝郁化火。而栀子的作用，可以清三焦之火，即上中下三焦之火它都能清，擅于调理三焦实热、三焦湿热（在调理三焦实热之中，以清心除烦为主；在调理三焦湿热之中，又偏向于通利下焦湿热为主）。所以，逍遥散加用牡丹皮、栀子这对固定搭配，主要功效为养血健脾，疏肝清热，可以调理肝郁化火。因肝郁血虚日久，则生热化火，此时逍遥散已经不足以平其火热，故加牡丹皮以清血中之伏火，炒山栀清肝热并导热下行。所以，如果肝郁脾虚的同时还出现肝火旺，平时总是口干舌燥，情绪烦躁、失眠多梦，头晕耳鸣，眼睛红、涩并有分泌物，胸胁胀痛，舌体两边鼓胀又发红，舌质偏红，或者舌苔偏黄，就可以用丹栀逍遥散清一清肝火。

若患者肝郁脾虚的同时，还出现严重肝血不足，舌尖是三角形的，平时经常乏力气短、头晕目眩，两胁胀痛、消化能力变差，则牡丹皮和栀子可以酌减用量，增加当归的用量，以增强其补血、养血的能力。

总体而言，如果是单纯肝郁脾虚就用逍遥散，如果还合并肝火旺的症状就用丹栀逍遥散，临床灵活加减运用。

柴胡疏肝散

一、出处、组成、用法

《证治准绳·类方》引《医学统旨》方：

陈皮醋炒　柴胡各二钱　川芎　枳壳麸炒　芍药各一钱半　甘草炙，五分　香附一钱半

上作一服，水二盅，煎八分，食前服。

二、现代剂量、用法

柴胡、陈皮各6g，川芎、香附、芍药、麸炒枳壳各4.5g，炙甘草1.5g。

水煎服，每日1剂，分2次或3次温服。

三、使用注意

本方辛燥，易耗气伤阴，不宜久服。

孕妇慎用。

四、临床研究举要

（一）糖尿病性胃轻瘫

吴凯文[288]通过检索中国期刊数据库，搜集近10年中医药治疗糖尿病性胃轻瘫（DGP）的相关文献，采用数据挖掘相关方法进行整理和分析，探讨了中医药治疗本病的用药规律。在本项研究中，共筛选出符合标准的文献256篇，涉及中药156味，总频次为2 791。常用中药23味（频次＞40），构成比为66.97%，是治疗DGP的核心药物。温性药使用频次最高，平性药与寒性药次之；甘味药使用最广泛，辛味药次之，苦味药居第三；入脾胃经药物最多，其次为入肺经药物。在药物归类方面，以补虚药、理气药、消

食药为多，而在占比最高的补虚药中，补气药以 80.96% 高居首位。研究提示，治疗 DGP 的核心药物是白术、半夏、甘草、茯苓、陈皮、党参等 23 味中药，其中白术为使用次数最多的药物；治疗 DGP 的药物以温性、甘味、入脾胃经为主；治疗 DGP 的药物以补虚药、理气药为主，其中补虚药中以补气药为首。通过聚类分析得到 7 个聚类结果，其中香砂六君子汤、柴胡疏肝散、半夏泻心汤、滋阴降胃汤为治疗糖尿病性胃轻瘫的主要方药。

郭丽红等[289]探讨了"标本配穴"针灸疗法联合柴胡疏肝散在糖尿病性胃轻瘫中的应用效果。收治糖尿病性胃轻瘫患者 120 例，分为对照组及观察组，其中对照组采用枸橼酸莫沙必利片，观察组在对照组的基础上予以"标本配穴"针灸疗法联合柴胡疏肝散。结果显示，与对照组比，观察组治疗后食后饱胀、恶心呕吐、腹痛、反酸嗳气等症状积分较低（$P < 0.05$）；观察组治疗后空腹血糖、餐后 2 小时血糖、胃泌素（GAS）、胃动素（MTL）水平较低（$P < 0.05$）；观察组治疗后血清 TNF-α、IL-6 水平较低，IL-10 水平较高（$P < 0.05$）；观察组生理状况、社会/家庭状况、情感状态、功能状况、生活质量总分较高（$P < 0.05$）；观察组不良反应发生率较低（$P < 0.05$）。研究表明，糖尿病性胃轻瘫患者应用"标本配穴"针灸疗法联合柴胡疏肝散的临床治疗效果显著，病情得到合理控制，不良反应发生率较低，可改善疾病症状及炎症因子水平，提高生活质量，具有临床推广价值。

张国英等[290]观察了柴胡疏肝散合香砂六君子汤加减辅治糖尿病性胃轻瘫（肝郁脾虚型）的效果。对 80 例糖尿病性胃轻瘫（肝郁脾虚型）患者进行研究，随机分为对照组和观察组。在相同基础治疗的同时，对照组应用多潘立酮片，观察组在对照组基础上联合柴胡疏肝散合香砂六君子汤加减。结果显示，观察组治疗总有效率（97.50%）高于对照组（77.50%，$P < 0.01$），观察组空腹血糖（FPG）、餐后 2 小时血糖（2hPG）水平均低于对照组（$P < 0.01$），观察组胃排空率高于对照组（$P < 0.05$）。研究表明，糖尿病性胃轻瘫（肝郁脾虚型）患者采用柴胡疏肝散合香砂六君子汤加减辅助治疗，能改善其临床症状和血糖水平，提高胃排空率，同时安全性较高。

（二）糖尿病周围神经病变

崔晓瑞[291]通过系统观察柴胡疏肝散加减对糖尿病痛性周围神经病变患者多项生化指标和临床症状的影响，证实了柴胡疏肝散加减对于糖尿病痛性周围神经病变的疗效。收集 70 例糖尿病痛性周围神经病变患者，均采用饮食、运动等糖尿病基础治疗，其中治疗组给予柴胡疏肝散加减煎剂，对照组给予盐酸度洛西汀片内服。结果提示，柴胡疏肝散加减可明显改善糖尿病痛性周围神经病变（肝郁化火兼血瘀证）患者的临床症状及体征，有利于提高患者生活质量，在临床治疗中较度洛西汀组更具优势，且对肝肾功能无不良影响。

张鹏翔等[292]探究了平衡针结合柴胡疏肝散治疗糖尿病痛性周围神经病变（DPN）的临床效果，并对其作用机制进行研究。将 102 例 DPN 患者作为研究对象，随机分为对照组和观察组，其中对照组给予西医常规治疗，观察组加用平衡针结合柴胡疏肝散治疗。结果提示，治疗后观察组 C 反应蛋白（CRP）、内皮素 -1（ET-1）、丙二醇（MDA）显著低于对照组，超氧化物歧化酶（SOD）显著高于对照组（$P < 0.05$）；观察组全血高切黏度（HSV）、全血低切黏度（LSV）、血浆黏度（PSV）、血细胞比容（HCT）、血小板聚集率均显著低于对照组（$P < 0.05$）。研究表明，平衡针联合柴胡疏肝散能改善 DPN 患者血液流变学，抑制氧化应激反应，清除氧自由基，提高感觉和运动神经传导速度，从而改善临床症状，降低血糖，且安全性高。

王阳阳等[293]探究了柴胡疏肝散对 DPN 大鼠瞬时受体电位香草酸亚型 1（TRPV1）/降钙素基因相关肽（CGRP）通路及坐骨神经电生理变化的影响。结果提示，在病理状态下，由于柴胡疏肝散抑制了 TRPV1 表达，引起 CGRP 及 TNF-α、IL-1β 等炎症因子表达水平降低，从而减轻大鼠坐骨神经的炎症反应，最终改善 DPN 症状。考虑柴胡疏肝散可能通过抑制 TRPV1/CGRP 通路表达，减轻大鼠坐骨神经损伤，达到保护周围神经的作用，可能作为 DPN 潜在的治疗药物。

（三）糖尿病伴焦虑抑郁

田智洋[294]通过回顾性分析的研究方法，评价了运用柴胡疏肝散加减治疗肝气郁滞型 2 型糖尿病伴焦虑症的临床疗效及作用规律，并运用网络药理学进一步探究了柴胡疏肝散加减治疗 2 型糖尿病伴焦虑症的作用机制。收集肝气郁滞型 2 型糖尿病伴焦虑症患者 80 例作为研究对象，分为治疗组和对照组，在保证两组常规西医基础治疗前提下，治疗组联合柴胡疏肝散加减治疗；通过网络药理学的研究方法收集柴胡疏肝散及 2 型糖尿病伴焦虑症二者的关键基因靶点，构建方药 - 疾病 - 蛋白网络架构图，再将关键靶点进行 GO 和 KEGG 富集分析。结果显示，治疗组血糖水平中的各项指标

（糖化血红蛋白、空腹血糖、餐后血糖）改善效果更明显（$P < 0.05$），对患者情绪抑郁、喜太息、遇事易紧张、胁肋胀满等症状的疗效明显远优于对照组（$P < 0.05$），且症状评分总分降低程度比对照组更显著，HAMA评分减少程度也明显优于对照组（$P < 0.05$）。研究发现，柴胡疏肝散治疗2型糖尿病伴焦虑症主要涉及乙型肝炎通路、化学致癌-受体激活通路、神经激活配体-受体相互作用通路等，而IL-6、TNF、ESR1、NR3C1、TP53、SLC6A4、IL-10等靶点又多集中在以上通路。

汤春燕[295]通过运用柴胡疏肝散加减对25例老年糖尿病情志异常患者的疗效观察进行调研，发现治疗2周后，完全缓解1例，显效3例，有效19例，无效2例，总有效率达92%；患者的空腹血糖、餐后2小时血糖、中医症状积分、抑郁自评量表评分均较前下降，差异显著（$P < 0.05$）。研究证实，柴胡疏肝散加减治疗老年糖尿病情志异常患者，在降低血糖、减轻症状、改善情绪方面有一定的疗效。

丁康钰等[296]观察了柴胡疏肝散治疗消渴病痹症合并肝郁证的临床疗效。选取糖尿病周围神经病变合并肝郁证患者60例，分成治疗组和对照组，在采用常规治疗方案控制好血糖的同时，治疗组给予中药柴胡疏肝散及弥可保治疗，对照组只给予弥可保治疗。结果显示，治疗组有效率为93.3%，对照组有效率为70.0%。2组差异有显著性（$P < 0.05$）。研究表明，柴胡疏肝散可明显改善患者的肝郁症状，有效增强了患者治病的信心。

（四）糖尿病合并非酒精性脂肪性肝病

高若愚等[297]探讨了柴胡疏肝散与二甲双胍联合使用对2型糖尿病（T2DM）合并非酒精性脂肪性肝病（NAFLD）大鼠的作用效果，并探究了其可能的作用机制。将40只T2DM-NAFLD大鼠随机分为模型组（model组）、柴胡疏肝散组（CHSG组）、二甲双胍组（MET组）、联合用药组（MET+CHSG组）。结果提示，与model组相比，CHSG组、MET组、MET+CHSG组大鼠的体重、血清HDL-C水平、肝组织GS和SOD活性、核Nrf2和HO-1蛋白表达水平均显著升高，且MET+CHSG组显著高于CHSG组和MET组（$P < 0.05$）；与model组相比，CHSG组、MET组、MET+CHSG组大鼠肝组织SREBP-1c、ACC和FAS、IL-6、TNF-α和NFκB mRNA表达水平，肝组织PEPCK和G6Pase活性，肝组织ROS和MDA水平均显著降低（$P < 0.05$），且MET+CHSG组显著低于CHSG组和MET组（$P < 0.05$）。研究表明，柴

胡疏肝散联合二甲双胍对 T2DM-NAFLD 大鼠具有护肝作用,其机制可能与 Nrf2/HO-1 抗氧化信号通路有关。

常硕等 [298] 探讨了柴胡疏肝散异病同治 2 型糖尿病(T2DM)、非酒精性脂肪性肝病(NAFLD)、抑郁症(DD)的作用机制。通过中药系统药理学分析平台(TCMSP)获得柴胡疏肝散中主要的活性成分及其潜在靶蛋白,利用 Gene Cards 数据库筛选出与 T2DM、NAFLD 和 DD 相关的疾病靶点,并通过构建"成分 - 靶点 - 基因 - 疾病"网络图,在 DAVID 数据库中进行 GO 富集分析及 KEGG 通路富集分析。运用软件对所筛选到的活性成分与关键靶蛋白进行分子对接及可视化。结果提示,柴胡疏肝散异病同治 T2DM、NAFLD 与 DD 的作用机制可能是通过 IL-6、TNF、IL-1B 靶点及 HIF-1、MAPK 与 Toll 样受体等信号通路改善了胰岛素抵抗、炎症反应和脂代谢紊乱。

五、平议

柴胡疏肝散是将四逆散中的枳实易为枳壳,再加香附、川芎、陈皮而成。

柴胡疏肝散早见于《证治准绳·类方》,是用于治疗"胁痛"的一个方剂。临床上真正广泛用于治疗肝郁气滞证,始于张介宾在《景岳全书·古方八阵》中详细地分析了这个方剂的配伍意义之后。

至于方中的芍药,到底是赤芍,还是白芍?后人争议不断。从白芍养血柔肝之性来看,应与柴胡疏肝散的功效更为相宜。白芍有生白芍、炒白芍之分。白芍味苦、酸,性微寒。虚寒证者,不宜生用或大量使用。一般来说,养血、敛阴、平肝、止痢宜生用,柔肝和脾、止痛宜炒用。

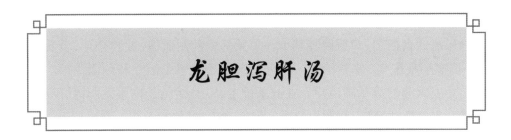

龙胆泻肝汤

一、出处、组成、用法

《医方集解》："龙胆泻肝汤，治肝胆经实火湿热，胁痛耳聋，胆溢口苦，筋痿阴汗，阴肿阴痛，白浊溲血。"

龙胆草酒炒　黄芩炒　栀子酒炒　泽泻　木通　车前子　当归酒洗
生地黄酒炒　柴胡　甘草生用

水煎服。

二、现代剂量、用法

龙胆 6g，黄芩 9g，炒栀子 9g，泽泻 12g，木通 6g，车前子 9g，当归 3g，生地黄 9g，柴胡 6g，生甘草 6g。

水煎服，每日 1 剂，分 2 次或 3 次温服；亦可制成丸剂，每服 6～9g，每日 2 次，温开水送下。

三、使用注意

本方苦寒，易伤脾胃，脾胃虚寒者不宜使用。

阴虚而肝阳上亢者，亦不宜使用。

本方所用木通，因含有马兜铃酸，近年有肾毒性的报道，应该注意；临床可以不用，或用其他清热药取代。

四、临床研究举要

（一）糖尿病足合并失眠

董燕萍等[299]观察了龙胆泻肝汤加减联合穴位敷贴治疗肝火扰心型老年糖尿病足伴失眠患者的临床疗效及其对血清钙调蛋白的影响。将 90 例肝火扰心型老年糖尿病足伴失眠患者随机分为联合组和对照组。2 组均给予糖尿病饮食控制、口服降糖药或注射胰岛素控制血糖、改善循环、营养神经、抗血小板聚集、调脂治疗。根据情况给予抗感染治疗和创面治疗。按需给予安眠药物等基础治疗。在此基础上，联合组给予内服龙胆泻肝汤加减联合穴位敷贴治疗，对照组给予安慰剂治疗，共治疗 8 周。观察比较 2 组总有效率、匹兹堡睡眠质量指数（PSQI）、失眠严重指数量表（ISI）、爱泼沃斯嗜睡量表（ESS）、疲劳量表（FS-14）评分以及血清钙调蛋白（CaM）含量。治疗结束后，联合组总有效率为 90.24%，高于对照组（$P < 0.05$）。联合组治疗后的 PSQI 评分、ISI 评分、ESS 评分和 FS-14 评分分别为（8.60±3.09）分、（11.34±3.75）分、（9.35±4.39）分和（5.39±1.48）分，均低于本组治疗前（$P < 0.05$）；而血清钙调蛋白含量为（49.35±4.39）ng/ml，高于本组治疗前（$P < 0.05$）。与对照组相比，差异有统计学意义（$P < 0.05$）。研究说明，龙胆泻肝汤加减联合穴位敷贴治疗糖尿病足伴肝火扰心型失眠，可改善患者的睡眠质量和日间生活质量，升高血清钙调蛋白含量。

（二）2 型糖尿病合并带状疱疹

张蔚[300] 观察了龙胆泻肝汤化裁治疗 2 型糖尿病合并带状疱疹的临床疗效。将符合标准的 60 例 2 型糖尿病合并带状疱疹患者随机分为治疗组和对照组，每组各 30 例，其中对照组给予盐酸二甲双胍片、瑞格列奈分散片、盐酸伐昔洛韦片，治疗组在对照组基础上加龙胆泻肝汤化裁治疗，持续治疗并观察 1 个月，以观察 2 组空腹血糖、餐后 2 小时血糖、糖化血红蛋白等指标，以及疼痛 VAS 评分、水疱消退时间、结痂时间、疼痛开始缓解时间。2 组患者临床疗效比较，观察组、对照组总有效率分别为 86.67%、73.77%，差异有统计学意义（$P < 0.05$）；2 组患者空腹血糖、餐后 2 小时血糖及糖化血红蛋白比较，治疗前后差异有统计学意义（$P < 0.05$）；2 组患者水疱消退、结痂、疼痛开始缓解时间及疼痛 VAS 评分进行比较，差异均有统计学意义（$P < 0.05$）。研究说明，龙胆泻肝汤化裁治疗 2 型糖尿病合并带状疱疹的疗效显著。

（三）糖尿病并发白内障

邓小花等[301] 观察了中西医结合治疗糖尿病所致白内障的临床疗效。将患者（120 只眼）随机分为观察组、对照组（各 60 眼），其中对照组单纯采用白内障超声乳化人工晶体植入术治疗，观察组在对照组治疗的基础上加服龙胆泻肝汤合五苓散，1 剂 /d，水煎分服。比较 2 组临床疗效、裸眼矫正率以及 6 个月时的并发症发生情况。干预后，观察组总有效率为 93.3%，对照组为 80%；对照组 7 天平均矫正视力为（0.39±0.17），观察组为（0.51±0.23）；对于术后第 7 天时裸眼脱盲率、裸眼脱残率，对照组分别为 81.7%、71.7%，观察组分别为 96.7%、90%。临床疗效、7 天平均矫正视力以及术后第 7 天时裸眼脱盲率、裸眼脱残率，观察组均优于对照组（$P < 0.05$）。研究说明，西医常规治疗基础上联合龙胆泻肝汤合五苓散治疗 2 型糖尿病所致白内障，可提高临床疗效，降低裸眼脱盲率和脱残率以及并发症发生率。

（四）糖尿病肾病

朴春丽等 [302] 观察了龙胆泻肝汤加减治疗 IV 期糖尿病肾病的疗效。将 60 例患者随机分为治疗组和对照组，分别采用西医基础治疗和中西医结合治疗，疗程 8 周。治疗后，治疗组总有效率为 83.33%，对照组总有效率为 69.99%，治疗组明显优于对照组（$P < 0.05$）；治疗组治疗前后空腹血糖、糖化血红蛋白、24 小时尿蛋白定量、尿清蛋白排泄率、肾功能、血脂、血液流变学等变化，差异有显著性（$P < 0.05$ 或 $P < 0.01$）。研究说明，龙胆泻肝汤加减联合常规西药治疗的效果优于单纯西药组，龙胆泻肝汤加减能有效治疗临床期糖尿病肾病。

（五）糖尿病其他并发症或合并症

全小林治疗糖尿病伴发湿疹应用龙胆泻肝汤，收到满意的疗效 [303]。也有研究者将龙胆泻肝汤用于糖尿病红斑型肢痛症，疗效显著 [304]。

王伟等 [305] 辨证分型论治配合西药治疗糖尿病并发泌尿系感染，其中肝胆郁热型用龙胆泻肝汤，可缓解症状，对控制血糖与泌尿系感染有较好的疗效。

五、平议

糖尿病患者常易出现尿急、尿频、外阴瘙痒、白带黄浊等尿道炎、女性阴道炎的表现，若舌红苔黄、脉象呈现或弦或滑等有力之象，可考虑用龙胆泻肝汤清利下焦之湿热。

龙胆泻肝汤除具有强力的清利肝胆湿热的作用以外，还可清泻肝胆经实火。临床常见糖尿病合并高血压的患者，若出现头痛、目赤、胁痛、口苦、耳鸣、入睡困难、多梦等肝胆实火上炎的表现，也可辨证用之。

本方君药为龙胆，大苦大寒，入足厥阴肝经和足少阳胆经，清泻肝胆实火，清利肝经湿热。黄芩、栀子助龙胆清泻之功，柴胡辛散苦泄顺应肝疏泄条达之性而发散郁火，共为臣药。佐以走下焦水路之泽泻、木通、车前子，使湿热从小便而去；生地黄、当归养阴补血，防一众苦寒及利尿之品耗伤阴血。生甘草调和诸药，护胃安中，为佐使。

我在临床上常用的丹栀逍遥散，也是清肝热的经典名方。与龙胆泻肝汤如何鉴别呢？

这里要引入"肝热"和"肝火"的概念。我很认同秦伯未先生对二者的解释："凡肝脏机能亢进，出现热性及冲逆现象的，概称肝火；而肝热多指烦闷、口干、手足发热、小便黄赤等，无冲激上逆现象"，"静则为热，动则为火"。那么，肝气在什么情况下化热，又在什么情况下化火呢？我的体会，肝气郁则化热，肝气盛则化火。

丹栀逍遥散由逍遥散合牡丹皮、栀子组成，其中逍遥散疏肝解郁、柔肝健脾，栀子、牡丹皮分别清解气分和营分之郁热，全方侧重于疏散肝经之郁热，强调疏中有清，疏补结合；龙胆泻肝汤仅以一味柴胡疏散，主要以苦寒之龙胆、栀子、黄芩压制肝火，以利尿之车前子、木通、泽泻将肝火从小便泄出。两方的区别，正是对待温柔的人用"温柔"的办法，对待强悍的人用"强悍"的手段。

半夏厚朴汤

一、出处、组成、用法

《金匮要略》："妇人咽中如有炙脔，半夏厚朴汤主之。"

半夏一升　厚朴三两　茯苓四两　生姜五两　干苏叶二两

上五味，以水七升，煮取四升，分温四服，日三夜一服。

二、现代剂量、用法

半夏 12g，茯苓 12g，厚朴 9g，苏叶 6g，生姜 15g。

水煎服，每日 1 剂，分 3～4 次温服。

三、使用注意

适用本方的病情易反复，情绪易波动，须配合心理疏导。

孕妇慎用；肾功能不全者慎用。

四、临床研究举要

（一）糖尿病合并反流性食管炎

郭卫庆[306] 观察加味半夏厚朴汤治疗糖尿病合并反流性食管炎的临床疗效。将 84 例糖尿病合并反流性食管炎患者，随机分为对照组和试验组。对照组采用奥美拉唑＋莫沙必利治疗，研究组在对照组基础上加用加味半夏厚朴汤治疗。治疗 1 个月后，研究组治疗总有效率（92.86%）高于对照组（76.19%），不良反应率（4.76%）低于对照组（19.05%）（$P < 0.05$）；治疗后研究组空腹血糖、餐后 2 小时血糖均低于对照组（$P < 0.05$）。初步证明，加味半夏厚朴汤治疗糖尿病合并反流性食管炎具有一定疗效。

（二）糖尿病合并抑郁症

半夏厚朴汤是治疗中医情志病症的经典名方，在临床上用于治疗抑郁症等病症。半夏厚朴汤用于糖尿病、代谢综合征、抑郁症与糖尿病共病、抑郁症肝郁的临床实践提示，该方在干预抑郁症并发糖尿病风险方面可能具有潜在优势。刘嘉慧[307]在慢性不可预见性温和应激（CUMS）抑郁症大鼠模型上进一步证实该模型动物糖耐量受损病理特征的同时，分析了半夏厚朴汤对模型动物肝脏 NLRP3 炎症小体激活与胰岛素信号转导异常的影响。研究结果提示，半夏厚朴汤和盐酸氟西汀可降低 CUMS 模型动物肝脏 NLRP3 炎症小体的激活及 IL-1β 水平，以改善肝功能及减轻肝脏组织炎症，继之调节 CUMS 模型动物肝脏胰岛素信号转导而改善其糖耐量受损。半夏厚朴汤改善 CUMS 模型大鼠抑郁样行为的同时，可有效提高模型动物糖耐量，提示半夏厚朴汤可能具有干预抑郁症并发糖尿病风险的作用。半夏厚朴汤可抑制 CUMS 抑郁症模型大鼠肝脏 NLRP3 炎症小体的激活而降低 IL-1β 水平，从而改善肝脏轻度炎症，保护肝脏胰岛素信号正常转导，这可能是半夏厚朴汤有效改善该模型动物糖耐量受损的作用机制之一。

（三）糖尿病性胃轻瘫

刘丽芬等[308]观察了半夏厚朴汤加味联合耳穴压豆治疗气滞痰阻型 2 型糖尿病性胃轻瘫（DGP）患者的临床疗效及其对胃排空的影响。将 60 例气滞痰阻型糖尿病性胃轻瘫患者随机分为治疗组和对照组，在血糖达标的基础上，治疗组给予中药水煎剂联合耳穴压豆，对照组给予多潘立酮片口服治疗，两组疗程均为 28 天。治疗后，两组胃排空率治疗前后差异均有统计学意义，治疗后组间对比差异有统计学意义（$P < 0.05$）；治疗组患者治疗后血清胃泌素明显低于对照组，血清胃动力素则明显高于对照组，差异有统计学意义（$P < 0.05$）；治疗组胃脘胀满、食后腹胀、厌食、胸闷、嗳气等临床症状改善优于对照组（$P < 0.05$）。研究证明，半夏厚朴汤加味联合耳穴压豆治疗方案能够显著提高胃排空率，显著降低胃泌素分泌的同时提高胃动力素浓度水平，改善临床不适症状。

五、平议

半夏厚朴汤是一张常用于治疗情志异常的经典名方。很多因情志因素导致的功能性障碍，辨证正确，用之都可以取得较好的疗效。

糖尿病患者伴有胃肠自主神经功能紊乱时，常有胃胀、腹胀、食欲不振等症状。半夏厚朴汤通过燥湿化痰、降逆止呕，能有效改善患者这些功能性消化不良的症状。半夏厚朴汤临床上也多用于治疗"梅核气"，表现为有异物感，咯之不出，吞咽不下，但饮食吞咽无碍。中医学认为，这是由七情所致，痰气交阻，而后世的"四七汤"等亦由此演化而来。此类患者以女性居多，教师居多。

纵观半夏厚朴汤的组成，意在化痰与降气。半夏、生姜、茯苓这一组，其实是张仲景的小半夏汤、小半夏加茯苓汤，是蠲饮化痰的名方。厚朴、苏叶为理气之品，其药力向下，可以降气。半夏与生姜也是降逆的，所以说半夏厚朴汤是理气之剂，也可以称为降气之方。

半夏厚朴汤、柴胡疏肝散、丹栀逍遥散都有行气舒郁之力，都可用于郁证，调理气机，恢复疏泄功能。那么，临床上如何精准使用？疏泄功能失调的发生发展，大概有3个阶段，肝气郁滞→气滞痰凝→肝郁化热。早期肝郁气滞时可用柴胡疏肝散；中期出现气滞痰凝的症状时，就可用半夏厚朴汤；气郁日久化热伤阴，伴有口干、烦躁易怒等症时，就可用丹栀逍遥散加减。但临床上的表现往往更加复杂，气、凝、郁热、脾虚……往往交叉重叠，合证则合方，重在圆机活法。

血府逐瘀汤

一、出处、组成、用法

《医林改错》血府逐瘀汤所治之症目：头痛，胸痛，胸不任物，胸任重物，天亮出汗，食自胸右下，心里热（名曰灯笼病），督闷，急躁，夜睡梦多，呃逆，饮水即呛，不眠，小儿夜啼，心跳心忙，夜不安，俗言肝气病，干呕，晚发一阵热。

桃仁四钱　红花三钱　当归三钱　川芎一钱半　生地三钱　枳壳二钱　赤芍二钱　甘草二钱　桔梗一钱半　柴胡一钱　牛膝三钱

水煎服。

二、现代剂量、用法

当归9g，生地黄9g，赤芍6g，川芎4.5g，桃仁12g，红花9g，枳壳6g，柴胡3g，甘草6g，桔梗4.5g，牛膝9g。

水煎服，每日1剂，分2次或3次温服。

三、使用注意

方中活血化瘀药较多，非确有瘀血之证，不宜使用。
孕妇忌用。

四、临床研究举要

血府逐瘀汤出自清代王清任的《医林改错》，具有活血化瘀、行气止痛的功效。血府逐瘀汤作为一种传统中药方剂，在治疗糖尿病及其并发症、心血管疾病、神经系统疾病以及其他多种疾病中均表现出显著疗效，其作用机制涉及抗炎、改善微循环、调节免疫功能等多个方面。

（一）糖尿病肾病

多项研究表明，血府逐瘀汤能够显著降低糖尿病肾病患者的尿白蛋白排泄率、血肌酐和尿素氮水平，改善肾功能。

李金凤[309]针对血府逐瘀汤的研究得出血府逐瘀汤能显著降低糖尿病肾病患者的血神经营养因子-α（NTF-α）、单核细胞趋化蛋白1（MCP1）水平，证明血府逐瘀汤对糖尿病肾病有一定的治疗效果。

蒋丙义[310]的研究有力说明血府逐瘀汤在辅助糖尿病肾病治疗过程中可以起到改善肾功能、阻止和延缓疾病进展的作用。

高宏[311]对24例糖尿病肾病患者加用血府逐瘀汤治疗，总有效率为95.83%，而24例常规治疗组总有效率为79.17%。研究表明，治疗组患者的临床症状、生命质量有很大程度改善，并且优于常规治疗的对照组。

梁社生等[312]研究发现，血府逐瘀汤联合替米沙坦治疗糖尿病肾病的疗效优于单用替米沙坦，说明血府逐瘀汤对糖尿病肾病有一定的治疗作用。

沈子涵等[313]评价了血府逐瘀汤治疗糖尿病肾病的疗效及安全性。纳入12个试验，共748例糖尿病肾病患者符合纳入标准。Meta分析结果表明，血府逐瘀汤试验组与对照组统计学差异显著（$OR = 3.86, 95\%CI[2.55, 5.85]$，$Z = 6.36, P < 0.000\ 01$）。仅有1个试验报道了应用血府逐瘀汤的试验组出现了皮疹、胃肠道反应等不良反应。研究说明，血府逐瘀汤在对糖尿病肾病的治疗上疗效可观，且相比其他药物优势较明显。但纳入文献数量不多，评价质量不高，高质量的RCT研究报道较少，还需要更多深入研究才能对其疗效得出肯定性结论。

万亚琴等[314]系统评价了血府逐瘀汤联合西药治疗糖尿病肾病的疗效。共纳入国内12项随机对照研究，合计1 014例糖尿病肾病患者。Meta分析结果显示，血府逐瘀汤联合西药治疗糖尿病肾病在降低血肌酐（$MD = -48.11$，$95\%CI[-59.18, -37.03], P < 0.01$）、尿素氮（$MD = -1.38, 95\%CI[-1.86, -0.89], P < 0.01$）、24小时尿蛋白定量（$SMD = -0.85, 95\%CI[-1.04, -0.65]$，$P < 0.01$）水平及提高临床总有效率（$OR = 4.65, 95\%CI[3.12, 6.92], P < 0.01$）方面均优于单纯西医治疗，且ACEI组与非ACEI组治疗后尿素氮比较异质性明显下降（$P < 0.01, I^2 = 56\%$）。进一步阅读文献，纳入研究的两组不良反应发生率少，不具有统计学意义。选取总有效率为指标所绘制的不对称"漏斗图"分析存在发表偏倚。研究说明，血府逐瘀汤联合西药治疗糖尿病肾病

能明显改善肾功能、减少尿蛋白，提高临床总有效率，且联合血管紧张素转化酶抑制剂（ACEI）在降低尿素氮方面临床疗效更佳。但是，由于纳入研究的质量偏低，未来仍然需要高质量的随机对照临床研究评价血府逐瘀汤治疗糖尿病肾病的临床疗效。

（二）糖尿病视网膜病变

血府逐瘀汤能够改善糖尿病视网膜病变患者的眼底微循环，减轻视网膜出血和渗出。

毕鸿昊等[315]系统梳理了王清任活血化瘀思想在糖尿病视网膜病变中的应用，其创立的补阳还五汤和血府逐瘀汤在糖尿病视网膜病变治疗中应用广泛，其中补阳还五汤适用于气虚血瘀型，而血府逐瘀汤对气阴两虚兼血瘀型具有良好的疗效。现代药理学研究和相关实验证明了补阳还五汤和血府逐瘀汤在改善血流动力学、改善眼部微循环、抗血栓及抗炎等方面均有积极作用，为其临床应用提供了科学依据和理论支撑。

程艳春[316]应用血府逐瘀汤联合丹参饮治疗糖尿病视网膜病变收效甚佳，可明显改善患者的血糖、血脂及血液流变学。

曲超等[317]系统评价了血府逐瘀汤治疗糖尿病视网膜病变的有效性和安全性。最终纳入 9 篇 RCT，受试者共 1 082 例。9 篇文献均报道总有效率，2 篇文献报道不良反应的相关内容。异质性检验：Chi2 = 6.41，$P = 0.60$，$I^2 = 0$，$OR = 2.43$，95%CI[1.86, 3.17]，$Z = 6.49$，$P < 0.000\ 01$。研究说明，血府逐瘀汤治疗糖尿病视网膜病变疗效显著，安全性较高。

（三）糖尿病周围神经病变

血府逐瘀汤能够显著提高糖尿病周围神经病变患者的神经传导速度，减轻临床症状。

常月辉等[318]研究发现，血府逐瘀汤联合丹参注射液和针刀治疗糖尿病周围神经病变，能够显著提高患者血清总抗氧化能力水平，改善患者氧化应激状态。

张俊立等[319]系统评价了血府逐瘀汤治疗糖尿病周围神经病变的有效性。共纳入文献 33 篇，包括 2 673 例患者。Meta 分析结果显示，血府逐瘀汤可有效治疗糖尿病周围神经病变（$RR = 1.24$，95%CI[1.18, 1.29]，$P < 0.000\ 01$），可显著提高腓总神经运动神经传导速度（$SMD = 1.86$，95%CI[0.96, 2.76]，$P < 0.000\ 1$），可明显提高腓总神经感觉神经传导速度（$SMD = 1.85$，95%CI

[1.24, 2.46]，$P < 0.00001$），可有效降低患者血糖（$SMD = -1.64, 95\%CI$ [-2.01, -1.27]，$P < 0.00001$）。研究说明，血府逐瘀汤可显著改善糖尿病周围神经病变的症状。但由于方法学缺陷、发表偏倚等因素，可能会夸大干预效应。未来临床试验研究中，需进行临床试验注册，需注重提升方法学质量，确保临床研究结果的准确性和可靠性。另外，可将血府逐瘀汤的安全性研究作为研究方向，以便血府逐瘀汤的临床推广应用。

黄超原等[320]评价了血府逐瘀汤联合西药治疗糖尿病周围神经病变的临床疗效。结果最终纳入 23 个 RCT，共 1 933 例患者。Meta 分析结果显示，试验组患者的总有效率（$RR = 1.27, 95\%CI[1.21, 1.33], P < 0.001$），正中神经运动神经传导速度（$MD = 5.28, 95\%CI[3.16, 7.41], P < 0.001$），正中神经感觉神经传导速度（$MD = 3.66, 95\%CI[1.78, 5.55], P = 0.001$），腓总神经运动神经传导速度（$MD = 6.97, 95\%CI[4.59, 9.35], P < 0.001$），腓总神经感觉神经传导速度（$MD = 3.68, 95\%CI[2.41, 4.95], P < 0.001$），尺神经运动神经传导速度（$MD = 4.44, 95\%CI[0.96, 7.91], P = 0.01$），尺神经感觉神经传导速度（$MD = 2.83, 95\%CI[-0.55, 6.21], P = 0.10$），胫神经运动神经传导速度（$MD = 4.05, 95\%CI[3.09, 5.01], P < 0.001$），胫神经感觉神经传导速度（$MD = 4.21, 95\%CI[2.36, 6.07], P < 0.001$）。研究说明，血府逐瘀汤联合西药治疗糖尿病周围神经病变具有一定的疗效。但现有研究质量偏低，且临床研究数量偏少，需要更多高质量、多中心的随机双盲临床研究进一步补充验证。

（四）糖尿病脑病

石嵫力等[321]对血府逐瘀汤治疗糖尿病脑病的安全性和有效性进行评价。共纳入 11 篇文献和 838 例患者，Meta 分析显示血府逐瘀汤在有效率（$OR = 3.71, 95\%CI[2.42, 5.70], P < 0.00001$）、患者神经功能缺损程度评分（$MD = -4.52, 95\%CI[-5.10, -3.94], P < 0.00001$）、空腹血糖（$MD = -1.05, 95\%CI[-1.51, -0.59], P < 0.00001$）、餐后 2 小时血糖（$MD = -1.31, 95\%CI$ [-1.94, -0.69]，$P < 0.00001$）、糖化血红蛋白（$MD = -0.94, 95\%CI[-1.15, -0.72], P < 0.00001$）、中医证候积分评分（$MD = -2.44, 95\%CI[-3.82, -1.06], P = 0.0005$）、生活能力评分（$MD = 12.79, 95\%CI[8.79, 16.79], P < 0.00001$）等方面的改善效果明显优于西医常规治疗。研究说明，血府逐瘀汤能提高糖尿病脑病患者的临床有效率，减轻患者脑部损害，降低血糖和糖化血红

蛋白水平,具有良好的安全性。但部分纳入文献质量偏低,临床病例数较少,可能影响 Meta 分析结果的真实性,仍需高质量大样本的临床随机对照试验进一步验证。

(五)糖尿病其他慢性合并症

1. 糖尿病合并血脂异常

血府逐瘀汤能够降低血脂水平,改善脂质代谢。如陈莉娜[322] 的研究显示,血府逐瘀汤联合阿托伐他汀钙治疗糖尿病合并血脂异常,能够显著降低血清总胆固醇和甘油三酯水平。

2. 糖尿病合并失眠

糖尿病患者出现的失眠与血糖升高有关,因此治疗失眠、入睡困难等问题对于血糖控制十分重要。

陈建波[323] 用血府逐瘀汤加减治疗 2 型糖尿病失眠,共纳入符合诊断条件的患者 60 例,发现血府逐瘀汤与右佐匹克隆皆有抗失眠的作用,并且血府逐瘀汤副作用更小,能够有效改善中老年人的睡眠质量等相关问题。

李中华等[324] 的研究表明,血府逐瘀汤加减治疗糖尿病失眠的效果比地西泮更为优异和安全,并且更能摆脱西药导致的依赖性。

3. 糖尿病合并心脏病

张加华[325] 用常规西药加血府逐瘀汤治疗 30 例糖尿病合并冠心病患者的总有效率为 100%,对照组的总有效率为 87.1%。研究认为,加用本方对糖尿病合并冠心病的治疗有效。

王振洪等[326] 研究发现,加用血府逐瘀汤对气滞血瘀型糖尿病合并冠心病患者的治疗效果有明显提高。血府逐瘀汤在治疗糖尿病合并心脏病的治疗中有显著效果,尤其是对血瘀型糖尿病合并心脏病患者的治疗作用最明显。

五、平议

人的生命力有赖于气血充足并运行正常。气血如滔滔东去之水,奔流不息。血瘀并非如胶似漆将血管完全堵塞之意,不过是某部分血流较慢,或通道狭窄,或血液黏稠度高,运行不畅。王清任言:"血府即人胸下……从两胁至腰上。"关于血府,《素问•脉要精微论》指出"夫脉者,血之府也"。王清任对血府的认识与《黄帝内经》的描述显然不同。王清任的 5 个逐瘀汤,分别是血府逐瘀汤、身痛逐瘀汤、膈下逐瘀汤、少腹逐瘀汤、会厌逐瘀汤；根据命名，处方治疗病位明确，符合王清任医理"形态学上准确化"的风格。

血瘀证贯穿糖尿病发生、发展的始终，因此糖尿病患者出现"瘀"的症状均可合用此方，对于糖尿病周围神经病变、糖尿病肾病、糖尿病视网膜病变、糖尿病足的治疗效果甚佳。

糖尿病患者常常合并失眠。我的体会是，如果失眠病程较长，病情由浅入深，就常常兼见血瘀。《素问·调经论》言："血气不和，百病乃变化而生。"气血失调，百病由生。气滞血瘀所致神病，多为形病迁延日久，形病及神，情志不舒，邪气扩散，疏泄功能异常，气机郁滞，气不行血，而致血瘀；亦有神病及形者，情志不遂，久则气机郁滞，升降失常，气病及血，血运失常；瘀血内阻，心失所主，神不得安，见情绪低落、夜眠不安、心悸心慌、食欲下降等肝气不舒，疏泄不及之征；或瘀久化热，扰动心神，见失眠多梦、内热烦躁等肝气郁结，气结血瘀，疏泄太过，瘀久化热之征。血府逐瘀汤理气活血，疏肝解郁，化瘀宣痹，正中顽固性不寐的病机。

血府逐瘀汤以桃红四物汤活血化瘀之药（用生地黄易熟地黄）为主，佐以四逆散（用枳壳易枳实）疏肝行气，使脾升胃降，气机调畅，疏泄复常。枳壳、桔梗通调中焦气机以宽胸通腑，且桔梗载药上行，牛膝入血分，下行降浊祛瘀血，通血脉。纵观全方，活血与行气配伍，祛瘀与养血同施，气血并调，升降兼顾，既可解气分之郁，又能行血分之瘀，令气血条达，邪去正安，神明得养，失眠乃愈，体现了气血升降同调，以达五脏安和、阴阳调和的治病原则。血府逐瘀汤运用推动血行之药改善血流动力，如桃仁、红花、川芎、赤芍等皆其例，并力捣中坚，为使源头活水来。血液循环周遍全身，"兵无向导则不达贼境，药无引使则不通病所"，方中除了改善核心血运以外，又有消导疏通之品，扩大了处方的使用范围，也提醒临证需灵活变通、布阵有方。凡血脉瘀阻之病证，均可仿血府逐瘀汤活血化瘀，兼行气导滞以进退。

临床上很难见单纯血瘀证，多合并气滞、气虚、痰阻、血虚，故活血须理气、补血。尤其应注意化痰，因"血不利则为水"，瘀久化热，扰动心神，见失眠多梦、内热烦躁等肝气郁结，气结血瘀，疏泄太过，瘀久化热之症。《灵枢·刺节真邪》云："津液内溢，乃下流于睾，血道不通。"所以，在遣方用药时应注重配合理气化痰降浊之药，以达通调气机、升清降浊、活血化瘀之功。

桃核承气汤

一、出处、组成、用法

《伤寒论》:"太阳病不解,热结膀胱,其人如狂,血自下,下者愈。其外不解者,尚未可攻,当先解其外;外解已,但少腹急结者,乃可攻之,宜桃核承气汤。"

桃仁五十个,去皮尖　大黄四两　桂枝二两,去皮　甘草二两,炙　芒硝二两

上五味,以水七升,煮取二升半,去滓,内芒硝,更上火,微沸下火,先食温服五合,日三服,当微利。

二、现代剂量、用法

桃仁(去皮尖)12g,大黄12g,桂枝(去皮)6g,炙甘草6g,芒硝6g。
作汤剂,水煎前4味,芒硝冲服,每日1剂,分2次或3次温服。

三、使用注意

表证未解者,当先解表,而后用本方。
因本方为破血下瘀之剂,故孕妇禁用。

四、临床研究举要

(一)2型糖尿病

有研究系统评价了桃核承气汤加减治疗2型糖尿病的疗效和安全性[327]。共纳入8项研究、包括612例患者的Meta分析结果显示,桃核承气汤加减在改善T2DM患者空腹血糖(FPG)、餐后2小时血糖(2hPG)、中医证候积分方面明显优于常规西药治疗,可提高治疗的临床总有效率,而在改善空

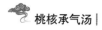

腹胰岛素方面两组疗效相当。研究证明，桃核承气汤加减治疗 T2DM 有一定疗效，特别是在改善 FPG、2hPG、临床总有效率和中医证候积分方面明显优于常规西药治疗。

熊曼琪等[328]观察到 2 型糖尿病患者治疗前胰岛素分泌延迟，高峰在 2 小时，用加味桃核承气汤（大黄、桂枝、桃仁、玄明粉、甘草、玄参、生地黄、麦冬、黄芪）治疗后，各时相胰岛素分泌水平普遍提高，其中 60 分钟、120 分钟分泌水平提高幅度较大，3 小时分泌水平有所下降，同时糖耐量亦明显改善。

张国梁[329]用加味桃核承气汤治疗非胰岛素依赖型糖尿病（NIDDM），发现该药能够增加糖尿病大鼠肝细胞膜胰岛素受体数目，从而认为本药具有使机体对胰岛素的敏感性增强而改善胰岛素抵抗的作用。

（二）糖尿病合并高血压、脑梗死

有研究[330]探究了加减桃核承气汤联合二甲双胍对高血压合并糖尿病的疗效和安全性。结果：在血压上差异明显（$P < 0.05$），对照组 SBP（143.35±9.83）mmHg > 桃核承气组的（136.75±10.69）mmHg，对照组 DBP（92.56±5.40）mmHg > 桃核承气组的（86.93±6.55）mmHg；在血糖上差异明显（$P < 0.05$），对照组 FPG（7.34±1.02）mmol/L > 桃核承气组的（6.54±0.70）mmol/L，对照组 2hPG（9.82±1.15）mmol/L > 桃核承气组的（8.93±1.34）mmol/L；在胰岛素抵抗上差异明显（$P < 0.05$），对照组的胰岛 B 细胞功能指数（8.43±1.40）< 桃核承气组的（10.64±1.67），对照组的空腹胰岛素（12.39±1.61）mU/L > 桃核承气组的（10.00±1.53）mU/L；在疗效上差异明显（$P < 0.05$），对照组 74.63% < 桃核承气组的 94.03%；在不良反应发生率上差异明显（$P < 0.05$），对照组 16.42% > 桃核承气组的 4.48%。研究证明，加减桃核承气汤联合二甲双胍治疗，可显著降低高血压合并糖尿病患者的血糖血压，并改善胰岛素抵抗情况，提高疗效，在一定程度上预防不良反应。

张喜奎等[331]观察了消渴平胶囊（桃核承气汤加味）对 2 型糖尿病合并高血压大鼠的疗效及对正常小鼠空腹血糖水平的影响，并探讨其作用机制。结果：消渴平胶囊能改善糖尿病高血压大鼠的一般情况和体征；降低血糖、血脂；抑制血压升高；改善血黏度；降低血清丙二醛含量，提高超氧化物歧化酶活性及血清胰岛素水平，且对正常小鼠空腹血糖水平无不良影响。消渴平胶囊治疗 2 型糖尿病合并高血压是有效的。

陈文娟等[332]探讨了加味桃核承气汤治疗糖尿病并发脑梗死的临床疗

效。方法：应用加味桃核承气汤治疗（48例）糖尿病并发脑梗死患者，评价其临床疗效、神经功能缺损评分、血脂指标变化，并与对照组（52例）进行比较。结果：治疗1个月后，两组总有效率分别为89.6%和71.1%，有统计学意义（$P<0.05$）；治疗组神经功能缺损评分和血脂指标变化均优于对照组（$P<0.01$）。研究证明，加味桃核承气汤对糖尿病并发脑梗死患者神经功能缺损的恢复具有促进作用。

（三）糖尿病心肌病

李赛美等[333]比较了中医不同治法对糖尿病大鼠冠状动脉结扎致心肌缺血的预防作用。结果：加味桃核承气汤能显著减少心肌缺血面积，提高存活率（$P<0.05$，$P<0.01$），并且对心电图T波异常有显著改善作用（$P<0.05$，$P<0.01$）。

有研究[334]通过观测中药桃核承气汤早期干预对糖尿病鼠大血管病变中Toll样受体2（TLR-2）、Toll样受体4（TLR-4）及转化生长因子β（TGF-β）、胰岛素样生长因子1（IGF-1）表达的影响，明确了中药早期干预对糖尿病大血管纤维病变的防治效果。结果：用药后早期干预组大鼠股动脉TLR-2表达较模型对照组明显降低（$P<0.05$），用药后早期干预组及中药治疗组大鼠股动脉TLR-4表达较模型对照组均明显降低（$P<0.05$），且早期干预组对大鼠股动脉TLR-4表达的干预作用强于中药治疗组（$P<0.05$）。但随着用药时间延长，早期干预组与中药治疗组对大鼠股动脉TLR-2、TLR-4表达的干预作用趋于相近（$P>0.05$）。用药后早期干预组及中药治疗组大鼠股动脉TGF-β均有明显降低（$P<0.05$），IGF-1均有明显升高（$P<0.05$），且早期干预组作用较中药治疗组强。研究证明，中药桃核承气汤可减轻糖尿病大血管纤维化，且早期干预对糖尿病大血管纤维化有预防作用。

（四）阳性精神分裂症继发糖调节受损

李巨奇等[335]观察了桃核承气汤合六味地黄汤加减对阳性精神分裂症继发糖调节受损（PSP-IGR）患者的临床疗效。将106例患者随机分为观察组和对照组。对照组原有二苯并二氮杂䓬类药物剂量不变，作为基础治疗；观察组在对照组治疗基础上加用桃核承气汤合六味地黄汤加减治疗，疗程3个月。结果：观察组改善糖调节受损的显效率为69.09%、总有效率为90.91%，对照组分别为19.61%、43.14%，2组显效率、总有效率分别比较，差异均有显著性意义（$P<0.05$）。观察组FPG、2hPG、FINS、ISI、IAI、IRI等

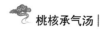

指标改善显著,与治疗前及对照组治疗后比较,差异有显著性或非常显著性意义($P<0.05$,$P<0.01$)。观察组不良反应发生率、TESS 总分均低于对照组($P<0.05$)。桃核承气汤合六味地黄汤加减对 PSP-IGR 有良好的治疗价值。

(五)糖尿病肾病

有研究[336]系统分析了桃核承气汤在糖尿病肾病辅助治疗中所发挥的作用。结果:本研究共纳入文献 7 篇,包含患者 812 例。结果显示,试验组总有效率高于对照组($P=0.002$),24 小时尿蛋白定量、尿白蛋白排泄率、血肌酐低于对照组(均 $P<0.000\ 01$)。研究说明,桃核承气汤能在西医基础治疗上进一步提高总有效率,降低 24 小时尿蛋白定量、血肌酐及尿白蛋白排泄率水平。

(六)糖尿病性胃轻瘫

有研究[337]观察了半夏泻心汤桃核承气汤合方治疗糖尿病性胃轻瘫的临床疗效。将 60 例糖尿病性胃轻瘫患者随机分为治疗组和对照组各 30 例。治疗组予半夏泻心汤桃核承气汤合方,对照组予吗丁啉口服。用药疗程均为 30 天。观察治疗前后胃排空率、血液流变学指标。结果:半夏泻心汤桃核承气汤合方能显著改善糖尿病性胃轻瘫患者的胃排空功能和血液流变学的各项指标。

五、平议

便秘是糖尿病患者常见的症状之一,影响生活质量,治疗也比较棘手。

糖尿病的基本病机是阴虚燥热。胃肠燥热,灼伤阴血,血脉涩滞,经脉瘀阻,瘀血燥热相互搏结,故糖尿病患者经常会出现瘀热互结证候,如大便干结、口干、多饮、烦躁、肢体麻木等。应急下瘀热,以存阴津。此时,我第一时间想到的是经典名方桃核承气汤。

桃核承气汤中桃仁苦甘平而活血化瘀,大黄苦寒而泻下瘀热,二者合用,瘀热并治,共为君药。芒硝咸苦寒,泻热软坚,助大黄下瘀泄热;桂枝辛甘温,温经通脉,助桃仁活血祛瘀。桂枝与硝、黄同用,相反相成,桂枝得硝、黄则温通而不助热,硝、黄得桂枝则寒下又不凉遏。炙甘草护胃安中,并缓诸药之峻烈,为佐使药。

临床应用桃核承气汤治疗糖尿病瘀热互结证时,有些医者对桂枝的使用心存疑虑,因为瘀热互结应泻热逐瘀而用寒凉之药。其实,仲景在方中巧用桂枝自有妙处。桂枝是通阳之药，通阳药都有理气作用，气行则血行，要活血化瘀就得理气，气得理，血就活，故桂枝有利于瘀热互结这种气机的疏导和开达。

另外，桃核承气汤在什么时候服用？"先食温服五合，日三服，当微利"，明确了服用此药应在空腹时。应注意此方为泻热逐瘀之剂，中病即止，"当微利"，且不宜久用。

桃核承气汤是仲景辨治蓄血证第一方。桃核承气汤证的基本病机是瘀热互结下焦。我在临床使用本方时关键抓住"瘀""热"，主要抓住3个方面症状：第一是少腹急、便秘；第二是热的表现，如口干多饮、烦躁不安、躁狂等；第三是舌红紫暗、瘀斑瘀点，舌下脉络迂曲，脉沉或弦数或沉涩。

补阳还五汤

一、出处、组成、用法

《医林改错》:"此方治半身不遂,口眼㖞斜,语言謇涩,口角流涎,大便干燥,小便频数,遗尿不禁。"

黄芪四两,生　归尾二钱　赤芍钱半　川芎　地龙去土　桃仁　红花各一钱

水煎服。

二、现代剂量、用法

生黄芪 120g,当归尾 6g,赤芍 4.5g,地龙 3g,川芎 3g,桃仁 3g,红花 3g。水煎服,每日 1 剂,分 2 次或 3 次温服。

三、使用注意

本方需久服才能有效,愈后还应继续服用,以巩固疗效,防止复发。

王清任谓:"若服此方愈后,药不可断,或隔三五日吃一付,或七八日吃一付。"

但若中风后半身不遂属阴虚阳亢,痰阻血瘀,见舌红苔黄、脉洪大有力者,非本方所宜。

四、临床研究举要

(一)糖尿病

刘虹汝等[338]基于网络药理学、分子对接及动物实验验证了补阳还五汤治疗糖尿病的物质基础及作用机制。从 TCMSP、GeneCards、OMIM、Venny 获取糖尿病与补阳还五汤的交集靶点。用 Cytoscape 对"活性成分 - 靶标"

网络进行拓扑分析。在糖尿病大鼠模型上检测影响血糖的相关指标及关键蛋白的表达情况。结果显示，补阳还五汤中的槲皮素、山柰酚、木犀草素等成分可通过 Akt1、VEGFA、Caspase-3 等蛋白激活 Insulin、VEGF、PI3K/Akt 等信号通路，调控大鼠糖脂代谢，从而实现多成分、多靶点、多通路影响糖尿病发生发展的目的。

动物实验方面，林莉娴等[339]观察了补阳还五汤调控丝裂原活化蛋白激酶（MAPK）信号通路对 2 型糖尿病（T2DM）大鼠糖脂代谢的影响，证实了补阳还五汤可有效改善 T2DM 大鼠糖脂代谢，其作用机制可能与激活 MAPK 信号通路有关。

（二）糖尿病周围神经病变

临床研究方面，裴越等[340]探讨了中医药治疗糖尿病周围神经病变（DPN）的用药有效性及安全性。对照组采用基础治疗联合西医治疗，治疗组采用补阳还五汤联合对照组治疗；采用临床有效率、正中神经运动及感觉神经传导速度、腓总神经运动及感觉神经传导速度作为结局指标。统计出 98 首治疗 DPN 的方剂，前三位依次为补阳还五汤（21 次）、黄芪桂枝五物汤（18 次）、益气活血通痹汤（8 次）；纳入的 9 个 RCT 研究，提示补阳还五汤联合西药常规治疗 DPN 在疗效、神经传导、血液流变学等方面均优于单纯使用西药常规治疗，差异具有统计学意义。研究说明，补阳还五汤可安全有效地用于治疗糖尿病周围神经病变。

胡光华[341]总结了周国英运用补阳还五汤治疗糖尿病周围神经病变的经验。周国英认为，消渴日久，久病入络，瘀血阻络，脉络不通而致痹证，治疗可选用活血通络之药，但峻猛之品易伤脾胃，损伤根本，故老年人、体虚者不宜久用破血之品。周国英强调，化瘀药物的选择应根据血瘀的程度，以寻求血瘀的本质及病因为要，审证求因，对证施方，而不宜一味地破血、攻伐而损伤正气，当养血活血、调整脏腑阴阳，中病即止。临证治疗上多选用活血之品中的药性平和者，如丹参、当归、川芎、赤芍、鸡血藤等通络之品，再佐以补脾益气之味，方拟补阳还五汤加减，临床疗效显著。

联合中医外治法方面，王玥等[342]探讨了补阳还五汤联合针灸对糖尿病周围神经病变（DPN）患者血糖代谢、神经传导速度和血液流变学的影响。将 100 例 DPN 患者按照双色球法分为对照组（50 例，常规西医治疗）和研究组（50 例，在对照组基础上接受补阳还五汤联合针灸治疗）。结果显

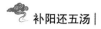

示,治疗后研究组的腓总神经和正中神经感觉神经传导速度(SNCV)、运动神经传导速度(MNCV)均较对照组高(P<0.05),治疗后研究组的红细胞压积、纤维蛋白原、全血黏度(高切)及全血黏度(低切)水平均低于对照组(P<0.05)。研究表明,补阳还五汤联合针灸治疗DPN,疗效显著,可有效提高神经传导速度,改善血糖代谢和血液流变学指标。

谢君成[343]通过观察补阳还五汤联合牛荑散穴位贴敷对气虚血瘀型糖尿病周围神经病变(DPN)患者的中医证候总积分、中医证候临床疗效、多伦多临床评分(TCSS评分)、震动感觉阈值及糖代谢指标的影响,评估了其临床价值及安全性。采用前瞻性、随机对照试验,将80例气虚血瘀型DPN患者随机分为对照组及试验组,均予饮食运动控制、降糖、调脂、降压等常规治疗,维持血糖在目标范围内。在常规治疗基础上,对照组予甲钴胺片0.5g、每日3次,试验组予补阳还五汤口服(150ml,每日2次)+牛荑散穴位贴敷双侧胰俞、膈俞、足三里(1次/d,持续2小时)。共治疗8周。结果显示,试验组降低中医证候总积分的幅度较对照组大(P<0.05),试验组总有效率(87.5%)高于对照组(65.0%)(P<0.05),试验组降低多伦多临床评分优于对照组(P<0.05),试验组降低震动感觉阈值优于对照组(P<0.05),试验组治疗后FPG、2hPG、HbA1c均较治疗前下降(P<0.05),且降低幅度大于对照组(P<0.05)。研究表明,补阳还五汤联合牛荑散穴位贴敷治疗气虚血瘀型糖尿病周围神经病变的临床疗效确切,且具有良好的安全性。

韩明珠等[344]观察了补阳还五汤联合中医定向透药疗法治疗气虚血瘀型糖尿病周围神经病变的临床疗效。将86例气虚血瘀型糖尿病周围神经病变患者随机分为治疗组和对照组,所有患者首先进入为期2周的导入期或洗脱期。在治疗期,对照组给予甲钴胺片口服,治疗组在口服甲钴胺片的基础上加用补阳还五汤联合中医定向透药疗法治疗。结果显示,与对照组比较,治疗组中医症状评分、TCSS评分更低(P均<0.05),正中神经、腓浅神经的感觉神经传导速度和正中神经、胫神经、腓总神经的运动神经传导速度更快(P均<0.05);治疗后,治疗组总有效率为86.0%(37/43),对照组总有效率为62.8%(27/43),治疗组明显高于对照组(P<0.05),均无不良反应发生。研究表明,补阳还五汤联合中医定向透药疗法治疗气虚血瘀型糖尿病周围神经病变,可明显改善患者的临床症状,提高神经传导速度,且安全性良好。

王成等[345]探讨了补阳还五汤联合循经取穴冲击波对糖尿病周围神经

病变的临床疗效。根据随机数字表法将 75 例患者分为治疗组（37 例）和对照组（38 例），均予以基础治疗。对照组选用循经取穴冲击波疗法，治疗组加用补阳还五汤。结果显示，治疗组的 TCSS 量表感觉检查评分、神经反射评分、神经症状评分、总评分均较对照组改善明显（$P < 0.05$）；治疗组正中神经、腓总神经、胫神经的运动神经传导速度以及腓总神经和胫神经的感觉神经传导速度均较对照组明显提高（$P < 0.05$），治疗组总有效率（83.78%）优于对照组（63.16%）（$P < 0.05$）。研究表明，补阳还五汤联合循经取穴冲击波可有效改善糖尿病周围神经病变患者的临床症状。

胡光辉[346] 开展了补阳还五汤联合隔姜灸治疗糖尿病周围神经病变的临床研究。采取随机数字表法将 100 例患者分为对照组和观察组，均用常规西药治疗，其中观察组加用补阳还五汤联合隔姜灸治疗。结果显示，观察组总有效率高于对照组（$P < 0.05$），治疗后观察组血糖代谢水平低于对照组（$P < 0.05$），治疗后观察组神经传导速度低于对照组（$P < 0.05$），治疗后观察组临床症状改善情况优于对照组（$P < 0.05$）。研究提示，补阳还五汤联合隔姜灸辅治糖尿病周围神经病变，可提高临床疗效。

动物实验方面，赵静等[347] 探究了补阳还五汤通过磷脂酰肌醇 3 激酶 / 蛋白激酶 B（PI3K/Akt）自噬通路对糖尿病周围神经病变（DPN）的保护作用。研究表明，补阳还五汤可能通过激活 PI3K/Akt 通路抑制凋亡、自噬，进而对 DPN 大鼠发挥保护作用。该团队[348] 还探讨了补阳还五汤对糖尿病周围神经病变（DPN）大鼠的止痛作用及机制。研究表明，补阳还五汤可改善 DPN 大鼠胰岛素抵抗、血脂代谢，减轻肢体疼痛，改善局部微循环障碍，保护神经功能，体现了"活血通络止痛"的治疗特点；补阳还五汤的止痛作用可能与改善局部微循环障碍、抑制炎症因子释放及调节 cAMP/PKA/CREB 信号通路蛋白表达有关。

暴鹏等[349] 观察了补阳还五汤对 db/db 糖尿病小鼠周围神经病变炎症反应中 TLR4/MAPK/NF-κB 信号通路以及炎症因子的作用，探讨了其对周围神经小鼠炎症损伤的保护机制。结果表明，补阳还五汤可通过抑制 TLR4、p38MAPK 及 NF-κB 信号转导通路的异常激活，缓解 db/db 糖尿病小鼠周围神经病变的炎症反应，从而保护周围神经的功能。

（三）糖尿病视网膜病变

临床方面，李英等[350] 观察了补阳还五汤加减辅助治疗气阴两虚兼血瘀型非增殖期糖尿病视网膜病变的疗效及对患者中医证候和视功能水平的影响。选取气阴两虚兼血瘀型非增殖期糖尿病视网膜病变患者 110 例,进行回顾性分析,其中对照组参考相关指南根据患者病情程度予以常规治疗,观察组患者在对照组基础上联合补阳还五汤加减辅助治疗。结果显示,治疗 3 个月后,观察组治疗总有效率显著高于对照组($P < 0.05$),观察组中医证候积分低于对照组($P < 0.05$),观察组黄斑水肿情况评分、黄斑视网膜体积、黄斑中心凹视网膜厚度均小于对照组($P < 0.05$),观察组最佳矫正视力、视野平均敏感度均优于对照组($P < 0.05$),观察组血清 VEGF、HIF-1 水平均低于对照组($P < 0.05$)。研究表明,补阳还五汤加减辅助治疗气阴两虚兼血瘀型非增殖期糖尿病视网膜病变的疗效确切,可能通过降低 VEGF、HIF-1 表达改善症状,促进视功能恢复。

范明峰等[351]分析了气阴两虚兼血瘀型非增殖期糖尿病视网膜病变患者行补阳还五汤加减治疗的价值。选取气阴两虚兼血瘀型非增殖期糖尿病视网膜病变患者 78 例,分为研究组和对照组,其中对照组行西药治疗,研究组同时行补阳还五汤加减治疗。结果显示,研究组治疗有效率高于对照组($P < 0.05$),研究组治疗后黄斑水肿、视网膜体积、黄斑中心凹视网膜厚度均优于对照组(P 均 < 0.05),研究组治疗后视功能、血清生化值优于对照组(P 均 < 0.05)。研究表明,补阳还五汤加减治疗气阴两虚兼血瘀型非增殖期糖尿病视网膜病变患者,整体稳定度良好,有效率得到显著提升。

动物及体外实验方面,段天梦等[352]探讨了补阳还五汤对糖尿病大鼠视网膜病变的保护作用及机制,发现补阳还五汤能抑制糖尿病大鼠视网膜细胞的凋亡,改善视网膜各层结构和功能。

陈凯铭等[353]探究了补阳还五汤(BYHW)对高糖培养的人视网膜微血管内皮细胞(HRCEC)自噬的影响和血管形成的干预作用。结果表明,BYHW 可延缓非增殖期糖尿病视网膜病变的发展,其机制可能与其调控 HRCEC 自噬、减少血管形成和迁移有关。

(四)糖尿病肾病

赵洁等[354]系统评价了补阳还五汤治疗早期糖尿病肾病的疗效及安全性。纳入 15 篇 RCT,共计 1 402 例患者。Meta 分析结果显示,补阳还五汤联合常规治疗组(联合治疗组)在降低 24 小时尿白蛋白排泄率($MD = -40.23$, $95\%CI$ $[-71.25, -9.21]$, $P = 0.01$)、总胆固醇($MD = -0.75$, $95\%CI$ $[-1.02, -0.48]$,

$P < 0.00001$)方面均优于常规治疗组,在降低血肌酐($MD = -1.48, 95\%CI$ [$-4.48, 1.53$], $P = 0.34$)方面 2 组疗效相当;在降低甘油三酯方面受疗程的影响,疗程 ≤8 周($MD = -0.33, 95\%CI$ [$-0.97, 0.31$], $P = 0.31$)时 2 组疗效相当,疗程 12 周($MD = -0.30, 95\%CI$ [$-0.58, -0.22$], $P = 0.03$)和疗程 ≥16 周($MD = -0.49, 95\%CI$ [$-0.9, -0.08$], $P = 0.02$)时联合治疗组优于常规治疗组;对于不良反应发生率,2 组间差异无统计学意义($OR = 1.38, 95\%CI$ [$0.28, 6.8$], $P = 0.69$)。结果表明,补阳还五汤联合常规治疗可显著提高防治早期糖尿病肾病的临床疗效,但受纳入研究质量的限制,上述结论尚需开展更多高质量的 RCT 加以验证。

黄雅兰等[355]系统评价了补阳还五汤联合 RAAS 阻断剂治疗糖尿病肾病的临床疗效。最终纳入 12 项研究,合计 911 例患者。Meta 分析结果显示:与对照组相比,补阳还五汤与 RAAS 阻断剂联用,在临床总有效率方面合并效应量($OR = 4.92, 95\%CI$ [$3.05, 7.92$]),差异有统计学意义;并且能降低 24 小时尿微量白蛋白排泄率(UAER)($MD = -36.09, 95\%CI$ [$-50.78, -21.40$]);但对于降低血肌酐(SCr)($MD = -0.58, 95\%CI$ [$-5.07, 3.92$])、降低糖化血红蛋白(HbA1c)($MD = -0.81, 95\%CI$ [$-2.21, 0.59$])和降低空腹血糖(FPG)($MD = -0.34, 95\%CI$ [$-0.87, 0.19$]),与对照组相比,差异均无统计学意义。研究说明,与单用 RAAS 阻断剂相比,补阳还五汤联合 RAAS 阻断剂能提高临床治疗总有效率,并且能够有效降低 UAER,但在降低 SCr、HbA1c、FPG 方面无证据显示较对照组更为有效。受纳入研究质量限制,还需开展更多高质量的 RCT 对其疗效及安全性予以验证。

邵天瑞[356]观察了补阳还五汤对糖尿病肾病大鼠血糖、血脂代谢及肾功能的影响,并基于 Wnt/β-catenin 信号通路,探讨了补阳还五汤对糖尿病肾病大鼠肾脏保护作用的机制。结果提示,补阳还五汤可能通过下调 β-catenin、Wnt5a、Wnt4 的蛋白表达,抑制 Wnt/β-catenin 信号通路的过度激活,从而减轻肾损伤,改善肾功能,保护早期糖尿病肾病大鼠肾脏。

郑琳琳等[357]观察了补阳还五汤对糖尿病肾病小鼠铁死亡的影响,探讨了补阳还五汤对糖尿病肾病小鼠肾脏的保护作用及机制。结果提示,补阳还五汤可减轻糖尿病肾病小鼠肾组织病理损伤,其机制与调控铁死亡有关。

(五)糖尿病周围血管病变

罗炳基[358]观察了补阳还五汤合当归四逆汤治疗糖尿病早期周围血管病

变气阴两虚兼血瘀证患者的临床疗效。选取糖尿病早期周围血管病变气阴两虚兼血瘀证患者82例，随机分为对照组和治疗组。对照组予以常规治疗，治疗组在对照组基础上予以补阳还五汤合当归四逆汤加减口服，2组均治疗30天。结果显示，治疗组总有效率为85.37%，优于对照组的65.85%（$P<0.05$）；治疗后治疗组足背动脉血流量、ABI改善情况明显优于对照组（$P<0.05$）。研究表明，补阳还五汤合当归四逆汤治疗糖尿病早期周围血管病变，能提高临床疗效，改善肢体缺血状况，其机制可能与改善血液黏度相关。

任小梅[359]分析了补阳还五汤联合针灸治疗糖尿病周围血管病变的疗效。选择80例糖尿病周围血管病变患者为观察样本，使用数字双盲法将患者均分为2组，其中参考组施以常规治疗，实验组进行补阳还五汤联合针灸治疗。结果显示，实验组糖尿病周围血管病变患者的血糖相关指标、凝血功能指标和炎症指标均显著优于参考组，治疗有效率显著高于参考组，疼痛、跛行、冰凉感等证候积分显著低于参考组（$P<0.05$）。2组患者就诊治疗期间均未发生严重不良反应。结果提示，补阳还五汤联合针灸治疗糖尿病周围血管病变的疗效确切。

吴红群等[360]分析了补阳还五汤联合阿托伐他汀钙对糖尿病周围血管病变（PVD）患者中医症状积分及生化指标的影响。选取80例糖尿病PVD患者作为研究对象，分为对照组和观察组。对照组给予阿托伐他汀钙治疗，观察组在对照组基础上给予补阳还五汤治疗。结果显示，治疗后，观察组的中医症状积分低于对照组（$P<0.05$），观察组的C反应蛋白（CRP）、胱抑素C（CysC）、25羟维生素D[25（OH）D]水平优于对照组（$P<0.05$），观察组的ABI、腘动脉、足背动脉血流速度及足部皮温高于对照组（$P<0.05$），观察组的治疗总有效率高于对照组（$P<0.05$）。研究表明，补阳还五汤联合阿托伐他汀钙治疗糖尿病PVD能有效缓解患者的临床症状，改善相关生化指标，提高足背动脉、腘动脉血流速度和足背皮温。

（六）糖尿病足

黎永富等[361]探讨了针灸联合补阳还五汤加减对老年气虚血瘀型糖尿病足患者足部创面的影响。选取84例气虚血瘀型糖尿病足患者，按照随机数字表法分为观察组和对照组。对照组予以常规西医治疗，观察组在对照组治疗基础上予以针灸联合补阳还五汤加减治疗。结果显示，观察组患者临床治疗总有效率显著高于对照组（$P<0.05$），观察组创面深度、创面分泌物、创面红

肿、腐肉覆盖、肉芽增生情况以及创面疼痛评分均显著低于对照组（$P<0.05$），观察组凝血酶原时间、活化部分凝血活酶时间显著长于对照组（$P<0.05$）而纤维蛋白原、C反应蛋白、白细胞计数水平显著低于对照组（$P<0.05$）。研究表明，针灸联合补阳还五汤加减治疗老年气虚血瘀型糖尿病足，可显著改善凝血功能，减轻炎症反应，促进足部创面愈合，提高临床疗效。

骆新波等[362]探究了补阳还五汤联合胫骨横向骨搬移治疗糖尿病足的有效性。随机抽取120例糖尿病足患者作为研究对象，其中对照组采取药物口服保守治疗，研究组应用补阳还五汤联合胫骨横向骨搬移治疗方式。结果显示，研究组患者溃疡愈合时间较对照组缩短（$t=9.065$，$P<0.05$），研究组患者局部皮肤温度较对照组高（$t=7.150$，$P<0.05$），研究组患者疼痛程度较对照组低（$t=21.450$，$P<0.05$），研究组SF-36各项评分较对照组高（$P<0.05$）。研究表明，补阳还五汤联合胫骨横向骨搬移治疗糖尿病足的疗效明显，可明显缓解患者症状，缩短糖尿病足溃疡愈合时间，有效缩短治疗周期，一定程度上降低了截肢的可能，提升患者预后水平，改善日后的生活质量。

王灵犀[363]观察了补阳还五汤联合化腐生肌膏外敷治疗糖尿病Ⅱ～Ⅳ级足病变的疗效。将80例糖尿病足患者随机分为对照组和治疗组。两组共同控制饮食，适量运动，根据血糖水平口服降糖药、胰岛素治疗。对照组常规治疗加化腐生肌膏外敷，治疗组在对照组基础上予补阳还五汤治疗。结果显示，治疗组总有效率优于对照组（$P<0.05$），治疗组腐肉脱落、新生上皮出现、创面愈合时间明显优于对照组（$P<0.05$）。研究证明，补阳还五汤联合化腐生肌膏外敷治疗糖尿病足病变，安全经济有效，提高了患者生活质量。

张连杰[364]探讨了补阳还五汤治疗气虚血瘀型糖尿病足溃疡（DFU）患者的临床疗效；利用生物信息学知识挖掘DFU的差异表达基因，利用网络药理学知识探讨补阳还五汤治疗DFU的潜在靶点和途径，为DFU的治疗提供了新的思路。结果提示，补阳还五汤治疗气虚血瘀型DFU患者具有良好效果，在内科综合治疗及清创换药的基础上口服补阳还五汤能加速创面愈合以及减轻临床不适症状。DFU上调基因显著富集在Toll样受体、NOD样受体、白细胞介素-17等信号通路上，DFU下调基因显著富集在甲状腺激素等信号通路上。补阳还五汤可能通过介导PTGS2、HMOX1等基因抑制白细胞介素-17等信号通路而干预DFU；通过介导CCND1、AR等基因上调雌激素等信号通路的表达而干预DFU。

体外实验方面，贺倩倩等[365]基于细胞外调节激酶（ERK）信号通路研究了补阳还五汤对人永生化表皮（HaCaT）细胞增殖和迁移的作用；通过CCK-8法检测了不同浓度补阳还五汤对HaCaT细胞增殖的影响。CCK-8法实验结果表明，补阳还五汤可能通过激活ERK信号通路促进HaCaT细胞增殖、迁移，促进糖尿病足溃疡的愈合。

五、平议

我们知道，糖尿病是一种慢性病。中医学认为"久病多虚，久病必瘀"。随着病程的延长，人体的正气逐渐亏虚，糖尿病后期的患者容易出现如乏力、肢端麻木、视物模糊、泡沫尿、耳鸣、下肢水肿等多系统并发症。从中医角度分析，上述并发症都有一个基础，那就是久病气血不足致虚致瘀。

《黄帝内经》说："人之所有者，血与气耳。"《景岳全书·杂证谟·血证》又说："人有阴阳，即为血气。阳主气，故气全则神王；阴主血，故血盛则形强。人生所赖，惟斯而已。"气能生血，气盛则血充，气虚则血不足；气能行血，气足则血行有力，气行则推动血行，气虚则血行缓慢，甚至血瘀。

糖尿病患者病久气虚无力生血，则出现乏力；血脉不通、不荣则出现头痛等症。气虚无力推动血行，脉道筋肉失养，气血上不能濡养五窍，以致目络失养，出现视物模糊；耳窍失聪，出现耳鸣、耳聋；气血运行不畅，不能下达四肢，肌肉筋脉失养，则出现肢端麻木、水肿。

补阳还五汤是补气活血化瘀的代表方，可以用来治疗气虚血瘀、脉络痹阻所致糖尿病诸症。方中以黄芪为君药，补气温阳，为全方打好"扶正"之功；重用黄芪，大补元气以治本，使气能帅血，气旺血行，络通瘀去。当归尾、川芎、桃仁、红花、赤芍、地龙活血化瘀以治标。全方配伍特点是，大量使用补气要药黄芪，配伍少量活血化瘀通络之药，做到补气而不壅滞，活血而不伤正，标本兼治，则诸症可除。

在临床上，很多糖尿病患者除了气虚血瘀的表现外，还常常合并其他症状，如口干舌燥、便秘、烦躁等，可以适当加入女贞子、生地黄、麦冬等药以滋阴润燥。若有怕冷、阳痿、早泄、腰膝酸软等肾阳虚证，可加淫羊藿、菟丝子以温补肾阳。

黄芪桂枝五物汤

一、出处、组成、用法

《金匮要略》:"血痹,阴阳俱微,寸口关上微,尺中小紧,外证身体不仁,如风痹状,黄芪桂枝五物汤主之。"

黄芪三两　芍药三两　桂枝三两　生姜六两　大枣十二枚

上五味,以水六升,煮取二升,温服七合,日三服。

二、现代剂量、用法

黄芪9g,桂枝9g,芍药9g,生姜18g,大枣4枚。

水煎服,每日1剂,分2次或3次温服。

三、使用注意

非循环不良的麻木、肌肉挛缩等,不适合用本方,如运动神经元疾病、脊髓炎、多发性硬化等患者慎用。

黄芪大量使用时,可以抑制食欲,但也有患者会发生胀气及食欲不振,此时可减少用量;严重腹胀者,可以使人烦躁易怒等。

使用本方后,应注意保暖,或服用姜汤。

四、临床研究举要

(一)糖尿病周围神经病变

顾静等[366]系统评价了加味黄芪桂枝五物汤治疗糖尿病周围神经病变(DPN)的疗效与安全性。共纳入28个RCT,包括2 381例DPN患者。Meta分析结果显示,加味黄芪桂枝五物汤改善DPN症状及体征的总有效率优于B族维生素等西药,对DPN腓总神经感觉神经传导速度、腓总神经运动神经传导速度、正中神经感觉神经传导速度、正中神经运动神经传导速度的改善亦优于西药组，但其远期疗效和安全性仍需进一步研究。

高岑等[367]比较了黄芪桂枝五物汤与西药治疗糖尿病周围神经病变（DPN）的有效性和安全性。纳入21篇临床随机对照试验，1 496例受试者。结果显示，黄芪桂枝五物汤对照弥可保在改善DPN正中神经传导速度（运动）上尚无优势，黄芪桂枝五物汤单用或与其他西药合用对照单用西药在改善正中神经和腓总神经传导速度（感觉、运动）上有一定优势。现有证据提示其改善感觉神经功能的效果在一定程度上优于改善运动神经功能：①正中神经传导速度（运动神经）：黄芪桂枝五物汤 VS 弥可保（$WMD=2.33$，$95\%CI$ $[-0.41, 5.07]$）；②正中神经传导速度（感觉神经）：黄芪桂枝五物汤 VS 弥可保（$WMD=2.77$，$95\%CI$ $[2.19, 3.35]$）；③腓总神经传导速度（运动神经）：黄芪桂枝五物汤 VS 弥可保（$WMD=4.12$，$95\%CI$ $[3.14, 5.10]$）；黄芪桂枝五物汤 + 弥可保 VS 弥可保（$WMD=2.80$，$95\%CI$ $[2.01, 3.60]$）；④腓总神经传导速度（感觉神经）：黄芪桂枝五物汤 VS 弥可保（$WMD=2.39$，$95\%CI$ $[1.84, 2.94]$）；⑤临床总有效率：黄芪桂枝五物汤 VS 维生素 B_1、维生素 B_{12}（$RR=1.45$，$95\%CI$ $[1.03, 2.03]$）；黄芪桂枝五物汤 VS 弥可保（$RR=1.41$，$95\%CI$ $[1.23, 1.62]$）；黄芪桂枝五物汤 + 弥可保 VS 弥可保（$RR=1.30$，$95\%CI$ $[0.96, 1.77]$）。

屈新亮等[368]系统评价了黄芪桂枝五物汤联合针灸治疗糖尿病周围神经病变（DPN）的有效性及安全性。共纳入8篇文献（752例患者）。分析结果表明，与对照组比较，研究组患者的临床总有效率（$RR=1.29$，$95\%CI$ $[1.20, 1.38]$，$Z=7.04$，$P<0.000\ 01$）、正中神经运动传导速度（MCV）（$MD=5.52$，$95\%CI$ $[4.14, 6.89]$，$Z=7.87$，$P<0.000\ 01$）、正中神经感觉传导速度（SCV）（$MD=5.42$，$95\%CI$ $[2.23, 8.61]$，$Z=3.33$，$P=0.000\ 9$）、腓总神经 MCV（$MD=3.13$，$95\%CI$ $[2.46, 3.80]$，$Z=9.15$，$P<0.000\ 01$）、腓总神经 SCV（$MD=4.65$，$95\%CI$ $[4.01, 5.29]$，$Z=14.32$，$P<0.000\ 01$）和血浆黏度（$MD=-0.34$，$95\%CI$ $[-0.43, -0.26]$，$Z=7.84$，$P<0.000\ 01$）均得到了较好改善，且差异均有统计学意义。研究证明，在常规西医治疗基础上联合应用黄芪桂枝五物汤和针灸治疗 DPN 具有良好的有效率，优于单独使用常规西医治疗。但上述结论尚待更大样本、更高质量的随机对照试验进行验证。

（二）糖尿病足

黄芪桂枝五物汤具有稳定血糖、改善血液流变学指标及局部血运、提高神经传导速度、抗炎、抗氧化应激的作用。早期糖尿病足主要由于周围血管及周围神经的损伤，出现感觉障碍和微循环障碍。现代医学主要通过控制血糖、改善末梢循环、恢复血管灌注以及控制感染等进行预防和治疗。在此基础上，使用黄芪桂枝五物汤益气通阳、活血化瘀，能有效控制血糖，改善血液流变学指标及局部血运，提高神经传导速度，抗炎和抗氧化应激，对于缓解临床症状、延缓病情进展和改善预后具有重要意义[369]。

余玲等[370]探讨了黄芪桂枝汤治疗糖尿病足（DF）的疗效及对患者周围神经感觉阈值、微炎症状态的影响。将 144 例 DF 患者随机分为治疗组（72 例）与对照组（72 例）。对照组患者给予甲钴胺片口服，治疗组在此基础上加服黄芪桂枝汤。连续治疗 2 周后，治疗组有效率为 91.67%，对照组为 80.56%，差异有统计学意义（$P < 0.05$）；中轻度治疗组、重度治疗组治疗后的空腹血糖（FPG）、糖化血红蛋白（HbA1c）与餐后 2 小时血糖（2hPG）水平均出现降低，明显低于同级对照组（$P < 0.05$）；中轻度治疗组、重度治疗组治疗后的足部溃疡肉芽组织出现时间以及愈合时间明显缩短，明显短于同级对照组（$P < 0.05$）；中轻度治疗组、重度治疗组治疗后的 IL-6、TNF-α、C 反应蛋白（CRP）水平与周围神经感觉阈值水平均明显降低，低于同级对照组（$P < 0.05$）。临床研究显示，黄芪桂枝汤可以明显提高 DF 患者临床疗效，显著缩短 DF 患者治疗疗程，改善微炎症反应，有利于 DF 患者周围感觉神经功能的恢复。

（三）糖尿病心肌病

研究者们也发现黄芪桂枝五物汤对糖尿病患者心脏功能有一定益处。韦玉娜等[371]观察了黄芪桂枝五物汤合生脉饮对糖尿病心肌病（DCM）患者心脏功能的疗效，以及抗心肌纤维化和抗炎作用。针对 96 例患者开展随机对照试验研究。两组均给予控制血糖、血脂、血压及抗心衰等综合措施。对照组口服通脉降糖胶囊；观察组口服黄芪桂枝五物汤合生脉饮加减。两组疗程均为 3 个月。治疗后，观察组左室射血分数（LVEF）、舒张早期峰值速度 E 峰 / 舒张晚期峰值速度 A 峰（E/A）均高于对照组（$P < 0.01$）；观察组心肌肌钙蛋白 -I（cTn-I）、cTn-T、乳酸脱氢酶（LDH）和肌酸激酶同工酶（CK-MB）水平均低于对照组（$P < 0.01$）；观察组转化生长因子 β₁（TGF-β₁）、基质金属蛋白酶 -2（MMP-2）、胰岛素样生长因子 -1（IGF-1）、白细胞介素 -6（IL-6）、IL-1、肿瘤坏死因子 α（TNF-α）、N 末端 B 型利钠肽原（NT-proBNP）、可溶性

ST2(sST2)和半乳糖凝集素 -3(Gal-3)水平均低于对照组($P<0.01$);观察组临床疗效高于对照组($Z=1.974$,$P<0.05$)。研究证明,在西医常规干预的基础上,黄芪桂枝五物汤合生脉饮加减治疗 DCM 气阴两虚兼血瘀证患者,具有抗炎、抗心肌纤维化、抑制心肌重塑作用,可起到减轻心肌组织损伤、提高心室舒张功能的效果,从而保护心脏功能。

(四)糖尿病肾病

糖尿病肾病是糖尿病微血管并发症之一。微循环障碍是其基本的病理基础。肾血流动力学改变异常是糖尿病肾病微循环障碍的早期表现,在其发病中起关键作用[372]。

刘璐[373]评估了加味黄芪桂枝五物汤治疗糖尿病肾病(Ⅳ～Ⅴ期)的有效性和安全性。观察 39 例糖尿病肾病患者。试验组和对照组分别接受为期 12 周的治疗。两组均进行常规基础治疗,试验组在基础治疗上予加味黄芪桂枝五物汤。经治疗,试验组血肌酐(SCr)、血尿素氮(BUN)水平降低更为明显($P<0.05$),试验组 24 小时尿蛋白定量及尿微量白蛋白 / 尿肌酐(ACR)降低更为明显($P<0.05$),试验组总胆固醇(TC)、甘油三酯(TG)水平降低更为明显($P<0.05$),试验组中医证候疗效更优($P<0.05$)。试验组有效率为 92.30%,对照组有效率为 60%。研究说明,加味黄芪桂枝五物汤可显著改善糖尿病肾病(Ⅳ～Ⅴ期)患者肾功能、蛋白尿水平,降低甘油三酯、胆固醇水平。

王海源[374]分析了在糖尿病肾病的早期临床治疗中,应用黄芪桂枝五物汤加味辅治的临床效果。将 66 例糖尿病肾病患者随机分为 2 组各 33 例,其中对照组患者给予常规治疗,观察组则加用黄芪桂枝五物汤治疗。结果显示,治疗后,观察组的空腹血糖(FPG)、餐后 2 小时血糖(2hPG)及糖化血红蛋白(HbA1c)水平明显低于对照组($P<0.05$)。研究证明,在糖尿病肾病的临床治疗中,应用黄芪桂枝五物汤,不仅能有效提升患者的肾功能,还能降低血糖水平。

(五)其他糖尿病合并症

临床研究也发现,黄芪桂枝五物汤对糖尿病患者血液高凝状态、糖尿病多汗症、糖尿病不宁腿综合征、糖尿病神经源性膀胱和糖尿病皮肤瘙痒症或溃疡等具有良好的临床疗效。基于黄芪桂枝五物汤的活血化瘀功效,有研究者将其用于治疗老年糖尿病合并髋部骨折术后患者血液高凝状态。

陈文宇等[375]分析了黄芪桂枝五物汤对老年糖尿病合并髋部骨折术后患者的疗效及对血液高凝状态的影响。观察 80 例术后患者,分为对照组和试验组,其中对照组实施常规降糖药物和甲钴胺治疗,研究组在对照组基础上加用黄芪桂枝五物汤。治疗后,研究组空腹血糖、餐后 2 小时血糖水平均低于对照组($P<0.05$)。术后第 5 天研究组活化部分凝血活酶时间高于术后当天,纤维蛋白原、血小板计数、血浆 D- 二聚体低于术后当天,术后第 5 天研究组血浆凝血酶原时间、纤维蛋白原、血浆 D- 二聚体低于对照组,差异有统计学意义($P<0.05$)。研究认为,在老年糖尿病合并髋部骨折术后患者中,黄芪桂枝五物汤的应用可以辅助调控血糖水平,改善血液高凝状态。

吴成亚等[376]观察了黄芪桂枝五物加味方治疗气阴两虚兼瘀型 2 型糖尿病汗出异常的临床疗效。将 90 例符合纳入标准的患者随机分为治疗组和对照组,每组 45 例。治疗组患者给予黄芪桂枝五物加味方治疗,对照组患者给予甲钴胺分散片口服,两组疗程均为 14 天。治疗组总有效率为 77.78%,对照组总有效率为 44.44%,治疗组优于对照组($P<0.05$);治疗组患者治疗后中医证候总积分低于对照组($P<0.05$);治疗组自汗、盗汗、口干多饮、气短乏力等总有效率均优于对照组($P<0.05$)。

延亮[377]观察了 40 例黄芪桂枝五物汤加味联合针灸治疗糖尿病合并继发性不宁腿综合征的临床疗效。7 天为 1 个疗程,连续治疗 2 个疗程,门诊随访 2 个月。结果 40 例中,痊愈 2 例,显效 22 例,有效 11 例,无效 5 例,有效率为 87.5%。结果显示,黄芪桂枝五物汤加味联合针灸可明显改善糖尿病合并继发性不宁腿综合征患者的症状,提高生存质量。

孟玲等[378]观察了黄芪桂枝五物汤加味结合西药治疗糖尿病神经源性膀胱(DNB)的临床疗效。将 86 例 DNB 患者随机分为治疗组和对照组,均给予常规西医基础治疗,其中对照组 42 例采用甲钴胺片和溴吡斯的明口服,治疗组 44 例在对照组基础上加用黄芪桂枝五物汤加味口服。疗程 2 周。治疗后 4 周,治疗组 AUA-SI 指数评分明显低于对照组($P<0.01$);治疗组膀胱残余尿量显著减少,平均尿流率、排尿期最大逼尿肌压力、最大尿流率显著增加,优于对照组($P<0.05$,$P<0.01$);治疗组总有效率为 93.2%,优于对照组的 73.8%($P<0.05$)。结果证明,黄芪桂枝五物汤加味联合西药治疗糖尿病神经源性膀胱优于单纯西医治疗。

张楠等[379]观察了黄芪桂枝五物汤治疗糖尿病皮肤瘙痒症的临床疗效。

将 60 例糖尿病皮肤瘙痒患者随机分为对照组和观察组各 30 例,其中对照组患者予以常规抗过敏治疗,观察组在对照组治疗基础之上予以黄芪桂枝五物汤加减治疗。结果显示,观察组瘙痒程度积分下降显著低于对照组($P < 0.05$),观察组总有效率显著高于对照组($P < 0.05$)。研究证明,黄芪桂枝五物汤治疗糖尿病皮肤瘙痒症有较好疗效,能有效缓解瘙痒。

五、平议

糖尿病患者经常出现肢体麻木疼痛,或有蚁行感,或皮肤瘙痒等症状。遇此,我会立刻想到这个好方子——黄芪桂枝五物汤。

张仲景用黄芪桂枝五物汤的指征是寸口关上微,尺中小紧,外证身体不仁,如风痹状。请注意这里提到的"不仁",即麻木不仁,是指皮肤的感觉功能迟钝或丧失。《素问·逆调论》:"荣气虚则不仁。"《类经》:"不仁,不知痛痒寒热也。"

黄芪桂枝五物汤由桂枝汤衍生而来,是在桂枝汤的基础上倍生姜、去甘草、加黄芪而成。

在临床上,每遇糖尿病周围神经病变,出现肢体末端麻木、疼痛、寒凉时,医者常常按痹证治疗,祛风、散寒、除湿、通经活络之类方药,抬手即来,效未必佳。其实,观其脉证,虚实治异。

当归四逆汤

一、出处、组成、用法

《伤寒论》:"手足厥寒,脉细欲绝者,当归四逆汤主之。""下利脉大者,虚也,以强下之故也。设脉浮革,因尔肠鸣者,属当归四逆汤。"

当归三两　桂枝三两,去皮　芍药三两　细辛三两　甘草二两,炙　通草二两　大枣二十五枚,擘。一法十二枚

上七味,以水八升,煮取三升,去滓,温服一升,日三服。

二、现代剂量、用法

当归9g,桂枝9g,芍药9g,北细辛3g,炙甘草6g,通草6g,大枣8枚(擘)。水煎服,每日1剂,分2次或3次温服。

三、使用注意

细辛有小毒,古人有"细辛不过钱"的说法。然而,这是针对散剂而言,汤剂不受此限制,但应该严格把握适应证和禁忌证。本方开盖煎煮,以利细辛中的黄樟醚挥发。

本方服用后,大多手足转温,或有口干感,是正常反应。

心动过速、心律不齐者慎用。

日本有高龄患者服用该方3年后,出现假性醛固酮增多症的报道。

四、临床研究举要

(一)糖尿病周围神经病变

刘炎[380]运用 Meta 分析方法对当归四逆汤治疗糖尿病周围神经病变(DPN)的有效性和安全性进行了系统评价。共纳入33篇文献,包括2 713

例 DPN 患者。Meta 分析结果显示：①当归四逆汤对比西药 / 空白：当归四逆汤组 DPN 症状和体征改善的总有效率优于对照组，具有明显差异（$RR=1.36$, $95\%CI[1.28,1.46]$, $P<0.00001$）；当归四逆汤组正中神经运动神经传导速度的改善优于对照组，具有明显差异（$MD=1.64$, $95\%CI[0.30,2.99]$, $P=0.02$）；当归四逆汤组正中神经感觉神经传导速度的改善与对照组相比无显著性差异（$MD=0.91$, $95\%CI[-0.13,1.96]$, $P=0.09$）；当归四逆汤组腓总神经运动神经传导速度的改善优于对照组；当归四逆汤组腓总神经感觉神经传导速度的改善优于对照组；当归四逆汤组胫神经运动神经传导速度的改善优于对照组；当归四逆汤组胫神经感觉神经传导速度的改善优于对照组。②当归四逆汤联合西药对比西药：当归四逆汤联合西药对 DPN 症状和体征改善的总有效率优于单用西药，具有明显差异（$RR=1.26$, $95\%CI[1.21,1.32]$, $P<0.00001$）；当归四逆汤联合西药对 DPN 正中神经运动神经传导速度的改善优于单用西药；当归四逆汤联合西药对 DPN 正中神经感觉神经传导速度的改善优于单用西药；当归四逆汤联合西药对 DPN 腓总神经运动神经传导速度的改善优于单用西药；当归四逆汤联合西药对 DPN 腓总神经感觉神经传导速度的改善优于单用西药；当归四逆汤联合西药对 DPN 胫神经运动神经传导速度的改善优于单用西药，具有明显差异（$MD=2.03$, $95\%CI[0.86,3.20]$, $P=0.0007$）；当归四逆汤联合西药对 DPN 胫神经感觉神经传导速度的改善优于单用西药，具有明显差异（$MD=2.65$, $95\%CI[1.53,3.76]$, $P<0.00001$）；当归四逆汤联合西药对 TCSS 的改善优于单用西药。③纳入的 33 项研究中，4 项研究报道未出现任何不良反应，2 项研究报道出现不良反应，但不存在组间差异，其余研究均未提及是否有不良反应的发生。系统评价纳入的研究表明，当归四逆汤对 DPN 症状和体征的改善及对正中神经运动神经传导速度、腓总神经运动神经传导速度、腓总神经感觉神经传导速度、胫神经运动神经传导速度、胫神经感觉神经传导速度的改善优于西药，对正中神经感觉神经传导速度的改善与西药相比无明显优势；当归四逆汤联合西药可明显改善患者的临床症状和体征，提高正中神经、腓总神经、胫神经的运动神经和感觉神经传导速度，优于单用西药；但系统评价纳入的研究质量欠佳，且缺乏对当归四逆汤不良反应及副作用的报告，因此不能对当归四逆汤治疗本病的长期疗效和安全性进行评价。

（二）糖尿病下肢血管病变

宋跃朋[381]探讨了当归四逆汤合补阳还五汤加减治疗糖尿病下肢血管病变（LEADDP）的临床疗效。将 111 例 LEADDP 患者，随机分为对照组 55 例与治疗组 56 例。对照组患者采用常规药物，治疗组患者在对照组基础上采用当归四逆汤联合补阳还五汤加减治疗，两组患者均连续治疗 2 周。干预后，治疗组患者临床疗效优于对照组（$P<0.05$）。治疗前，两组患者临床症状评分比较，差异无统计学意义（$P>0.05$）；治疗后，治疗组患者临床症状评分低于对照组（$P<0.05$）。治疗前，两组患者血流连续性、血管壁光滑性、血流波形评分及足背动脉血流量比较，差异无统计学意义（$P>0.05$）；治疗后，治疗组患者血流连续性、血管壁光滑性、血流波形评分高于对照组，足背动脉血流量大于对照组（$P<0.05$）。两组患者均未出现明显不良反应。研究说明，当归四逆汤联合补阳还五汤加减治疗 LEADDP，临床疗效确切，可有效改善患者的临床症状及血管质量，且安全性高。

（三）糖尿病足

曹丽[382]探究了当归四逆汤加味治疗早期糖尿病足的疗效。随机抽取 60 例患者，将其平均分为两组（试验组和对照组），其中对照组实施基础治疗，试验组采用基础治疗加当归四逆汤加味治疗。4 个疗程后，将两组患者的治疗有效率进行整理后发现，试验组患者的治疗总有效率为 93.33%，远高于对照组患者的 66.67%（$P<0.05$）；同时，将两组患者的踝肱指数以及感觉阈值进行比较后，发现试验组患者显著优于对照组，差异有统计学意义（$P<0.05$）。研究说明，当归四逆汤加味治疗可以缓解早期糖尿病足患者的病情，提高治疗的总有效率。

游卫华等[383]探讨了加味当归四逆汤治疗 0 级糖尿病足的疗效及对血清晚期糖基化终产物（AGE）水平的影响。采用随机、阳性药物对照研究方案，将 72 例血瘀证、肾阳虚证 Wagner 0 级糖尿病足患者随机分为治疗组和对照组，每组 36 例。治疗组口服加味当归四逆汤，对照组予西药西洛他唑治疗，两组均以 14 天为 1 个疗程，连续治疗 3 个疗程。治疗组治疗后临床症状、ABI、下肢动脉超声多普勒血流动力学和神经传导速度等指标均较对照组改善，差异有统计学意义（$P<0.05$，$P<0.01$）；治疗后两组血清 AGE 均明显下降，且治疗组与对照组比较，差异亦有统计学意义（$P<0.01$）。研究说明，加味当归四逆汤能改善 Wagner 0 级糖尿病足患者的临床症状，并对

糖尿病血管病变有一定的治疗作用。

五、平议

当归四逆汤常用于治疗糖尿病周围神经病变。糖尿病周围神经病变是糖尿病最常见的慢性并发症之一，表现为远端对称性感觉和运动神经障碍，出现手足麻木、冰凉、疼痛等症状。我常常考虑使用当归四逆汤等。这张方子的主要功能是温经散寒，养血通脉。

方中当归与桂枝是君药。当归辛甘温，补血和血，尤擅温补肝血；桂枝温经散寒通脉以助当归。细辛于此以其辛温走窜之性，既能外温经脉，又能内温脏腑，通达表里，协助当归、桂枝通经散寒。白芍助当归养血和营；通草助桂枝通利关节；枣、草益血缓中。

"四逆"指四肢末端逆冷。在《伤寒论》中，既有四逆散，又有四逆汤，都用以治疗"四肢厥逆"之症，皆以"四逆"命名。四逆散用于治阳热内郁不达四末，虽然四末逆冷但不过肘、膝，且伴有身热、脉弦等。四逆汤证是少阴病阳气虚衰，阴寒内盛，症见一身虚寒之象。

值得注意的是，方中通草的使用。查阅历代本草，唐以前，木通与通草同。而至《本草拾遗》，始载通脱木为通草。我在临床上，习惯以"通草"代"木通"。

还有一个细辛用量的问题，历来众说纷纭。自宋代《本草别说》载"细辛若单用末，不可过半钱匕，多即气闷塞不通者死"，致后世医家沿袭"细辛不过钱"之说久矣！其实，细辛本是辛香温通之品，何来气闭？再细读《伤寒论》，可以发现，仲景用细辛末入丸散中，一般用 1 两；但入汤剂，一般用 2～3 两（《伤寒论》1 两合今 13.92g）。查《中药大辞典》细辛用量：内服入汤剂 0.3～1 钱。我在临床上，应用当归四逆汤治疗糖尿病周围神经病变之四肢末端"麻、凉、痛"时，效果很好。其效果主要来自细辛，但药量宜慎，且不宜久服，中病即止。

沙参麦冬汤

一、出处、组成、用法

《温病条辨》："燥伤肺胃阴分，或热或咳者，沙参麦冬汤主之。"

沙参三钱　玉竹二钱　生甘草一钱　冬桑叶一钱五分　麦冬三钱　生扁豆一钱五分　花粉一钱五分

水五杯，煮取二杯，日再服。久热久咳者，加地骨皮三钱。

二、现代剂量、用法

沙参 9g，玉竹 6g，生甘草 3g，冬桑叶 4.5g，麦冬 9g，生扁豆 4.5g，天花粉 4.5g。

水煎服，每日 1 剂，分 2 次或 3 次温服。

三、使用注意

外感咳嗽及脾胃虚寒者，忌用。

四、临床研究举要

（一）糖尿病合并肺部感染

徐耀琳等 [384] 探讨了加减沙参麦冬汤联合哌拉西林 / 舒巴坦治疗 2 型糖尿病合并肺部感染的疗效。将 86 例 2 型糖尿病合并肺部感染患者随机分为观察组（$n=43$）与对照组（$n=43$），均予以吸氧、控制血糖、纠正水电解质及酸碱失衡等常规治疗，其中对照组在常规治疗基础上予以哌拉西林 / 舒巴坦治疗，观察组在对照组基础上予以加减沙参麦冬汤治疗，均治疗 14 天。干预后，与治疗前比较，2 组治疗后 FPG、2hPG、FINS、HOMA-IR 水平均显著下降，且观察组的下降幅度显著大于对照组（$P < 0.05$）；与治疗前比较，

2 组治疗后的血管调节因子内皮素（ET）水平显著下降，降钙素基因相关肽（CGRP）水平显著升高，且观察组的 ET 水平下降幅度及 CGRP 水平升高幅度显著大于对照组（$P < 0.05$）；与治疗前比较，2 组治疗后的凝血功能指标（PAI-1、APTT、PT、TT）均显著下降，且观察组的下降幅度显著大于对照组（$P < 0.05$）；与治疗前比较，2 组治疗后的 sTREM-1、MSP、COX-2、iNOS、NF-κB 水平均显著下降，且观察组的下降幅度显著大于对照组（$P < 0.05$）；与治疗前比较，2 组治疗后的中医证候（咳嗽、咳痰、喘息、哮鸣音）积分均显著下降，且观察组的下降幅度显著大于对照组（$P < 0.05$）。研究说明，加减沙参麦冬汤联合哌拉西林 / 舒巴坦治疗可显著调控 2 型糖尿病合并肺部感染患者的糖代谢状态，改善机体凝血及纤溶机制功能，缓解机体炎症损伤，抑制糖尿病微血管病变，改善机体临床症状，临床疗效确切，安全性高。

（二）糖尿病

吴小曼等[385]观察了玉女煎联合沙参麦冬汤对阴虚火旺型糖尿病患者的疗效及对血清内脏脂肪特异性丝氨酸蛋白酶抑制因子（Vaspin）、网膜素 -1（Omentin-1）的影响。将 89 例阴虚火旺型糖尿病患者随机分为对照组 42 例和观察组 47 例，其中对照组采用二甲双胍治疗，观察组采用玉女煎联合沙参麦冬汤治疗，以持续治疗 8 周为 1 个疗程。干预后，与对照组相比，观察组治疗 8 周后血清 HbA1c、FPG、FINS 及 HOMA-IR 较低，差异有统计学意义（$P < 0.05$）；与对照组相比，观察组治疗 8 周后血清 Vaspin、Omentin-1 水平较低，差异有统计学意义（$P < 0.05$）；对照组有效率 80.95% 低于观察组的 95.74%，差异有统计学意义（$P < 0.05$）；两组间不良率比较，差异无统计学意义（$P > 0.05$）。研究说明，玉女煎联合沙参麦冬汤对阴虚火旺型糖尿病患者的疗效确切，可降低血清 Vaspin、Omentin-1 水平，改善血糖代谢，且安全性高。

（三）糖尿病性胃轻瘫

宋占营等[386]探讨了中医辨证论治配合西药治疗糖尿病性胃轻瘫的疗效。方法：将 180 例糖尿病性胃轻瘫患者随机分为 2 组，其中对照组 77 例口服马来酸曲美布汀片，治疗组 103 例在对照组基础上结合中医辨证论治予以中药口服（其中 35 例胃阴不足者用沙参麦冬汤加减），疗程均为 4 周。干预后，两组在症状及胃排空时间改善方面差异均有统计学意义。研究说明，中医辨证论治配合西药治疗糖尿病性胃轻瘫在改善症状及促进胃排空方面优于单用西药组。

五、平议

沙参麦冬汤长于滋养肺胃之阴。《临证指南医案·三消》所载"三消一症，虽有上、中、下之分，其实不越阴亏阳亢，津涸热淫而已"，强调阴虚火旺是消渴的基本病机，贯穿疾病全程。但与古代相比，现代人生活方式已经发生了极大的转变，饮食更偏嗜肥腻、辛辣之品，体力上多坐少动，精神上焦虑、抑郁、烦躁。临床上，糖尿病患者除典型的"三多一少"症状外，常兼见失眠、焦虑、抑郁、便秘、慢性咳嗽、潮热、盗汗等症，给患者的生活工作带来很多不便。

糖尿病以阴虚为本，燥热为标。燥热之邪伤肺胃之阴，表现为肺燥胃热肾虚。吴瑭说："复胃阴者，莫若甘寒。"沙参麦冬汤中，君药沙参、麦冬清热润燥，滋养肺胃之阴液；臣药玉竹、天花粉增强滋阴润燥之效，多味甘寒之药共奏养阴救液之功；桑叶轻清宣透，凉燥而透热外出，宣降肺气以布津，轻清之药使药力上行，清凉之力可防肝火升动；生扁豆益气培中，健脾胃以助生津；生甘草调和诸药以为使。

临床辨证时，我比较关注阴伤的程度。若患者一到诊室，声高气急，见两颧潮红，一握手心很烫，主诉心烦、失眠、口干舌燥、大便干结，望舌见舌质红，舌体瘦，甚至出现裂纹舌，舌苔少，诊脉为细脉，说明患者阴伤较重，我会加入乌梅、五味子、白芍、木瓜等酸味药，使酸甘化阴，增强养阴之力。但在应用多味甘寒养阴药时，我常常会配伍少量疏理气机、健胃助运的药物，如砂仁、佛手等，以避免甘寒腻胃。

葛根黄芩黄连汤（葛根芩连汤）

一、出处、组成、用法

《伤寒论》："太阳病，桂枝证，医反下之，利遂不止，脉促者，表未解也；喘而汗出者，葛根黄芩黄连汤主之。"

葛根半斤　甘草二两，炙　黄芩三两　黄连三两

上四味，以水八升，先煮葛根，减二升，纳诸药，煮取二升，去滓，分温再服。

二、现代剂量、用法

葛根 15g，黄连 9g，黄芩 9g，炙甘草 6g。

水煎服，每日 1 剂，分 2 次或 3 次温服。

三、使用注意

精神倦怠，脉沉缓者，慎用。

张仲景在葛根芩连汤的用法中强调"以水八升，先煮葛根，减二升，纳诸药"，可见古法是先煮葛根。这一点，今天已被忽略了，它对药效的影响也值得进一步研究。

四、临床研究举要

（一）2 型糖尿病

有团队曾系统分析和评价了葛根芩连汤治疗 2 型糖尿病（T2DM）的降糖疗效[387]。符合研究纳入标准、干预措施及采用 Jadad 量表评分的有 9 篇。观察组葛根芩连汤联合二甲双胍在改善糖尿病相关指标的有效率方面明显优于对照组单用二甲双胍；葛根芩连汤联合二甲双胍治疗与单用二甲双胍

治疗，在降低 2 型糖尿病患者糖化血红蛋白（HbA1c）方面疗效相当，差异无统计学意义；葛根芩连汤联合二甲双胍治疗在降低 2 型糖尿病患者空腹血糖方面优于单用二甲双胍治疗；葛根芩连汤联合二甲双胍治疗在降低 2 型糖尿病患者餐后 2 小时血糖方面优于单用二甲双胍治疗。研究说明，葛根芩连汤具有降血糖作用。

Tan Y 等[388] 系统评价了葛根芩连汤（GQD）治疗 2 型糖尿病的疗效和安全性。共纳入 17 项研究，包括 1 476 名患者。葛根芩连汤联合常规治疗可显著降低 FPG（$MD = -0.69$mmol/L，$95\%CI$ $[-0.84，-0.55]$，$P < 0.01$；$I^2 = 67\%$，$P < 0.01$）、2hPG（$MD = -0.97$mmol/L，$95\%CI$ $[-1.13，-0.81]$，$P < 0.01$；$I^2 = 37\%$，$P = 0.09$）、HbA1c（$MD = -0.65\%$，$95\%CI$ $[-0.78，-0.53]$，$P < 0.01$；$I^2 = 71\%$，$P < 0.01$）、TC（$MD = -0.51$mmol/L，$95\%CI$ $[-0.62，-0.41]$，$P < 0.01$；$I^2 = 45\%$，$P = 0.09$）、TG（$MD = -0.17$mmol/L，$95\%CI$ $[-0.29，-0.05]$，$P < 0.01$；$I^2 = 78\%$，$P < 0.01$）、LDL-C（$MD = -0.38$mmol/L，$95\%CI$ $[-0.53，-0.23]$，$P < 0.01$；$I^2 = 87\%$，$P < 0.01$）、HOMA-IR（$SMD = -1.43$，$95\%CI$ $[-2.32，-0.54]$，$P < 0.01$；$I^2 = 94\%$，$P < 0.01$）和改善 HDL-C（$MD = 0.13$mmol/L，$95\%CI$ $[0.09，0.17]$，$P < 0.01$；$I^2 = 30\%$，$P = 0.24$）。只有 3 项研究探讨了单独使用 GQD 和常规治疗在改善糖脂代谢和胰岛素抵抗方面的疗效差异，只有 1 项研究检查了 2hPG 和 HDL-C 等一些结果指标。因此，单独使用 GQD 对糖脂代谢和胰岛素抵抗的影响无法完全确定，需要更多高质量的研究来验证。发表偏倚分析显示，纳入的研究中没有偏倚。研究说明，葛根芩连汤在增强糖脂代谢和缓解胰岛素抵抗方面具有一定的疗效和安全性，有可能作为 2 型糖尿病的补充治疗。但需要严格的、大样本的、多中心的随机对照试验来验证这一点。

（二）糖尿病肾病

黄玲等[389] 观察了葛根芩连汤加减辅治糖尿病肾病湿热证的效果。将124 例患者随机分为两组各 62 例，均给予西药对症控糖并联合依那普利，观察组加用葛根芩连汤加减治疗。治疗后，两组各项中医证候积分、血糖相关指标（FPG、2hPG、HbA1c）、血浆 VEGF 和 UAER 指标均下降，且观察组均低于对照组（$P < 0.05$）；总有效率观察组高于对照组（$P < 0.05$）。研究说明，葛根芩连汤加减辅治糖尿病肾病湿热证可提高治疗效果。

邓妍妍等[390] 探讨了葛根芩连汤加减对湿热型糖尿病肾病的临床疗效，同时观察其对患者血管内皮细胞因子及尿微量白蛋白排泄率的影响。将 70

例湿热型糖尿病肾病患者随机分为对照组及观察组，各 35 例。2 组患者均接受内科常规治疗，观察组在对照组治疗基础上加用葛根芩连汤加减。2 组均连续治疗 8 周，治疗前后均对 2 组患者中医证候积分、尿微量白蛋白排泄率（mAlb）、24 小时尿蛋白定量（Upro/24h）、血肌酐（SCr）、糖化血红蛋白（HbA1c）、尿素氮（BUN）、餐后 2 小时血糖（2hPG）、甘油三酯（TG）及外周血管内皮生长因子（VEGF）水平进行检测。治疗后，2 组患者中医证候积分均有所下降，其中观察组下降的趋势更为明显（$P<0.05$）；葛根芩连汤加减能够更明显下调糖尿病肾病患者 mAlb、Upro/24h、SCr、BUN、HbA1c、2hPG、TG 的水平，2 组比较差异有统计学意义（$P<0.05$）；2 组治疗后 VEGF 水平均较治疗前下降，其中观察组患者下降幅度更大（$P<0.05$）。研究说明，葛根芩连汤加减对湿热型糖尿病肾病有理想疗效，可明显改善患者临床症状，纠正脂代谢紊乱，且通过阻断 VEGF 的分泌可以实现治疗糖尿病肾病的目的。

罗登贵[391] 运用网络药理学及代谢组学技术探索了葛根芩连汤治疗糖尿病肾病的作用机制。研究说明，葛根芩连汤治疗糖尿病肾病的机制可能与其对 AGEs-RAGE 通路、JAK-STAT 信号通路、MAPK 信号通路及 NF-κB 信号通路的调控相关。

（三）糖尿病合并腹泻

陈方敏等[392] 观察了葛根芩连汤治疗湿热型 2 型糖尿病患者服用二甲双胍后所致腹泻的疗效，探究了葛根芩连汤对湿热型 2 型糖尿病胰岛 β 细胞功能、脂代谢及肠道菌群的影响。将 70 例湿热型 2 型糖尿病患者随机分组（各 35 例）探究，其中对照组采用西药治疗，观察组在对照组基础上加用葛根芩连汤治疗。治疗前，两组脂代谢指标、糖代谢指标、中医证候积分对比，差异无统计学意义（$P>0.05$）。治疗后，观察组甘油三酯、高密度脂蛋白胆固醇水平较对照组低，且总胆固醇、低密度脂蛋白胆固醇水平高于对照组，差异有统计学意义（$P<0.05$）；观察组血糖指标低于对照组，差异有统计学意义（$P<0.05$）；观察组中医证候积分低于对照组，差异有统计学意义（$P<0.05$）。观察组不良反应发生率较对照组低，差异有统计学意义（$P<0.05$）。研究说明，葛根芩连汤可显著降低湿热型 2 型糖尿病患者血脂水平，纠正肠道菌群失调。

陈巧等[393] 探究了葛根芩连汤治疗 2 型糖尿病（T2DM）患者服用二甲双胍后所致腹泻的临床疗效。将 64 例服用二甲双胍而引发腹泻的 T2DM

患者随机分为观察组和对照组各 32 例。对照组减少二甲双胍服用量,后期根据血糖水平加减,而观察组在继续常量服用二甲双胍基础上加用葛根芩连汤。比较两组患者治疗前后中医症状积分、肠道菌群数量、FPG、2hPG。治疗后,两组患者各项中医症状积分均较治疗前显著降低,且观察组各项中医症状积分均显著低于对照组($P < 0.05$)。治疗后,两组大肠埃希菌、肠球菌数量较治疗前均显著降低($P < 0.05$),且观察组显著低于对照组($P < 0.05$);两组双歧杆菌、乳酸杆菌数量较治疗前均显著升高($P < 0.05$),且观察组显著高于对照组($P < 0.05$)。治疗后,两组患者的 FPG、2hPG 水平与治疗前相比均无统计学意义($P > 0.05$),且组间治疗后的 FPG、2hPG 水平比较差异无统计学意义($P > 0.05$)。研究说明,口服葛根芩连汤治疗 T2DM 患者服用二甲双胍后所致腹泻具有显著效果,可有效纠正肠道菌群紊乱状态,并保持血糖控制良好。

(四)糖尿病合并脂肪肝

邹慧等[394]观察了复方葛根芩连汤治疗脾虚肝郁、痰瘀内阻型 2 型糖尿病(T2DM)合并非酒精性脂肪性肝病(NAFLD)的临床疗效。将 60 例患者分为对照组和治疗组,每组 30 例;在基础治疗的基础上,对照组采用非诺贝特治疗,治疗组予复方葛根芩连汤治疗;治疗 3 个月后,观察两组患者治疗前后中医证候评分和 FPG、HbA1c、FINS、HOMA-IR、TC、TG、LDL-C、HDL-C 水平,采用 B 型超声观察肝脏脂肪样变化情况。与治疗前比较,两组患者治疗后中医证候评分和血清 FPG、HbA1c、FINS、HOMA-IR、TC、TG、LDL-C 水平均显著降低($P < 0.05$),HDL-C 水平显著升高($P < 0.05$);治疗组治疗后中医证候评分以及血清 FPG、HbA1c、FINS、HOMA-IR、TC 水平降低值和 HDL-C 水平升高值均大于对照组($P < 0.05$);治疗组治疗后肝脏 B 型超声分级较治疗前明显改善($P < 0.05$),而对照组治疗前后 B 型超声分级比较差异无统计学意义($P > 0.05$)。研究说明,复方葛根芩连汤治疗脾虚肝郁、痰瘀内阻型 T2DM 合并 NAFLD 的临床疗效确切。

(五)糖尿病视网膜病变

吴奇志[395]探讨了葛根芩连汤对糖尿病早期视网膜病变患者的血管内皮生长因子(VEGF)水平及预后的影响。将 80 例 160 眼糖尿病早期视网膜病变患者随机分为两组:对照组 40 例 80 眼,给予常规对症治疗,应用降糖药或胰岛素控制血糖;观察组 40 例 80 眼,在常规治疗的基础上加服葛根芩连汤。

治疗后两组血清 VEGF 均有所下降，且观察组明显优于对照组（$P < 0.05$）；治疗后两组血糖均有所下降，且观察组明显优于对照组（$P < 0.05$）；治疗后两组视力水平均有改善，且观察组明显优于对照组（$P < 0.05$）；观察组总有效率明显优于对照组（$P < 0.05$）。研究说明，葛根芩连汤治疗糖尿病早期视网膜病变效果显著，能够有效降低 VEGF 水平，控制血糖水平，改善视力水平。

马晓婕等[396]探讨了葛根芩连汤联合普罗布考对糖尿病视网膜病变患者血清钙镁离子、可溶性细胞黏附分子 -1（sICAM-1）及结缔组织生长因子（CTGF）水平的影响。将 47 例糖尿病视网膜病变患者随机分为实验组及对照组，其中对照组 23 例予二甲双胍联合阿卡波糖治疗，实验组 24 例在对照组治疗基础上加葛根芩连汤联合普罗布考治疗。治疗 28 天后，实验组有效率为 95.8%，对照组为 73.9%，2 组比较差异有统计学意义（$P < 0.05$）；2 组治疗后空腹血糖、餐后 2 小时血糖、血清糖化血红蛋白、同型半胱氨酸、血清总胆固醇（TC）、sICAM-1 及 CTGF 水平明显降低，血清钙镁离子水平明显升高，差异均有统计学意义（P 均 < 0.05），且实验组上述指标改善情况均明显优于对照组（$P < 0.05$）；实验组视网膜病变进展率为 8.3%，对照组为 43.5%，2 组比较差异有统计学意义（$P < 0.05$）。研究说明，葛根芩连汤联合普罗布考治疗糖尿病伴视网膜病变，血糖控制效果良好，同时能够缓解视网膜病变进展，推测与升高血清钙镁离子水平、降低血清 sICAM-1 及 CTGF 水平有关。

动物实验表明，葛根芩连汤能够改善大鼠空腹血糖、血浆胰岛素及体重等，具有较好的降糖降脂作用，能通过增加视网膜蛋白激酶 B（PKB）的表达及抑制糖尿病大鼠视网膜病变的炎症反应减轻或延缓糖尿病的发生和发展[397]。

（六）糖尿病周围神经病变

郑晓东等[398]探究与分析了葛根芩连汤治疗湿热阻络型糖尿病周围神经病变的效果。将 120 例湿热阻络型糖尿病周围神经病变患者随机分为对照组与观察组，每组各 60 例。对照组给予前列腺素 E_1 和甲钴胺治疗，观察组在对照组的基础上加用葛根芩连汤治疗。两组均连续治疗 1 个月后，观察组临床总有效率高于对照组（$P < 0.05$）。治疗后两组空腹血糖、空腹胰岛素及糖化血红蛋白水平较治疗前降低，且观察组低于对照组（$P < 0.05$）。

治疗后两组梭状芽孢杆菌属菌群含量较治疗前升高，且观察组高于对照组；拟杆菌属菌群含量较治疗前降低，且观察组低于对照组（$P<0.05$）。治疗后两组运动传导速度、感觉传导速度较治疗前升高，且观察组高于对照组（$P<0.05$）。治疗后两组 TSS 评分较治疗前降低，且观察组低于对照组（$P<0.05$）。两组治疗期间均未出现严重不良反应。研究说明，葛根芩连汤治疗湿热阻络型糖尿病周围神经病变，可有效改善患者临床症状及体征，调节血糖指标，改善肠道菌群含量，且治疗期间无严重不良反应。

曹谦等[399] 评价了葛根芩连汤联合 α- 硫辛酸治疗糖尿病周围神经病变（DPN）的临床疗效和安全性。将 90 例 DPN 患者随机分为常规组和治疗组，每组各 45 例，其中常规组给予 0.9% 氯化钠注射液 200ml，另补加 α- 硫辛酸注射液 600mg + 生理盐水 200ml 静脉滴注，1 次 /d，治疗 2 个疗程，每个疗程持续 15 天，其间间隔停药 3 天，而治疗组在此基础上加用葛根芩连汤，疗程同常规组。干预后，治疗组总体有效率为 95.56%，明显优于常规组的 66.67%，且神经传导速度明显提高，差异均有显著统计学意义（$P<0.05$）；两组均无不良反应发生。研究说明，葛根芩连汤联合 α- 硫辛酸治疗糖尿病周围神经病变的效果显著。

（七）糖尿病合并下肢血管病变

郭美珍等[400] 研究了葛根芩连汤加味对 2 型糖尿病合并下肢血管病变（DLEAD）湿热兼瘀型患者的临床效果及作用机制。将 87 例 2 型 DLEAD 患者随机分为葛根芩连汤加味治疗组（观察组）47 例与常规药物治疗方法组（对照组）40 例，治疗 3 个月后，观察组患者的彩色超声结果与下肢症状改善情况均优于对照组，差异具有统计学意义（$P<0.05$）。研究说明，葛根芩连汤加味对 2 型糖尿病合并下肢血管病变患者的下肢血管病变情况有明显改善。

张晶等[401] 探讨了葛根芩连汤对 2 型 DLEAD 的临床效果及作用机制。将 95 例罹患 2 型 DLEAD 患者随机分为治疗组（48 例）、对照组（47 例）。对照组患者按照 500mg/d 二甲双胍随晚餐服用，治疗组在此基础上加服葛根芩连汤，持续治疗 8 周为 1 个疗程。治疗后，总有效率分别为治疗组 91.67%、对照组 75.60%，治疗组疗效明显优于对照组（$P<0.05$）。两组血清各炎症因子水平均明显降低，且治疗组明显低于对照组（$P<0.05$）。两组患者踝 - 肱动脉血压比值（ABI）、足背动脉血管内径、平均血流速度（VMT）及血流峰

值（VMB）水平均明显升高，且治疗组各值均明显高于对照组（$P < 0.05$）。研究说明，葛根芩连汤可以通过控制 2 型 DLEAD 患者血糖、抑制氧化应激、改善患者体内脂类代谢的紊乱和炎症反应，以减少血管内皮细胞功能的损伤，达到治疗 2 型 DLEAD 的目的。

（八）糖尿病其他并发症或合并症

张会琴等[402]观察了葛根芩连汤合小陷胸汤加减治疗 2 型糖尿病合并高脂血症的临床疗效。将 120 例 2 型糖尿病合并高脂血症患者随机分为 2 组，均根据患者个体情况采用重组人胰岛素或精蛋白锌重组人胰岛素降糖治疗。对照组 60 例加瑞舒伐他汀钙片治疗，治疗组 60 例加葛根芩连汤合小陷胸汤加减治疗。2 组均以 2 个月为 1 个疗程。治疗 1 个疗程后，治疗组总有效率为 95.00%，对照组为 90.00%，2 组总有效率比较，差异无统计学意义（$P > 0.05$）。2 组治疗后 FPG、2hPG、HbA1c、TC、TG、LDL-C 水平均较本组治疗前下降，比较差异均有统计学意义（$P < 0.05$），但 2 组组间比较差异均无统计学意义（$P > 0.05$）。研究说明，葛根芩连汤合小陷胸汤加减具有调血脂、血糖作用，有一定的临床疗效。

沈广礼[403]观察了葛根芩连汤治疗 2 型糖尿病合并高血压的临床疗效。将 78 例 2 型糖尿病合并高血压患者随机分为对照组和观察组，各 39 例。对照组给予西医治疗，观察组在对照组基础上给予葛根芩连汤治疗。干预后，观察组 LDL-C、TC、TG、HbA1c、FPG、FINS 水平低于对照组，HOMA-β 水平高于对照组（$P < 0.05$）；观察组 24 小时平均舒张压、24 小时舒张压变异系数、24 小时平均收缩压、24 小时收缩压变异系数低于对照组（$P < 0.05$）；观察组总有效率高于对照组（$P < 0.05$）。研究说明，葛根芩连汤治疗 2 型糖尿病合并高血压，可调节患者糖脂代谢，提升胰岛 β 细胞功能，改善血压变异性，提升患者临床疗效。

刘德鹏[404]探讨了葛根芩连汤治疗 2 型糖尿病合并桥本甲状腺炎的临床疗效。将 60 例患者随机分为治疗组（30 例）和对照组（30 例），均给予一般基础性治疗，即疾病健康教育、饮食注意事项、口服二甲双胍。治疗组除给予一般基础性治疗外，给予葛根芩连汤加减的中药（由葛根、黄芩、黄连、夏枯草、浙贝母、莪术、皂角刺等组成）；对照组除给予一般基础性治疗外，给予左甲状腺素钠（优甲乐）。临床观察共 12 周。经过 12 周的治疗发现，对照组和治疗组患者的中医临床症状、甲状腺功能（抗甲状腺球蛋白抗体、抗甲状腺过氧化物酶抗体）、血糖、血脂、胰岛素水平等都得到一定的改善，且治疗组的治疗效果明显优于对照组，两者具有统计学差异。研究观察期间未发生明显不良反应等。研究说明，葛根芩连汤加减可以改善 2 型糖尿病合并桥本甲状腺炎患者的中医临床症状、胰岛素水平、血糖、血脂、甲状腺功能（抗甲状腺球蛋白抗体、抗甲状腺过氧化物酶抗体）等相关指标，能够改善患者生活质量，具有安全性。

刘弘毅等 [405] 研究了中药调节肠道菌群（葛根芩连汤）对 2 型糖尿病合并骨质疏松患者的影响。将 100 例 2 型糖尿病合并骨质疏松患者随机分为观察组和对照组各 50 例。对照组患者采用药物控制血糖，并根据病情控制血压、血脂等，在此基础上予口服维生素 D 和钙剂以补钙，对于骨痛明显者静脉滴注唑来膦酸 5mg（100ml）；根据中医辨证，对脾胃气虚型采用六君子汤加减，对肝肾阴虚型采用左归丸加减，对肾虚血瘀型采用补肾活血剂加减。观察组在上述治疗方案上，对所有患者在中药方剂中加入葛根芩连汤。中药口服 28 天为 1 个疗程，治疗 2 个疗程后观察疗效。干预后，对照组总有效率为 80.0%，观察组总有效率为 94.0%，两组比较，观察组总有效率高于对照组（$P < 0.05$）；观察组大肠杆菌、双歧杆菌和乳酸杆菌改善程度均显著优于对照组（P 均 < 0.01）；观察组糖代谢指标、骨密度、骨钙素和血磷改善程度优于对照组（$P < 0.05$ 或 < 0.01）。研究说明，在辨证论治的基础上，加用葛根芩连汤治疗 2 型糖尿病合并骨质疏松，可改善临床症状和生化指标。

五、平议

葛根芩连汤常用于治疗糖尿病患者自主神经病变引起的"泄泻""下利""便溏"等症。

在《伤寒论》中，葛根芩连汤用于治疗太阳病表证未解，协热内陷阳明之证。《方剂学》也将葛根芩连汤列为"解表清里之剂"。

这里有一个需要回答的问题：使用葛根芩连汤时，一定要有表证吗？我的体会是：使用葛根芩连汤，不必拘泥于必备表证。我在临床上，经常用其治疗糖尿病患者湿热内蕴引起的泄泻，伴有舌红苔黄腻，脉滑数，面红身热等。

张仲景习用葛根治下利。如果仔细阅读《伤寒论》就会发现，仲景经常选用葛根治疗"下利"。在葛根芩连汤中，重用葛根为君药。葛根甘辛而凉，入脾、胃、肺经，意在用其升发脾胃清阳之气，以止泻利。仲景用葛根治疗"下利"，不止于葛根芩连汤。在葛根汤证条文中，也有治疗"必自下利"的例证。再从臣药黄芩、黄连这两味清热燥湿、厚肠胃的作用来看，主要也是应对湿热的。

　　糖尿病患者的泄泻有多种类型，其中治疗最为棘手的就是湿热内蕴证，特点是大便不成形，或稀溏，或初硬后溏，或黏腻臭秽，或黏滞不爽，而选用葛根芩连汤都有很好的效果。

玉女煎

一、出处、组成、用法

《景岳全书》:"治水亏火盛,六脉浮洪滑大,少阴不足,阳明有余,烦热干渴,头痛牙疼,失血等证……若大便溏泄者,乃非所宜。"

生石膏三五钱　熟地三五钱或一两　麦冬二钱　知母　牛膝各钱半

水一钟半,煎七分,温服或冷服。

二、现代剂量、用法

生石膏9～15g,熟地黄9～30g,麦冬6g,知母5g,牛膝5g。

水煎服,每日1剂,分2次或3次温服。

三、使用注意

阴津不足者,宜温服;胃火有余者,宜冷服。

大便溏泻者,不宜应用。

四、临床研究举要

(一)糖尿病

孟宪悦等[406]对玉女煎加减方治疗2型糖尿病的临床研究进行了Meta分析,以评价玉女煎治疗2型糖尿病的疗效及安全性。最终共筛选出9篇符合纳入标准的临床文献,包含730例受试患者。得出玉女煎治疗2型糖尿病在总有效率($OR=5.00$,$95\%CI[3.25, 7.71]$,$Z=7.30$,$P<0.000\,01$)、空腹血糖($MD=-0.86$,$95\%CI[-1.39, -0.34]$,$Z=3.20$,$P=0.001$)、糖化血红蛋白($MD=-0.92$,$95\%CI[-1.41, -0.44]$,$Z=3.71$,$P=0.000\,2$)等方面均优于对照组。初步证明应用玉女煎治疗2型糖尿病有效。

应亚利等[407] 观察了玉女煎联合西药治疗 2 型糖尿病阴虚热盛证的临床效果。将 96 例 2 型糖尿病患者随机纳入对照组（$n=48$）及观察组（$n=48$），2 组患者分别在常规治疗的基础上给予二甲双胍治疗及玉女煎联合二甲双胍治疗。治疗后，观察组的证候积分[（5.72 ± 1.81）分]低于对照组[（8.62 ± 2.65）分]，观察组总有效率（93.75%）高于对照组（79.17%），观察组的空腹血糖、餐后 2 小时血糖、糖化血红蛋白[（7.31 ± 1.24）mmol/L、（8.72 ± 2.19）mmol/L、（3.82 ± 1.44）%]均低于对照组[（8.64 ± 3.37）mmol/L、（13.07 ± 2.35）mmol/L、（5.05 ± 2.18）%]，差异均有统计学意义（均 $P<0.05$）。可以认为，玉女煎联合西药治疗 2 型糖尿病阴虚热盛证的临床效果显著，可明显降低证候积分，改善患者血糖水平。

张鸣等[408] 观察了玉女煎加减方对高血糖模型大鼠相关实验指标的影响。结果证明，玉女煎加减方能明显降低高血糖模型大鼠的血糖、血脂和各项血液流变学指标，并呈量效关系；其中在降低血糖方面，玉高组明显优于二甲双胍组（$P<0.05$）。实验研究同样证明，玉女煎加减方对糖尿病有一定的治疗作用。

在运用此方时应重视牛膝的作用。有研究者[409] 探究了玉女煎加减牛膝对阴虚内热型糖尿病大鼠糖脂代谢、炎症反应的影响，通过对一系列指标的检测，论证了牛膝具有增强玉女煎降低阴虚内热型糖尿病大鼠血糖、抑制炎症反应的效应，其机制可能与下调 IKK/IκB/NF-κB 信号通路有关。

（二）糖尿病肾病

欧阳美萍等[410] 观察了加减玉女煎治疗胃热阴虚型糖尿病肾病的临床疗效。将 80 例糖尿病肾病患者，随机分为对照组（$n=40$）和治疗组（$n=40$），其中对照组给予常规治疗，治疗组给予常规治疗 + 加减玉女煎治疗。治疗组总有效率（82.5%）高于对照组（65.0%），差异有统计学意义（$P<0.05$）；治疗后两组中医证候积分均有一定程度降低（$P<0.05$），且治疗组降低幅度较对照组更大（$P<0.05$）；治疗后两组 FPG、2hPG、HbA1c、SCr、24hUPQ、hs-CRP、IL-6 水平均有降低（$P<0.05$），且治疗组降低幅度较对照组更大（$P<0.05$）；两组均未出现不良反应。研究说明，加减玉女煎治疗胃热阴虚型糖尿病肾病患者有一定的临床疗效，有降低炎症水平的作用。

李唯佳等[411] 观察了玉女煎加减治疗肾移植术后血糖增高患者 15 例。结果显示，显效 8 例，有效 5 例，无效 2 例。

宋阳阳等[412]利用网络药理学技术结合动物实验验证,探讨了玉女煎治疗糖尿病肾病的可能的作用靶点与作用机制。通过 GEO 基因芯片差异分析,获得了 1 434 个糖尿病肾病的差异基因;从数据库中筛选了 37 个玉女煎活性成分,共对应 419 个靶点,通过交集分析共获得 47 个共同靶点;PPI 互作网络拓扑分析可得核心靶点血管细胞黏附分子 1(VCAM1);通过网络分析玉女煎关键活性成分 20 个。KEGG 结果可知,玉女煎作用的核心基因为上皮生长因子(EGF)、血管内皮生长因子(VEGFA)和磷脂酰肌醇 -4, 5- 二磷酸肌醇 -3- 激酶(PI3KCA),为 PI3K/Akt/mTOR 信号通路上的靶点。分子对接显示,玉女煎的关键活性成分薯蓣皂苷元 -VEGFA、山柰酚 -VCAM1 有比较强的结合活性。动物实验结果显示,玉女煎可以上调 GK 大鼠肾组织中 PI3KCA 和 VEGFA 蛋白表达($P<0.05$, $P<0.01$),下调 EGF 蛋白以及自噬相关基因 ATG5 和 Beclin 1 蛋白表达($P<0.05$, $P<0.01$),论证了玉女煎治疗糖尿病肾病的作用机制可能与 PI3K/Akt/mTOR 信号通路有关。

(三)糖尿病合并牙周炎

肖瑞等[413]探究了在常规西医治疗基础上,联合玉女煎加味对改善胃热阴虚型糖尿病牙周炎患者病情的影响。将 60 例胃热阴虚型糖尿病并发牙周炎患者随机分组,每组 30 例。对照组行常规西医治疗,观察组在对照组基础上加用玉女煎加味治疗。与对照组比较,治疗后观察组空腹血糖值更低($P<0.05$);与对照组比较,治疗后观察组的牙周探诊深度值(PD 值)和龈沟出血指数值(SBI 值)更低($P<0.05$);与对照组比较,治疗后观察组的中医证候计分更低($P<0.05$);与对照组比较,治疗后观察组的治疗有效率更高($P<0.05$)。研究说明,在常规西医治疗基础上,联合玉女煎加味对胃热阴虚型糖尿病牙周炎患者开展治疗,能够有效改善患者的牙周炎病情,促使患者更好地控制机体血糖,进而提升治疗效果。

在应用玉女煎时可配合针刺治疗,如谢佳伶[414]采用针刺与玉女煎加味方内服相结合的方法,设计随机对照临床试验,观察对照组(中药)和治疗组(针刺＋中药)患者接受不同治疗方案后,胃热阴虚证候的改善情况。共观察 60 例病患,其中对照组在牙周基础治疗基础上,采用中药玉女煎加味方进行治疗;治疗组在对照组基础上,增加针刺进行治疗,针刺选穴为双侧合谷、下关、颊车、内庭、足三里、三阴交、太溪。连续干预 4 周后,两组治疗后的 FPG、2hPG、中医证候积分、SBI 指数和 PD 值,均有统计学差异($P<0.05$)。

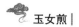

治疗组在牙周炎指标和中医症状的改善方面均优于对照组，显示中药结合针刺效果更佳。研究证明，单用玉女煎加味方对胃热阴虚型糖尿病牙周炎有一定的疗效，而在此基础上加用针刺对症治疗，效果优于单纯中医治疗。

（四）糖尿病其他并发症或合并症

王卫[415]探究了玉女煎对糖尿病大鼠心肌损伤的保护作用，揭示了玉女煎治疗糖尿病心肌病（DCM）的作用机制。采用随机分组法将大鼠分为空白对照组（NC组）、糖尿病组（DM组）和玉女煎组（YNJ组）。YNJ组给予玉女煎药液灌胃，NC组和DM组以同体积生理盐水灌胃作为对照。与DM组相比，YNJ组大鼠心脏组织中SIRT1、Nrf2和NQO1的表达水平显著升高（$P<0.01$）。KEGG富集结果显示，Nrf2信号通路、ErbB信号通路和Hedgehog信号通路可能是玉女煎治疗DCM的重要通路；GOBiologicalProcesses显示，玉女煎可能通过干预氧化应激防治DCM。分子对接结果表明，玉女煎的主要活性成分Stigmasterol、Diosgenin、Baicalein、Epiberberine和Palmatine与DCM的关键基因SIRT1、Nrf2、NQO1形成的构象结构稳定，结合活性较高。研究说明，玉女煎可通过提高糖尿病大鼠心肌组织中SIRT1的表达、调控Nrf2和NQO1表达升高而发挥抑制氧化应激的作用；玉女煎在治疗糖尿病及其并发症方面的广泛应用及抗心室重构作用，有望成为防治DCM的方剂。

陈丽娟等[416]观察了玉女煎合增液汤化裁方治疗糖尿病酮症酸中毒的临床疗效。将52例糖尿病酮症酸中毒患者随机分为两组，其中对照组给予西医常规治疗，治疗组在对照组的基础上加用玉女煎合增液汤化裁方。两组治疗1周后，治疗组总有效率高于对照组（96.88% vs 78.13%，$\chi^2=5.318$，$P=0.021$）；治疗组控制血糖、降尿酮、纠正酸中毒的时间均少于对照组[分别为（18.47±6.62）小时 vs（23.63±8.14）小时，$t=2.508$，$P=0.015$；（31.38±10.18）小时 vs（37.19±9.64）小时，$t=2.113$，$P=0.039$；（58.69±8.27）小时 vs（65.18±10.34）小时，$t=2.499$，$P=0.016$]；治疗组血清C反应蛋白（hs-CRP）水平明显低于同组治疗前及对照组治疗后[（2.14±1.28）mg/L vs（12.73±3.86）mg/L，（2.14±1.28）mg/L vs（5.31±2.37）mg/L，均 $P<0.05$]，而血清脂联素水平显著高于同组治疗前及对照组治疗后[（13.67±2.79）μg/ml vs（7.89±2.34）μg/ml，（13.67±2.79）μg/ml vs（11.91±3.01）μg/ml，$P<0.05$]。研究证明，在补液、持续小剂量胰岛素静脉滴注等基础上，加用玉女煎合增液汤化裁方治疗糖尿病酮症酸中毒，疗效更好。

李靖[417]观察了玉女煎加减治疗糖尿病周围神经病变患者 50 例，并与西药治疗的 38 例对照组患者对照，结果显示治疗组总有效率达 82%，对照组为 31.6%，两组比较有非常显著性差异（$P<0.01$）。

王瑶[418]基于结构化住院病历采集信息的 2 型糖尿病周围神经病变中医证治研究，共采集处方 414 方，其中六味地黄丸、补阳还五汤、生脉散、玉女煎、桃红四物汤列前 5 位。

戴琴等[419]观察了黄芪桂枝五物汤加味联合玉女煎对糖尿病周围神经病变的疗效。把 80 例糖尿病周围神经病变患者随机分为应用中药方剂的治疗组与应用西药依帕司他治疗的对照组，每组 40 例。治疗 3 周后，两组运动传导速度和感觉传导速度评分较治疗前均明显改善，治疗前后的差异具有统计学意义；另外，观察组和对照组之间的差异明显，有统计学意义。治疗组显效率达 85.0%，对照组为 62.5%，组间比较，差异有统计学意义（$P<0.01$）。研究说明，临床使用黄芪桂枝五物汤治疗糖尿病周围神经病变时，可考虑联合玉女煎。

糖尿病视网膜病变胃热伤阴证可用玉女煎合增液汤加减治疗[420]。

张再云[421]用消渴方合玉女煎加减治疗糖尿病合并白内障，取得较好疗效。

王怀彬等[422]运用自拟方玉女衍宗饮治疗糖尿病性阳痿 90 例，取得了一定的临床效果。

王李民[423]观察了玉女煎加味治疗糖尿病皮肤瘙痒症的临床疗效。对 102 例糖尿病皮肤瘙痒症患者采用玉女煎加味治疗，每天 1 剂，水煎服，治疗 2 周为 1 个疗程，1 个疗程后观察疗效。结果：痊愈 61 例，显效 29 例，无效 12 例，总有效率为 88.24%。研究证明，玉女煎加味治疗糖尿病皮肤瘙痒症有较好疗效。

五、平议

临床接诊中，糖尿病患者诉说或表述的不适症状中，常常有烦热干渴、消谷善饥等，舌象一般表现为舌红少津或苔黄而干。这与主治胃热阴虚证的玉女煎的主证相合。

玉女煎的功效主要在于清热滋阴。清热以达清脏腑热、清胃热的目的；滋阴在于养肾阴。肾阴亏耗，虚火上升，熏灼胃腑所纳之食物，故见多食易饥；胃火上炎，可见心烦、牙龈肿痛，甚或出血。方中主要药物包括生石膏、知母、麦冬、牛膝等，这些药物相互配伍，既清热，又滋阴，相得益彰，加强疗效。知母苦寒质润、滋清兼备，既助生石膏清胃热而止烦渴，又助熟地黄滋养肾阴；麦冬微苦甘寒，助熟地黄滋肾，而润胃燥，且可清心除烦，二者共为佐药。牛膝导热引血下行，且补肝肾，为佐使药，以降上炎之火，止上溢之血。

在临床实际使用中，如遇大便溏泄，脾胃阳虚者，则应慎用本方。在治疗过程中，应嘱患者避免辛辣刺激性食物的摄入，以免影响疗效。

临床上，应注意将玉女煎与清胃散、一贯煎相鉴别。三者的适应证在临床上有所区别。

玉女煎证所见的热象往往不及清胃散证。清胃散证所见胃火牙痛、牙宣出血等，常以胃火实热为主，常有积食化热的前提。玉女煎证以胃热阴虚为侧重，胃阴亏耗在前。

一贯煎证虽然也会见阴亏热郁的症状，但其涉及肝肾，伴有肝肾阴虚、肝胃郁热所致两目干涩、咽燥口干、头昏耳鸣、腰膝酸软、阳痿、大便干结等症状。

《血证论》云："五脏六腑，皆秉气于胃；五脏六腑之气，亦皆发见于胃；口者，胃之门户；故五脏六腑之气，皆见于此。"因此，日常临证遇见口舌之患，我也多从胃考虑，如遇口腔溃疡、口臭等症，也曾使用玉女煎加减进行治疗，收效显著。

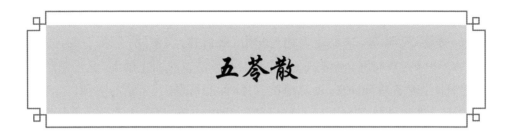

五苓散

一、出处、组成、用法

《伤寒论》："太阳病，发汗后，大汗出，胃中干，烦躁不得眠，欲得饮水者，少少与饮之，令胃气和则愈。若脉浮，小便不利，微热消渴者，五苓散主之。"

"发汗已，脉浮数，烦渴者，五苓散主之。"

"伤寒汗出而渴者，五苓散主之；不渴者，茯苓甘草汤主之。"

"中风发热，六七日不解而烦，有表里证，渴欲饮水，水入则吐者，名曰水逆，五苓散主之。"

"病在阳，应以汗解之，反以冷水噀之，若灌之，其热被劫不得去，弥更益烦，肉上粟起，意欲饮水，反不渴者，服文蛤散；若不差者，与五苓散。寒实结胸，无热证者，与三物小陷胸汤。"

"太阳病，寸缓关浮尺弱，其人发热汗出，复恶寒，不呕，但心下痞者，此以医下之也。如其不下者，病人不恶寒而渴者，此转属阳明也。小便数者，大便必鞕，不更衣十日，无所苦也。渴欲饮水，少少与之，但以法救之。渴者，宜五苓散。"

"霍乱，头痛发热，身疼痛，热多欲饮水者，五苓散主之；寒多不用水者，理中丸主之。"

"本以下之，故心下痞，与泻心汤。痞不解，其人渴而口燥烦，小便不利者，属五苓散。"

《金匮要略》："假令瘦人脐下有悸，吐涎沫而癫眩，此水也，五苓散主之。"

"脉浮，小便不利，微热消渴者，宜利小便、发汗，五苓散主之。"

"渴欲饮水，水入则吐者，名曰水逆，五苓散主之。"

猪苓十八铢，去皮　泽泻一两六铢　白术十八铢　茯苓十八铢　桂枝半两，去皮

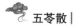

上五味,捣为散,以白饮和服方寸匕,日三服。多饮暖水,汗出愈。

二、现代剂量、用法

猪苓 9g,泽泻 15g,白术 9g,茯苓 9g,桂枝 6g。

水煎服,温服取微汗。也可制成散剂,每服 6～10g,用米汤调服或热开水冲服,多饮热水,取微汗。

三、使用注意

本方虽有纠正脱水的作用,但对于重度脱水及伴有严重电解质紊乱者,不能单纯依靠本方,须结合补液等其他纠正水电解质紊乱的措施。

少数患者服用本方后,会出现腹泻或便秘,可减量或停服。

吐水者宜用散剂,无上消化道症状者可用汤剂。

服用五苓散后宜饮热开水,取微汗为宜,平时忌食冰冷食物。

日本有使用此方发生肾小管间质性肾炎和葡萄膜炎综合征的报道。

本方与非甾体类解热镇痛药联用,可能会影响疗效。

四、临床研究举要

(一)糖尿病前期

朱洁萍[424]探讨了茵陈五苓散对糖调节受损(IGR)的影响。把 IGR 患者随机分为实验组及行为干预组各 30 例,其中实验组口服茵陈五苓散汤剂(药物组成:茵陈 30g,泽泻 15g,猪苓 10g,白术 10g,茯苓 10g,桂枝 6g),行为干预组仅予单纯生活方式干预。8 周为 1 个疗程,观察治疗前后两组患者 IR 及血清炎症因子水平的变化。8 周后,实验组的腰围(WC)、BMI、FINS、FPG、2hPG、稳态胰岛素抵抗指数(HOMA-IR)、超敏 C 反应蛋白(hs-CRP)、白细胞介素 -6(IL-6)、肿瘤坏死因子 α(TNF-α)水平均较治疗前显著降低,IL-10 水平则较治疗前显著升高(P 均 < 0.05)。研究说明,使用茵陈五苓散干预治疗,能使 IGR 患者减轻体重、减少腰围、降低血糖、改善体内胰岛素抵抗及炎症状态。本研究结果同时表明,应用茵陈五苓散治疗 IGR 人群时,使其胰岛素抵抗改善的作用机制可能与该汤剂降低患者血清 hs-CRP、IL-6、TNF-α 水平以及升高血清 IL-10 水平有关。研究过程中未发现明显的药物不良反应,说明使用茵陈五苓散治疗 IGR 疗效确切,且安全性好。

（二）糖尿病

蔡志敏[425]探讨了对痰浊中阻型 2 型糖尿病患者应用五苓散加味联合二甲双胍的治疗效果。将 90 例研究对象随机分成治疗组与对照组各 45 例，均予以饮食及运动干预，其中对照组在此基础上应用二甲双胍治疗 3 个月，治疗组则应用二甲双胍联合五苓散加味治疗 3 个月。对比 2 组治疗效果，发现治疗组治疗 3 个月后 FPG、2hPG、IL-6、IL-8 及 TNF-α 水平均显著低于治疗前（$P < 0.05$），且治疗组降低程度显著优于对照组（$P < 0.05$）；2 组不良反应发生率无显著差异（$P > 0.05$）。研究说明，联合使用五苓散加味及二甲双胍治疗痰浊中阻型 2 型糖尿病，可降低血糖水平及血清炎症因子水平，且用药不良反应发生率低。

（三）糖尿病肾病

马超等[426]研究了五苓散加减与盐酸贝那普利片联用治疗老年糖尿病肾病的效果。将 114 例患有糖尿病肾病的老年患者随机分为两组，每组 57 例。对照组患者予以盐酸贝那普利片治疗，观察组患者在对照组的基础上联合五苓散加减进行治疗。干预后，观察组总有效率为 96.49%，高于对照组的 85.96%，差异有统计学意义（$P < 0.05$）。治疗后，观察组血糖指标、血脂水平、肾功能均优于对照组，差异均有统计学意义（$P < 0.05$）。研究说明，老年糖尿病肾病患者采取五苓散加减与西药联合治疗，能降低血糖水平，改善肾功能和血脂代谢。

陈海珊等[427]观察了补阳还五汤联合五苓散治疗气虚血瘀型糖尿病肾病的临床疗效，及其对糖尿病肾病患者肾功能及肾纤维化指标的影响。将 60 例气虚血瘀型糖尿病肾病患者随机分为两组各 30 例，其中对照组予常规治疗，治疗组在对照组治疗基础上予补阳还五汤联合五苓散治疗，疗程为 8 周。干预后，治疗组总有效率为 83.33%，对照组总有效率为 56.67%，两组比较差异有统计学意义（$P < 0.05$）。两组的肾功能、肾纤维化指标及中医临床证候均较治疗前明显改善，且治疗组优于对照组（$P < 0.05$）。研究说明，补阳还五汤联合五苓散治疗糖尿病肾病，可以改善肾功能，延缓肾功能恶化进程及肾纤维化，减少尿蛋白。

王诗怡等[428]基于网络药理学方法探讨了五苓散改善糖尿病肾病的作用机制。获得 50 个活性化合物，药物靶点 29 个，疾病靶点 2 572 个，交集靶点 21 个。PPI 网络关键靶点包括 CASP3、ESR1、RELA、AR 等。GO 功能富集分析显示,五苓散治疗糖尿病肾病涉及的生物学过程主要集中于 DNA 结合转录激活活性 RNA 聚合酶 II 特异性、类固醇激素受体、类固醇结合、核受体活性、转录因子活性直接配体调节的序列特异性 DNA 结合等。通过分析富集的 KEGG 通路可以发现,糖尿病并发症中的 AGE-RAGE 信号通路、PI3K-Akt 信号通路以及乙型肝炎、细胞凋亡、甲型流感、癌症相关通路等可能是本方发挥作用的主要信号通路。研究初步预判五苓散可能通过靶向作用关键蛋白和重要通路达到改善糖尿病肾病的效用。

(四)糖尿病眼病

梁嘉慧[429]探究了加减五苓散对糖尿病合并白内障患者行超声乳化白内障吸除术(PHACO)后黄斑水肿的防治作用。将 96 例(99 眼)符合纳入标准的患者随机分为两组,其中对照组患者 48 例(50 眼),研究组患者 48 例(49 眼)。所有病例均行超声乳化联合人工晶体植入术治疗。对照组术后予妥布霉素地塞米松滴眼液(典必殊)、0.5% 左氧氟沙星滴眼液(可乐必妥)、0.1% 玻璃酸钠滴眼液(海露)持续点眼 1 周,1～2 滴 / 次,4 次 /d。研究组在相同治疗基础上予口服加减五苓散煎剂。观察并收集两组术前、术后 1 周、术后 1 个月的最佳矫正视力(BCVA)、眼压(IOP)、光学相干断层扫描仪(OCT)检测的黄斑中心凹视网膜厚度(CMT)和黄斑水肿发病率,分析比较两组患者术后 BCVA、眼压、CMT 变化情况及黄斑水肿发病率。干预后,组间比较,对照组与研究组的 BCVA 在术后 1 周差异无统计学意义($P > 0.05$)。在术后 1 个月,研究组视力恢复程度优于对照组,差异具有统计学意义($P < 0.05$)。两组术后 CMT 整体趋势均增高。术后 1 个月,对照组 CMT 显著高于研究组($P < 0.05$)。对照组、研究组眼压在术后整体趋势均下降($P < 0.05$)。对照组、研究组眼压在术后 1 周、术后 1 个月时均显著低于术前($P < 0.05$)。对照组及研究组眼压在手术后的组间差异均无统计学意义($P > 0.05$)。对照组黄斑水肿发病率为 12.0%,研究组黄斑水肿发病率为 4.0%,组间比较无统计学意义($P > 0.05$)。两组术后 1 周、术后 1 个月时黄斑水肿发病率差异均无统计学意义($P > 0.05$)。研究说明,加减五苓散可有效促进糖尿病患者 PHACO 后 1 个月视功能恢复,可有效减少糖尿病患者 PHACO 后 1 个月 CMT 增加,可能在一定程度上降低糖尿病患者 PHACO 后 1 周、1 个月眼压。研究基于糖尿病合并白内障患者体质分布及黄斑水肿中医发病特点,认为加减五苓散可能对糖尿病患者 PHACO 后黄斑水肿有一定防治作用。

马宇等[430]探讨了复方血栓通胶囊联合五苓散加减辨治糖尿病视网膜病变围光凝期的临床效果,以期提高临床诊治水平。将 75 例糖尿病视网膜病变围光凝期患者分成 2 组,其中对照组 36 例给予常规西药治疗,观察组 39 例加用复方血栓通胶囊联合五苓散治疗,观察治疗后临床效果。干预后,对照组视力提高比率为 41.67%、总有效率为 66.67%,观察组视力提高比率为 58.98%、总有效率为 84.62%,对照组显效率为 38.9%、总有效率为 69.45%,观察组显效率为 56.41%、总有效率为 87.12%,以上 2 组比较差异有统计学意义,另在荧光渗漏面积上比较差异有统计学意义。研究说明,复方血栓通胶囊联合五苓散加减能改善糖尿病视网膜病变围光凝期临床症状,提高临床效果。

张林平[431]探讨分析了中药五苓散加味治疗糖尿病黄斑水肿的临床疗效。将 50 例(94 只眼)糖尿病黄斑水肿患者随机分为 A、B 两组,其中 A 组(29 例,54 只眼)采用中药五苓散加味治疗,B 组(21 例,40 只眼)采用球周注射曲安奈德治疗,比较两组患者治疗 1 个月后的临床疗效。两组患者经过治疗,病情均有明显改善,各项指标与治疗前相比有显著性差异($P > 0.05$),但两种方法疗效间的差异无统计学意义($P < 0.05$)。研究说明,中药五苓散加味治疗糖尿病黄斑水肿在短期内具有一定的临床疗效,其与球周注射曲安奈德的治疗方式在疗效上无统计学差异。

(五)糖尿病神经源性膀胱

陈杭等[432]探究了加味五苓散联合琥珀酸索利那新治疗血瘀水停型糖尿病神经源性膀胱(DNB)的临床疗效。将 80 例 DNB 患者随机分为对照组和治疗组,每组 40 例,均对血糖进行严格调控,其中对照组给予琥珀酸索利那新 5mg 口服、1 次 /d,治疗组在此用药方案上加用加味五苓散。设定 4 周为 1 个疗程,连续用药 2 个疗程后评价两组患者治疗前后中医证候积分、膀胱残余尿量、尿流动力学相关指标及血糖的变化情况。干预后,对照组的总有效率为 55.0%,治疗组的总有效率为 77.5%,通过对比临床有效率发现治疗组效果较好,差异具有统计学意义($P < 0.05$)。对比两组患者的中医证候积分后,发现二者均较治疗前明显减低($P < 0.05$),且治疗组的积分低于对照组($P < 0.05$),差异具有统计学意义;二者的尿流动力学指标、膀胱残余尿量均较治疗前改善($P < 0.05$),且治疗组较对照组改善更加明显,差异具有统计学意义($P < 0.05$)。而二者的血糖状况,包括 FPG、2hPG 及 HbA1c,

均较治疗前无明显变化,不具有统计学意义($P > 0.05$)。研究说明,加味五苓散联合琥珀酸索利那新能缓解血瘀水停型糖尿病神经源性膀胱的症状。

刘青等[433]研究了李赛美运用加味五苓散治疗糖尿病神经源性膀胱的证治规律。选取李赛美门诊病历 70 份,基于形式概念分析理论,建立形式背景,生成属性偏序结构图,从中发现并总结李赛美运用加味五苓散的方药及方证配伍规律。结果显示,李赛美常用加味五苓散合小柴胡汤治疗糖尿病神经源性膀胱,并加补气、温阳之品,寒温并用,经腑同治。

(六)糖尿病肥胖

蔡宏桂等[434]探讨了茵陈五苓散联合利拉鲁肽对肥胖型 2 型糖尿病(T2DM)患者糖脂代谢、胰岛素敏感性和氧化应激的影响。将 160 例痰湿内蕴型肥胖型 T2DM 患者随机分为对照组(利拉鲁肽治疗,80 例)和研究组(茵陈五苓散联合利拉鲁肽治疗,80 例)。干预后,与对照组相比,研究组的临床总有效率更高($P < 0.05$);研究组治疗后体重指数(BMI)、空腹血糖(FPG)、腰臀比(WHR)、餐后 2 小时血糖(2hPG)、丙二醛(MDA)、糖化血红蛋白(HbA1c)、稳态模型胰岛素抵抗指数(HOMA-IR)、总胆固醇(TC)、黄嘌呤氧化酶(XO)、甘油三酯(TG)、低密度脂蛋白胆固醇(LDL-C)较对照组低($P < 0.05$)。治疗后研究组稳态模型胰岛 β 细胞功能指数(HOMA-β)、高密度脂蛋白胆固醇(HDL-C)、超氧化物歧化酶(SOD)高于对照组($P < 0.05$)。两组不良反应发生率组间对比未见差异($P > 0.05$)。研究说明,茵陈五苓散联合利拉鲁肽治疗肥胖型 T2DM,可调节糖脂代谢水平,降低胰岛素敏感性,减轻氧化应激,且具有一定安全性。

何东盈等[435]探究了茵陈五苓散联合穴位按摩对痰湿型肥胖型 2 型糖尿病(T2DM)的治疗效果。将痰湿型肥胖型 T2DM 患者 60 例作为研究对象,随机分为 A、B、C 3 组各 20 例,其中 A 组给予陈五苓散治疗,B 组采用穴位按摩治疗,C 组采用茵陈五苓散联合穴位按摩治疗。治疗 3 个月后,C 组总有效率为 95.00%(19/20),与 A 组(75.00%,15/20)、B 组(70.0%,14/20)比较差异有统计学意义($P < 0.05$),A、B 两组总有效率组间比较差异无统计学意义($P > 0.05$);治疗后,3 组 HbA1c、FPG、2hPG、TC、TG、LDL、HDL 水平及 FINS、HOMA-IR、体重、BMI 和腰围值显著下降,HOMA-β 值显著增大,差异有统计学意义($P < 0.05$),且 C 组血糖、血脂、胰岛素及肥胖指标水平与A、B 两组比较差异有统计学意义($P < 0.05$);C 组脂肪含量、上肢肌肉含量、

内脏脂肪面积、体脂率、蛋白质含量及无机盐含量等与 A、B 两组比较差异有统计学意义（$P<0.05$）；3 组治疗过程未见严重不良反应。研究说明，茵陈五苓散联合穴位按摩治疗痰湿型肥胖型 T2DM 疗效确切，较单独使用茵陈五苓散或穴位按摩疗效更好，能有效调节血糖、血脂水平，改善胰岛素抵抗。

（七）糖尿病其他并发症或合并症

王勇等 [436] 观察了五苓散治疗 2 型糖尿病合并代谢相关脂肪性肝病的临床疗效。将 2 型糖尿病合并代谢相关脂肪性肝病湿浊内停证患者 60 例，在生活方式干预基础上随机分为两组各 30 例，其中治疗组予五苓散口服，对照组予二甲双胍片口服，治疗 12 周。干预后，治疗组总有效率为 90.00%，对照组总有效率为 70.33%，两组比较有统计学差异（$P<0.05$）。治疗前后两组体重指数、肝酶、稳态模型胰岛素抵抗指数、血糖、血脂及肝脏瞬时弹性成像可控衰减参数水平组内比较有统计学差异（$P<0.01$）。治疗后两组中医证候积分、体重指数、腰围、肝酶、稳态模型胰岛素抵抗指数、血脂及肝脏瞬时弹性成像可控衰减参数水平组间比较，治疗组优于对照组（$P<0.05$）。研究说明，五苓散治疗 2 型糖尿病合并代谢相关脂肪性肝病湿浊内停证，可改善患者临床症状，减轻体重，改善肝酶、血脂等生化指标水平，同时能减少肝脏脂肪含量，提高临床疗效。

何慧嫱等 [437] 探析了五苓散加味治疗 2 型糖尿病合并血脂异常的临床效果。将 150 例 2 型糖尿病合并血脂异常患者依药物治疗差异分为参照组（75 例，常规西药治疗）和研究组（75 例，常规西药治疗 + 五苓散加味治疗）。统计结果显示，两组患者经治疗干预后，血糖和血脂水平均有所降低，但研究组患者下降水平均优于参照组，对比均差异明显（$P<0.05$）。研究说明，对于 2 型糖尿病合并血脂异常患者，在常规西药治疗的基础上加用五苓散加味汤药，降糖、降脂效果显著。

五、平议

五苓散是利水的名方，可通阳化气，健脾利水。我在辨证使用五苓散时，通常围绕着"水"，如便溏泄泻、小便不利、水肿等。

五苓散常用于治疗糖尿病肾病。糖尿病肾病是糖尿病常见的严重微血管并发症，早期以夜尿增多、解泡沫尿为主要临床表现，晚期常因低蛋白血症而引起顽固性水肿，此时可考虑使用五苓散进行治疗。这张方子的主要功能是利水渗湿、温阳化气。

方中重用泽泻为君药，其性寒，味甘淡，为利水渗湿之要药；猪苓利水道，茯苓利小便，共为臣药，以加强利水渗湿之效；泽泻、猪苓、茯苓合用，可促水之通降。白术健脾，可运化水湿；桂枝温通经脉、助阳化气，可助膀胱气化，通利小便。桂枝、白术与茯苓合用，可助水之升散。上述诸药合用，可调节水液代谢的整个过程，因此五苓散有"治水第一方"的美誉。

其实，五苓散和猪苓汤均为治水名方，且无论在组成还是功效上均十分相似。那么，二者有何区别呢？这两个方剂均含有泽泻、茯苓、猪苓三味淡渗利湿的中药，有通调水道之功，均可用于水蓄膀胱之肾系疾病。前者加桂枝、白术以通阳化气利水，临床上主要用于糖尿病肾病等所致慢性肾衰竭；后者加滑石、阿胶以滋阴清热利水，临床上主要用于急性肾小球肾炎、急性肾盂肾炎等偏热性疾病。

为提高疗效或根据病情需要，临床上使用五苓散时，可适当调整原方剂量配比，如水肿偏盛者，可加大泽泻、白术剂量，反之宜少。但因泽泻有通便作用，故大便稀溏时，泽泻用量宜小。

四妙丸

一、出处、组成、用法

《成方便读》:"二妙丸,苍术、黄柏。治湿热盛于下焦,而成痿证者。夫痿者萎也,有软弱不振之象。其病筋脉弛长,足不任地,步履歪斜,此皆湿热不攘,蕴留经络之中所致。然湿热之邪,虽盛于下,其始未尝不从脾胃而起。故治病者必求其本,清流者必洁其源。方中苍术,辛苦而温,芳香而燥,直达中州,为燥湿强脾之主药。但病既传于下焦,又非治中可愈。故以黄柏苦寒下降之品,入肝肾直清下焦之湿热,标本并治,中下两宜,如邪气盛而正不虚者,即可用之。本方加牛膝,为三妙丸。以邪之所凑,其气必虚。若肝肾不虚,湿热决不流入筋骨。牛膝补肝肾、强筋骨,领苍术、黄柏入下焦而祛湿热也。再加苡仁,为四妙丸。因《内经》有云:治痿独取阳明,阳明者主润宗筋,宗筋主束筋骨而利机关也。苡仁独入阳明,祛湿热而利筋络。故四味合而用之,为治痿之妙药也。"

二、现代剂量、用法

汤剂制法:苍术 10g,黄柏 10g,川牛膝 10g,薏苡仁 15～30g。
水煎服,每日 1 剂,分 2 次或 3 次温服。
丸剂制法:苍术 240g,黄柏 240g,牛膝 240g,薏苡仁 240g。
水泛为丸,每服 6～9g,温开水送下。

三、使用注意

风寒湿痹者慎用;孕妇慎用。
服药期间,忌食辛辣、油腻食物。

四、临床研究举要

四妙丸出自清代《成方便读》，由黄柏、苍术、牛膝、薏苡仁组成，具有清热利湿的功效。四妙丸作为清热利湿的经典方剂，在糖尿病及其并发症的治疗中展现出广泛的应用前景。其通过多途径、多靶点的作用机制，可有效改善糖尿病患者的多种症状及生化指标。

（一）糖尿病周围神经病变

刘爱萍等[438]通过网络药理学和分子对接技术，发现四妙散可能通过调控 AKT1 和 VCAM1 等靶基因，参与糖尿病周围神经病变的治疗，显示出多成分、多靶点、多信号通路的特色。

邓永军[439]从络病论治糖尿病周围神经病变，应用四妙散加味治疗湿热互结、络脉瘀阻型糖尿病周围神经病变，效果显著。

（二）糖尿病足

王聪[440]、王小艳[441]等学者观察了补阳还五汤合四妙丸加减治疗糖尿病足的临床疗效，结果显示治疗组治疗有效率显著高于对照组。

（三）糖尿病合并血脂异常

王金彪等[442]研究发现，加减四妙散能降低 2 型糖尿病模型小鼠血糖，改善血脂代谢，减轻肝组织病理变化。

张燕[443]通过网络药理学研究，探讨了四妙丸治疗痛风的有效成分和作用机制，发现其多途径、多靶点的作用特点，为糖尿病合并血脂异常的治疗提供了参考。

（四）糖尿病肾病

袁丽莎等[444]总结了张宁治疗糖尿病周围神经病变的经验，提到在糖尿病肾病的晚期治疗中，常用四妙丸加减以清热除痰利湿，表明四妙丸在糖尿病肾病的治疗中也可能发挥重要作用。

五、平议

湿热难治。四妙丸是治疗湿热的良方。当糖尿病患者出现糖尿病足或合并痛风性关节炎时，主要表现为关节红、肿、热、痛，属湿热之证。此时可考虑使用清湿热的经典名方——四妙丸。

四妙丸由二妙丸加味变化而来。二妙丸即黄柏与苍术的组方。这两个方剂均可清热燥湿，用于湿热之证。临床上该如何选择呢？二妙丸中苍术燥湿健脾，黄柏清热燥湿，两药同可燥湿，故二妙丸主要用于湿重于热的病症。四妙丸是在二妙丸的基础上增加了薏苡仁、牛膝；薏苡仁淡渗利湿，导湿热从小便而去，可助黄柏清热利湿，助苍术健脾燥湿；牛膝可补益肝肾、利关节、活血通经、引火下行。上述四药合用，具有清热利湿、舒筋壮骨的作用。需要注意的是，四妙丸中使用的黄柏为盐炒黄柏，可减轻黄柏的苦寒之性，且咸入肾，盐炒后可以增强黄柏滋阴降火之功，从而使全方清热的效力大为减弱。因此，四妙丸偏于利湿除痹，尤适合关节肿痛之湿热痹证。

还有一个经常容易混淆的问题，即方中的牛膝到底是用怀牛膝还是用川牛膝。两者均能活血通经、补肝肾、强筋骨、引火下行。但怀牛膝长于补肝肾、强筋骨，川牛膝长于活血通经。原方中并未标注具体用哪种。我仔细阅读了张秉成《成方便读》对四妙丸的解释——"以邪之所凑，其气必虚。若肝肾不虚，湿热决不流入筋骨。牛膝补肝肾、强筋骨，领苍术、黄柏入下焦而祛湿热也。再加苡仁，为四妙丸"，从这里可以看出方中牛膝应该是怀牛膝。我的体会是，可以用"有余和不足"选择，即肝肾不虚用川牛膝，肝肾亏虚则用怀牛膝。

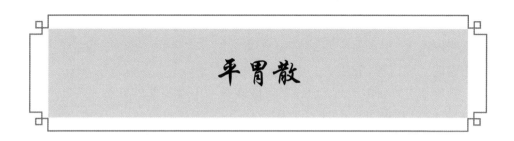

平胃散

一、出处、组成、用法

《医方类聚》引《简要济众方》："治胃气不和，调气进食平胃散方。"

苍术四两，去黑皮，捣为粗末，炒黄色　厚朴三两，去粗皮，涂生姜汁，炙令香熟　陈橘皮二两，洗令净，焙干　甘草一两，炙黄

上件药四味，捣罗为散，每服二钱，水一中盏，入生姜二片、枣二枚，同煎至六分，去滓，食前温服。

二、现代剂量、用法

汤剂制法：苍术 12g，厚朴 9g，陈皮 6g，炙甘草 3g。

水煎服，加生姜 2 片、大枣 2 枚，每日 1 剂，分 2 次或 3 次温服。

散剂制法：苍术 120g，厚朴 90g，陈皮 60g，炙甘草 30g。

上为细末，每服 4～6g，姜枣煎汤送下。

三、使用注意

孕妇慎用。阴虚，脾虚胃弱者，不宜应用。

四、临床研究举要

现代研究表明，平胃散在治疗多种疾病中均表现出显著疗效，尤其在糖尿病及其并发症、消化不良、肥胖等方面，其作用机制可能涉及改善胰岛素抵抗、调节糖脂代谢、促进胃肠动力、减轻炎症反应等多个方面。

（一）2 型糖尿病与糖尿病前期

仲奕瑾[445] 研究发现，平胃散加味联合洛塞那肽注射液治疗超重 / 肥胖型 2 型糖尿病脾虚湿困证患者，能够显著降低患者体重、BMI、血糖及血脂

水平,适当改善空腹胰岛功能及胰岛素抵抗现象,且不良反应发生率低。

张国庆等 [446] 的研究表明,芩连平胃散能有效降低 2 型糖尿病湿热困脾证患者的空腹血糖、餐后 2 小时血糖及血脂水平。

黄文忠 [447] 研究发现,加味平胃散联合二甲双胍能够显著改善脾虚痰湿型肥胖型糖尿病前期患者的临床症状,提高生活质量,减轻体重,增强胰岛素敏感性。

黄一涛等 [448] 研究发现,医学营养治疗结合平胃散加减能够显著提高孕前高体重指数痰湿质孕妇的孕期增重适宜率和自然分娩率,降低妊娠糖尿病发生率。

(二)糖尿病周围神经病变

崔东晓等 [449] 采用加味平胃散配合脉络宁注射液治疗糖尿病周围神经病变,与对照组相比,治疗组在总有效率、神经(腓总神经、胫神经、腓浅神经)传导速度、血液流变学变化方面均取得显著改善。

(三)糖尿病性胃肠病

糖尿病患者的胃肠道症状多种多样,严重影响患者的生活质量和血糖控制。

多项研究 [450~452] 证实了平胃散与半夏泻心汤联合使用,在治疗糖尿病性胃肠病方面,疗效优于莫沙必利等西药。

平胃散加味在改善糖尿病性胃轻瘫临床症状方面效果显著 [453~455]。

糖尿病合并消化不良患者,应用香砂平胃颗粒联合莫沙必利胶囊能够减轻临床症状,改善消化功能 [456]。

面对降糖药引起的胃肠道反应,加味平胃散也取得了良好效果 [457]。

五、平议

胃轻瘫(糖尿病胃肠自主神经功能紊乱)是糖尿病患者常见的并发症之一,常伴有脘腹胀满、不思饮食、恶心、舌苔白厚腻等,可选用平胃散加减治疗。

现代人常居空调房、多食生冷瓜果、多食肥甘厚腻之品、少动多逸,故湿滞脾胃的情况多见。脾为太阴湿土,主运化,喜燥恶湿。湿邪滞于中焦,则脾失健运,气机不畅,出现脘腹胀满、食少无味;胃失和降,上逆而恶心呕吐、嗳气吞酸。湿为阴邪,其性重浊黏腻,故见肢体沉重、怠惰嗜卧。湿邪中阻，下注肠道，可见泄泻。

　　治疗大法当以燥湿运脾为主，兼以行气和胃。方中苍术燥湿运脾，为君药；厚朴行气除满，味苦性燥而能燥湿，与苍术有相须之妙，为臣药；陈皮理气和胃、燥湿醒脾化痰，协苍术、厚朴而使燥湿行气之力益彰，为佐药；炙甘草甘平入脾，既可益气补中而实脾，又能调和诸药，为佐使药。煎煮时少加姜枣健脾和中。诸药合用，共奏燥湿运脾、行气和胃之功，是治疗湿滞脾胃的基础方。症见"脘腹胀满，舌苔白厚腻"，是选用平胃散的一个重要指征。

　　由平胃散衍化出诸多名方。对于伴有四时伤寒、瘴疫时气、霍乱吐泻者，可加藿香、半夏，称为不换金正气散，在燥湿的基础上加强了解表、降逆止呕的功效。临床中遇到水土不服的时候，不换金正气散也可作为基础方加减使用。对于素多痰湿，复感外邪，痰湿阻于少阳，寒多热少之湿疟，可加小柴胡汤，称为柴平汤。在燥湿的同时，增加和解少阳之功。对于湿邪停滞、下注引起的泄泻不止、口干、小便不利、低热、饮水呕吐者，可加五苓散，为胃苓散，较平胃散加强了解表、温化湿邪的功效。

　　临床中应当注意的是，本方燥湿力度较强，如阴亏、舌苔剥少者慎用，或配伍他药共用。

半夏白术天麻汤

一、出处、组成、用法

《医学心悟》："眩，谓眼黑；晕者，头旋也。……有湿痰壅遏者，书云头旋眼花，非天麻、半夏不除是也，半夏白术天麻汤主之。"

半夏一钱五分　天麻　茯苓　橘红各一钱　白术三钱　甘草五分　生姜一片　大枣二枚

水煎服。

二、现代剂量、用法

制半夏 9g，天麻、茯苓、橘红各 6g，白术 18g，甘草 3g，生姜 1 片，大枣 2 枚。

水煎服，每日 1 剂，分 2 次或 3 次温服。

三、使用注意

阴虚阳亢，气血不足所致之眩晕，不宜使用。

四、临床研究举要

半夏白术天麻汤的临床证据主要集中于糖尿病前期、糖尿病合并高血压以及糖尿病合并眩晕。

（一）糖尿病前期

陈维铭等[458]观察了半夏白术天麻汤对单纯性肥胖患者胰岛素抵抗的影响。将 90 例患者单盲随机分成 2 组，其中治疗组（60 例）给予半夏白术天麻汤治疗，对照组（30 例）给予防风通圣丸治疗，并与同期 30 例健康体检者比较。治疗组治疗后 BMI、腰臀比（WHR）、空腹胰岛素（FINS）及舒张压明显下降（$P<0.05$），胰岛素敏感指数（ISI）明显上升（$P<0.05$），且优于对照组治疗后（$P<0.05$）。ISI 的提高与 BMI、WHR 的下降呈显著负相关（$P<0.05$）。一定程度上说明，半夏白术天麻汤不仅能改善单纯性肥胖患者的体脂参数，同时也能改善胰岛素抵抗，预防高血压、糖尿病等相关疾病。

（二）糖尿病合并高血压

唐莎莎[459] 分析了半夏白术天麻汤治疗糖尿病伴高血压患者的临床效果。将 76 例糖尿病伴高血压患者，随机分为对照组（常规治疗）和观察组（常规治疗联合半夏白术天麻汤）。2 组治疗后，观察组 FPG、2hPG、HbA1c 水平低于对照组（$P<0.05$），观察组 SBP、DBP 低于对照组（$P<0.05$）。研究说明，糖尿病合并高血压患者采用半夏白术天麻汤治疗，可有效改善血糖和血压水平，并提升临床疗效。

吴迪等[460] 应用半夏白术天麻汤联合丹参酮对痰瘀阻络型糖尿病合并高血压患者进行临床干预。将 72 例患者随机分为对照组（36 例）和治疗组（36 例）。对照组给予适宜的降压药物，治疗组给予半夏白术天麻汤联合丹参酮，余基础治疗相同。治疗 30 天后，治疗组 FPG、TC、TG、HbA1c 及对照组 FPG 指标均降低，与治疗前比较，差异有统计学意义（$P<0.05$）；且治疗组优于对照组，差异有统计学意义（$P<0.05$）。治疗后两组血压均显著降低，与治疗前比较，差异有统计学意义（$P<0.05$）。治疗后两组中医证候评分均有下降，与治疗前比较，差异有统计学意义（$P<0.05$）；且治疗组治疗后评分低于对照组，差异有统计学意义（$P<0.05$）。治疗后两组临床疗效比较，治疗组总有效率为 85.29%、对照组总有效率为 44.12%，差异有统计学意义（$P<0.01$）。治疗过程中，对照组有 2 例患者出现头痛、水肿、干咳等不良反应，而治疗组未出现不良反应。研究说明，半夏白术天麻汤联合丹参酮治疗糖尿病合并高血压有一定的降压效果，同时可以控制血脂、血糖，改善患者临床症状，且不良反应较少。

（三）糖尿病合并眩晕

王玲玲[461] 观察了半夏白术天麻汤治疗脾虚痰湿型糖尿病合并眩晕的临床疗效。将 94 例脾虚痰湿型糖尿病合并眩晕患者随机分为对照组（$n=47$）和观察组（$n=47$）。对照组患者给予降低血糖药物，观察组给予半夏白术天麻汤治疗。与治疗前比较，治疗后两组患者餐后血糖、空腹血糖、糖化血红蛋白、收缩压、舒张压、眩晕障碍评定量表评分及中医证候积分均明显降低，而生存质量评分明显上升，差异均有统计学意义（$P < 0.05$）；治疗后，观察组的餐后血糖、空腹血糖、糖化血红蛋白、收缩压、舒张压、眩晕障碍评定量表评分、中医证候积分均明显低于对照组，而生存质量评分明显高于对照组，差异均有统计学意义（$P < 0.05$）。对照组有效率为 65.96%，观察组有效率为 91.49%，两组有效率比较，差异有统计学意义（$P < 0.05$）。可以认为，半夏白术天麻汤治疗脾虚痰湿型糖尿病合并眩晕的临床疗效显著，可降低患者血糖、血压水平，降低中医证候积分，提高生存质量评分。

闫红静[462] 探讨了中西医疗法治疗 2 型糖尿病合并椎基底动脉供血不足性眩晕患者的临床疗效。将 62 例患者随机分成试验组和对照组，每组各 31 例。对照组使用西药治疗，试验组在对照组治疗方法的基础上联合使用半夏白术天麻汤。干预后，试验组治疗后的 TCD 检测结果明显优于对照组，组间比较，差异有统计学意义（$P < 0.05$）；试验组的总有效率为 93.6%，明显优于对照组的 80.65%，组间比较存在差异（$P < 0.05$）。研究说明，在常规西医治疗 2 型糖尿病合并椎基底动脉供血不足性眩晕基础上加用半夏白术天麻汤治疗，优于单纯西医治疗的效果。

五、平议

眩晕是糖尿病最常见的症状之一。糖尿病合并心脑血管疾病时，常常伴有眩晕。中医学对"眩晕"的论述颇多。消渴"有眼涩而昏者，引起眩晕诸病症"。其中，由痰湿引起的眩晕在糖尿病人群中并不少见。《医学心悟》提到："痰厥头痛者，胸膈多痰，动则眩晕，半夏白术天麻汤主之。"

中医学认为，消渴日久，脾虚不能正常运化水湿，水液代谢失调，湿饮内停，聚而成痰，引动内风，风痰上扰，而致眩晕。证见眩晕、头痛，胸膈痞闷，恶心呕吐，舌苔白腻，脉弦滑。半夏白术天麻汤直指"风"和"痰"两个病理产物，风痰并治，标本兼顾，化痰息风以治标，健脾祛湿以图本。本方是二陈汤去乌梅，加天麻、白术、大枣而成的治风痰之剂。此方结构严谨，药对组合巧妙。程国彭《医学心悟·眩晕》云："有湿痰壅遏者，书云头旋眼花，非天麻、半夏不除是也。"天麻善于平肝息风而止眩晕，半夏燥湿化痰、善疗足太阴痰厥头痛，二者相伍，长于化痰息风，共为君药。白术健脾燥湿，茯苓渗湿健脾，以治生痰之本，共为臣药。治痰先治气，橘红理气化痰，气顺则痰消。半夏、茯苓、橘红相伍乃二陈汤方义，是燥湿化痰之佳构。甘草调药和中,煎姜、枣调和脾胃。

临床上应用半夏白术天麻汤常需根据具体情况加减。若眩晕较甚,可加僵蚕、胆南星等以加强化痰息风之力;头痛甚者,加蔓荆子、白蒺藜等以祛风止痛;呕吐甚者,可加代赭石、旋覆花以镇逆止呕;痰湿偏盛,舌苔白滑者,可加泽泻、桂枝以渗湿化饮。

半夏白术天麻汤的配伍意义不仅在于治疗风痰引起的眩晕、头痛,还可通过燥湿化痰、平肝息风改善因痰湿所致的各种症状。但对于气血亏虚和肝肾阴虚型眩晕患者,应慎用。

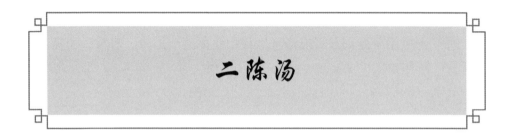

一、出处、组成、用法

《太平惠民和剂局方》:"治痰饮为患,或呕吐恶心,或头眩心悸,或中脘不快,或发为寒热,或因食生冷,脾胃不和。"

半夏汤洗七次　橘红各五两　白茯苓三两　甘草炙,一两半

上为叹咀,每服四钱,用水一盏,生姜七片,乌梅一个,同煎六分,去滓热服,不拘时候。

二、现代剂量、用法

半夏、陈皮各 15g,茯苓 9g,炙甘草 4.5g,生姜 7 片,乌梅 1 枚。

水煎服,每日 1 剂,分 2 次或 3 次温服。

三、使用注意

本方性燥,故燥痰者慎用;阴虚燥咳,痰中带血者,不宜应用本方;吐血、阴虚、血虚者,忌用本方。

四、临床研究举要

(一)糖尿病前期

郭珊[463] 运用二陈汤干预糖尿病前期痰湿质患者,观察了患者机体各项指标数据及痰湿质体质分数的变化。将 80 例糖尿病前期痰湿质患者随机分为两组,其中对照组 40 例予基础生活方式指导,治疗组与对照组条件相同、额外加用二陈汤。疗程 12 周。干预后,治疗组的 FPG、OGTT2hPG、HOMA-IR、CRP、BMI 和痰湿质体质分数均下降,且差异均显著($P<0.01$);HbA1c 虽降低,HOMA-β 虽升高,但无统计学意义($P>0.05$)。对照组的

OGTT2hPG 和痰湿质体质分数下降,差异显著($P<0.01$);HbA1c、FPG、HOMA-IR、CRP、BMI 虽降低,HOMA-β 虽升高,但无统计学意义($P>0.05$)。两组对比,在降低 FPG、CRP 和痰湿质体质分数方面,治疗组占优,差异显著($P<0.01$);在降低 HOMA-IR 方面,治疗组也占优,有统计学差异($P<0.05$);在降低 OGTT2hPG、HbA1c、BMI 和提高 HOMA-β 方面,两组无统计学差异($P>0.05$)。疗程中未见不良反应。研究说明,治疗组疗效总体优于对照组,提示二陈汤干预糖尿病前期痰湿质患者临床实际有效。

吴良辉等[464]探讨了平胃二陈汤治疗痰湿型糖尿病前期的临床疗效。将 64 例糖尿病前期(痰湿型)患者随机分为两组,每组 32 例。对照组给予二甲双胍缓释片口服,观察组基于对照组施加平胃二陈汤温服,疗程 1 个月。干预后,两组治疗后 BMI 对比,差异无统计学意义($P>0.05$)。观察组治疗后各项糖脂代谢指标(FPG、2hPG、TG 及 TC)检测值均低于对照组,差异有统计学意义($P<0.05$)。治疗后,观察组胰岛素抵抗程度(FINS 与 HOMA-IR)低于对照组,差异有统计学意义($P<0.05$)。两组治疗期间均无严重不良反应。研究说明,平胃二陈汤能够改善糖尿病前期(痰湿型)患者的糖脂代谢,减轻机体胰岛素抵抗程度,用药安全。

(二)糖尿病

曹翼[465]研究观察了二陈汤化裁对于改善 2 型糖尿病(T2DM)患者胰岛素抵抗(IR)的疗效。将 60 例 2 型糖尿病(T2DM)患者(不使用胰岛素治疗,仅口服降糖药物者,但不包括噻唑烷二酮类及二甲双胍)随机分为 2 组,其中治疗组原治疗方案不变,加服中药汤剂二陈汤化裁(由半夏 10g、茯苓 10g、甘草 3g、陈皮 10g、炒白术 10g、黄连 3g、川牛膝 10g、玄参 10g 组成,每日 2 剂)及口服二甲双胍 0.5g、每日 2 次;对照组原治疗方案不变,加口服二甲双胍 0.5g、每日 2 次。治疗 3 个月后两组相比:两组患者治疗后,治疗组中医证候总积分明显改善($P<0.001$),差异有统计学意义,且以治疗组改善程度更大($P<0.001$),差异具有统计学意义。治疗组三大主症积分显著改善($P<0.001$),差异具有统计学意义,而对照组主症积分改善无统计学意义($P>0.05$)。治疗组改善程度优于对照组($P<0.001$),差异具有统计学意义。治疗组与对照组次症积分比较,评分无显著差异($P>0.05$)。两组治疗后总有效率比较:治疗组总有效率为 46.67%,对照组总有效率为 10%,治疗组总有效率明显高于对照组,差异有统计学意义($P<0.002$)。治疗组

治疗后生化指标 FPG($P < 0.05$)、2hPG($P < 0.001$)、HbA1c($P < 0.005$)、FINS($P < 0.001$)、HOMA-IR($P < 0.001$)、BMI($P < 0.001$)及 IR 指数皆有下降，差异均具有统计学意义。对照组患者治疗后生化指标中 FPG($P < 0.05$)、2hPG($P < 0.05$)、HbA1c($P < 0.05$)有小幅下降，FINS($P < 0.05$)、HOMA-IR($P < 0.001$)、BMI($P < 0.001$)有小幅上升，差异均具有统计学意义。疗程结束后，治疗组与对照组对比，在降低 FPG、2hPG、HbA1c、FINS、HOMA-IR、BMI 方面，疗效优于对照组，P 均 < 0.001，差异均有统计学意义。研究说明，二陈汤化裁改善 2 型糖尿病（T2DM）胰岛素抵抗（IR）疗效确切，对于改善中医证候、降低血糖、改善胰岛素抵抗（IR）有一定疗效。

（三）糖尿病合并肥胖

林称心等[466]观察了二陈汤加味联合二甲双胍片对超重肥胖型 2 型糖尿病（脾虚痰湿证）患者的影响。将 110 例超重肥胖型 2 型糖尿病患者随机分为观察组和对照组各 55 例，其中对照组行二甲双胍片治疗，观察组行二陈汤加味联合二甲双胍片治疗。服药前，两组血糖指标比较无统计学差异（$P > 0.05$）；服药后，两组血糖指标均较治疗前有所下降，且观察组的 FPG、2hPG、HbA1c 显著低于对照组，差异有统计学意义（$P < 0.05$）。服药前，两组 BMI 及 C 肽（CP）的对比无显著性差异（$P > 0.05$），两组具有可比性；服药后，观察组 BMI 降低程度显著高于对照组（$P < 0.05$），且观察组的 CP0 及 CP2 升高程度显著高于对照组（$P < 0.05$）。服药前，两组胰岛素指标及胰岛素抵抗指数在统计学上无差异（$P > 0.05$）；服药后，两组胰岛素指标及胰岛素抵抗指数均较治疗前下降，且观察组的 FINS、P2hINS 及 HOMA-IR 显著低于对照组（$P < 0.05$）。服药前，两组血脂指数在统计学上无差异（$P > 0.05$）；治疗后，两组 TG 及 LDL-C 均较治疗前下降，HDL-C 较治疗前升高，观察组的 TG、LDL-C 及 HDL-C 改善程度显著高于对照组（$P < 0.05$）。研究说明，对超重肥胖型 2 型糖尿病（脾虚痰湿证）患者行二陈汤加味联合二甲双胍片治疗，可显著控制血糖水平，降低机体胰岛素抵抗，控制体重。

郑夏洁[467]观察了二术二陈汤联合八段锦治疗腹型肥胖型 2 型糖尿病患者的临床疗效。将 64 例腹型肥胖型 2 型糖尿病患者随机分为治疗组和对照组，每组各 32 例。2 组患者在接受基础治疗方案和健康护理的同时，对照组加用达格列净口服治疗，治疗组在对照组的基础上加用二术二陈汤联合八段锦治疗，疗程为 3 个月。①治疗后，治疗组患者的中医证候积分和 BMI 均较治疗前明显降低（$P<0.01$），而对照组患者的中医证候积分和 BMI 虽有所降低，但差异均无统计学意义（$P>0.05$）；组间比较，治疗组患者对中医证候积分和 BMI 的降低作用均明显优于对照组（$P<0.01$）。②治疗后，2 组患者的内脏脂肪面积均较治疗前明显缩小（$P<0.05$ 或 $P<0.01$），且治疗组的缩小作用明显优于对照组（$P<0.05$）。③治疗后，2 组患者的 FPG、PPG、TG、TC、IL-6 水平均较治疗前明显降低（$P<0.01$），且治疗组的降低作用均明显优于对照组（$P<0.05$ 或 $P<0.01$）。④治疗后，治疗组患者的食欲及饮食偏嗜获得明显改善（$P<0.01$），而对照组患者的各项饮食行为均无明显改善（$P>0.05$）；组间比较，治疗组患者对食欲及饮食偏嗜的改善作用均明显优于对照组（$P<0.01$）。研究说明，二术二陈汤联合八段锦治疗腹型肥胖型 2 型糖尿病患者具有较好的临床疗效，能一定程度改善患者的不良饮食行为，减少患者的内脏脂肪含量，调节患者体内紊乱的糖脂代谢，抑制相关炎症因子的表达。

（四）糖尿病合并脂肪肝

司圣海等[468]探讨了用加味二陈汤治疗 2 型糖尿病（T2DM）合并湿热蕴脾型非酒精性脂肪性肝病（NAFLD）的效果。将 60 例 T2DM 合并湿热蕴脾型 NAFLD 患者随机分为对照组和治疗组，每组 30 例。治疗后，治疗组患者空腹血糖、餐后 2 小时血糖和糖化血红蛋白的水平均低于对照组患者，差异有统计学意义（$P<0.05$）。治疗后，治疗组患者血清甘油三酯、总胆固醇、低密度脂蛋白胆固醇的水平均低于对照组患者，血清高密度脂蛋白胆固醇的水平高于对照组患者，差异有统计学意义（$P<0.05$）。治疗后，治疗组患者的肝 CT 分级优于对照组，差异有统计学意义（$P<0.05$）。研究说明，用加味二陈汤治疗 T2DM 合并湿热蕴脾型 NAFLD 能有效改善患者血糖、血脂的水平，减轻其脂肪肝程度。

崔杨霖等[469]探究了加减二陈汤联合十二经流注针刺治疗 2 型糖尿病合并非酒精性脂肪性肝病痰湿内蕴证的临床疗效。将 60 例 2 型糖尿病合并非酒精性脂肪性肝病痰湿内蕴证患者随机分为治疗组（30 例）和对照组（30 例），其中对照组口服多烯磷脂酰胆碱胶囊与盐酸二甲双胍片治疗，治疗组在对照组基础上再予口服加减二陈汤，并于已时（9 点）针刺大都、三阴交、足三里、商丘、阴陵泉、地机、丰隆、水分等穴位，隔日 1 次。治疗 8 周后，治疗组总有效率为 93.3%，与对照组的 80.0% 相比，差异有统计学意义（$P<0.05$）；治疗后两组的 TG、TC、LDL-C、ALT、AST、GLU、2hPG、HbA1c、FINS、HOMA-IR

水平显著下降，脂联素水平明显升高，且治疗组变化更为显著，差异具有统计学意义（$P<0.05$）；未发现与加减二陈汤口服有关的不良反应。研究说明，在降脂降糖的基础治疗上，采用加减二陈汤联合十二经流注针刺治疗 2 型糖尿病合并非酒精性脂肪性肝病痰湿内蕴证患者，可以更有效地控制血脂与血糖水平，并可保护肝功能，提高胰岛素敏感性，调节脂代谢。

（五）糖尿病其他合并症或并发症

陈秀玲 [470] 观察了逍遥方合二陈汤化裁治疗 2 型糖尿病合并胃轻瘫的临床疗效。将 144 例确诊的 2 型糖尿病合并胃轻瘫患者随机分成两组，其中治疗组 80 例给予逍遥方合二陈汤加减，对照组 64 例用西药多潘立酮、大黄苏打片、维生素 B_6。两组患者控制血糖的基础治疗相同。20 天为 1 个疗程，共治疗 2 个疗程。治疗组总有效率为 97.5%，对照组总有效率为 78.1%，两组疗效比较有明显差异（$P<0.05$）。研究说明，中药汤剂逍遥方合二陈汤化裁在临床上治疗 2 型糖尿病性胃轻瘫的疗效优于西药治疗。

蔡星晖 [471] 针对糖尿病周围神经病变患者采用二陈汤加减的方式进行治疗，并对其临床效果进行了分析。将 182 例病例作为研究对象，其中 91 例患者按照常规西医疗法进行治疗并作为对照组，另 91 例患者则给予二陈汤加减治疗并作为观察组。干预后，观察组治疗总有效率为 93.41%，显著高于对照组的 81.32%，差异具有统计学意义（$P<0.05$）。在治疗前，观察组与对照组在感觉神经传导速度以及运动神经传导速度上差异均无统计学意义（$P>0.05$），而在治疗后，观察组以上指标均优于对照组，差异具有统计学意义（$P<0.05$）。研究说明，针对糖尿病周围神经病变患者采用二陈汤加减的方式进行治疗，可提高诊治效果，有助于患者恢复。

五、平议

二陈汤历来被尊为燥湿化痰的祖方，由此衍生出无数方剂。

二陈汤虽然具有燥湿化痰的作用，但痰湿与气机的关系密不可分。"人之气道贵乎顺，顺则津液流通，决无痰饮之患。调摄失宜，气道闭塞，水饮停于胸膈，结而成痰。"犹如一条雨过后的道路，在通风处，路面上的水湿很快就干了，而空气不流通的地方，就会水湿蕴结而滋生青苔。理气、行气，可让津液输布流畅，不使停聚成为痰饮。二陈汤便是健脾理气、燥湿化痰，标本兼治之剂。

糖尿病患者出现咳嗽痰多，色白易咯，恶心呕吐，胸膈痞闷，肢体困重，或头眩心悸等证属痰饮内停者，均可以此方作为基础方进行加减。

本方在临床上的运用范围广泛，关键在于现代人多有痰湿内生的疾患，究其原因有四：一是食无节制，营养过剩，食积日久，耗伤脾胃之气，则易生痰化湿；二是喜食生冷水果及奶茶、饮料等，甘者令人中满，又因冷饮过度，寒凉伤胃，致脾运不健，痰湿内生；三是长期熬夜，耗伤体内阳气，阳气虚损，气血津液运化失司，气郁津痹，湿痰蕴积；四是节奏快，压力大，情志抑郁，肝失疏泄，气机不畅则津失布达，痰湿内聚。

本方为临床上常用的基础药方，可根据不同性质的痰疾进行加减。临床使用二陈汤的时候，应与相类的几个方证鉴别使用。如与平胃散相鉴别，两方一个长于燥湿，一个长于化痰，如果身体湿气不重，即脾胃失调症状不重，简单调理即可，则用平胃散，以苍术燥湿，以厚朴化滞，相当于一个吸湿，一个扇风，加上大枣健脾益气，湿气会较快散去；如果体内已有痰湿，则要考虑用二陈汤"化痰散结"。

另外，二陈汤该不该加乌梅？由于乌梅味酸而涩，能敛肺生津，似对湿痰不宜，故有些方书如《医方集解》《成方切用》《医宗金鉴·删补名医方论》等，多不用乌梅。我的体会是，半夏配乌梅燥湿化痰而无耗伤肺气之忧；乌梅得半夏，收敛肺气而无妨碍祛邪之虑。

温胆汤与黄连温胆汤

温胆汤

一、出处、组成、用法

《三因极一病证方论》："治大病后，虚烦不得眠，此胆寒故也，此药主之。又治惊悸。"

"治心胆虚怯，触事易惊，或梦寐不祥，或异象惑，遂致心惊胆慑，气郁生涎，涎与气搏，变生诸证，或短气悸乏，或复自汗，四肢浮肿，饮食无味，心虚烦闷，坐卧不安。"

"治胆虚寒，眩厥足痿，指不能摇，蹙不能起，僵仆，目黄，失精，虚劳烦扰，因惊胆慑，奔气在胸，喘满，浮肿，不睡。"

半夏汤洗七次　竹茹　枳实麸炒，去瓤，各二两　陈皮三两　甘草一两，炙　茯苓一两半

上为剉散，每服四大钱，水一盏半，姜五片，枣一枚，煎七分，去滓，食前服。

二、现代剂量、用法

散剂制法：竹茹 60g，枳实 60g，半夏 60g，陈皮 90g，甘草 30g，茯苓 45g。

上剉为散。每服 12g，水一盏半，加生姜 5 片、大枣 1 枚，煎七分，去滓，食前服。

汤剂制法：半夏 6g，竹茹 6g，枳实 6g，茯苓 4.5g，陈皮 9g，炙甘草 3g，生姜 5 片，大枣 1 枚。

水煎服，每日 1 剂，分 2 次或 3 次温服。

三、使用注意

本方为祛痰清热之方，心肝血虚之烦悸者不宜用；孕妇慎用。

四、临床研究举要

（一）糖尿病

王珊珊等[472]探究了温胆汤辅助利拉鲁肽治疗肥胖型 2 型糖尿病（T2DM）患者的效果及对机体的影响。将 79 例肥胖型 T2DM 患者，按照治疗方法不同分为对照组（$n=39$）、观察组（$n=40$）。干预后，观察组糖脂代谢指标甘油三酯（TG）、总胆固醇（TC）、空腹血糖（FPG）、餐后 2 小时血糖（2hPG）、糖化血红蛋白（HbA1c）、空腹胰岛素（FINS）、胰岛 β 细胞功能指数（HOMA-β）均低于对照组（$P<0.05$），胰岛素抵抗指数（HOMA-IR）高于对照组（$P<0.05$）；治疗后，观察组中医证候积分低于对照组（$P<0.05$）；治疗后，观察组内皮素 1（ET-1）、诱导型一氧化氮合酶（iNOS）、新饱食分子蛋白 1（Nesfatin-1）均低于对照组，脂联素（APN）高于对照组（$P<0.05$）。初步显示，温胆汤辅助利拉鲁肽可提高肥胖型 T2DM 患者治疗效果，并改善患者糖脂代谢、胰岛素功能、血管内皮功能。

金文流[473]探讨了温胆汤加减对 2 型糖尿病患者血糖、糖化血红蛋白及血液流变学的影响。将 88 例 T2DM 患者，随机平分为两组。对照组给予常规降糖药物治疗，观察组则加用温胆汤加减治疗。结果显示，治疗后空腹血糖（FPG）、餐后 2 小时血糖（2hPG）、HbA1c、血浆低切黏度、全血黏度对比等的改善情况，观察组均优于对照组（$P<0.05$）；两组不良反应轻微。研究说明，温胆汤加减有助于提高血糖控制效果，改善血液流变学指标。

（二）糖尿病心脏病

张浩[474]探讨了糖尿病伴冠心病患者应用加味温胆汤治疗方案的临床疗效。将 60 例糖尿病伴冠心病患者随机分为对照组和观察组，每组 30 例。对照组患者服用硝酸异山梨酯片，观察组在此基础上加用加味温胆汤。干预后，观察组的治疗总有效率为 93.3% 明显高于对照组为 70.0%，且治疗后的高切黏度、低切黏度、血浆黏度、血细胞比容等各项血液流变学指标均明显优于对照组，差异均有统计学意义（$P<0.05$）。两组患者在治疗过程中均未出现毒副作用，且不良反应发生率及不同时段的血糖数据比较，差异均

无统计学意义（$P > 0.05$）。研究证明，在糖尿病伴冠心病患者中，加用加味温胆汤治疗的临床疗效更佳，有利于改善患者的血液流变学指标，且不良反应发生率低。

韩伟华等[475]探讨了加味温胆汤对糖尿病患者自主神经功能紊乱的疗效及心率变异性（HRV）的影响。采用随机、单盲、对照临床试验设计，将84例糖尿病自主神经功能紊乱患者随机分为对照组和治疗组各42例，均给予规范化的西药治疗，其中治疗组在此基础上联合应用加味温胆汤进行治疗。干预后，治疗组多汗、体位性低血压、胃肠功能紊乱、睡眠障碍和记忆力减退比例均低于对照组（$P < 0.05$）。治疗后，两组全部窦性心搏间期标准差（SDNN）、每5分钟窦性心搏间期平均值标准差（SDANN）、全程相邻窦性心搏间期差的平方根（rMSSD）、相邻的R-R间期之差大于50毫秒的心搏数占总心搏数的百分比（PNN50）均较治疗前升高，且治疗组均高于对照组，差异均有统计学意义（$P < 0.05$）。研究证明，加味温胆汤能缓解患者自主神经症状，改善HRV指标。

刘超等[476]通过观察加味温胆汤对糖尿病动脉粥样硬化模型大鼠核转录因子-κB（NF-κB）/NOD样受体蛋白3（NLRP3）通路及其相关炎症因子表达的影响，探讨了该方防治糖尿病动脉粥样硬化的机制，论证了加味温胆汤可能通过调控NF-κB/NLRP3信号通路减少炎症因子释放和黏附，调节血糖，发挥抗糖尿病动脉粥样硬化作用。

（三）糖尿病脑梗死

姚欣艳等[477]观察了温胆汤加味治疗糖尿病合并脑梗死的临床疗效。将64例患者随机分为治疗组32例和对照组32例。在常规内科基础治疗上，治疗组加用温胆汤加味，对照组加用灯盏花素粉针注射液，14天为1个疗程，2个疗程后评定疗效。干预结束后，治疗组总有效率为93.8%，对照组总有效率为75.0%，治疗组疗效明显优于对照组（$P < 0.05$）；治疗组治疗后脑梗死症状和神经功能缺损程度明显改善，C反应蛋白、血脂水平显著下降（$P < 0.05$或0.01）。研究证明，温胆汤加味治疗糖尿病合并脑梗死急性期气阴两虚、痰瘀阻络证患者具有较好的临床疗效，且有降低血脂及C反应蛋白水平的作用。

（四）糖尿病性胃轻瘫

梁婕等[478]系统评价了温胆汤治疗糖尿病性胃轻瘫的临床有效性、安全性及复发率等。研究共纳入8篇文献，总计688例患者。Meta分析结果显示,温胆汤治疗有效率($RR=1.32$,$95\%CI$[1.23,1.42],$P<0.000\ 01$)优于对照组,温胆汤治疗复发率($RR=0.31$,$95\%CI$[0.18,0.53],$P<0.000\ 1$)、不良反应发生率($RR=0.27$,$95\%CI$[0.11,0.67],$P=0.005$)低于对照组,空腹血糖($MD=-0.22$,$95\%CI$[-0.55,0.11],$P=0.18>0.05$)差异无统计学意义。研究证明,温胆汤能提高糖尿病性胃轻瘫患者的临床有效率,且复发率、不良反应发生率较低,安全性较高。但部分纳入文献质量偏低,临床病例相对有限,仍需大样本、高质量的随机对照试验验证。

(五)糖尿病合并非酒精性脂肪性肝病

王永笛等[479]观察了温胆汤加减联合西药治疗初发 2 型糖尿病(T2DM)合并非酒精性脂肪性肝病(NAFLD)的疗效。将 96 例 T2DM 合并 NAFLD 患者按照治疗方式的不同分为研究组与对照组各 48 例,其中对照组采取单纯沙格列汀治疗,研究组在对照组基础上联合温胆汤加减进行治疗。治疗后,研究组患者的临床总有效率为 93.75%,对照组患者的临床总有效率为 70.83%($P<0.05$)。治疗后,研究组肝功能、血脂、血糖等生化指标水平均明显低于对照组,对比存在明显差异($P<0.05$)。研究证明,温胆汤加减联合沙格列汀治疗 T2DM 合并 NAFLD 的临床疗效肯定,不仅可以有效降低胰岛素抵抗,稳定氧化应激状态,改善患者临床症状,同时可以降低血脂水平,清除肝脏脂肪,对改善患者肝功能有积极意义。

(六)糖尿病肾病

周军利[480]观察了温胆汤加减联合保留灌肠辅助西药疗法在糖尿病肾病临床治疗中的应用效果。将 82 例浊毒内停型糖尿病肾病患者随机分为研究组和对照组各 41 例,其中对照组予以单纯西药治疗方案,研究组在上述基础上联合温胆汤加减口服 + 中药汤剂保留灌肠方案。干预后,研究组治疗总有效率显著高于对照组(85.4% vs 61.0%,$P<0.05$)。治疗后,两组 FPG [(6.2±0.9)mmol/L、(6.4±0.9)mmol/L]、HbA1c[(4.3±0.5)%、(4.4±0.5)%]等血糖指标均较治疗前显著降低,差异有统计学意义($P<0.05$),但组间比较无统计学意义($P>0.05$)。两组 24 小时尿白蛋白排泄率(UAER)[(77.3±29.6)μg/min、(105.5±29.2)μg/min]、血清肌酐(SCr)[(73.5±10.6)μmol/L、(92.5±10.7)μmol/L]、尿素氮(BUN)[(15.8±6.5)mmol/L、(20.6±6.8)mmol/L]等肾功能指标及中医证候积分[(4.2±1.3)分、(9.5±1.7)分]也较治疗前显著降低,且研究组 < 对照组($P<0.05$)。研究显示,温胆汤加减联合保留灌

肠辅助西药疗法在糖尿病肾病临床治疗中具有一定的应用价值。

刘娟娟[481]观察了温胆汤加减辅治终末期糖尿病肾病对高通量血液透析中炎症及氧化应激的影响。将100例患者随机分为两组，其中对照组用高通量血液透析，观察组用高通量血液透析联合温胆汤。治疗后，观察组中医证候改善优于对照组（$P < 0.05$）；氧化应激指标如 SOD、MDA、GSH-Px 水平，观察组优于对照组（$P < 0.05$）；炎症指标如 TNF-α、IL-6、hs-CRP 水平，观察组优于对照组（$P < 0.05$）；血清白蛋白、血肌酐、空腹血糖指标，观察组低于对照组（$P < 0.05$）。研究显示，温胆汤可降低炎症及氧化应激反应，改善临床症状。

（七）糖尿病其他合并症

温胆汤也被广泛用于糖尿病其他合并症，如糖尿病视网膜病变、郁证、睡眠障碍等。

张文贤等[482]通过比较温胆汤联合激光光凝与单纯激光光凝治疗糖尿病视网膜病变的临床疗效、中医临床证候积分的差异、血清核转录因子-κB（NF-κB）水平的变化，探究了温胆汤加减对激光治疗糖尿病视网膜病变临床表现的改善是否有增效作用以及可能的机制。将60例痰瘀阻滞型糖尿病视网膜病变患者（107只眼）随机分为治疗组（30例56只眼）和对照组（30例51只眼），其中治疗组采取温胆汤加减联合激光光凝治疗，对照组采取单纯激光光凝治疗。治疗后，治疗组疗效优于对照组（$P < 0.05$）；两组中医临床证候积分均较治疗前降低，且治疗组下降更为显著（$P < 0.05$）；治疗后两组血清 NF-κB 水平均下降，且治疗组下降更为明显（$P < 0.05$）。研究认为，温胆汤加减联合激光光凝治疗对痰瘀阻滞型糖尿病视网膜病变的疗效更优，其机制可能是通过抑制体内炎症反应来降低血清 NF-κB 水平，从而对临床治疗糖尿病视网膜病变起到增效作用。

闫丰华等[483]研究发现，驻景丸合温胆汤加减治疗肝肾阴虚、痰瘀互结型糖尿病视网膜病变患者，有利于减轻糖尿病视网膜病变患者的眼底病变，改善患者的眼部微循环，其机制可能在于通过调控血清中氧化应激指标 SOD、MDA 及炎性指标 Chemerin、MCP-1 水平而抑制视网膜氧化应激反应，减轻视网膜组织的炎性损伤，有一定的临床应用推广价值。

包天极等[484]观察了温胆汤加味辅治痰气互结型消渴合并郁证的临床疗效。将60例痰气互结型消渴合并郁证患者随机分为试验组和对照组各

30 例。2 组患者均进行糖尿病基础治疗，在此基础上试验组应用温胆汤加味辅治，对照组则应用安慰剂治疗。干预后，试验组总有效率为 86.67%，高于对照组的 56.67%，差异有统计学意义（$P<0.05$）。治疗后，2 组中医症状积分及汉密尔顿抑郁评定量表 17 项（HAMD-17）评分均低于治疗前，且试验组低于对照组，差异均有统计学意义（$P<0.05$）；治疗后，2 组 HbA1c 水平均低于治疗前，但 2 组间比较，差异无统计学意义（$P>0.05$）。可以认为，温胆汤加味辅治痰气互结型消渴合并郁证可有效改善患者的临床症状，具有一定的临床意义。

周四凤等[485] 探讨了温胆汤（WDD）治疗痰湿型阻塞性睡眠呼吸暂停低通气综合征（OSAHS）合并 2 型糖尿病（T2DM）的临床疗效及代谢组学。从代谢组学、氧化应激和炎症的角度探究温胆汤的治疗效果和机制。试验组和对照组都接受了生活方式干预，所有患者均服用二甲双胍和达格列嗪，治疗组加服 WDD。治疗 8 周后，体重指数（BMI）、FPG、2hPG、血脂、FINS、HbA1c、呼吸暂停低通气指数（AHI）、Epworth 嗜睡量表（ESS）、最低动脉血氧饱和度（$LSaO_2$）、血氧饱和度 <90% 的总睡眠时间百分比（TST90）、胰岛素抵抗稳态模型评估（HOMA-IR）等生化指标均有明显改善。血清代谢组学分析显示，WDD 治疗前后代谢物表达存在差异。代谢组学结果显示，WDD 调节了 dl- 精氨酸、硫酸愈创木酚、壬二酸、间苯三酚、尿嘧啶、L- 酪氨酸、cascarillin、皮质醇和 L-α- 溶血磷脂酰胆碱等生物标志物。途径富集分析表明，代谢物与氧化应激和炎症有关。基于临床研究和代谢组学的研究表明，WDD 可通过多靶点和多途径改善 OSAHS 合并 T2DM，可能是治疗 OSAHS 合并 T2DM 患者的一种有用的替代疗法。

五、平议

糖尿病患者经常出现胆胃不和、痰热内扰的证候，症见虚烦不眠、呕吐、呃逆、惊悸不宁等。我常选用温胆汤进行治疗。

方中半夏辛温而性燥，入脾胃经，燥湿化痰，和胃降逆，是君药；竹茹甘微寒，清热化痰，除烦止呕；陈皮理气行滞，燥湿化痰；枳实苦辛微寒，理气消积，化痰除痞，使得气顺痰消，胆胃之气条达和顺；茯苓健脾渗湿，治痰之本源；生姜辛温发散开痰，且解半夏之毒；炙甘草、大枣缓中调和诸药。诸药相合，共奏理气化痰、清胆和胃之效。

温胆汤的功效是理气化痰、清胆和胃，主治胆胃不和、痰热内扰的证候，并无寒证，为什么命名为"温胆"呢？一是因温胆汤最早见于《集验方》，方中药性以温为主，能温养胆气，和胃除烦，故名"温胆"，后至《三因极一病证方论》把生姜减量，并加用了茯苓、橘皮，由偏温而归于平和，但仍沿用温胆汤之名。二是因为《备急千金要方》所载"温胆汤治大病后，虚烦不得眠，此胆寒故也，宜服之方"，认为"胆寒"是不寐的病机，寒者温之。

现代人饮食失节，过食膏腴肥甘之品，作息无度，易使脾胃受损，湿邪内蕴，易酿湿热，可在黄连温胆汤基础上加减应用。

黄连温胆汤由温胆汤加味而成，因加入黄连，其清热泻火能力胜过温胆汤，主要用于治疗痰热内阻中焦，胃气不降，协热上升所致病症。但这里要强调的是，湿热胶着，一般不易速去，所以在辨证准确的前提下，不可因追求速效而频繁更换方药。

黄连温胆汤

一、出处、组成、用法

《六因条辨》："伤暑汗出，身不大热，而舌黄腻，烦闷欲呕，此邪踞肺胃，留恋不解。宜用黄连温胆汤，苦降辛通，为流动之品，仍冀汗解也。"

"中暑吐泻并作，吐既止而泻不止者，宜胃苓汤泄之；若泻止而吐不止者，宜黄连温胆汤和之。"

黄连温胆汤即温胆汤加黄连而成。

半夏　陈皮　竹茹　枳实　茯苓　炙甘草　大枣　黄连

二、现代剂量、用法

黄连6g，竹茹9g，枳实9g，半夏9g，陈皮9g，炙甘草6g，茯苓6g，大枣1枚。

水煎服，每日1剂，分2次或3次温服。

三、使用注意

脾胃虚寒者、阴虚津伤者，忌用。

四、临床研究举要

（一）2 型糖尿病

吴芳[486] 系统评价了黄连温胆汤及其加减方联合西药治疗 2 型糖尿病的疗效及安全性。共纳入 21 篇中文文献，共 1 602 例患者，其中观察组 806 例，对照组 796 例。Meta 分析结果显示：①21 篇文献提及空腹血糖，结果为 $MD=-1.27, 95\%CI[-1.47, -1.08], Z=13.01, P<0.000\,01$；②20 篇文献提及餐后 2 小时血糖，结果为 $MD=-1.59, 95\%CI[-1.99, -1.18], Z=7.76, P<0.000\,01$；③17 篇文献提及糖化血红蛋白，结果为 $MD=-1.29, 95\%CI[-1.68, -0.90], Z=6.47, P<0.000\,01$；④15 篇文献提及临床疗效，结果为 $OR=4.45, 95\%CI[3.13, 6.33], Z=8.32, P<0.000\,01$；⑤10 篇文献提及体重指数，结果为 $MD=-1.26, 95\%CI[-1.69, -0.82], Z=5.70, P<0.000\,01$；⑥11 篇文献提及总胆固醇，结果为 $MD=-0.67, 95\%CI[-0.95, -0.38], Z=4.56, P<0.000\,01$；⑦11 篇文献提及甘油三酯，结果为 $MD=-0.32, 95\%CI[-0.44, -0.20], Z=5.24, P<0.000\,01$；⑧7 篇文献提及高密度脂蛋白，结果为 $MD=0.06, 95\%CI[-0.04, 0.15], Z=1.11, P=0.27$；⑨8 篇文献提及低密度脂蛋白，结果为 $MD=0.06, 95\%CI[-0.04, 0.15], Z=1.11, P=0.27$；⑩12 篇文献提及空腹胰岛素水平，结果为 $SMD=-0.29, 95\%CI[-0.96, 0.38], Z=0.85, P=0.40$；⑪8 篇文献提及胰岛素抵抗水平，结果为 $SMD=-1.11, 95\%CI[-1.65, -0.58], Z=4.10, P<0.000\,1$；⑫9 篇文献提及中医证候总积分，结果为 $SMD=-1.55, 95\%CI[-2.24, -0.86], Z=4.40, P<0.000\,1$；⑬4 篇文献提及胸闷腹胀，结果为 $MD=-0.92, 95\%CI[-1.05, -0.80], Z=14.62, P<0.000\,01$；⑭3 篇文献提及口渴，结果为 $MD=-0.98, 95\%CI[-1.04, -0.92], Z=30.14, P<0.000\,01$；⑮4 篇文献提及小便混浊，结果为 $MD=-0.80, 95\%CI[-1.10, -0.50], Z=5.16, P<0.000\,01$。1 篇文献提及观察组有 2 例服药期间出现不适。研究表明，黄连温胆汤及其加减方联合西药治疗 T2DM 在提高临床疗效，改善患者胸闷腹胀、口渴及小便混浊等中医症状，并下降中医证候总积分，改善 FPG、2hPG、HbA1c、TC、TG、HOMA-IR、LDL-C 等实验室指标方面的疗效优于单纯应用西药组。但在 FINS 与 HDL-C 这两个观察指标上的差异不具有统计学意义，提示黄连温胆汤在是否能改善患者的 FINS 与 HDL-C 水平方面尚不能完全确定。

（二）代谢综合征

王宁[487]运用 Meta 分析评价了黄连温胆汤改善血糖、血脂、血压异常的临床疗效与安全性，为临床实践提供了循证医学证据。最终纳入 26 篇文献（为治疗 2 型糖尿病、糖尿病前期、高脂血症、高血压的研究），受试者总数为 2 307 例，其中试验组 1 157 例，对照组 1 150 例。共包含 7 个亚组：①黄连温胆汤联合生活方式干预对比单纯生活方式干预：黄连温胆汤联合生活方式干预在降低空腹血糖（$MD=-0.54$，$95\%CI[-0.62, -0.46]$，$P<0.000\ 01$）、餐后 2 小时血糖（$MD=-1.09$，$95\%CI[-1.27, -0.90]$，$P<0.000\ 01$）、糖化血红蛋白（$MD=-0.81$，$95\%CI[-1.53, -0.10]$，$P=0.03$）、总胆固醇（$MD=-0.74$，$95\%CI[-0.91, -0.57]$，$P<0.000\ 01$）、甘油三酯（$MD=-0.56$，$95\%CI[-0.74, -0.38]$，$P<0.000\ 01$）、舒张压（$MD=-3.70$，$95\%CI[-6.88, -0.51]$，$P=0.02$）方面，效果优于单纯生活方式干预；在降低低密度脂蛋白（$MD=-0.42$，$95\%CI[-0.90, 0.06]$，$P=0.09$）、升高高密度脂蛋白（$P=0.43$）、降低收缩压（$MD=-8.81$，$95\%CI[-18.12, 0.50]$，$P=0.06$）方面的效果相同。②黄连温胆汤联合降糖药对比同种降糖药：黄连温胆汤联合降糖药在降低空腹血糖（$MD=-1.13$，$95\%CI[-1.67, -0.59]$，$P<0.000\ 1$）、餐后 2 小时血糖（$MD=-1.67$，$95\%CI[-2.55, -0.78]$，$P=0.000\ 2$）、糖化血红蛋白（$MD=-0.75$，$95\%CI[-0.96, -0.54]$，$P<0.000\ 01$）、总胆固醇（$MD=-0.40$，$95\%CI[-0.79, -0.01]$，$P=0.04$）方面，效果优于单纯应用同种降糖药；在降低甘油三酯（$MD=-0.23$，$95\%CI[-0.51, 0.05]$，$P=0.11$）和低密度脂蛋白（$MD=-0.12$，$95\%CI[-0.43, 0.18]$，$P=0.43$）、升高高密度脂蛋白（$MD=0.00$，$95\%CI[-0.14, 0.14]$，$P=1.00$）方面的效果与单纯应用同种降糖药相同。③黄连温胆汤对比降糖药：黄连温胆汤在降低空腹血糖（$MD=-0.13$，$95\%CI[-0.30, 0.05]$，$P=0.15$）、餐后 2 小时血糖（$MD=-0.13$，$95\%CI[-0.43, 0.18]$，$P=0.42$）、糖化血红蛋白（$P=0.60$）、总胆固醇（$P=0.25$）、甘油三酯（$MD=-0.16$，$95\%CI[-0.67, 0.35]$，$P=0.53$）、低密度脂蛋白（$MD=-0.27$，$95\%CI[-0.63, 0.08]$，$P=0.13$）及升高高密度脂蛋白（$MD=-0.02$，$95\%CI[-0.16, 0.11]$，$P=0.73$）方面的效果与降糖药相同。④黄连温胆汤联合降脂药对比同种降脂药：黄连温胆汤联合降脂药在降低总胆固醇（4 周 $P=0.02$，8 周 $P=0.04$）、甘油三酯（4 周 $P<0.000\ 01$，8 周 $P=0.005$）方面优于单纯应用同种降脂药；在降低低密度脂蛋白水平上，当用药疗程为 4 周时，单纯应用降脂药的效果优于同种降

脂药联合黄连温胆汤（$P < 0.000\ 01$），但当用药疗程为 8 周时，黄连温胆汤联合降脂药的疗效优于单纯应用同种降脂药（$P < 0.000\ 01$）；二者在升高高密度脂蛋白方面效果相同（4 周 $P = 1.00$，8 周 $P = 0.55$）。⑤黄连温胆汤对比降脂药：黄连温胆汤在降低总胆固醇、甘油三酯、低密度脂蛋白及升高高密度脂蛋白方面优于单纯降脂药（$P < 0.000\ 01$）。⑥黄连温胆汤联合降压药对比同种降压药：黄连温胆汤联合降压药在降低收缩压（$MD = -10.99$，$95\%CI[-14.50, -7.49]$，$P < 0.000\ 01$）、舒张压（$MD = -7.41$，$95\%CI[-9.87, -4.95]$，$P < 0.000\ 01$）、总胆固醇（$MD = -0.61$，$95\%CI[-0.73, -0.49]$，$P < 0.000\ 01$）、甘油三酯（$MD = -0.43$，$95\%CI[-0.65, -0.20]$，$P = 0.000\ 2$）、低密度脂蛋白（$MD = -0.39$，$95\%CI[-0.51, -0.26]$，$P < 0.000\ 01$）及升高高密度脂蛋白（$MD = 0.28$，$95\%CI[0.13, 0.43]$，$P = 0.000\ 3$）方面，效果优于单纯应用同种降压药。⑦黄连温胆汤对比降压药：黄连温胆汤在降低收缩压（$MD = -13.64$，$95\%CI[-23.12, -4.15]$，$P = 0.005$）及舒张压（$MD = -11.85$，$95\%CI[-20.61, -3.09]$，$P = 0.008$）方面，效果均优于降压药。

研究纳入文献较少，不良反应类型复杂，未能评估黄连温胆汤的安全性。可以认为：①在治疗 T2DM 及糖尿病前期时，黄连温胆汤联合降糖药的降糖疗效优于单纯应用降糖药，黄连温胆汤联合生活方式干预的降糖疗效优于单纯生活方式干预；②在治疗高血压时，黄连温胆汤联合降压药的降压疗效优于单纯应用降压药；③黄连温胆汤方中各药物临床常用量为黄连 10g、半夏 10g、竹茹 10g、枳实 15g、陈皮 10g、茯苓 15g、甘草 5g、生姜 5g。

（三）糖尿病心脏病

陈伟[488] 探讨了黄连温胆汤联合美托洛尔对 2 型糖尿病（T2DM）合并心律失常患者血清脂联素（APN）、肿瘤坏死因子 α（TNF-α）水平及心率变异性（HRV）的影响。将 88 例 T2DM 合并心律失常患者随机分为对照组与试验组，每组 44 例。对照组予琥珀酸美托洛尔缓释片，试验组加用中药黄连温胆汤口服。干预 1 个月后，与对照组治疗后比较，试验组 APN 水平较高（$P < 0.01$），TNF-α、超敏 C 反应蛋白（hs-CRP）水平较低（$P < 0.01$），全部窦性心搏 RR 间期标准差（SDNN）、RR 间期平均值标准差（SDANN）、相邻 RR 间期差值均方根（RMSSD）、相邻 NN 之差超过 50 毫秒百分比（PNN50）水平较高（$P < 0.01$），左室射血分数（LVEF）、每搏量（SV）、心脏指数（CI）、舒张早期最大血液流速与舒张晚期最大血液流速比值（E/A）水平较高（$P < 0.01$），治

疗总有效率较高（$P < 0.05$）。研究认为，黄连温胆汤联合美托洛尔治疗 T2DM 合并心律失常有一定疗效，可能与调节 APN、TNF-α 及 HRV 有关。

曹丽云[489]观察了黄连温胆汤联合西药治疗 2 型糖尿病合并（气虚痰瘀互阻型）心绞痛患者的疗效。将 65 例糖尿病合并（气虚痰瘀互阻型）心绞痛门诊患者随机分为对照组 33 例和治疗组 32 例。干预后，试验组总有效率为 87.5%，对照组总有效率为 63.7%，治疗组疗效显著优于对照组（$P < 0.05$）；试验组干预后患者血糖及糖化血红蛋白水平、心绞痛临床症状积分、心电图明显改善，且明显优于对照组，差异有统计学意义（$P < 0.05$）。未发生药物不良反应或意外事件。可以认为，黄连温胆汤联合西药可改善 2 型糖尿病合并（气虚痰瘀互阻型）心绞痛患者的临床症状，控制病情发展，提高疗效。

呼永河等[490]观察了加味黄连温胆汤治疗糖尿病无症状心肌缺血的临床疗效。将 65 例患者随机分为两组，其中对照组（30 例）服用单硝酸异山梨酯（欣康片）20mg、每日 2 次，治疗组（35 例）加服加味黄连温胆汤，疗程均为 1 个月。干预后，治疗组临床总有效率（88.6%）和对照组（56.7%）比较，差异有显著性（$P < 0.05$）。治疗组治疗后心肌缺血发作频率、发作累计时间、与活动有关发生率均明显低于对照组；血脂、血液流变学指标方面均较治疗前有明显改善（$P < 0.05$ 或 $P < 0.01$），红细胞聚集指数（RBCAI）、红细胞变形指数（RBCTI）与对照组比较差异有显著性（$P < 0.05$）。初步证明，加味黄连温胆汤具有改善心肌缺血和血液流变学指标、降低血脂作用。

（四）糖尿病脑梗死

江应露等[491]探讨了黄连温胆汤联合前列地尔对脑梗死合并糖尿病患者的疗效及对可溶性细胞间黏附分子（sICAM-1）的影响。将 90 例脑梗死合并糖尿病患者随机分为两组，各 45 例。对照组采用前列地尔治疗，观察组采用黄连温胆汤联合前列地尔治疗。持续治疗 2 周后，两组 FPG、2hPG 及胰岛素抵抗指数（HOMA-IR）降低；观察组干预后 FPG、2hPG 及 HOMA-IR 低于对照组（$P < 0.05$）；观察组干预后血可溶性细胞间黏附分子 -1（sICAM-1）、可溶性血管黏附分子（sVCAM-1）水平低于对照组（$P < 0.05$）。与对照组比较，观察组干预 1 周、干预 2 周后 NIHSS 评分较低（$P < 0.05$）。相比对照组有效率（77.78%），观察组的总有效率（93.33%）较高（$P < 0.05$）。观察组患者干预后脑梗死面积低于对照组（$P < 0.05$）。研究证明，黄连温胆汤

联合前列地尔有助于改善脑梗死合并糖尿病患者血糖和神经功能,降低血sICAM-1、sVCAM-1 水平。

(五)糖尿病前期

郭方方[492]探究了黄连温胆汤加减治疗糖尿病前期的临床疗效。将 66 例患者随机分为对照组、治疗组各 33 例,每组患者都采取基础治疗,在基础治疗的同时对治疗组加用黄连温胆汤加减,疗程 8 周。干预后,对照组临床综合疗效有效率 40.63%,治疗组有效率 84.85%,差异具有统计学意义($P<0.01$);对照组中医证候疗效有效率 43.75%,治疗组有效率 93.94%,差异具有统计学意义($P<0.01$);治疗后治疗组中医症状总积分与治疗前比较显著下降($P<0.01$),与对照组相比差异显著($P<0.01$);两组患者的空腹血糖、餐后血糖均较治疗前下降($P<0.05,P<0.01$),且治疗组比对照组降糖效果显著($P<0.01$);治疗组 TC、TG、LDL 水平均比治疗前降低($P<0.01$),与对照组相比有统计学意义($P<0.01$);治疗组患者 HOMA-IR、BMI 均比治疗前降低($P<0.01$),与对照组相比有统计学意义($P<0.01$);试验过程中两组患者均未出现不良反应事件。初步显示,黄连温胆汤加减联合基础治疗能有效改善糖尿病前期湿热内蕴兼血瘀证患者的临床症状,具有良好的疗效且安全性良好;能有效降低糖尿病前期患者的空腹血糖及餐后 2 小时血糖和 BMI,且降糖作用优于单纯基础治疗;能改善糖尿病前期患者的胰岛素抵抗水平和血脂水平。

(六)糖尿病合并其他病症

苏明等[493]观察了加味黄连温胆汤治疗 2 型糖尿病合并抑郁患者的临床疗效。将 63 例 2 型糖尿病合并抑郁患者随机分为两组。治疗后,治疗组总有效率为 87.5%,优于对照组($P<0.01$);治疗组汉密尔顿(HAMD-24)评分明显改善,明显优于对照组($P<0.01$)。初步证明,加味黄连温胆汤能够改善糖尿病合并抑郁患者的临床症状,控制患者抑郁病情发展。

有研究团队也探讨了黄连温胆汤加减治疗糖尿病合并痰热扰心型不寐的临床疗效[494]。将 100 例糖尿病合并痰热扰心型不寐患者作为研究对象,根据治疗方案不同分为对照组和观察组各 50 例。对照组患者常规应用原降糖药或胰岛素控制血糖并加用安定片治疗,观察组患者应用原降糖药或胰岛素控制血糖联合黄连温胆汤加减治疗。治疗后,观察组总有效率为 86.0%,显著高于对照组的 68.0%,差异具有统计学意义($P<0.05$)。两组 FPG 均较治疗前

降低，且观察组的（6.48±5.52）mmol/L 低于对照组的（9.12±4.26）mmol/L，差异均有统计学意义（$P < 0.05$）。初步证明，黄连温胆汤加减治疗糖尿病合并痰热扰心型不寐具有一定临床效果。

施莹等[495]探讨了加减黄连温胆汤联合贝那普利对湿热中阻型糖尿病肾病的临床疗效。将 84 例糖尿病肾病患者随机分为观察组和对照组各 42 例。2 组均采用饮食控制、降糖、降压、降脂等基础治疗，其中对照组单纯服用贝那普利 10mg/d，观察组在对照组的基础上加用黄连温胆汤加减治疗。经 30 天治疗后，观察组总有效率（88.10%）明显高于对照组（66.67%），差异有统计学意义（$P < 0.05$）；治疗后，2 组中医证候积分均优于治疗前，且治疗组优于对照组，差异均有统计学意义（$P < 0.05$）；治疗后，2 组各项指标均优于治疗前，且观察组治疗后的 SCr、BUN、FPG、LDL 水平均较对照组显著降低（$P < 0.05$），观察组治疗后的 GFR 水平较对照组显著升高（$P < 0.05$）。研究显示，黄连温胆汤加减结合贝那普利治疗湿热中阻型糖尿病肾病，在降低中医证候积分、GFR、SCr、BUN、FPG、LDL 方面，优于单独使用贝那普利。

赵丽[496]探究了黄连温胆汤联合中医护理干预治疗糖尿病足的临床效果。将 98 例糖尿病足患者随机分为对照组与研究组，其中对照组患者使用常规治疗方法治疗，研究组患者使用黄连温胆汤联合中医护理干预治疗。干预后，研究组患者治疗有效率为 97.96%，对照组患者治疗有效率为 71.43%；研究组患者的 SAS 评分、SDS 评分情况均好于对照组患者，研究组患者治疗后的血糖情况、血压情况、血脂情况均优于对照组，研究组患者疼痛评分及生活质量评分均优于对照组，两组差异具有统计学意义（$P < 0.05$）。研究初步显示，使用黄连温胆汤联合中医护理干预，可以有效改善糖尿病足患者疼痛情况，控制患者血压、血糖、血脂情况，且护理后患者负面心理改善，治疗效果提升。

李芳[497]对 68 例糖尿病足患者的对照研究显示，黄连温胆汤联合中医护理干预治疗糖尿病足，可有效改善下肢血流状况，提高临床疗效。

周亚丽等[498]观察了黄连温胆汤对糖尿病周围神经病变（DPN）患者神经功能的保护作用。将 88 例糖尿病周围神经病变患者随机分为观察组与对照组各 44 例。两组均口服降糖药或胰岛素控制血糖，其中对照组口服甲钴胺片，观察组在对照组基础上联合黄连温胆汤治疗，疗程均为 4 周。治疗后，两组主症积分、次症积分与总积分较治疗前均下降，且观察组低于对照组，差异有统计学意义（$P<0.05$ 或 $P<0.01$）。两组治疗后的正中神经与腓总神经的运动神经传导速度（MNCV）和感觉神经传导速度（SNCV）均较治疗前升高（$P<0.05$ 或 $P<0.01$），观察组治疗后的正中神经的 MNCV 与 SNCV 分别为（52.14 ± 4.20）m/s 和（44.28 ± 4.01）m/s，高于对照组的（50.04 ± 3.97）m/s 和（42.35 ± 3.96）m/s；腓总神经的 MNCV 与 SNCV 分别为（47.58 ± 3.99）m/s 和（42.77 ± 4.05）m/s，高于对照组的（45.46 ± 4.17）m/s 和（40.34 ± 3.92）m/s，差异均有统计学意义（$P<0.05$ 或 $P<0.01$）。观察组总有效率为 81.82%，高于对照组的 61.36%，差异有统计学意义（$P<0.05$）；两组不良反应总发生率分别为 9.09% 和 4.55%，差异无统计学意义（$P>0.05$）。研究显示，黄连温胆汤具有益气活血、通脉清热作用，治疗 DPN 有助于改善患者中医证候并提高神经传导速度。

蔡春芳[499] 探讨了黄连温胆汤治疗糖尿病合并眩晕的临床疗效。将 47 例 2 型糖尿病合并眩晕患者随机分为治疗组 25 例与对照组 22 例，其中对照组给予常规降糖治疗，治疗组在常规治疗的基础上加用黄连温胆汤。干预后，两组治疗后与治疗前的 FPG、2hPG、HbA1c、TC、TG、BMI 水平比较，差异显著（$P<0.05$）；两组治疗后试验组的 FPG、2hPG、HbA1c、TC、TG、BMI 水平较对照组显著改善（$P<0.05$）。两组眩晕好转率比较，治疗组较对照组显著改善，具有统计学差异（$P<0.05$）。研究显示，黄连温胆汤治疗糖尿病合并眩晕可以改善患者血糖、血脂及眩晕发生情况。

五、平议

黄连温胆汤常用于治疗糖尿病合并失眠患者。临床上，常见到糖尿病患者入睡困难、多梦、口干口苦、心胸烦闷、头身困重。这类痰热内扰型糖尿病患者，最适合用黄连温胆汤。这类患者中，一类是烦躁、焦虑的中青年男性形象，特征为体格壮盛、四肢粗壮、面红颈粗，症见入睡难、易胃痛、胃胀、反酸，可伴头晕、耳鸣，舌质暗，舌苔黄腻，脉弦或滑；另一类是焦虑或抑郁的中青年女性形象，特征为形体干瘦、敏感、易怒、表情冷峻，症见入睡难、眠浅易醒、多梦、胃痛、胃胀，可伴纳呆，舌质暗，舌苔黄腻，脉弦细或滑数。

与黄连温胆汤相类似的还有蒿芩清胆汤。蒿芩清胆汤由温胆汤与碧玉散合方加味而成,具有清胆利湿、和胃化痰的功效。两方应用时都以调和胆胃、清热化痰为主。黄连温胆汤在温胆汤的基础上加入黄连,增强了清热除烦的作用,更适合湿热蕴结型患者;蒿芩清胆汤则加入了青蒿、黄芩,侧重于清胆利湿。

黄连温胆汤的剂量应根据患者的痰热程度进行调整,特别是黄连等具有明显寒凉性质的药物,且口味较苦,应酌情应用其他药物中和药性和口味。黄连温胆汤适用疾病较多,辨识黄连温胆汤的方证是临证的关键,病症中多伴随情志异常的症状。本方适用于多脏腑、多系统的各种病症,虽症状多端,但病机特点相同,即痰热内扰,气机紊乱,导致脏腑功能失调。黄连温胆汤证的病机多与湿、热、痰、郁相关,临床治疗但见一证即可,不必拘泥,应用时须通权达变,随证化裁,这样才能有的放矢,收获良效。

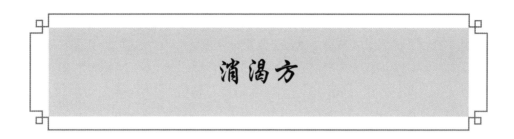

一、出处、组成、用法

《丹溪心法》："消渴，养肺、降火、生血为主，分上中下治。三消皆禁用半夏，血虚亦忌用。口干咽痛，肠燥大便难者，亦不宜用；汗多者，不可用。不已，必用姜监制。消渴若泄泻，先用白术、白芍药炒为末，调服后却服前药（即诸汁膏）。内伤病退后，燥渴不解，此有余热在肺经，可用参、苓、甘草少许，生姜汁调，冷服，或以茶匙挑姜汁与之，虚者可用人参汤。天花粉，消渴神药也。上消者，肺也，多饮水而少食，大小便如常；中消者，胃也，多饮水而小便赤黄；下消者，肾也，小便浊淋如膏之状，面黑而瘦。"

黄连末　天花粉末　人乳汁又云牛乳　藕汁　生地黄汁

上后二味汁为膏，入前三味搜和，佐以姜汁和蜜为膏，徐徐留舌上，以白汤少许送下。能食者，加软石膏、瓜蒌根。

二、现代剂量、用法

黄连2g，天花粉10g，牛乳80ml，藕汁50ml，生地黄汁30ml，蜂蜜10ml，生姜汁3滴。

上五味中，黄连、天花粉为末，用诸汁调服，或加生姜汁、白蜜熬膏噙化。

三、使用注意

脾胃虚寒、阳虚内寒、寒湿困脾等体质者，不宜使用。

四、临床研究举要

（一）2型糖尿病

杜彪等[500]系统评价了消渴方加减联合二甲双胍治疗2型糖尿病（T2DM）

的疗效。纳入定量 Meta 分析 RCT 8 个；8 篇文献共计 818 例患者，其中观察组 409 例、对照组 409 例。Meta 分析结果显示，治疗后观察组总有效率高于对照组（$RR=1.28$，$95\%CI[1.19,1.38]$，$P<0.000\ 01$），观察组空腹血糖（$MD=-1.08$，$95\%CI[-1.70,-0.45]$，$P=0.000\ 7$）、餐后 2 小时血糖（$MD=-1.31$，$95\%CI[-1.94,-0.69]$，$P<0.000\ 1$）、糖化血红蛋白（$MD=-0.83$，$95\%CI[-1.67,0.01]$，$P=0.05$）均低于对照组。研究说明，消渴方加减联合二甲双胍治疗 T2DM 较单用二甲双胍疗效更好。

张蔚等[501]系统评价了消渴方治疗气阴两虚型 2 型糖尿病（T2DM）的疗效。纳入消渴方加减（试验组）对比二甲双胍片或胰岛素等药物（对照组）治疗气阴两虚型 T2DM 的随机对照试验（RCT）。共纳入 18 项 RCT，合计 2 065 例患者。Meta 分析结果显示，试验组患者总有效率（$OR=2.89$，$95\%CI[2.16,3.86]$，$P<0.001$）显著高于对照组，空腹血糖（$SMD=-0.72$，$95\%CI[-0.96,-0.47]$，$P<0.001$）、餐后 2 小时血糖（$SMD=-0.72$，$95\%CI[-0.96,-0.47]$，$P<0.001$）、糖化血红蛋白（$MD=-0.65$，$95\%CI[-0.88,-0.42]$，$P<0.001$）、中医证候积分（$MD=-5.77$，$95\%CI[-7.46,-4.08]$，$P<0.001$）均显著低于对照组。研究说明，消渴方治疗气阴两虚型 T2DM 的疗效显著，可有效降低相关指标水平及中医证候积分。

（二）糖尿病肾病

孙晓泽等[502]探究了消渴方加减对气阴两虚夹瘀型糖尿病肾病的内皮损伤、氧化应激及生化指标的影响。将 94 例糖尿病肾病患者分为两组各 47 例，其中对照组采用静脉滴注还原型谷胱甘肽注射液进行治疗，观察组在对照组的基础上给予消渴方加减进行治疗。于治疗前后，观察两组的症状评分、空腹血糖（FPG）、餐后 2 小时血糖（2hPG）、谷胱甘肽过氧化物酶（GSH-Px）、超氧化物歧化酶（SOD）、丙二醛（MDA）、白细胞介素 -1β（IL-1β）、IL-6、超敏 C 反应蛋白（hs-CRP）、肿瘤坏死因子 α（TNF-α）、组织型血纤维蛋白溶酶原激活物（t-PA）、1 型组织纤溶酶原激活物抑制物（PAI-1）、血肌酐（SCr）、血尿素氮（BUN）、一氧化氮（NO）、内皮素 -1（ET-1）、24 小时尿总蛋白水平，并观察两组的疗效。治疗后，观察组治疗总有效率为 89.36%，高于对照组的 74.47%（$Z=3.949$，$P<0.05$）；观察组治疗后的口渴喜饮、倦怠乏力、气短、心悸、心烦、失眠、头晕耳鸣等中医症状评分低于对照组（$P<0.05$）；观察组治疗后的 FPG、2hPG、SCr、BUN、24 小时尿总蛋白、ET-1、MDA、

IL-1β、IL-6、hs-CRP、TNF-α、PAI-1 水平低于对照组（$P < 0.05$），NO、SOD、GSP-Px、t-PA 水平升高（$P < 0.05$）。研究说明，消渴方加减治疗气阴两虚夹瘀型糖尿病肾病效果显著，可促进临床症状的改善，促进机体凝血纤溶系统平衡的恢复，抑制炎症反应及氧化应激反应，保护内皮功能及肾功能。

陈焕旭等[503]探究了消渴方治疗糖尿病肾病的疗效，并对其沉默信息调节因子 2 相关酶 1（SIRT1）/ 腺苷酸活化蛋白激酶（AMPK）通路作用机制进行了研究。将糖尿病肾病患者 122 例作为研究对象，随机分为对照组和观察组，每组 61 例。对照组予常规治疗，观察组加用消渴方加减治疗，均治疗 8 周。观察 2 组治疗前、治疗后的糖化血红蛋白（HbA1c）、24 小时尿蛋白定量（Upro）、血清肌酐（SCr）、血尿素氮（BUN）、总胆固醇（TC）、载脂蛋白 A（ApoA）、载脂蛋白 B（ApoB）、甘油三酯（TG）水平变化并比较；观察 2 组治疗前、治疗后的 SIRT1、AMPK、丙二醇（MDA）、超氧化物歧化酶（SOD）水平变化并比较；观察治疗前、治疗后的白细胞介素 -6（IL-6）、IL-8、肿瘤坏死因子 α（TNF-α）、C 反应蛋白（CRP）水平变化并比较；观察 2 组治疗前、治疗后的症状积分（倦怠乏力、心悸气短、头晕耳鸣、自汗）变化并比较；治疗结束后进行安全性评定。治疗前 2 组 BUN、SCr、HbA1c、Upro、TC、ApoA、ApoB、TG 水平比较，差异无统计学意义（$P > 0.05$）；治疗后 2 组 BUN、SCr、HbA1c、Upro、TC、ApoB、TG 水平较治疗前均显著下降，ApoA 水平较治疗前显著升高，差异有统计学意义（$P < 0.05$）；治疗后观察组 ApoA 水平显著高于对照组，余均显著低于对照组，差异有统计学意义（$P < 0.05$）。治疗前 2 组 SIRT1/AMPK、MDA、SOD 水平比较，差异无统计学意义（$P > 0.05$）；治疗后 2 组 MDA 水平较治疗前均显著下降，SOD 水平较治疗前均显著升高，观察组在 SIRT1、AMPK 水平改善上显著高于对照组，差异有统计学意义（$P < 0.05$），而对照组的 SIRT1/AMPK 在治疗前与治疗后比较，差异无统计学意义（$P > 0.05$）；治疗后观察组 SIRT1、AMPK、SOD 水平显著高于对照组，MDA 水平显著低于对照组，差异有统计学意义（$P < 0.05$）。治疗前 2 组 IL-6、IL-8、TNF-α、CRP 水平比较，差异无统计学意义（$P > 0.05$）；治疗后 2 组 IL-6、IL-8、TNF-α、CRP 水平较治疗前均显著下降，差异有统计学意义（$P < 0.05$）；治疗后观察组以上指标均显著低于对照组，差异有统计学意义（$P < 0.05$）。治疗前 2 组倦怠乏力、心悸气短、头晕耳鸣、自汗积分比较，差异无统计学意义（$P > 0.05$）；治疗后 2 组以上指标较治疗前均显著下降，差异有统计学意义($P<0.05$);治疗后观察组各指标均显著低于对照组,差异有统计学意义($P<0.05$)。2 组安全性比较,差异无统计学意义($P>0.05$)。研究说明,消渴方能通过抑制糖尿病肾病患者氧化应激反应,降低糖尿病肾病患者氧自由基释放,改善 SIRT1/AMPK 通路,从而实现多环节治疗以提高疗效。

（三）糖尿病周围神经病变

董建华[504]在 2 型糖尿病周围神经病变（DPN）患者的治疗中,采用甲钴胺和消渴方与消痹方相联合的方法。将 70 例 DPN 患者,随机分组（2 组）,其中 A 组 35 例采用西药甲钴胺治疗,B 组 35 例基于 A 组给予消渴方内服与消痹方外用来治疗。分别于治疗前及治疗 2 周后,对比两组疗效,发现 B组治疗总有效率（97.14%）较 A 组（68.57%）显著偏高（$P<0.05$）。研究说明,针对 DPN 患者,采用西药甲钴胺联合中药消渴方、消痹方治疗,效果好。

李亚娟[505]观察了消渴方颗粒剂治疗糖尿病周围神经病变的临床疗效。将 60 例糖尿病周围神经病变患者随机分为 2 组,其中治疗组 30 例采用常规西药加消渴方颗粒剂治疗,对照组 30 例采用常规西药治疗;2 组均严格按要求控制饮食,加强运动,治疗 1 个月后观察疗效。在症状改善及指标恢复正常方面,治疗组有效率明显高于对照组（P 均<0.05）。研究说明,采用消渴方颗粒剂的中西医结合治疗糖尿病周围神经病变的疗效明显。

（四）糖尿病下肢血管病变

胡伟[506]评价了消渴方加减治疗热盛伤津型糖尿病下肢动脉粥样硬化性疾病（LEAD）的临床效果。将 120 例热盛伤津型糖尿病 LEAD 患者随机分为观察组和对照组,每组 60 例。对照组患者采用西药治疗,观察组患者在对照组基础上进行消渴方加减治疗。治疗后,观察组患者的临床总有效率为 95.00%,高于对照组的 80.00%,差异具有统计学意义（$P<0.05$）。治疗前,两组患者的热盛伤津证症状评分、生活质量评分及 FPG、2hPG 水平比较,差异均无统计学意义（$P>0.05$）;治疗后,观察组患者的热盛伤津证症状评分（5.05 ± 0.80）分低于对照组的（9.80 ± 1.20）分,生活质量评分（93.50 ± 3.20）分高于对照组的（86.80 ± 2.50）分,FPG（5.78 ± 0.80）mmol/L、2hPG（8.78 ± 0.90）mmol/L 均低于对照组的（7.10 ± 1.02）mmol/L、（10.55 ± 1.20）mmol/L,差异具有统计学意义（$P<0.05$）。研究说明,消渴方加减治疗热盛伤津型糖尿病 LEAD 的效果显著,有助于控制和调节患者的血糖水平和临床症状,

提升患者生活质量。

陈文一等[507]观察了消渴方加减治疗热盛伤津型2型糖尿病下肢动脉粥样硬化性病变的疗效。将86例2型糖尿病下肢动脉粥样硬化性病变患者随机分为对照组和观察组各43例。2组均予常规西医治疗，其中对照组给予前列地尔注射液静脉滴注，观察组在对照组基础上给予消渴方加减治疗。2组连续治疗2个月。治疗后，2组空腹血糖（FPG）、餐后2小时血糖（2hPG）、HbA1c水平降低，踝肱指数（ABI）升高（$P < 0.01$）。观察组治疗后FPG、2hPG、HbA1c水平低于对照组，ABI高于对照组，2组比较，差异有统计学意义（$P < 0.01$）。治疗后，2组热盛伤津证症状评分均减少（$P < 0.01$）。观察组治疗2个月后热盛伤津证症状评分低于对照组（$P < 0.01$）。治疗2个月后，观察组总有效率为93.02%，对照组为74.42%，2组比较，差异有统计学意义（$P < 0.05$）。研究说明，消渴方加减可促进2型糖尿病下肢动脉粥样硬化性病变热盛伤津证患者血糖水平和中医证候好转。

殷淑媛[508]探讨与分析了消渴方联合中药熏洗治疗阴虚热盛型糖尿病合并下肢麻木的临床效果。将66例阴虚热盛型糖尿病合并下肢麻木患者随机分为试验组与对照组各33例。2组都给予基础现代医学治疗，其中对照组给予消渴方治疗，试验组在对照组治疗的基础上联合中药熏洗治疗。2组都治疗观察2个月。干预后，试验组治疗总有效率高于对照组，但是经过对比，2组差异无统计学意义（$P > 0.05$）。治疗前，2组的下肢麻木症状评分对比，差异无统计学意义（$P > 0.05$）；治疗后，2组下肢麻木症状评分都明显低于治疗前（$P < 0.05$），且试验组评分明显低于对照组（$P < 0.05$）。治疗前，2组血清胰岛素与C肽含量对比，差异无统计学意义（$P > 0.05$）；治疗后，2组血清胰岛素与C肽含量明显高于治疗前（$P < 0.05$），且试验组血清胰岛素与C肽含量明显高于对照组（$P < 0.05$）。治疗前，2组腓肠神经的神经传导速度及动作电位振幅对比，差异无统计学意义（$P > 0.05$）；治疗后，2组腓肠神经的神经传导速度及动作电位振幅明显高于治疗前（$P < 0.05$），且试验组明显高于对照组（$P < 0.05$）。研究说明，消渴方联合中药熏洗治疗阴虚热盛型糖尿病合并下肢麻木，能缓解患者临床症状，提高治疗效果，促进血清胰岛素与C肽的分泌，还可提高患者腓肠神经的神经传导速度及动作电位振幅。

（五）糖尿病其他并发症或合并症

彭伟等[509]从中医痰浊内阻辨证来探讨研究自拟消渴方治疗干预后2型

糖尿病痰浊证患者糖脂代谢等相关指标的变化。将 100 例 2 型糖尿病痰浊证患者随机分为对照组和治疗组，均给予糖尿病教育、心理开导、饮食控制、适当运动与西药（包括降糖、调脂、降压抗凝药）等基础治疗，其中治疗组在此基础上加用自拟消渴方治疗。干预后，2 组患者的体重在治疗前后总体上无明显变化，BMI 指数在治疗后虽然降低但对照组和治疗组比较无统计学差异（$P > 0.05$）；治疗后，2 组的 FPG、2hPG 和 HbA1c 水平均明显下降（$P < 0.01$）；治疗组 FPG、HbA1c 水平显著降低（$P < 0.05$），然而对 2hPG 的影响没有差异变化（$P > 0.05$）；2 组 TC、TG、LDL-C 水平均明显降低，但 HDL-C 水平未明显改变；治疗组与对照组比较，治疗组 TC、TG、LDL-C 水平降低更为显著（$P < 0.05$）。研究说明，自拟消渴方能够改善 2 型糖尿病痰浊内阻证候的糖脂代谢。

刘莹等[510] 探讨了消渴方联合二甲双胍对乳腺癌合并 2 型糖尿病患者血糖控制疗效及凋亡相关因子水平的影响。将 138 例乳腺癌合并 2 型糖尿病患者随机分为中药观察组与西药对照组，每组 69 例。西药对照组患者接受常规抗肿瘤药物治疗及口服二甲双胍治疗，中药观察组患者在西药对照组基础上服用消渴方。干预后，中药观察组治疗总有效率为 89.83%，明显高于西药对照组的 70.91%，差异有统计学意义（$P < 0.05$）。治疗前，2 组空腹血糖、餐后 2 小时血糖、糖化血红蛋白、RBP4、癌胚抗原、CA153、Caspase-3、Caspase-9、Bcl-2 水平比较，差异均无统计学意义（$P > 0.05$）；治疗后，2 组的上述指标水平均优于治疗前，且中药观察组均优于西药对照组，差异均有统计学意义（$P < 0.05$）。2 组的不良反应发生率比较，差异无统计学意义（$P > 0.05$）。研究说明，消渴方联合二甲双胍对乳腺癌合并 2 型糖尿病患者血糖控制疗效显著，还可升高乳腺组织中促凋亡相关因子的表达以抑制乳腺肿瘤细胞的生长，且无明显副作用。

五、平议

糖尿病患者发病初期常见阴虚燥热症状。消渴方针对性较强，适用于糖尿病口干多饮、多尿、消瘦等典型症状。方中黄连苦寒，清热泻火；生地黄、天花粉甘寒，生津止渴，滋阴清热；藕汁益胃生津；牛乳养血润燥；生姜汁和胃降逆，鼓舞胃气；蜂蜜清热润燥，调和诸药。诸药合用，共奏清热生津、养血润燥之功。

值得注意的是，目前临床上，由于糖尿病筛查诊断及时，降糖药物的广泛应用，患者出现口干多饮的症状已经不似以往多见。糖尿病患者，口干、多饮多尿、乏力、消瘦、多食易饥等症状出现得较少，所以，可以对方中的药物酌情加减。本方治消渴，"能食易饥者，加软石膏、黄芩；小便频数，或如膏者，加五味子、知母、黄柏、玄参。若泄泻，先用白术、白芍药炒为末，调服，后服此药"（《仁术便览》）；阴虚津伤较重者，加天冬、麦冬、石斛；盗汗者，加地骨皮、胡黄连、牡蛎、浮小麦；咳血、吐血者，加侧柏叶、白及；若以烦渴引饮为主，多食易饥不甚者，可去黄连，加瓜蒌。消渴方的应用不再局限于消渴，临床中津液亏虚之证亦可辨证使用。

消渴方的同类经典名方如玉泉丸，具有益气养阴、生津止渴的功效，适用于气阴两亏型糖尿病患者；白虎加人参汤具有清热泻火、益气生津的功效，适用于肺胃热盛津伤型糖尿病患者；六味地黄丸具有滋阴补肾、润燥止渴的功效，适用于肾阴亏损型糖尿病患者。这些方剂都有清热、滋阴、益气的作用，但各自的侧重点不同，如消渴方偏重清热生津，玉泉丸偏重养阴生津，白虎加人参汤偏重清热泻火，六味地黄丸偏重补肾。在实际应用时，应根据患者的具体证候选择最合适的方剂。

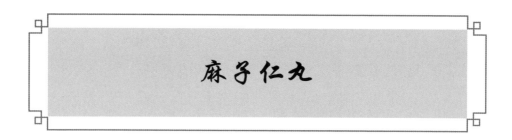

麻子仁丸

一、出处、组成、用法

《伤寒论》:"趺阳脉浮而涩,浮则胃气强,涩则小便数,浮涩相抟,大便则鞕,其脾为约,麻子仁丸主之。"

麻子仁二升　芍药半斤　枳实半斤,炙　大黄一斤,去皮　厚朴一尺,炙,去皮　杏仁一升,去皮尖,熬,别作脂

上六味,蜜和丸如梧桐子大,饮服十丸,日三服,渐加,以知为度。

二、现代剂量、用法

汤剂制法:麻子仁 20g,白芍 9g,枳实 9g,大黄 12g(后下),厚朴 9g,杏仁 10g。

水煎服,每日 1 剂,分 2 次或 3 次温服。

丸剂制法:麻子仁 500g,白芍 250g,枳实 250g,大黄 500g(去皮),厚朴 250g,杏仁 250g。

上药为末,炼蜜为丸,每次 9g,每日 1～2 次,温开水送服。

三、使用注意

本方虽为润肠缓下之剂,但含有攻下破滞之品,故年老体虚、津亏血少者,不宜常服。

孕妇慎用。

用法中要求"饮服十丸",强调"渐加,以知为度",即应从小剂量逐渐加量,以取效为度。

四、临床研究举要

（一）糖尿病合并便秘

张蕊[511]观察了麻子仁丸加减方干预糖尿病便秘患者的疗效，分析了其对糖尿病便秘患者血清中血管活性肠肽（VIP）和缩胆囊素（CCK）等胃肠激素的作用。将 60 例糖尿病便秘患者随机分为 30 例治疗组和 30 例对照组，皆给予适宜降糖方案，其中对照组患者另加盐酸伊托必利片促胃肠动力处理，治疗组另加用麻子仁丸加减方治疗，疗程均是 1 个月。治疗前治疗组与对照组的血 VIP、CCK 水平比较无统计学差异，治疗后组间比较均有差异（$P < 0.05$ 或 $P < 0.01$），且治疗组血 VIP 水平下降更明显（$P < 0.05$），CCK 水平明显升高（$P < 0.05$），提示麻子仁丸加减方治疗糖尿病便秘在改善 VIP、CCK 等胃肠激素水平方面优于盐酸伊托必利；治疗前组间 HOMA-IR 水平及对照组治疗前后 HOMA-IR 水平均无显著差异（$P > 0.05$），治疗组治疗前后 HOMA-IR 水平对比存在差异（$P < 0.05$）；两组患者治疗前 FPG、2hPG 和 HbA1c 水平无明显差异，各组分别对比则治疗前后上诉指标的变化存在差异（$P < 0.05$ 或 $P < 0.01$），且比较两组治疗后的指标变化，治疗组指标下降幅度更明显（$P < 0.05$），提示麻子仁丸加减方具有一定的降糖疗效，糖尿病便秘患者便秘症状的改善有利于血糖控制。治疗组总有效率（90.00%）与对照组（66.67%）存在明显差异（$P < 0.05$），提示麻子仁丸加减方治疗糖尿病便秘效果更好；各项指标在正常范围，且治疗组患者较少出现不良反应（$P < 0.05$）。研究说明，糖尿病便秘患者的胃肠激素水平多存在紊乱状态，在常规降糖基础上加用麻子仁丸加减方治疗后，不仅显著改善临床症状，还可调节患者胃肠激素的分泌，控制血糖、改善胰岛素抵抗，且治疗组患者各项指标均优于对照组，临床疗效可靠，同时本药较少发生不良反应，应用安全。

邢利旋等[512]观察了经典方剂麻子仁丸加用化瘀通络药当归、桃仁在老年糖尿病便秘患者中的疗效。将 60 例老年 2 型糖尿病便秘患者随机分为治疗组和对照组各 30 例。干预后，中药治疗组的临床总有效率和症状总积分的改善比西药对照组更具优势，两组之间的差异具有统计学意义，并且治疗组对排便周期、大便性状的改善情况明显优于对照组。研究说明，血瘀机制在糖尿病便秘发病过程中的影响不容忽视，在润肠通便的基础上加用化瘀通络药是可行的。

（二）糖尿病

张皓等[513]探究了麻仁丸联合二甲双胍对2型糖尿病（T2DM）的治疗作用及肠道菌群变化情况。将84例T2DM患者随机分成对照组和试验组，每组42例，其中对照组采用二甲双胍单一用药，试验组采用麻仁丸联合二甲双胍治疗，比较两组的临床疗效及肠道菌群变化情况。干预后，对照组治疗总有效率为83.33%，试验组总有效率为95.23%，差异具有统计学意义（$P < 0.05$）。试验组治疗后与治疗前相比各菌种变化差异具有统计学意义（$P < 0.05$），双歧杆菌、拟杆菌、乳杆菌检出值均明显高于对照组，差异有统计学意义（$P < 0.05$），肠杆菌、肠球菌与酵母菌检出值与对照组比较均显著降低，组间差异有统计学意义（$P < 0.05$）。研究说明，联合应用麻仁丸和二甲双胍治疗T2DM的整体效果优于传统临床二甲双胍单一用药，对有效控制血糖及调节肠道菌群有重要意义。

徐泽鹤等[514]探讨了麻子仁丸加味治疗2型糖尿病的临床疗效。将74例2型糖尿病患者按照治疗方法的不同分为两组，其中35例作为对照组并给予常规西医治疗，39例患者作为观察组并给予麻子仁丸加味治疗。干预后，对照组总有效率为82.86%、空腹血糖（7.42 ± 1.75）mmol/L，观察组总有效率为79.49%、空腹血糖（7.33 ± 1.78）mmol/L，两组数据对比无显著差异（$P > 0.05$）。研究说明，对于临床常见的2型糖尿病患者，单纯采用中药复方麻子仁丸加味治疗能取得良好效果。

五、平议

大便燥结难排是糖尿病患者常见的症状之一，可表现为排便困难、排便时间延长、粪质干结等。此时我会想到麻子仁丸。

麻子仁丸具有润肠泻下、行气通便之功效。方中麻子仁性味甘平，润肠通便，是为君药。杏仁上肃肺气，下润大肠；白芍酸苦微寒，养阴滋脾阴泻胃热，是为臣药。大黄、枳实、厚朴即小承气汤，轻下热结理气，除胃肠燥热，是为佐药。方虽用小承气汤，但大黄、厚朴较原方用量减少，增加了质润的麻子仁、杏仁、芍药等，一则增液益阴以润肠通便，俾脾气通则津液行；二则甘润减缓小承气汤攻下之力，从而达到补其不足、泻其有余的组方宗旨，以达润肠通便、缓下之功，使热去阴液恢复，而大便正常。

麻子仁丸，仲景以蜜为丸，而今治疗糖尿病便秘，可因病化裁，去掉蜂蜜，换成其他剂型，或者改用汤剂。麻子仁丸中大黄的使用尤为关键。根据患者的临床症状，选用不同炮制方法的大黄及其用法和用量。大便干燥者，大黄生用，量为5～10g，且后下以发挥泻下通便的效果。如药后便秘已改善，宜用酒大黄；其泻下力较弱，活血作用较好。我的体会是，对老年人和体质较弱的患者，尽量不用生大黄，而用比较和缓的制大黄、酒大黄。

在临床治疗糖尿病便秘患者时，容易把麻子仁丸和增液承气汤混淆。二者有何区别呢？二者均有泻热通便、生津润燥之功，皆可用于治疗大便秘结。《伤寒论》曰："浮则胃气强，涩则小便数，浮涩相抟，大便则鞕，其脾为约，麻子仁丸主之。"故麻子仁丸用于胃肠燥热，脾津不足之脾约便秘；临床应用以粪便干结、小便频数、舌苔微黄为辨证要点，多用于糖尿病便秘早期。《温病条辨》云："阳明温病，下之不通……津液不足，无水舟停者，间服增液，再不下者，增液承气汤主之。"故增液承气汤善治津伤肠燥之证，临床运用以粪便干结、口干、舌红少苔为辨证要点，多用于糖尿病便秘晚期。消渴是一个不断变化的发展过程，不同时期有不同的病理基础，故在治疗糖尿病便秘时应从病因病机出发，审证求因，方可药到病除。

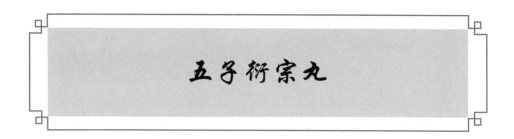

一、出处、组成、用法

《摄生众妙方》："男服此药，添精补髓，疏利肾气，不问下焦虚实寒热，服之自能平秘。旧称古今第一种子方，有人世世服此药，子孙蕃衍，遂成村落之说。"

甘州枸杞子八两　菟丝子八两，酒蒸，捣饼　辽五味子二两，研碎　覆盆子四两，酒洗，去目　车前子二两，扬净

上各药，俱择道地精新者，焙晒干，共为细末，炼蜜丸梧桐子大，每服空心九十丸，上床时五十丸，白沸汤或盐汤送下，冬月用温酒送下。

二、现代剂量、用法

汤剂制法：菟丝子24g，枸杞子24g，覆盆子12g，五味子6g，车前子6g。水煎服，每日1剂，分2次或3次温服。

丸剂制法：菟丝子300g，枸杞子300g，覆盆子150g，五味子75g，车前子75g。

诸药研为细末，炼蜜为丸，如梧桐子大，早上空腹服90丸，睡前服50丸，热水或盐水送服，冬天温酒送服。

三、使用注意

忌不易消化食物。

治疗期间，宜节制房事。

感冒发热患者不宜服用。

四、临床研究举要

（一）糖尿病阳痿

董志强[515]探讨了五子衍宗丸加减治疗糖尿病阳痿的临床疗效。将纳入患者随机分为治疗组和对照组，其中治疗组在基础降糖的同时服用五子衍宗丸加减。干预后，治疗组治愈率为20%、有效率为81.6%，对照组治愈率为0、有效率为18.3%，治疗组明显优于对照组。研究说明，五子衍宗丸加减治疗糖尿病阳痿有一定疗效。

曹琳等[516]观察了五子衍宗丸联合十一酸睾酮胶丸治疗男性2型糖尿病合并迟发性性腺功能减退症的临床疗效。将86例患者随机分为2组，每组42例。2组均维持原有控制血糖、血压、调整血脂等基础治疗，其中对照组服用十一酸睾酮胶丸，80mg/次，2次/d，2周之后改为40mg/次，2次/d；观察组在对照组基础上加用五子衍宗丸，6g/次，2次/d。2组均连续治疗6个月。干预后，对照组治疗后FPG、2hPG、HbA1c、TC、LDL-C、HOMA-IR较治疗前显著改善，差异有统计学意义（$P<0.05$）；观察组体重指数、腰围、FPG、2hPG、HbA1c、HOMA-IR、TC、LDL-C、高密度脂蛋白（HDL-C）、甘油三酯（TG）均较治疗前及对照组明显改善，差异有统计学意义（$P<0.05$）。治疗前2组总睾酮（TT）、性激素结合球蛋白（SHBG）、黄体生成素（LH）、卵泡刺激素（FSH）比较，差异无统计学意义（$P>0.05$）；治疗后2组TT水平较治疗前均显著提高，差异有统计学意义（$P<0.05$），组间比较观察组改善更明显，差异有统计学意义（$P<0.05$）；治疗前后2组SHBG、LH、FSH变化不明显，差异无统计学意义（$P>0.05$）。对于中医症状积分，治疗前后2组组内比较，差异有统计学意义（$P<0.05$）；治疗后组间比较，差异也有统计学意义（$P<0.05$）。2组治疗后无不良反应发生，肝肾功能、血常规未见异常。研究说明，五子衍宗丸联合十一酸睾酮胶丸治疗男性2型糖尿病合并迟发性性腺功能减退症疗效显著。

（二）糖尿病肾病

徐恬[517]观察了五子衍宗汤对肾虚型早期糖尿病肾病患者尿微量白蛋白的作用。将60例符合入选标准的早期糖尿病肾病患者随机分为治疗组和对照组，每组各30例。对照组采用生活方式干预、糖尿病教育及常规西药（ARB）（代文）治疗，治疗组在其基础上加用五子衍宗汤水煎服，每日1剂，疗程为 2 个月。疗程结束后,评估空腹血糖、餐后 2 小时血糖、糖化血红蛋白、血脂、尿白蛋白 / 肌酐比值(UACR)、UmAlb、IL-6 等相关指标的变化,同时对中医证候积分改善情况进行疗效评定。①在症状体征的改善方面,治疗组总有效率为 93.3%,对照组总有效率为 66.7%,治疗组中医症状体征的改善明显优于对照组;在单项中医症状方面,治疗组治疗前后除性功能减退外,其余肾虚证候均有改善,效果优于对照组($P < 0.05$)。②两组糖代谢指标(FPG、2hPG、HbA1c)、脂代谢指标(TC、TG、HDL-C、LDL-C)、肾功能指标(肌酐、GFR、CysC)的治疗前后组内及组间对比未见明显差异($P > 0.05$);UACR、UmAlb 指标明显改善,治疗组优于对照组($P < 0.05$);在炎症因子方面,两组治疗后 IL-6 较前有所改善,治疗组改善效果优于对照组($P < 0.05$)。从初步的临床结果来看,五子衍宗汤联合西药治疗肾虚型早期糖尿病肾病的疗效,比单纯用西药好。五子衍宗汤可有效改善肾虚型早期糖尿病肾病患者的临床症状,改善尿微量白蛋白,其机制可能是通过减少早期糖尿病肾病患者 IL-6 的表达保护肾脏,延缓糖尿病肾病的进展。

徐婷芳[518] 观察了五子衍宗丸加味方治疗脾肾亏虚兼瘀型Ⅲ期糖尿病肾病的临床疗效,进一步验证了五子衍宗丸加味方有延缓患者肾功能损害进展及减轻患者临床症状的效用,以期逆转Ⅲ期糖尿病肾病,减少患者进入糖尿病肾病Ⅳ、Ⅴ期和替代治疗。将 80 例脾肾亏虚兼瘀型Ⅲ期糖尿病肾病的患者开放随机分为治疗组 40 例和对照组 40 例,所有进入研究的患者均观察 1 个月。对照组进行糖尿病健康宣教、糖尿病饮食控制、运动、控制血糖血压等西医常规治疗;治疗组在对照组治疗基础上,加用五子衍宗丸加味方(菟丝子 15g,山药 24g,枸杞子 12g,覆盆子 12g,芡实 12g,丹参 20g,僵蚕 15g,五味子 6g,车前子 6g),每日 1 剂。干预后:①治疗组总有效率为 91.89%,对照组总有效率为 75.68%,组间比较有显著性差异($P < 0.05$)。②两组均能减轻Ⅲ期糖尿病肾病患者中医证候积分,降低尿微量白蛋白排泄率,降低血糖、血脂等各项指标,但治疗组中医证候积分改善极显著优于对照组($P < 0.01$)。③治疗组在降低血糖、血脂等方面均显著优于对照组($P < 0.05$)。④治疗组在降低尿微量白蛋白排泄率方面显著优于对照组($P < 0.05$)。研究说明,在西医常规治疗基础上加用五子衍宗丸加味方治疗脾肾亏虚兼瘀型Ⅲ期糖尿病肾病的疗效优于单纯西医常规治疗,安全性好。

张继阳[519] 观察了六味地黄丸合五子衍宗丸辅助治疗早中期糖尿病肾病

患者的临床疗效。将 70 例早中期糖尿病肾病患者随机均分为实验组（35 例）和对照组（35 例），其中对照组采取常规治疗，实验组采取六味地黄丸合五子衍宗丸辅助治疗，均治疗 8 周。干预后，实验组总有效率为 97.14%，高于对照组的 82.86%（$P<0.05$）；实验组治疗后症状改善时间（口干、腰酸、乏力、夜尿频恢复时间）低于对照组（$P<0.05$）；两组治疗前血糖指标、24 小时尿蛋白、ACR 指标无明显差异（$P>0.05$），治疗后实验组的血糖指标均低于对照组，差异明显（$P<0.05$）。研究说明，早中期糖尿病肾病患者在采取六味地黄丸合五子衍宗丸辅助治疗时可提升临床疗效，也能改善血糖指标，有效缩短症状恢复时间。

（三）糖尿病视网膜病变

徐杰等[520] 观察了五子衍宗汤加味治疗非增殖期糖尿病视网膜病变（NPDR）的临床疗效。将 60 例 NPDR 患者按照是否接受五子衍宗汤加减治疗分为观察组和对照组各 30 例。对照组给予常规治疗（控制饮食、合理运动、心理调摄、控制原发病，并予合理的降糖、调控血压、降脂），观察组在对照组基础上加用五子衍宗汤加味（枸杞子 15g，五味子 15g，覆盆子 10g，车前子 10g，菟丝子 20g，熟地黄 15g，当归 15g，丹参 10g，木瓜 10g）。观察患者治疗前后的空腹血糖（FPG）、餐后 2 小时血糖（2hPG）、HIF-1α、VEGF、ET-1、NO 水平；检测患者治疗前后的视网膜中央动脉血流舒张末期流速（EDV）、收缩期峰值流速（PSV）、动脉阻力指数（RI）[RI＝（PSV－EDV）/PSV]。干预后，观察组总有效率为 80%，高于对照组的 53.33%，差异有统计学意义（$P<0.05$）。两组视物模糊、目睛干涩、头晕耳鸣、腰膝酸软、肢体麻木和大便干结等中医症状评分，观察组均优于对照组，差异有统计学意义（$P<0.05$）。HIF-1α、VEGF、ET-1、NO 的组间比较，观察组均优于对照组，差异有统计学意义（$P<0.05$）。FPG、2hPG、HbA1c 的组间比较，观察组均优于对照组，差异有统计学意义（$P<0.05$）。EDV、PSV 和 RI 的组间比较，观察组均优于对照组，差异有统计学意义（$P<0.05$）。研究说明，五子衍宗汤加味可以改善 NPDR 这种瘀、毒的状态，降低 NPDR 患者 HIF-1α、VEGF、ET-1 水平及提高 NO 水平，改善视网膜中央动脉血流动力学指标，降低 FPG、2hPG、HbA1c 水平，改善临床症状，提高患者生活质量。

五、平议

五子衍宗丸是一张补肾精的好方子。

临床上经常遇到肾虚问题，有肾阳虚、肾阴虚、肾气虚和肾精不足等。什么是"肾精"？通俗地说，是指肾气的物质基础。中医学认为，肾在糖尿病的发生、发展及变化的全过程中，都发挥着重要作用，而这个作用的强弱或正常与否，往往取决于肾气的物质基础是否充盛。

糖尿病患者性勃起功能障碍很常见，是一种重要的并发症之一，影响患者的身心健康及家庭和谐。五子衍宗丸常用于治疗男科及生殖系统疾病、女子月经不调等，被誉为"古今种子第一方"。

方中五子均为植物的种子，蕴含生发之气。菟丝子、覆盆子、枸杞子、五味子滋肾填精。值得注意的是，车前子通利水路而泄浊，使全方补而不滞，确为佳构。

但是，需要注意的是，对于糖尿病性勃起功能障碍，切忌一味补肾填精。很多罹患性勃起功能障碍的患者，非只肾虚单一因素，情志失调、肝失疏泄者亦多，因此，治疗上需与疏肝相结合。我在临床观察到，肝郁肾虚是糖尿病性勃起功能障碍的主要证候。在快节奏、高压力背景下，精神因素是性勃起功能障碍的重要原因，加之糖尿病患者长期血糖水平较高对血管神经造成的损伤，疾病的困扰导致精神紧张、心境愁闷，使肝气郁结，肝失疏泄，肾不闭藏，精气溢泄，宗筋弛纵。我在临床使用五子衍宗丸时，常配合逍遥散或达郁汤，补肾填精与疏肝解郁并行。

另外，我针对老年糖尿病患者经常出现的尿频、夜尿频多，或小便失禁等，经常选用五子衍宗丸，取得较好疗效。

我的体会是，单独使用五子衍宗丸，往往效果并不满意。兼有脾虚清阳不升者，配补中益气汤；兼有脾虚湿蕴者，配香砂六君子汤；兼有阴虚火旺者，配知柏地黄丸。

<h1 style="text-align:center">旋覆代赭汤</h1>

一、出处、组成、用法

《伤寒论》："伤寒发汗，若吐若下，解后心下痞鞕，噫气不除者，旋覆代赭汤主之。"

旋覆花三两　人参二两　生姜五两　代赭一两　甘草三两，炙　半夏半升，洗　大枣十二枚，擘

上七味，以水一斗，煮取六升，去滓，再煎取三升，温服一升，日三服。

二、现代剂量、用法

旋覆花 9g，代赭石 3g，人参 6g，生姜 15g，甘草 9g（炙），半夏 9g（洗），大枣 4 枚（擘）。

水煎服，每日 1 剂，分 2 次或 3 次温服。

三、使用注意

本方为治胃虚痰阻、气逆不降的代表方，但代赭石性寒、沉降，有碍胃气，临床使用时用量需谨慎，若量大易伤胃气，故中焦虚寒、怕冷、舌淡、脉沉细者不宜重用。

四、临床研究举要

旋覆代赭汤常用于治疗糖尿病性胃轻瘫。

贾锐馨等[521]观察了旋覆代赭汤在不同证型糖尿病性胃轻瘫（DGP）患者中的促胃肠动力作用。将 78 例患者分为肝胃不和、胃热津伤和脾胃虚弱等 3 组，均应用大剂量旋覆代赭汤（一两为 15.625g）治疗，每日 1 剂，连用 4 周。免疫组化法观察各组治疗前后血浆中胃动素（MOT）、血管活性肠肽

（VIP）、胃泌素（GAS）的分布变化。结果显示，脾胃虚弱组血浆中 MOT 的含量显著升高（$P < 0.01$）、VIP 的表达明显减少（$P < 0.01$）、血浆 GAS 表达显著降低（$P < 0.01$），与其他两组比较具有统计学差异。研究说明，旋覆代赭汤的促胃肠动力作用在脾胃虚弱组最明显。

李国永等[522]观察了旋覆代赭汤对糖尿病性胃轻瘫（DGP）患者促胃肠动力作用的量 - 效关系。将 108 例脾胃虚弱型患者随机分为治疗组（大剂量）54 例（一两为 15.625g）和对照组 54 例（一两为 3g）。治疗组口服旋覆代赭汤，每日 1 剂，连用 4 周。免疫组化法观察治疗前后血浆中 P 物质（SP）、血管活性肠肽（VIP）的分布变化以及治疗前后各组胃电图变化。研究结果说明，治疗组血浆中 SP、VIP 的表达明显减少（$P < 0.01$），治疗前后各组胃电图变化有统计学意义（$P < 0.01$），且组间餐后正常慢波百分比有统计学意义（$P < 0.05$）。结论：旋覆代赭汤的促胃肠动力作用可能与血浆中 SP 和 VIP 的表达降低有密切关系，量 - 效关系明显。

贾锐馨等[523]观察了旋覆代赭汤对糖尿病性胃轻瘫（DGP）患者促胃肠动力作用的量 - 效关系。方法：将 108 例脾胃虚弱型患者随机分为治疗组（大剂量）54 例（一两为 15.625g）和对照组 54 例。对照组口服吗丁啉，10mg，每日 3 次，连用 4 周；治疗组口服旋覆代赭汤，每日 1 剂，连用 4 周。免疫组化法观察治疗前后血浆中胃动素（MOT）、血管活性肠肽（VIP）、胃泌素（GAS）的分布变化。结果：治疗组血浆中 MOT 的含量显著升高（$P < 0.01$）、VIP 的表达明显减少（$P < 0.01$），血浆 GAS 表达显著降低（$P < 0.05$）。研究说明，旋覆代赭汤的促胃肠动力作用可能与血浆中 MOT 的含量显著升高和 VIP 与 GAS 的表达降低有密切关系。

贾锐馨等[524]研究了旋覆代赭汤在治疗糖尿病性胃轻瘫（DGP）患者时，促胃肠动力作用的量 - 效关系。将 108 例 2010 年 2 月—2012 年 1 月我院门诊和住院脾胃虚弱型患者随机分为治疗组和对照组各 54 例。治疗组在基础治疗基础上，加服大剂量（一两为 15.625g）旋覆代赭汤；对照组在基础治疗基础上，加服小剂量（一两为 3g）的旋覆代赭汤。两组用药均 1 剂 /d，连用 4 周后判断疗效。免疫组化法观察治疗前后血浆中胃动素（MOT）、血管活性肠肽（VIP）、胃泌素（GAS）的分布变化。结果显示，治疗组血浆中 MOT 的含量显著升高（$P < 0.01$）、VIP 的表达明显减少（$P < 0.01$），血浆 GAS 表达显著降低（$P < 0.01$）。研究说明，旋覆代赭汤的促胃肠动力作用可能与血浆中

MOT 的含量显著升高和 VIP 与 GAS 的表达降低有密切的量 - 效关系。

肖东靖[525] 探讨了旋覆代赭汤治疗脾胃虚弱型糖尿病性胃轻瘫（DGP）的临床效果。选择 DGP 患者 72 例，随机分为治疗组和对照组，每组各 36 例。对照组给予基础治疗和枸橼酸莫沙必利片治疗，治疗组在对照组基础上给予旋覆代赭汤治疗，比较两组临床疗效、胃肠激素、胃排空率和中医证候积分。结果显示，治疗组临床疗效优于对照组（$P < 0.05$），总有效率（94.44%）高于对照组（72.22%）（$P < 0.05$）。治疗后，治疗组胃泌素、胃动素均显著低于对照组（$P < 0.05$），胃排空率显著高于对照组（$P < 0.05$）；治疗组喜温喜按、脘腹痞闷、恶心欲吐、纳呆、舌淡苔白、大便稀溏、身倦乏力等积分及总分均显著低于对照组（$P < 0.05$）。研究说明，旋覆代赭汤治疗脾胃虚弱型 DGP 可改善疗效和胃动力，缓解临床症状。

五、平议

旋覆代赭汤出自《伤寒论》，原方为治疗"伤寒发汗，若吐若下，解后心下痞鞕，噫气不除"而设，具有调补脾胃、和降逆气、升清降浊的功效。伤寒发汗后，误用吐下之法，寒邪虽去，但攻伐太过，胃气耗伤不能自和，虚气上逆，故见心下痞硬、闷堵，时时嗳气而痞闷不得除。胃气虚，痰浊留滞中焦，可见心下痞满，或痰浊上逆，则见反胃、呕逆、呕吐涎沫，舌苔白滑腻，脉弦而虚等。脾胃气虚，此为本；中焦枢纽升降转输失常，致痰阻气逆，此为标。治则当标本兼治，治法宜补虚泻实，用旋覆代赭汤降虚气之逆而和胃安中。方中旋覆花功专下气消痰，降气止噫，为治痰阻气逆之要药，重用为君药；代赭石质重而沉降，善镇肝胃之冲逆，坠痰涎、止呕吐，为臣药。半夏、生姜祛痰散结，降逆和胃；人参、炙甘草、大枣健脾益胃，以复中虚，共为佐药。炙甘草又能调和诸药，兼使药之用。诸药合用，集祛痰、降逆、补虚于一方，使痰除、气降、脾健，诸证自愈。

我在临床中发现，糖尿病患者经常合并一些胃肠道的症状，多以"嗳气""腹胀""早饱""恶心""呕吐"等为主诉。一项横断面调查表明，91.4% 的糖尿病患者会发生胃肠道症状且与糖尿病的病程具有相关性[526]。这类患者，临床指标可能都是达标的，但胃肠道症状反复发作，给工作和生活带来了很大困扰。对于这部分患者，不仅要关注血糖的达标与否，还要关注患者的伴随症状，更要关心患者的身心状态。我经常提到疏泄理论，其实是关注心身疏泄，从整体出发，去看待一个个鲜活的患者，并在治疗中，注重形与神的关系，关心患者的心身状态，实现心身共治。糖尿病患者出现胃肠道伴随症状时，我多从调节患者的疏泄功能角度切入，通过调畅气机的升降出入来达到心身舒畅。糖尿病患者病程长，久病则虚，而脾胃虚则运化无力，痰湿内阻，气机升降失调，气机壅塞不通则出现痞满，气机上逆则出现嗳气；脾胃气虚，痰湿疏泄失常，则积滞于中焦，出现食欲减退、早饱，若痰湿随气上逆，则出现恶心、呕吐痰涎等。旋覆代赭汤就是一个疏泄的方子。《本经逢原》卷二指出旋覆花"功在于开结下气，行水消痰……祛痞坚……开胃气，止呕逆，除噫气"。方中旋覆花、代赭石、半夏、生姜共奏降逆下气之功；人参、大枣、炙甘草甘温益气，健脾养胃，以复中虚气弱之本。诸药相合，标本兼治，令胃气复，疏泄通，则脾胃之气升降得常，清浊气各行其道，诸症自除。

白虎汤

一、出处、组成、用法

《伤寒论》记载白虎汤的原文如下：

"伤寒脉浮滑，此以表有热，里有寒，白虎汤主之。"

"三阳合病，腹满身重，难以转侧，口不仁，面垢，谵语遗尿，发汗则谵语，下之则额上生汗，手足逆冷，若自汗出者，白虎汤主之。"

"伤寒脉滑而厥者，里有热，白虎汤主之。"

知母六两　石膏一斤，碎，绵裹　甘草二两，炙　粳米六合

上四味，以水一斗，煮米熟汤成，去滓，温服一升，日三服。

二、现代剂量、用法

石膏50g，知母18g，炙甘草6g，粳米9g。

水煎至米熟汤成，去滓温服，每日1剂，分2次或3次温服。

三、使用注意

表证未解的无汗发热、口不渴，不可误用。

脉见浮弦而细或沉者，不可误用。

血虚发热，脉洪不胜重按，不可误用。

真寒假热的阴胜格阳证等，不可误用。

四、临床研究举要

（一）2型糖尿病

韩斐斐等[527]观察了知柏地黄丸合白虎汤加减治疗2型糖尿病时，对患者控糖效果的影响。方法：选取该院2020年1月—2022年1月收治的80例

2 型糖尿病（T2DM）患者作为研究对象，采用完全随机分组法将患者分为对照组和治疗组各 40 例。对照组给予口服盐酸二甲双胍进行治疗，治疗组在对照组基础之上给予知柏地黄丸合白虎汤加减治疗。比较两组患者临床疗效，在治疗前及治疗 4 周后检测并比较两组患者空腹血糖（FPG）、餐后 2 小时血糖（2hPG）、糖化血红蛋白（HbA1c）、血清总胆固醇（TC）、甘油三酯（TG）水平，采用酶联免疫吸附实验（ELISA）比较两组患者血清中白细胞介素 -6（IL-6）、肿瘤坏死因子 α（TNF-α）水平，在治疗期间统计比较两组不良反应总发生率。结果：治疗组临床总有效率明显高于对照组（$P<0.05$）；治疗 4 周后，治疗组 FPG、2hPG 及 HbA1c 水平均明显低于对照组（$P<0.05$）；治疗 4 周后，治疗组 TC、TG 水平明显低于对照组（$P<0.05$）；治疗 4 周后，治疗组血清中 IL-6、TNF-α 水平明显低于对照组（$P<0.05$）；治疗期间，两组患者不良反应总发生率差异无统计学意义（$P>0.05$）。结论：知柏地黄丸合白虎汤加减可以提高 T2DM 患者临床疗效，有助于血糖和血脂的控制，降低了炎症水平且不会增加不良反应。

雷琳丽等[528] 探讨了白虎汤加减治疗 2 型糖尿病燥热津伤证患者的效果及对胰岛素抵抗指数和胰岛 β 细胞功能指数的影响。方法：选取广州市海珠区中医医院 2018 年 12 月—2020 年 2 月收治的 60 例 2 型糖尿病燥热津伤证患者，随机分为对照组（30 例，予以格列齐特治疗）和观察组（30 例，在对照组基础上联合白虎汤加减治疗），比较两组患者治疗后的临床疗效、胰岛素抵抗指数、胰岛 β 细胞功能指数及糖脂代谢水平。结果：观察组患者治疗总有效率为 93.33%，高于对照组的 73.33%，差异具有统计学意义（$P<0.05$）；治疗前两组患者的胰岛素抵抗指数和胰岛 β 细胞功能指数比较，差异无统计学意义（$P>0.05$）；治疗后观察组胰岛素抵抗指数低于对照组，胰岛 β 细胞功能指数高于对照组，差异具有统计学意义（$P<0.05$）；治疗前两组患者的空腹血糖（FPG）、餐后 2 小时血糖（2hPG）、糖化血红蛋白（HbA1c）、总胆固醇（TC）、低密度脂蛋白胆固醇（LDL-C）比较，差异无统计学意义（$P>0.05$）；治疗后观察组患者的 FPG、2hPG、HbA1c、TC、LDL-C 水平均低于对照组，差异具有统计学意义（$P<0.05$）。结论：白虎汤加减治疗 2 型糖尿病燥热津伤证效果显著，可改善胰岛 β 细胞功能，调节糖脂代谢水平。

李文花等[529] 观察了白虎汤加减治疗 2 型糖尿病的临床疗效。方法：将 54 例 2 型糖尿病患者随机分为 2 组，其中对照组 27 例采用西药常规治疗，实验组 27 例在对照组治疗的基础上加服白虎汤。治疗 3 个疗程后，观察 2 组临床疗效。结果：治疗后两组临床疗效有显著差异（$P < 0.05$），实验组明显优于对照组；实验组血糖、血脂下降情况及血液流变学改善情况均明显优于对照组。结论：白虎汤治疗 2 型糖尿病能降低血糖、血脂，改善血液流变性，改善患者症状。

石青等[530] 观察了加味白虎汤治疗 2 型糖尿病的临床疗效。方法：将 108 例 2 型糖尿病患者随机分为 2 组。对照组 53 例，采用西药常规治疗；治疗组 55 例，在对照组治疗的基础上加服加味白虎汤（处方：知母、石膏、西洋参、鬼箭羽、葛根、丹参、山楂、生黄芪、山药、全蝎、甘草）。治疗 3 个疗程后，观察 2 组临床疗效。结果：治疗组显效率为 45.45%、总有效率为 87.27%，对照组显效率为 30.19%、总有效率为 66.04%，2 组比较，差异均有显著性意义（$P < 0.05$）。治疗后治疗组血糖、血脂下降情况及血液流变学改善情况均明显优于对照组，2 组比较，差异均有显著性意义（$P < 0.05$）。结论：加味白虎汤具有改善患者症状，降低血糖、血脂，改善血液流变性的作用，能有效治疗 2 型糖尿病。

李媛媛等[531] 探究了白虎汤联合中药石蜡疗法对 2 型糖尿病患者的临床疗效及对胰岛素受体底物 -1（IRS-1）/磷脂酰肌醇 -3（PI3K）/蛋白激酶 B（Akt）信号通路的影响。方法：选取 2021 年 9 月—2022 年 12 月在我院内分泌科接受治疗的 132 例 2 型糖尿病患者的临床资料进行回顾性分析，根据治疗方式分为对照组（$n=64$）和观察组（$n=68$），在基础治疗后对照组给予中药石蜡疗法，观察组给予白虎汤联合中药石蜡疗法。连续治疗 8 周，比较两组疗效、糖代谢指标 [空腹血糖（FPG）、餐后 2 小时血糖（2hPG）、糖化血红蛋白（HbA1c）]、氧化应激水平 [超氧化物歧化酶（SOD）、谷胱甘肽过氧化物酶（GSH-Px）、丙二醛（MDA）]、IRS-1/PI3K/Akt 信号通路相关 mRNA 表达情况及不良反应发生率。结果：观察组疗效高于对照组（85.29% vs 65.63%，$P < 0.05$）。治疗后，两组 FPG、HbA1c、OGTT、MDA 含量较治疗前降低，且观察组显著低于对照组（$P < 0.05$）；两组 SOD、GSH-Px 及 IRS-1、PI3K、Akt mRNA 相对表达量较治疗前升高，且观察组显著高于对照组（$P < 0.05$）。治疗过程中观察组不良反应发生率与对照组比较，差异无统计学意义（3.13% vs 7.35%，$P > 0.05$）。结论：白虎汤联合中药石蜡疗法能调节 2 型糖尿病患者糖代谢失衡，降低氧化应激水平，其作用机制可能与激活 IRS-1/PI3K/Akt 信号通路有关。

祝文勃等[532]分析了知柏地黄汤合白虎汤加减联合西药治疗老年 2 型糖尿病（T2DM）患者的临床效果。方法：选取 2020 年 1 月—2022 年 12 月本院收治的 90 例老年 T2DM 患者，按随机数字表法分为两组，各 45 例。对照组行常规西医治疗，观察组加用知柏地黄汤合白虎汤加减治疗，连续用药 4 周。对比两组临床疗效、中医证候评分、血糖指标、血脂指标、胰岛功能指标、不良反应。结果：观察组治疗总有效率高于对照组，且治疗后的各中医证候评分、空腹血糖（FPG）、餐后 2 小时血糖（2hPG）、总胆固醇（TC）、甘油三酯（TG）、空腹胰岛素（FINS）、胰岛素抵抗指数（HOMA-IR）低于对照组（$P < 0.05$）；两组不良反应相当（$P > 0.05$）。结论：知柏地黄汤合白虎汤加减可减轻老年 T2DM 患者症状，调节血糖、血脂、胰岛功能指标。

汪朝振等[533]探究了加味白虎汤联合胰岛素强化治疗对初诊 2 型糖尿病（T2DM）预后的影响。方法：选取 2020 年 10 月—2021 年 10 月就诊于江西省中西医结合医院的 80 例初诊 T2DM 患者，按随机数字表法分为两组，各 40 例。对照组采用胰岛素强化治疗，治疗组采用加味白虎汤联合胰岛素强化治疗，两组均于治疗 8 周后改用盐酸二甲双胍片，比较两组治疗前及治疗 2 个月、3 个月、4 个月后的空腹血糖（FPG）、空腹胰岛素（FINS）、胰岛素敏感指数（ISI）、总胆固醇（TC）及血糖回升率。结果：治疗 2 个月、3 个月、4 个月，两组 FPG、FINS、TC 水平均低于治疗前（且依次降低），且治疗组低于对照组；两组 ISI 高于治疗前（且依次升高），且治疗组高于对照组（$P < 0.05$）；治疗组的血糖回升率高于对照组（$P < 0.05$）。结论：加味白虎汤联合胰岛素强化治疗初诊 T2DM 可以改善患者的血糖、血脂及胰岛素敏感指数，提高血糖回升率。

汪艳茹[534]分析了白虎汤联合胰岛素治疗 2 型糖尿病急性高血糖的临床疗效。方法：选取该院 2012 年 6 月—2015 年 6 月收治的 120 例 2 型糖尿病急性高血糖患者作为该次实验的研究对象，按照药物治疗的差异，将 120 例病患分为两个不同的小组，并将其分别命名为研究组和对照组，其中对照组采用胰岛素进行治疗，研究组在其基础上为患者提供白虎汤的治疗。治疗结束后，对两组患者的临床效果进行对比。结果：研究组患者治疗前空腹血糖为（10.25±2.47）mmol/L，治疗后为（7.23±1.03）mmol/L；对照组患者治疗前空腹血糖为（10.37±2.46）mmol/L，治疗后为（8.89±1.18）mmol/L。治疗后研究组（95.00%）患者的血糖指标明显优于对照组（83.33%），组间数

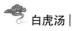

据差异有统计学意义（$P < 0.05$）。治疗结束后，研究组患者的临床效果明显优于对照组，组间数据差异有统计学意义（$P < 0.05$）。结论：白虎汤联合胰岛素治疗 2 型糖尿病急性高血糖的临床疗效明显，可使血糖得到有效降低，改善生活质量，值得在临床上广泛推广与应用。

（二）2 型糖尿病肾病

王宝玉等[535]观察了白虎汤合肾气丸治疗糖尿病肾病的临床疗效，并观察了其对患者症状积分、血糖、血脂的影响。方法：将 120 例糖尿病肾病患者随机分为对照组和观察组，每组各 60 例。对照组给予常规西医治疗，观察组在对照组治疗基础上给予白虎汤合肾气丸治疗。治疗后，比较两组患者的临床疗效、症状积分、空腹血糖、餐后 2 小时血糖、24 小时尿蛋白定量、甘油三酯、肌酐及尿素氮。结果：治疗后，对照组有效率为 80.0%，观察组为 95.0%，两组比较，差异有统计学意义（$P < 0.05$）。治疗前，两组患者腰膝酸软、肢体水肿、口干舌燥、倦怠无力等症状积分比较，差异无统计学意义（$P > 0.05$）；治疗后，观察组以上症状积分均显著低于对照组，差异有统计学意义（$P < 0.05$）。治疗前，两组患者空腹血糖、餐后 2 小时血糖及 24 小时尿蛋白定量水平比较，差异无统计学意义（$P > 0.05$）；治疗后，两组患者以上指标均低于本组治疗前，差异有统计学意义（$P < 0.05$）；治疗后，观察组以上指标低于同期对照组，差异有统计学意义（$P < 0.05$）。治疗前，两组患者甘油三酯、肌酐及尿素氮水平比较，差异无统计学意义（$P > 0.05$）；治疗后，两组患者以上指标均低于本组治疗前，差异有统计学意义（$P < 0.05$）；治疗后，观察组肌酐、甘油三酯水平低于同期对照组，差异有统计学意义（$P < 0.05$）。结论：白虎汤合肾气丸治疗糖尿病肾病疗效显著，可显著降低患者症状积分、血糖和血脂水平，改善肾功能。

（三）2 型糖尿病心自主神经病变

贯君[536]研究了在 2 型糖尿病心自主神经病变患者实施治疗的过程中，木丹颗粒联合白虎汤加味治疗的临床效果以及对泌汗功能的影响。方法：此次试验研究将 2021 年 1 月—2023 年 6 月之间于天津市河东区中山门街社区卫生服务中心接受 2 型糖尿病心自主神经病变治疗的患者 54 例作为试验对象，而为了试验的公平性，以电脑随机分组法将患者分为研究组与参照组，其中参照组 27 例患者实施西药治疗，研究组 27 例患者在参照组治疗的基础上加用木丹颗粒联合白虎汤加味治疗。结果：与参照组患者相比，研究组患者治疗效果存在显著优势($P<0.05$)。两组患者治疗前血糖水平、炎症因子水平、泌汗功能以及心脏变异指标、中医证候积分均无显著差异($P>0.05$);治疗后,研究组与参照组患者上述指标差异显著($P<0.05$)。结论:在为 2 型糖尿病心自主神经病变患者实施治疗的过程中,木丹颗粒联合白虎汤加味是一种理想的治疗方案,有助于患者的更好治疗与恢复,值得临床推广。

五、平议

白虎汤出自张仲景《伤寒论》。白虎者,西方之金神,司秋之阴兽。虎啸谷风冷,凉风酷暑消。因该方清热功效如白虎金神般疾猛迅速,被后世医家称为清热祖方。关于方剂的命名,后世医家有不同的观点,一种观点是,张仲景以四方神兽(青龙、朱雀、白虎、玄武)来命名方剂;另一种观点认为,张仲景以主药石膏色白量大、清热之力迅猛如虎命名。临床应用以"四大症"——身大热、汗大出、口大渴、脉洪大为辨证要点。现代常用本方治疗感染性疾病如大叶性肺炎、流行性乙型脑炎、流行性出血热、牙龈炎,以及小儿夏季热、糖尿病、风湿性关节炎等属气分热盛者。

白虎汤药味只有 4 种,但药简而精。方中石膏大寒,善清阳明气分之热而不伤津,且其性辛,辛可解肌热、能走外,寒能胜胃火、能沉于内,有内外皆伐之力,故为君药;知母苦寒而润,既能清热,又能滋助肺胃之阴,故为臣药;粳米、炙甘草调和于中宫,滋养胃腑气液,以免中寒之弊,可免除大苦大寒之药损伤脾胃,故为佐药。四药合用,输脾归肺,水精四布,共奏清热生津、去烦除渴之功。

糖尿病患者常常只有"四大症"中"口大渴"的症状,而无其他三大症。那么,为什么能用白虎汤治疗糖尿病?因为治病要抓病机。糖尿病的病机根本在于阴虚为本、燥热为标。糖尿病患者很多都是体内有热,燥热伤津,因此常常会出现口干舌燥、口渴咽干的现象。白虎汤中四味药材合用能起到清热生津、除烦止渴的作用,故能缓解糖尿病患者面部红热、潮热多汗、口渴多饮、口干咽干等证属肺胃热盛、灼伤津液的症状。

临床上应用白虎汤还须注意的是,白虎汤中含有大寒之品,故在夏天使用是比较合适的,因此时用白虎汤不怕它伤中焦的阳气,如在寒冬时节使用需慎重一些,用量也不能太多。此外,糖尿病患者无热证者、脾胃虚寒者,慎用本方。

白虎加人参汤

一、出处、组成、用法

《伤寒论》中关于白虎加人参汤的原文有 5 条，分别为：

"服桂枝汤，大汗出后，大烦渴不解，脉洪大者，白虎加人参汤主之。"

"伤寒，若吐、若下后，七八日不解，热结在里，表里俱热，时时恶风，大渴，舌上干燥而烦，欲饮水数升者，白虎加人参汤主之。"

"伤寒，无大热，口燥渴，心烦，背微恶寒者，白虎加人参汤主之。"

"伤寒，脉浮，发热无汗，其表不解，不可与白虎汤。渴欲饮水，无表证者，白虎加人参汤主之。"

"若渴欲饮水，口干舌燥者，白虎加人参汤主之。"

《金匮要略》中关于白虎加人参汤的原文有 2 条，分别为：

"太阳中热者，暍是也。汗出恶寒，身热而渴，白虎加人参汤主之。"

"渴欲饮水，口干舌燥者，白虎加人参汤主之。"

知母六两　石膏一斤，碎，绵裹　甘草二两，炙　粳米六合　人参三两
上五味，以水一斗，煮米熟汤成，去滓，温服一升，日三服。

二、现代剂量、用法

知母 18g，石膏 50g，炙甘草 6g，粳米 9g，人参 9g。
水煎至米熟汤成，取汤温服，每日 1 剂，分 3 次温服。

三、使用注意

此方立夏后、立秋前乃可服，立秋后不可服；正月、二月、三月凛冷，亦不可与服之，与之则呕利而腹痛；诸亡血虚家，亦不可与，得之腹痛而利。

《外台》引《千金翼》指出该方忌海藻、菘菜。

此外,对于体质虚寒、脾胃虚弱、孕妇、阴虚火旺等特殊人群,应慎用。

在使用白虎加人参汤期间,应避免食用辛辣、油腻、生冷的食物,以免影响药效。

四、临床研究举要

(一)2型糖尿病

陈泽瑶[537]等系统评价了白虎加人参汤治疗2型糖尿病的临床疗效。共纳入16项研究,涉及1 210例患者。Meta分析提示,白虎加人参汤为基础方干预的治疗组在空腹血糖($MD=-1.29$,95%CI[-1.51,-1.07],$P<0.05$)、餐后2小时血糖($MD=-1.85$,95%CI[-2.28,-1.42],$P<0.05$)、糖化血红蛋白($MD=-0.97$,95%CI[-1.41,-0.53],$P<0.05$)、临床总有效率($OR=5.51$,95%CI[3.66,8.28],$P<0.05$)、总胆固醇($MD=-0.60$,95%CI[-0.73,-0.46],$P<0.05$)改善方面均优于西药对照组。在不良反应发生率($OR=0.79$,95%CI[0.41,1.55],$P=0.05$)方面,试验组与对照组的安全性相当。研究说明,白虎加人参汤能改善糖脂代谢,提高临床有效率,目前尚未发现严重不良反应。未来仍需要进行大样本、多中心、双盲、高质量的RCT以验证有关结论。

侯亚莉[538]等把T2DM患者分为口服降糖药二甲双胍的对照组与口服降糖药二甲双胍+白虎加人参汤观察组,发现白虎加人参汤可显著改善T2DM患者临床症状,有效抑制炎症反应,加强胰岛素敏感性。

刘波[539]研究发现,观察组在改善临床症状和糖脂代谢指标(FPG、2hPG、TC)方面均优于单独使用二甲双胍的对照组,空腹胰岛素(FINS)、空腹胰岛素抵抗指数(HOMA-IR)均低于对照组($P<0.05$);认为白虎加人参汤可有效调节T2DM患者糖脂代谢指标,避免胰岛β细胞功能受损,提高临床治疗2型糖尿病的效果。

郑家铿等[540]考察了白虎加人参汤对四氧嘧啶诱导的糖尿病大鼠的降糖效果,认为本方能降低大鼠的血糖,其降糖效果与降糖灵无明显差异,一定程度上还能恢复糖尿病大鼠血清IgG和IgM含量。

杨鑫培[541]选取2021年8月—2022年8月许昌中医院内分泌科收治的T2DM患者80例,按照随机数字表法分为治疗组和对照组,每组各40例;观察白虎加人参汤加减联合耳穴压豆治疗2型糖尿病(T2DM)肺胃热盛证的临床疗效。结果显示,对照组有效率为80.00%,治疗组有效率为95.00%,

治疗组有效率高于对照组，差异有统计学意义（$P < 0.05$）；治疗组治疗后 FPG、2hPG 及 HbA1c 等糖代谢指标和 TC、TG 等脂代谢指标水平均低于对照组，差异有统计学意义（$P < 0.05$）；治疗组治疗后空腹胰岛素、空腹胰岛素抵抗指数低于对照组，差异有统计学意义（$P < 0.05$）；对照组不良反应发生率为 20.00%，治疗组不良反应发生率为 5.00%，治疗组不良反应发生率低于对照组，差异有统计学意义（$P < 0.05$）。研究提示，白虎加人参汤加减联合耳穴压豆治疗 T2DM 肺胃热盛证能够提高临床疗效，减少不良反应，调节糖脂代谢紊乱，有效缓解胰岛素抵抗。

黄雅兰等[542]通过网络药理学方法全面系统筛选了白虎加人参汤治疗 2 型糖尿病（T2DM）的治疗靶点及相关信号通路，并通过动物实验进一步明确了其作用机制。动物实验结果显示，与模型组比较，白虎加人参汤降低 MKR 小鼠空腹血糖及血清中 IL-6、IL-1β、TNF-α 水平（$P < 0.05$，$P < 0.01$），下调 P13K/AKT 信号通路上的 PI3K、AKT、NF-KB 蛋白表达及 mRNA 相对表达量（$P < 0.01$）。研究说明，白虎加人参汤可以通过多成分、多靶点、多通路的作用效应治疗 T2DM，能够下调 P13K/AKT 信号通路相关蛋白表达及 mRNA 相对表达量，降低 MKR 小鼠血糖和血清炎症因子水平，验证了网络药理学结果，为深入研究白虎加人参汤治疗 T2DM 提供了依据。

许慧英[543]评估了白虎加人参汤联合降糖西药治疗 2 型糖尿病（T2DM）的临床疗效和安全性。共纳入了 12 项随机或半随机对照试验，涉及 881 例 T2DM 患者。Meta 分析结果表明：①白虎加人参汤联合降糖西药在降低 T2DM 患者的 FPG、2hPG、HbA1c 水平方面优于单纯降糖西药（$P \leqslant 0.05$）；②白虎加人参汤联合降糖西药在提高 T2DM 患者的临床总有效率方面优于单纯降糖西药（$P \leqslant 0.05$）；③在改善患者 FINS 和 HOMA-IR 方面，白虎加人参汤联合降糖西药与单纯降糖西药的疗效相当（$P > 0.05$）；④仅 2 项研究就不良反应事件进行了报道，另 10 项研究均未提供不良反应的相关信息。研究说明，白虎加人参汤在改善 T2DM 患者的血糖和临床症状方面是有效的。

容燕虹[544]采用随机平行对照方法，将 80 例门诊患者按随机数字表法随机分为两组，观察白虎加人参汤治疗糖尿病（肺胃热盛）的疗效。结果提示，治疗组显效 28 例，有效 10 例，无效 2 例，总有效率 95.00%；对照组显效 20 例，有效 11 例，无效 9 例，总有效率 77.50%；治疗组疗效优于对照组（$P < 0.05$）。对于 FPG、2hPG、HbA1c，两组均有改善（$P < 0.01$），且治疗组改

善优于对照组（$P<0.01$）。研究说明，白虎加人参汤治疗糖尿病（肺胃热盛）的疗效满意，无严重不良反应，值得推广。

莫瑞娟[545]选取 2018 年 6 月—2019 年 12 月在我院门诊与住院部接受治疗的 40 例津伤燥热型糖尿病患者，按照随机数字表法分为对照组和观察组各 20 例。对照组采用西药诺和龙治疗，观察组在对照组基础上加入白虎加人参汤治疗，比较两组临床疗效。结果显示，治疗前，两组血糖指标比较差异并不明显（$P>0.05$）；治疗后，两组空腹血糖比较，观察组低于对照组，差异明显（$P<0.05$）。观察组治疗总有效率为 90.0%（18/20），对照组为 60.0%（12/20），观察组总有效率高于对照组，差异明显（$P<0.05$）。研究说明，在津伤燥热型糖尿病临床治疗中加入白虎加人参汤，可显著改善血糖情况，具有较好的临床疗效，建议推广。

贺迎春等[546]共纳入文献 13 篇，样本量 1 061 例，以评价白虎加人参汤治疗 2 型糖尿病的有效性和安全性。Meta 分析结果显示，白虎加人参汤可有效缓解 2 型糖尿病临床症状（$P<0.000\ 01$），显著降低空腹血糖（$P<0.000\ 01$）、餐后 2 小时血糖（$P<0.000\ 01$），改善糖化血红蛋白（$P=0.002$）。亚组分析结果显示，白虎加人参汤对气阴两虚型糖尿病的降糖作用优于火热炽盛型。长疗程与短疗程的治疗效果差异无统计学意义。漏斗图显示可能存在发表偏倚。敏感性分析提示 Meta 分析结果较为稳定。2 篇文献报告未见不良反应，其余文献未提及。研究说明，白虎加人参汤可有效改善 2 型糖尿病患者临床症状，降低血糖，且对气阴两虚型糖尿病的降糖效果优于火热炽盛型。未来临床研究中，需注重糖尿病的中医证型，研究白虎加人参汤对不同证型糖尿病的治疗效果。由于白虎加人参汤的临床安全性研究较少，尚不能肯定其安全性，故未来临床试验仍需注重其安全性研究。

屈桢明等[547]运用 Meta 分析，对白虎加人参汤联合西药治疗 2 型糖尿病（T2DM）的临床疗效进行了综合评价。总共纳入 10 篇文献，包括 624 例患者，使用白虎加人参汤联合西药治疗 2 型糖尿病的总有效率、空腹血糖及糖化血红蛋白均优于西药对照组。初步证实，白虎加人参汤联合西药治疗 2 型糖尿病优于对照组，但由于纳入研究质量偏低，样本量较小，可能会影响研究结果的真实性，故仍需大样本量的高质量临床研究来验证。

（二）2 型糖尿病合并血脂异常及脂肪肝

吕树泉等[548]研究了白虎加人参汤对 2 型糖尿病（T2DM）模型大鼠腺

苷一磷酸活化蛋白激酶（AMPK）/固醇反应元件结合蛋白-1（SREBP1）信号通路的影响。通过高脂饲料联合链脲佐菌素（STZ）注射建立 T2DM 模型大鼠，并用不同剂量的白虎加人参汤灌胃。通过检测各组大鼠造模给药后血清中相关生化指标和肝组织病理学变化，评估白虎加人参汤对 T2DM 模型大鼠的治疗作用；然后，运用定量聚合酶链反应（qPCR）和蛋白质免疫分析法，检测白虎加人参汤干预后各组大鼠肝组织中 AMPK/SREBP1 信号通路关键因子腺苷一磷酸活化蛋白激酶（AMPK）、乙酰辅酶 A 羧化酶 1（ACC1）、脂肪酸合成酶（FASN）、ATP 柠檬酸裂解酶（ACLY）基因及蛋白水平，初步探究白虎加人参汤治疗 T2DM 模型大鼠的作用机制。结果显示，白虎加人参汤可明显降低 T2DM 模型大鼠血清中空腹血糖（FPG）、口服葡萄糖耐量试验（OGTT）、谷丙转氨酶（GPT）、谷草转氨酶（GOT）、总胆固醇（TC）、甘油三酯（TG）及低密度脂蛋白胆固醇（LDL-C）水平，升高高密度脂蛋白胆固醇（HDL-C）水平，同时改善 T2DM 模型大鼠肝组织病理学变化。

廖思等[549]通过测定治疗组患者血清 MDA、T-AOC、SOD、GSH-Px 水平，提示白虎加人参汤的药理作用机制可能是通过抑制体内的氧化应激反应而纠正体内葡萄糖代谢异常以及血浆中甘油三酯和类脂的代谢紊乱，从而起到调节血糖、调控血脂的药理作用。

谭丹妮等[550]探讨了白虎加人参汤对高脂饮食诱导的骨骼肌特异性胰岛素样生长因子 1 受体功能缺失（MKR）小鼠白色脂肪组织（WAT）炎症及肝脂肪变性的影响。糖脂代谢相关指标结果显示，与正常对照组比较，模型组 FPG 水平、OGTT 曲线下面积及总胆固醇（TC）、甘油三酯（TG）、低密度脂蛋白胆固醇（LDL-C）含量明显升高（$P < 0.01$），高密度脂蛋白胆固醇（HDL-C）含量明显降低（$P < 0.01$），而白虎加人参汤能明显改善肥胖 MKR 糖尿病小鼠上述指标（$P < 0.01$）。肝脂肪变性相关指标结果显示，与正常对照组比较，模型组出现明显脂质沉积、轻度炎症细胞浸润及肝细胞纤维化，且模型组谷丙转氨酶（ALT）、谷草转氨酶（AST）水平均明显升高（$P < 0.01$）；与模型组比较，白虎加人参汤组肝组织脂质沉积和纤维化过程得到改善，血清 ALT、AST 水平明显下降（$P < 0.01$）。附睾白色脂肪组织炎症相关指标结果显示，与正常对照组比较，模型组脂肪细胞皱缩塌陷、炎症细胞浸润，IL-1β、IL-6、TNF-α 的血清水平及在附睾白色脂肪组织中的蛋白表达量明显增高（$P < 0.01$）；与模型组比较，白虎加人参汤组小鼠脂肪细胞结构未见

明显异常，炎症细胞浸润灶减少，IL-1β、1L-6、TNF-α 的血清水平及在附睾白色脂肪组织中的蛋白表达量明显下调（$P < 0.01$），作用效果与二甲双胍组相当（$P > 0.05$）。研究说明，白虎加人参汤能够纠正肥胖 MKR 糖尿病小鼠糖脂代谢紊乱，改善肝脂肪变性，可能与其抑制白色脂肪组织中炎症细胞因子 IL-1β、IL-6、TNF-α 的蛋白表达有关。

陈昱彤等[551]探究了白虎加人参汤对 MKR 糖尿病模型小鼠肝磷脂酰肌醇 3- 激酶 / 蛋白激酶 B（PI3K/Akt）信号通路相关分子的作用，结果显示白虎加人参汤能有效降低 MKR 糖尿病小鼠血糖、调节血脂代谢并改善其肝的病理状态，其作用机制可能与调控 PI3K/Akt 通路上信号分子的活性有关。

（三）糖尿病合并肥胖

谭丹妮等[552]通过网络药理学结合体内实验验证，探讨了白虎加人参汤治疗肥胖症合并 2 型糖尿病（T2DM）的潜在活性成分和作用靶点。共鉴定出白虎加人参汤所含 200 种化合物，其中 64 种生物活性成分反向匹配到 384 个靶点，与肥胖症合并 T2DM 相关的靶点共 308 个。动物实验结果显示，白虎加人参汤能够显著降低肥胖症合并 T2DM 小鼠的体质量、Lee 指数和 FPG 水平（$P < 0.01$），并能够改善附睾白色脂肪组织的病理变化，下调附睾白色脂肪组织中 hub 基因的 mRNA 表达（$P < 0.01$）。该研究通过网络药理学及动物实验，验证确定了白虎加人参汤中槲皮素、异甘草素、桑黄素等 10 种潜在活性成分，可能通过调节代谢途径、脂质与动脉粥样硬化、PI3K/AKt 和 MAPK 等信号通路治疗肥胖症合并 T2DM，为其机制与临床研究提供了重要的线索和理论基础。

（四）糖尿病合并直肠癌

史国锋[553]观察了白虎加人参汤加减联合二甲双胍治疗直肠癌合并糖尿病的效果。结果显示，治疗后研究组双歧杆菌、乳酸杆菌、粪肠球菌表达、解偶联蛋白（UCP）、胰高血糖素样肽 -1（GLP-1）水平高于对照组（$P < 005$），大肠埃希菌、血清二胺氧化酶（DAO）及糖化血红蛋白（HbA1c）水平低于对照组（$P < 005$）；两组治疗后证候积分低于本组治疗前（$P < 0.05$），且研究组中医证候积分低于对照组（$P < 0.05$）；两组不良反应发生率比较，无明显差异（$P > 0.05$）。研究说明，白虎加人参汤加减治疗直肠癌合并糖尿病能够在一定程度上纠正肠道菌群紊乱，抑制肠道炎症并刺激肠道激素分泌，降低血糖。

（五）糖尿病心肌病

史留阳等[554]探究了白虎加人参汤合枳实薤白桂枝汤对糖尿病心肌病模型 MKR 小心肌细胞焦亡相关蛋白表达的影响。结果显示，与正常组比较，模型组小鼠空腹血糖（FPG）水平显著升高（$P<0.01$），血清总胆固醇（TC）、甘油三酯（TG）、低密度脂蛋白（LDL）水平升高（$P<0.05$），高密度脂蛋白胆固醇（HDL-C）水平降低（$P<0.05$），左室射血分数（EF）、左室短轴缩短率（FS）数值明显降低（$P<0.01$）；细胞肥大变形，心肌纤维排列紊乱，纹理不齐，血清 IL-1β、IL-18、TNF-α 含量升高（$P<0.01$），心肌组织 IL-1β、IL-18、TNF-α 蛋白表达水平提升（$P<0.01$），心肌组织 NLRP3、ASC、Caspase-1 蛋白表达均显著增高（$P<0.01$）。与模型组比较，各用药组小鼠 FPG、TC、TG、LDL 水平降低（$P<0.05$），HDL-C 水平升高（$P<0.05$），EF、FS 值均有升高（$P<0.05$），小鼠心肌组织病理学损伤明显改善，血清 IL-1β、IL-18、TNF-α 含量降低（$P<0.05$），NLRP3、ASC、Caspase-1 蛋白表达均明显降低（$P<0.05$），其中中药高剂量组作用最为明显。研究提示，白虎加人参汤合枳实薤白桂枝汤对心肌有保护作用，其机制可能与抑制 NLRP3 炎症小体过度激活、减少心肌细胞焦亡、降低炎症反应有关。

（六）糖尿病酮症酸中毒

陆汉军等[555]于 2002 年 9 月—2006 年 10 月采用白虎加人参汤加减配合注射胰岛素治疗糖尿病酮症酸中毒 15 例，其中痊愈 8 例（53.33%），有效 4 例（26.67%），无效 3 例（20.00%），总有效率为 80.00%。

廖思[556]通过观察白虎加人参汤加减联合西医治疗阴虚热盛型糖尿病酮症酸中毒（DKA）的临床疗效及对糖代谢、血尿酮体、血气分析、氧化应激指标及缺血性修饰白蛋白等的影响，探讨了白虎加人参汤对糖尿病急性并发症的临床疗效和可能的作用机制。采用临床观察的方法，根据纳入标准、排除标准选取 92 例患者，根据随机对照原则分为对照组和治疗组。对照组给予单纯西医治疗，治疗组在西医治疗基础上予以白虎加人参汤治疗，疗程均为 1 周。结果提示，白虎加人参汤联合西医治疗阴虚热盛型 DKA，在改善患者临床症状、降低血糖、消除酮体、缩短主要指标达标时间、减轻氧化应激反应等方面均优于单纯西医治疗，其机制可能与白虎加人参汤能调节糖代谢、改善氧化应激相关。

楚淑芳等[557]选取 2014 年 10 月—2017 年 10 月深圳市中医院收治的热

盛伤津型糖尿病酮症患者 60 例进行回顾性分析，观察了白虎加人参汤联合西医治疗对热盛伤津型糖尿病酮症患者的疗效。与对照组比较，观察组临床疗效明显提高（$P < 0.05$），血糖达标时间、β-HBA 转阴时间和尿酮体转阴时间明显缩短（$P < 0.01$），胰岛素用量、并发症发生率亦明显减少（$P < 0.05$）。2 组治疗后，与本组治疗前比较，FPG、2hPG、FCP、β- 羟丁酸和尿酮体均明显下降（$P < 0.01$）；与对照组比较，观察组各血糖指标、β- 羟丁酸和尿酮体下降程度更为明显（$P < 0.05$）。研究说明，西医联合白虎加人参汤治疗热盛伤津型糖尿病酮症患者，能够提高临床疗效、缩短血糖达标和酮体转明时间，明显改善患者的糖代谢指标，减少胰岛素用量及并发症的发生率，值得临床推广应用。

王杰等 [558] 将 73 例急诊糖尿病酮症酸中毒（DKA）患者按照随机对照实验原则均分为观察组 38 例（白虎加人参汤联合胰岛素治疗）和对照组 35 例（单纯胰岛素治疗），比较两组治疗效果、血气指标、氧化应激指标及中医证候积分。结果显示，治疗后，两组临床有效率分别为 92.11%（35/38）和 74.29%（26/35），差异存在统计学意义（$P < 0.05$）；两组 pH、碳酸氢根（HCO_3^-）、剩余碱的水平均显著高于治疗前（$P < 0.05$），且观察组升高幅度大于对照组（$P < 0.05$）；两组患者血气指标中的超氧化物歧化酶（SOD）、谷胱甘肽过氧化物酶（GSH-Px）、过氧化氢酶（CAT）、总抗氧化能力（TAC）的含量均比治疗前高，MDA 的含量比治疗前低，且观察组患者血气指标中的 SOD、GSH-Px、CAT、TAC 的含量均比对照组高，MDA 的含量显著低于对照组（$P < 0.05$）；两组患者的中医证候积分都相较治疗前有所降低（$P < 0.05$），且观察组低于对照组（$P < 0.05$）。研究说明，给予急诊 DKA 患者白虎加人参汤联合胰岛素治疗，能够早期有效控制病情，促进血气指标恢复，显著提升临床疗效，改善临床证候，具有推广价值。

（七）糖尿病合并创面感染

刘旭等 [559] 探讨了白虎加人参汤对 2 型糖尿病动物模型骨骼肌特异性胰岛素样生长因子 -1 受体功能缺失（MKR）小鼠创面感染的作用及机制。结果显示，与模型组比较，白虎加人参汤高剂量组小鼠伤口显著愈合（$P < 0.01$），糖代谢水平显著改善（$P < 0.01$），血清炎症因子 TNF-α、IL-6 和 IL-1β 水平显著下降（$P < 0.05$、0.01），血清与胰腺中抗氧化因子 SOD、CAT 和 GPX 活性显著上升（$P < 0.05$、0.01），胰岛 β 细胞凋亡减少（$P < 0.01$），皮肤组织中 Nrf2

和 HO-1 蛋白表达水平显著升高（$P < 0.01$）。研究说明，白虎加人参汤可能通过改善糖代谢、缓解炎症反应、提高抗氧化能力，保护胰岛 β 细胞的数量与功能，激活 Nrf2/HO-1 通路，从而发挥治疗 2 型糖尿病创面感染的作用。

五、平议

在临床上常会遇到一部分糖尿病患者表现为口渴严重，伴有出汗、疲乏无力感，时常觉得烦躁不安。这类患者往往以中年男性居多，糖尿病初期或血糖控制不良时常见，具有平素体质壮实、性情直率、易上火等特点。舌脉表现为舌质红，苔黄燥，脉洪大、重按有空虚之感。

此类患者的证候属于里热炽盛、伤津耗气。里热炽盛，热邪扰乱心神，所以烦躁不安；热盛迫津外泄，所以出汗多；热盛伤气，所以疲乏无力。舌质红和舌苔黄都是里热的征象，舌苔燥是津液损伤的征象，脉洪大是里热炽盛的征象，重按有空虚感提示热盛的同时人体的津已经损伤了。所以，可以用清热益气生津之法来治疗，自然就想到《伤寒论》中的白虎加人参汤，它是一首清热益气生津的经典名方。

方中的石膏要重点说一下。石膏煮出来是无色无味的清水，有一股微微的寒凉之气，只是寒凉而不苦降，药力和缓而不彪悍，不容易折损气血。石膏性大寒，味甘辛，性寒可以清热，性寒和味甘配伍可以生津，中医叫"甘寒生津"；辛味可以透发，在清热的同时还可使热邪向外透散，能同时去表里之热，所以用在里热炽盛且已伤津耗气的患者身上是很合适的。原方中石膏用一斤，汉制一斤约为今天的 223g。因为石膏药力不强又是矿石，很压秤，所以我的体会是石膏要重用才有效。同时要注意，解热一定要用生石膏。煅石膏性质相反，不解热反收敛，用了坏事。

《伤寒论》原方中用的是粳米。粳米味甘，和生石膏、知母的寒性配伍，可以甘寒生津，防止热盛伤津。另一方面，粳米可养胃，防止生石膏、知母寒凉伤胃气。炙甘草的性味是甘平偏温的，一方面有甘味和生石膏、知母的寒性配伍有甘寒生津的作用，另一方面可以益气、保护胃气。原方粳米的用法是煮米熟汤成，我的理解是刚煮出乳白色米汤即可，但临床上很多患者无法掌握这个度，很多都煮出糊糊状，可能会导致血糖进一步升高，所以临床上可以用怀山药来代替，作用是相同的，同时可以解决熬煮的问题。

很多医者把白虎加人参汤治渴归功于石膏，但其实人参才是该方中解渴之良药。人参性微温,味甘微苦,可以大补元气、生津,在本方中地位斐然。胃为水谷之海、营卫之源。人参补中益气,为治津枯而渴的要药;石膏功在除热,口舌干燥即其应用的主要症状。这也是白虎加人参汤与白虎汤在临床应用上的主要区别,所以证见伤津耗气者,选择白虎加人参汤而不用白虎汤。正如胡希恕先生所述:试观《伤寒论》中白虎汤各条,无一渴证;而白虎加人参汤各条无一不渴者,可见治渴不在石膏而在人参。

人参有生晒参和红参之分。生晒参是人参采挖以后直接洗净晒干而成,性平和,要取益气生津作用的时候用生晒参更好一些。因考虑人参比较贵重,临床上可以用太子参、北沙参合用代替,以达到益气生津之功。

白虎加人参汤,从全方来看,是甘寒为主,略苦、略辛的方,清热为主,兼以益气生津。服了白虎加人参汤以后,里热去除了,没有热邪扰乱心神了,也就不烦躁了;没有热邪迫津外泄了,也就不出汗了;没有热邪损伤正气了,加上人参可以益气生津,所以就不疲乏了。

柴胡桂枝干姜汤

一、出处、组成、用法

《伤寒论·辨太阳病脉证并治下》："伤寒五六日，已发汗而复下之，胸胁满微结，小便不利，渴而不呕，但头汗出，往来寒热，心烦者，此为未解也，柴胡桂枝干姜汤主之。"

《伤寒论·辨发汗吐下后病脉证并治》："伤寒五六日，已发汗而复下之，胸胁满微结，小便不利，渴而不呕，但头汗出，往来寒热，心烦者，此为未解也，属柴胡桂枝干姜汤。"

《金匮要略·疟病脉证并治》："治疟寒多微有热，或但寒不热。"

柴胡半斤　桂枝三两，去皮　干姜二两　栝楼根四两　黄芩三两　牡蛎二两，熬　甘草二两，炙

上七味，以水一斗二升，煮取六升，去滓，再煎取三升，温服一升，日三服。初服微烦，复服汗出便愈。

二、现代剂量、用法

柴胡 24g，桂枝 9g，干姜 6g，瓜蒌根 12g，黄芩 9g，牡蛎 6g，炙甘草 6g。
水煎服，每日 1 剂，分 2 次或 3 次温服。

三、使用注意

阴虚火旺或实热证，不宜使用。
服用时，注意避免风寒侵袭，注意居住环境保暖。

四、临床研究举要

（一）糖尿病

赵晟[560]观察和探讨了柴胡桂枝干姜汤治疗肝郁脾虚型 2 型糖尿病的临床疗效和安全性。将 72 例患者随机分为治疗组与对照组。治疗过程中脱落 3 例，实际入组 69 例，其中治疗组 33 例，对照组 36 例。两组均给予糖尿病基础治疗，其中对照组应用二甲双胍片，治疗组使用柴胡桂枝干姜汤加二甲双胍片治疗。两组均进行 8 周治疗。观察并统计两组患者治疗前后的疗效评价指标的变化，包括中医证候积分量表、糖尿病患者生存质量特异性量表（DSQL）、空腹血糖（FPG）、餐后 2 小时血糖（2hPG）、糖化血红蛋白（HbA1c）、空腹胰岛素（FINS）、胰岛素抵抗指数（HOMA-IR）、C 反应蛋白（CRP），以及相关安全性指标。①治疗后，两组患者中医证候评分均下降，治疗前后组内比较均有统计学差异（$P < 0.01$）；治疗后两组进行组间比较，治疗组优于对照组（$P < 0.01$）。治疗组中医证候总有效率为 87.9%，对照组总有效率为 63.9%。②DSQL 评分：经治疗，两组均可改善生理功能维度、心理/精神维度的指标评分（$P < 0.05$）；与对照组相比，治疗组对心理/精神维度评分的改善效果更显著（$P < 0.05$）。在社会关系及治疗维度上，两组在治疗前后组内比较及治疗后组间比较上均无统计学意义（$P > 0.05$）。③糖代谢指标：与治疗前相比，两组均可显著改善 FPG、2hPG 和 HbA1c（$P < 0.01$）；治疗后进行组间比较，治疗组降低 FPG、2hPG 和 HbA1c 水平的效果优于对照组（$P < 0.05$）。④胰岛素指标：治疗前后的组内比较显示，两组均能显著改善患者的 FINS 和 HOMA-IR（$P < 0.01$）；治疗后相较于对照组，治疗组效果优于对照组（$P < 0.01$）。⑤炎症指标：与治疗前相比，治疗组可降低血清 CRP 水平（$P < 0.01$），而对照组治疗前后 CRP 改变无统计学意义（$P > 0.05$）；两组治疗后差异明显（$P < 0.05$）。⑥治疗前后两组患者安全性指标未见明显异常。研究说明，运用柴胡桂枝干姜汤联合二甲双胍治疗肝郁脾虚型 2 型糖尿病患者，能够缓解患者临床症状及中医证候，改善糖尿病患者生活质量，可以有效降低血糖、改善胰岛素抵抗等代谢指标，安全性良好。

刘晶[561]观察了柴胡桂枝干姜汤化裁治疗寒热错杂型糖尿病的临床疗效。将 62 例寒热错杂型糖尿病患者分为对照组和观察组，每组 31 例。对照组接受西医常规治疗，观察组在对照组治疗基础上加服柴胡桂枝干姜汤化裁,两组患者均连续用药 12 周。治疗后,观察组总有效率为 93.55%,高于对照组的 74.19%,差异有统计学意义($P<0.05$)。治疗后,两组患者口苦、口干、乏力、腹胀等症状积分均低于治疗前($P<0.05$),观察组腹泻积分低于治疗前($P<0.05$),且观察组口苦、口干等症状积分均低于对照组($P<0.05$);两组患者 FPG、HbA1c 水平均低于治疗前($P<0.05$),观察组 2hPG 水平低于治疗前($P<0.05$),且观察组 FPG、2hPG、HbA1c 水平均低于对照组($P<0.05$)。研究说明,柴胡桂枝干姜汤化裁治疗寒热错杂型糖尿病的疗效确切,可降低患者血糖水平,改善糖尿病相关症状。

吕翠岩等[562]观察了柴胡桂枝干姜汤化裁方治疗 2 型糖尿病(T2DM)患者血糖控制不佳的临床疗效,并评价其安全性。回顾性分析中医辨证为肝胆郁热、脾肾阳虚之寒热错杂型 T2DM 伴血糖控制不佳者 90 例,分为 2 组,各 45 例。对照组在糖尿病健康教育等非药物治疗基础上,选用皮下注射胰岛素或口服磺脲类等降糖药物控制血糖;观察组在对照组常规 T2DM 治疗的基础上加柴胡桂枝干姜汤化裁方口服,均连续给药 12 周。治疗后,观察组总有效率高于对照组($P<0.01$)。2 组治疗后口苦、口干、倦怠乏力及证候总积分均较治疗前降低($P<0.01$);治疗后 2 组腰膝酸软证候积分较治疗前明显改善,且观察组优于对照组,差异有统计学意义($P<0.01$);治疗后 2 组 FPG、2hPG 及 HbA1c 水平均较治疗前降低($P<0.01$),且观察组低于对照组($P<0.01$)。观察组治疗后 HOMA-β 较治疗前升高、HOMA-IR 较治疗前降低,差异有统计学意义($P<0.01$);对照组治疗前后 HOMA-β、HOMA-IR 比较,差异均无统计学意义($P>0.05$)。2 组治疗后 CHO、TG 水平较治疗前降低,且观察组低于对照组($P<0.05$);2 组治疗后 LDL-C 水平均较治疗前升高($P<0.01$)。2 组治疗后 UA 较治疗前降低($P<0.01$),且观察组低于对照组($P<0.01$);2 组治疗前后 UACR 比较,差异均无统计学意义($P>0.05$)。研究说明,柴胡桂枝干姜汤化裁方可显著改善 T2DM 患者血糖控制,抑制胰岛素抵抗及增加胰岛素分泌,且无不良反应。

李梦豪[563]观察并评价了柴胡桂枝干姜汤加味方治疗胆郁脾虚型 2 型糖尿病患者的临床疗效及安全性。选取 66 例 2 型糖尿病(胆郁脾虚证)患者,随机分为治疗组、对照组各 33 例,均使用盐酸二甲双胍片 500mg、每日 3 次,其中治疗组在对照组的基础上加用柴胡桂枝干姜汤加味方中药制剂,疗程 90 天。治疗前两组患者基线数据(年龄、性别、病程、体重指数、中医症状积分、糖化血红蛋白、空腹血糖、餐后 2 小时血糖、胰岛素抵抗指数、甘油三酯、胆固醇）无明显差异（$P > 0.05$）。治疗后，治疗组、对照组的临床总有效率分别为 87.88% 和 63.64%，治疗组临床疗效明显优于对照组，差异具有统计学意义（$P < 0.05$）；两组中医症状积分、空腹血糖、餐后 2 小时血糖、糖化血红蛋白、胰岛素抵抗指数均较治疗前明显降低，差异有显著统计学意义（$P < 0.01$），且治疗组中医症状积分、空腹血糖、餐后 2 小时血糖、糖化血红蛋白、胰岛素抵抗指数降低程度均比对照组更明显，空腹血糖差异具有统计学意义（$P < 0.05$），中医症状积分、餐后 2 小时血糖、糖化血红蛋白、胰岛素抵抗指数差异具有显著统计学意义（$P < 0.01$）。治疗组、对照组甘油三酯、胆固醇水平均较治疗前明显下降，差异具有显著统计学意义（$P < 0.01$）；治疗后，治疗组与对照组组间比较，胆固醇、甘油三酯差异均有显著统计学意义（$P < 0.01$）。试验过程中两组患者均未出现严重不良反应事件。研究说明，与单独服用盐酸二甲双胍相比，联合柴胡桂枝干姜汤加味方更能显著改善胆郁脾虚型 2 型糖尿病患者各项临床症状，降低胆郁脾虚型 2 型糖尿病患者的血糖、糖化血红蛋白，改善胰岛素抵抗，降低胆郁脾虚型 2 型糖尿病患者的胆固醇、甘油三酯，安全有效。

甘媞嗒[564]基于文献研究探讨了柴胡桂枝干姜汤治疗 2 型糖尿病的配伍用药规律。通过数据整理得出涉及药物共计 31 味。除主方用药外，薏苡仁、鬼箭羽、白术、葛根、山药、肉桂、石斛、茯苓、牡丹皮、赤芍、桃仁、乌蛇、白及、地榆、木香也为临床常用加减用药。

（二）糖尿病前期

黄晓等[565]从古代及现代中医对脾瘅的认识出发，总结了在临床中辨证使用经方治疗该类疾病的经验，分别选取了防己地黄汤、猪苓汤、柴胡桂枝干姜汤、乌梅丸等 4 个经典方剂治疗脾瘅，均取得较好的临床疗效，随诊时间最短 15 天，最长 3 个月，已监测血糖未见异常，说明经方治疗脾瘅疗效肯定。

（三）糖尿病合并失眠

糖尿病在中医中归属于消渴范畴，病机为阴虚为本、燥热为标；失眠属于中医不寐，病机为阳盛阴衰、阴阳失交。针对糖尿病、不寐的病机，张红珍[566]主张从"阴阳失衡"的角度对消渴、不寐进行论治，进一步分析出"肝、脾"在阴阳交接中的作用，提出了"疏肝解郁、健脾益气"的安寐止渴汤。安寐止渴汤由《伤寒论》中柴胡桂枝干姜汤改良而成，加入解郁安神之夜交藤、合欢花，活血凉血之牡丹皮，引血下行之牛膝。该方以寒药、热药同用调和为本，符合中医辨病、辨证论治，在临床中取得了一定疗效。

（四）糖尿病合并皮肤瘙痒

郑云鹏等[567]探讨了柴胡桂枝干姜汤合桂枝茯苓丸加减治疗老年糖尿病皮肤瘙痒症的临床疗效。将60例老年糖尿病皮肤瘙痒症患者随机分为A组（$n=30$，予以口服降糖药/使用胰岛素+盐酸西替利嗪片治疗）、B组（$n=30$，予以A组治疗方案+柴胡桂枝干姜汤合桂枝茯苓丸加减治疗），并对比两组治疗效果。治疗后，与A组相比，B组治疗总有效率更高，药物不良反应总发生率、皮肤瘙痒症状评分（瘙痒程度、瘙痒频率、持续时间、皮损面积、皮损程度）、血清炎症因子指标（CRP、TNF-α、IL-6）水平、血糖指标（HbA1c、FPG、2hPG）水平均更低，差异均有统计学意义（$P<0.05$）。研究说明，柴胡桂枝干姜汤合桂枝茯苓丸加减治疗老年糖尿病皮肤瘙痒症可降低患者机体内血清炎症因子指标水平，并稳定血糖水平，同时加快皮肤瘙痒症状消失速度，且治疗安全性相对较高。

吴贻军等[568]观察了柴胡桂枝干姜汤合桂枝茯苓丸加减对糖尿病皮肤瘙痒症的临床疗效。将50例糖尿病皮肤瘙痒症患者随机分为治疗组与对照组各25例，在有效控制血糖的基础上，治疗组患者服用柴胡桂枝干姜汤合桂枝茯苓丸并联合糠浴治疗，对照组患者服用盐酸西替利嗪片联合糠浴治疗，观察两组患者症状改善情况及近期、远期疗效。治疗组患者治疗后、停药3个月后总有效率均高于对照组，差异均有统计学意义（$P<0.05$）；治疗组患者治疗后、停药3个月后空腹血糖改善情况均优于对照组，差异均有统计学意义（$P<0.05$）。研究说明，在有效控制血糖的基础上服用柴胡桂枝干姜汤合桂枝茯苓丸治疗糖尿病皮肤瘙痒症，疗效持久、安全，毒副作用小。

（五）糖尿病周围神经病变或糖尿病自主神经病变

陈玉鹏等[569]引证相关经典原文结合临床分析糖尿病周围神经病变病机，认为糖尿病周围神经病变病机错综复杂，呈现寒热错杂、正虚与邪实并存的特点；阐释了柴胡桂枝干姜汤方证，论述了应用柴胡桂枝干姜汤从厥阴病论治糖尿病周围神经病变的理论基础。

杨彩虹[570]总结了岳仁宋运用柴胡桂枝干姜汤治疗糖尿病自主神经病变的独到经验。他提出正虚邪实是糖尿病自主神经病变的主要病理基础，其核心病机是气郁津伤、阴阳失调,治当解郁护津、调和阴阳;认为柴胡桂枝干姜汤可清解肝胆郁热,温养脾胃之阳,顾护受损之津,具有调和阴阳、营卫气血及扶正祛邪的作用。他以柴胡桂枝干姜汤为基础方治疗糖尿病自主神经病变,并灵活化裁以调畅气机,疏通气血津液,标本兼顾,最终达到邪祛正复、阴阳平衡的目的。

荣均锋等[571]评价了柴胡桂枝干姜汤治疗糖尿病自主神经病变的临床疗效。将 50 例糖尿病自主神经病变患者随机分为对照组和观察组各 25 例。对照组采用依帕司他胶囊治疗,观察组采用依帕司他胶囊联合柴胡桂枝干姜汤治疗,比较两组临床疗效。治疗后,观察组治疗总有效率(92.0%)高于对照组(72.0%),差异有统计学意义($P < 0.05$)。观察组 SDNN、SDNN5、SDANN、RMSSD、PNN50 均高于对照组,差异有统计学意义($P < 0.05$)。研究说明,针对糖尿病自主神经病变,在常规西药基础上采用柴胡桂枝干姜汤治疗,可获得良好疗效。

(六)糖尿病胃肠病

糖尿病腹泻可归属中医学"消渴"与"泄泻"范畴。曾祥哲等[572]认为,糖尿病腹泻与少阳、太阴经关系密切,临床上消渴患者病因多为情志失调、饮食不节。情志异常则气机逆乱,饮食失宜则累伤脾胃,久之伤及足少阳胆经、手少阳三焦经、足太阴脾经。从少阳太阴合病角度探析糖尿病腹泻,发现糖尿病腹泻的病因病机为少阳不和兼太阴脾虚,应用柴胡桂枝干姜汤加减以和解少阳、畅达三焦,发挥温脾生津之功,在临床上收效颇佳。

毛艳红等[573]观察了柴胡桂枝干姜汤治疗寒热错杂型糖尿病腹泻的疗效。将 60 例糖尿病伴腹泻患者随机分为治疗组和对照组,每组 30 例。对照组保持患者原有的降糖药包括口服降糖药及胰岛素治疗,根据血糖情况适当调整药物用量,同时坚持饮食、运动及适当的心理调适;治疗组在对照组治疗的基础上加用柴胡桂枝干姜汤治疗。治疗后,治疗组有效率为96.67%,对照组有效率为 80.00%,治疗组疗效优于对照组($P < 0.05$);两组治疗后 FPG、2hPG 及 HBA1c 水平均优于治疗前($P < 0.05$),但组间比较无显著性差异($P > 0.05$)。研究说明,柴胡桂枝干姜汤治疗寒热错杂型糖尿病腹泻疗效显著。

李雪尘[574]研究了柴胡桂枝干姜汤联合穴位注射治疗对胆热脾寒型糖尿病腹泻的效果。将胆热脾寒型糖尿病腹泻患者($n = 80$)按治疗方式的不同分为对照组（n = 40，采用常规降糖治疗）和观察组（n = 40，采用穴位注射 + 柴胡桂枝干姜汤）。治疗后，观察组患者腹泻、口干、口苦等症状较对照组改善明显（$P < 0.05$）；对于治疗总有效率，观察组显著高于对照组（95.00% vs 75.00%）（$P < 0.05$）。研究说明，胆热脾寒型糖尿病腹泻患者采用柴胡桂枝干姜汤联合穴位注射治疗的效果显著，改善了临床相关症状，提高了治疗效果，值得临床应用、推广。

常名空等[575]总结了辨治糖尿病肠病的思路与方法，观察了柴胡桂枝干姜汤加减联合针灸治疗糖尿病肠病的疗效。采用随机分组方法将纳入病例分为治疗组与对照组，其中治疗组在基础治疗上给予柴胡桂枝干姜汤加减，水煎服，2 次/d，连续 4 周，联合老十针针灸；对照组在基础治疗上给予乳酸菌素片 1.6g、口服、3 次/d，甲钴胺片 0.5mg、3 次/d，连续 4 周。研究发现治疗组临床总疗效高于对照组。柴胡桂枝干姜汤加减联合针灸治疗不仅能够改善糖尿病肠病患者的症状，同时有助于缓解患者焦虑情绪从而有益于血糖的控制，具有良好临床疗效。

（七）糖尿病合并高脂血症

张武根[576]探讨了柴胡桂枝干姜汤对糖尿病合并高脂血症的临床疗效。将 60 例 2 型糖尿病合并高脂血症患者随机分为治疗组和对照组各 30 例，两组患者治疗期间的降糖药物和饮食与治疗前保持一致，治疗组患者在此基础上给予柴胡桂枝干姜汤进行治疗。治疗后，治疗组患者的降脂总有效率为 93.3%（28/30），对照组为 63.3%（19/30），两组比较，差异有统计学意义（$P < 0.05$）。在治疗后，两组各项指标均比治疗前有所改善。治疗组甘油三酯、胆固醇和低密度脂蛋白胆固醇的改善程度大于对照组，差异有统计学意义（$P < 0.05$）。而两组高密度脂蛋白胆固醇的改善程度差异无统计学意义（$P > 0.05$）。研究说明，柴胡桂枝干姜汤对糖尿病合并高脂血症的疗效显著，能提高患者的降脂效果，改善各项血脂相关指标。

五、平议

柴胡桂枝干姜汤是小柴胡汤去人参、半夏、生姜、大枣，加桂枝、牡蛎、瓜蒌根、干姜而成。方用柴胡为主而和解少阳，黄芩、瓜蒌根兼清热邪，牡蛎散少阳之结，且瓜蒌根、牡蛎并用能逐饮散结；桂枝、干姜、炙甘草合用，能振奋中阳，温化寒饮。此方是和解少阳、疏利枢机、宣化寒饮之剂，也可治疗寒多微有热，或但寒不热的疟病。从方中药物的配伍来说，实为寒热平调的方剂，是治疗少阳病的常用方。凡邪陷半表半里，少阳枢机不利，气机郁滞，阳气不得宣化，影响三焦运化，水道失调，津液无法正常输布，导致津液不足或水饮内停，同时久郁化热，出现上热下寒、内热外寒等寒热错杂表现者，均可考虑本方。

　　糖尿病患者多见疲乏，气阴两虚，一派慢性衰弱症，同时又有寒热错杂诸证，如舌干、舌红、胸腹动悸、自汗或盗汗等，情绪常抑郁不得疏或急躁易怒。我将之总结为情志、疲乏和胃肠功能紊乱综合征，以心烦、汗出、便溏、口渴为四大主症，部分患者可能包括如下症状：胸闷气短，或胁胀痛，心烦、紧张而心慌，心悸。食欲一般，或胃胀、嗳气，或腹胀、腹痛，时有恶心欲呕。腹泻，或大便溏稀，或大便不成形。怕冷与四肢冰凉，却汗出，手脚心汗多，口干口苦，疲劳时更严重，饮水不解。稍加劳作，则出现肩膀酸痛、腰酸胀不适，疲乏、头晕、头痛、耳鸣，下肢乏力，甚至下肢水肿。入睡困难、多梦、眠浅易醒。女性可见月经量少、色深、经前乳胀痛。部分患者还可见瘙痒或脓疱。这些症状既是结果，也可以是原因，多因素叠加放大，如上文所说情志、胃肠、睡眠等症状，既可是病因，也可是结果。比如受情绪焦虑所致胃胀、腹痛，常常加重患者焦虑，继而胃胀、腹痛加重；长期胃胀、腹痛的患者，容易陷入焦虑情绪，进一步加重胃胀、腹痛。

　　在临床上，我常将柴胡桂枝干姜汤用于糖尿病、糖尿病并发症，或糖尿病伴焦虑症、失眠、胃肠功能紊乱，自汗盗汗，皮肤瘙痒，或女性围绝经期症状等，辨证属寒热错杂，疏泄不及或疏泄过度，均可随证加减使用，患者常反馈良好。

　　本方与五积散均为解表温里之剂，用于表证兼里寒证。其中，五积散用于风寒束表、五积内停之证，故以麻黄、白芷配伍温里散寒、燥湿化痰、调气和血之品；而柴胡桂枝干姜汤用于邪郁少阳、寒饮内结之证，故以柴胡、黄芩配伍温阳化饮之品。二方所治表证的部位、里证的性质均有所不同。

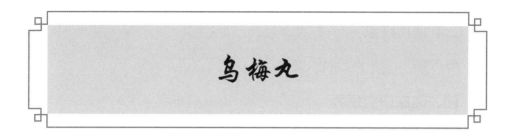

乌梅丸

一、出处、组成、用法

《伤寒论》:"伤寒,脉微而厥,至七八日肤冷,其人躁,无暂安时者,此为脏厥,非蛔厥也。蛔厥者,其人当吐蛔。今病者静,而复时烦者,此为脏寒。蛔上入其膈,故烦,须臾复止,得食而呕,又烦者,蛔闻食臭出,其人常自吐蛔。蛔厥者,乌梅丸主之。"

《金匮要略》:"蛔厥者,当吐蛔,今病者静而复时烦,此非脏寒。蛔上入膈,故烦,须臾复止,得食而呕,又烦者,蛔闻食臭出,其人当自吐蛔。蛔厥者,乌梅丸主之。"

乌梅三百枚　细辛六两　干姜十两　黄连十六两　当归四两　附子六两,炮,去皮　蜀椒四两,出汗　桂枝六两,去皮　人参六两　黄柏六两

上十味,异捣筛,合治之,以苦酒渍乌梅一宿,去核,蒸之五斗米下,饭熟捣成泥,和药令相得,内臼中,与蜜杵二千下,丸如梧桐子大,先食饮服十丸,日三服,稍加至二十丸。禁生冷、滑物、臭食等。

二、现代剂量、用法

汤剂制法:乌梅30g,蜀椒5g,桂枝6g,细辛3g,人参6g,黄柏9g,黄连9g,当归6g,炮附子6g,干姜9g。

水煎服,附子先煎,每日1剂,分2次或3次温服。

丸剂制法:乌梅480g,细辛180g,干姜180g,黄连480g,当归120g,炮附子180g,蜀椒120g,桂枝180g,人参180g,黄柏180g。

上十味,乌梅用醋浸一宿,去核捣烂,和入余药捣匀,烘干或晒干,研末,加蜜制丸,每服9g,每日服2～3次,空腹温开水送下。

三、使用注意

服药期间，忌生冷、滑物、臭食等。

四、临床研究举要

（一）糖尿病

仝小林通过"态靶结合"理论论述了乌梅丸作为一个整体方剂在糖尿病中的调态作用[577]，发现乌梅丸中的黄连、乌梅可针对糖尿病的病靶进行调节，乌梅还能生津止渴，针对口渴多饮之症靶发挥作用，附子调节糖尿病并发症阳气不足诸证之症靶，黄柏、人参、当归针对标靶如血糖等指标进行调节。全方除打靶之外，还调节糖尿病寒热虚实错杂之态，如黄连、黄柏调节热态、实态，改善糖尿病郁热内盛的状态；细辛调节寒态，人参、当归调节虚态，附子、干姜、蜀椒、肉桂针对寒态与虚态同调。

谢更钟等[578]观察了加减乌梅丸治疗上热下寒型2型糖尿病的临床效果。选取60例糖尿病患者，采用随机平行对照法分成治疗组及对照组各30例，均进行生活方式干预，其中治疗组采用加减乌梅丸方联合二甲双胍片治疗，对照组采用二甲双胍片治疗，治疗3个月。结果显示，治疗后，2组显效率、有效率比较，差异有统计学意义；2组中医证候积分及FPG、2hPG、HbA1c%较前明显下降（$P<0.05$），且治疗组优于对照组（$P<0.01$）。另外，研究发现，治疗后，2组FINS、2hINS、HOMA-IR、TC、TG、LDC-C较前显著下降（$P<0.05$），且治疗组优于对照组（$P<0.05$）。研究说明，加减乌梅丸方能显著改善上热下寒型2型糖尿病患者临床症状，降低患者血糖等指标，还能明显改善胰岛素抵抗、调节脂代谢。

吴帆等[579]研究了乌梅丸对2型糖尿病模型大鼠血糖及其核转录因子-κB（NF-κB）和胰高血糖素样肽-1（GLP-1）蛋白表达的影响。将60只大鼠随机选取10只为正常组，余50只以高糖高脂乳剂灌胃8周后联合链脲佐菌素（STZ）腹腔注射诱导2型糖尿病模型，剔除造模未成功大鼠，纳入30只糖尿病模型大鼠，随机平均分成模型组、二甲双胍组、乌梅丸组。结果显示，与模型组比较，乌梅丸组空腹血糖均明显降低（$P<0.01$），结肠和胰腺组织NF-κB p65蛋白表达量明显降低（$P<0.01$），GLP-1蛋白表达量明显上升（$P<0.01$）。结果提示，乌梅丸可以通过调节2型糖尿病模型大鼠空腹血糖，

降低 NF-κB 表达，上调 GLP-1 表达，从而达到防治 2 型糖尿病的作用。

周国佩等[580]研究了乌梅丸对 2 型糖尿病（T2DM）模型大鼠血糖、肠道菌群、肿瘤坏死因子 α（TNF-α）、白细胞介素 -10（IL-10）及肠道菌群发酵膳食纤维产生短链脂肪酸（SCFA）的影响作用。以 80 只 SD 清洁大鼠作为实验对象，从中随机选取 10 只为正常组，其余 70 只建立 2 型糖尿病大鼠模型。造模成功大鼠随机分为模型组、二甲双胍组和乌梅丸高、中、低剂量组，每组 10 只。结果显示，与模型组比较，乌梅丸高、中、低剂量组及二甲双胍组体质量下降趋势变缓，拟杆菌门（Bacteroidetes）、放线菌纲（Actinobacteria）、拟杆菌属（Bacteroides）、梭菌属（Clostridium）降低，厚壁菌门（Firmicutes）、δ- 变形菌纲（Deltaproteobacteria）、乳酸菌（Lactobacillus）增加，空腹血糖、血清 TNF-α 水平下降（$P < 0.01$），IL-10 水平上升（$P < 0.01$），乙酸、丙酸、正丁酸含量上升（$P < 0.05$，$P < 0.01$）。研究表明，乌梅丸可能通过调节肠道菌群，改善炎症反应，增加短链脂肪酸的含量，以致血糖降低，从而达到对 2 型糖尿病的防治作用。

（二）糖尿病性胃轻瘫

刘圣徽等[581]系统评价了乌梅丸治疗糖尿病性胃轻瘫（DGP）的临床疗效。通过计算机或手工方法搜索数据库，搜集乌梅丸治疗糖尿病性胃轻瘫的随机对照试验。按纳入标准严格筛选后，对纳入的研究进行质量评价，并对纳入研究的总有效率进行 Meta 分析。结果：共纳入 6 篇文献，合计 465 例。Meta 分析结果显示，乌梅丸在治疗糖尿病性胃轻瘫有效率上（$RR = 1.17$，$95\%CI$[1.08，1.28]）优于常规西药治疗，差异有统计学意义（$P < 0.05$），表明乌梅丸治疗糖尿病性胃轻瘫的总有效率优于西药组。研究说明，在治疗糖尿病性胃轻瘫上，乌梅丸比西药更有效。但由于本研究纳入文献质量偏低，因此还需实行更严格规范的临床随机对照试验以验证其疗效。

徐海虹等[582]以随机对照的方法观察了乌梅丸加减方对 DGP 患者的作用效果及对患者血清胃肠激素水平的影响。结果证明，乌梅丸加减方可以明显改善 DGP 患者临床症状，促进患者胃排空，降低患者血清 GAS、MTL 水平，提升患者血清 SS 水平。

罗屏等[583]探讨了乌梅丸汤剂加减方治疗糖尿病性胃轻瘫的临床效果。将 80 例糖尿病性胃轻瘫患者分为两组，其中对照组采用胰岛素、胃动力药进行治疗，乌梅丸汤组在对照组基础上给予乌梅丸汤剂加减方治疗。结果提示，乌梅丸汤组糖尿病性胃轻瘫预后转归情况优于对照组（$P < 0.05$）；乌梅丸汤组症状消失时间短于对照组（$P < 0.05$）；干预前两组症状积分、胃排空时间、炎症因子相近（$P > 0.05$）；干预后乌梅丸汤组症状积分、胃排空时间、炎症因子优于对照组（$P < 0.05$）。两组均无明显副作用。研究表明，乌梅丸汤剂加减方治疗糖尿病性胃轻瘫的临床效果确切，可缩短疗程，改善机体炎症状态，促进胃排空。

（三）糖尿病伴周围神经病变

陈瑞斌[584]观察及评价了乌梅丸联合中药熏洗对厥阴型糖尿病周围神经病变患者的神经电生理及中医证候表现改善情况，对相关临床症状体征的疗效及安全性，并探讨其可能的作用途径和机制。设计随机单盲对照实验，将符合纳入标准的合格受试者分为治疗组及对照组，其中治疗组予以西医基础治疗 + 乌梅丸汤剂口服联合中药熏洗，对照组予以西医基础治疗 + 甲钴胺联合温开水熏洗。结果显示，治疗组的总有效率高于对照组，分别为93.48%、71.11%（$P < 0.05$）。在改善 MDNS 评分疗效方面，乌梅丸联合中药熏洗治疗组优于单纯西医治疗组（$P < 0.05$），治疗组提高神经传导波幅、速度及降低 MDNS 评分程度大于对照组（$P < 0.05$），在治疗过程中乌梅丸联合中药熏洗未发现不良反应。研究说明，乌梅丸联合中药熏洗可改善厥阴型糖尿病周围神经病变患者中医证候、周围神经病变症状及体征、神经传导功能。

（四）糖尿病肠病

许宗颖等[585]探讨了乌梅丸治疗糖尿病肠病的潜在分子机制。通过 TCMSP 收集筛选乌梅丸有效成分，借助 PubChem 和 Swiss target prediction 在线工具得到乌梅丸的潜在靶点，借助 Gene Cards、TTD、DisGeNET 数据库得到糖尿病肠病疾病靶点；采用 Cytoscape 3.7.1 软件构建"乌梅丸活性成分 - 潜在靶点 - 糖尿病肠病"网络；采用 STRING 数据库构建靶蛋白相互作用（PPI）网络；利用 Omicshare 平台进行 GO 分析和 KEGG 通路富集分析，研究其作用机制；运用 Discovery Studio 2016 软件进行分子对接，验证网络分析结果。结果显示，从乌梅丸十味药中共筛选出 128 个乌梅丸活性成分和 139 个作用靶点，从疾病数据库中共筛选得到 714 个疾病靶点，将糖尿病肠病疾病靶标与乌梅丸靶点映射筛选出 24 个共同靶标。AKT1、MMP9、SRC、PTGS2、PPARG、NOS2 等为乌梅丸治疗糖尿病肠病的主要潜在靶点。GO 功能富集共得 61 个条目（$P < 0.05$），乌梅丸治疗糖尿病肠病的生物过程

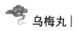

与不饱和脂肪酸代谢过程、类花生酸代谢过程、酶联受体蛋白信号通路、蛋白质氨基酸磷酸化、细胞对胰岛素刺激的反应等脂肪酸合成代谢过程和配体受体结合过程有关。KEGG 通路分析共得到 72 条信号通路（$P < 0.05$），与糖尿病肠病关系密切的有松弛素信号通路、EGFR 酪氨酸激酶抑制剂抵抗、CLRs 信号通路、VEGF 信号通路。研究说明，乌梅丸可能从肠道免疫平衡、胃肠壁结构重构、肠道微血管障碍和神经元活性等方面发挥协同作用，从而减轻糖尿病肠病损伤。

（五）糖尿病伴肥胖

张鹏等[586] 观察了乌梅丸联合利拉鲁肽对血糖控制不佳的肥胖型 2 型糖尿病（T2DM）患者肠道菌群、Th17/Treg 平衡及血清成纤维细胞生长因子 21（FGF21）、分泌型卷曲相关蛋白 -5（SFRP5）、蛋白酪氨酸磷酸酶 1B（PTP1B）水平的影响。选取血糖控制不佳的肥胖型 T2DM 患者，依据随机数字表法分为对照组（利拉鲁肽治疗）和研究组（利拉鲁肽联合乌梅丸治疗）。结果显示，研究组治疗后的临床总有效率为 92.50%，高于对照组的 70.00%（$P < 0.05$）。两组治疗后 TG、HbA1c、TC、FPG、2hPG、BMI、Th17、Th17/Treg、FGF21、PTP1B 均下降，HDL-C、Treg、SFRP5 均升高，且研究组改善情况优于对照组（均 $P < 0.05$）。研究组治疗后肠杆菌、酵母菌含量下降且低于同期对照组，双歧杆菌、乳杆菌含量升高且高于同期对照组（均 $P < 0.05$）。研究证明，乌梅丸联合利拉鲁肽可有效调节血糖控制不佳的肥胖型 T2DM 患者血糖、血脂及肠道菌群，控制患者体重，其主要作用机制可能与稳定 Th17/Treg 平衡，以及调节血清 SFRP5、FGF21、PTP1B 水平有关。

刘佳迪[587] 通过对乌梅丸加减治疗肥胖型 2 型糖尿病痰热内蕴证的临床观察，客观评价了其安全性及治疗效果。根据随机数字表法，将符合诊断纳入标准的 60 人随机分成 2 组。治疗组在普通糖尿病饮食控制及二甲双胍（0.5g，每日 3 次，口服）治疗基础上给予乌梅丸加减（400ml，每日 2 次，口服），对照组给予糖尿病饮食控制及二甲双胍（0.5g，每日 3 次，口服）。结果显示，空腹血糖的改善，治疗组优于对照组，且在降低糖化血红蛋白方面，治疗组优于对照组。两组患者的 BMI 都有所降低，且治疗组优于对照组。治疗组中医证候改善优于对照组。研究提示，以乌梅丸加减治疗肥胖型 2 型糖尿病痰热内蕴证，能明显改善患者症状、体征，降低血糖、改善肥胖，在临床上值得进一步推广应用。

（六）糖尿病伴失眠

郝玉英等[588]探讨了乌梅丸加减治疗2型糖尿病伴失眠的临床疗效。将60例2型糖尿病伴失眠患者随机分为2组。在原降糖治疗方案基础上，观察组给予乌梅丸加减治疗，对照组予以艾司唑仑片，2组均治疗28天。结果显示，治疗后2组患者失眠症状均较治疗前明显改善（$P<0.001$），观察组大便偏稀、下肢凉、口干或口苦、胸闷证候评分均较治疗前明显降低（$P<0.001$），且均明显低于对照组（$P<0.05$）。治疗后2组空腹血糖、餐后2小时血糖均较治疗前改善（$P<0.001$），且观察组各项指标明显低于对照组（$P<0.05$）。观察组总有效率为93.10%（27/29），明显高于对照组的70.00%（21/30）（$P<0.05$）。研究说明，乌梅丸加减治疗2型糖尿病伴失眠具有良好的临床疗效，并可降低血糖水平。

五、平议

乌梅丸是《伤寒论》中治疗蛔厥的方子。现代社会，由于公共卫生事业的发展，蛔虫病已很少见。重新审视这张方子，可以发现乌梅用于蛔厥可以安蛔止痛，但同时其又有生津止渴、酸收止泻之效；蜀椒、细辛之辛温可祛寒。黄连、黄柏性味苦寒，苦能下，寒能清解湿热；附子、桂枝、干姜皆为辛热之品，可增强温脏祛寒之功；当归、人参补养气血，且合桂枝以养血通脉，以解四肢冷麻痛，均为佐药。本方酸苦辛并进，可清热生津，通气散结；寒热并用，补虚祛实兼顾。

《伤寒论·辨厥阴病脉证并治》提纲证即提到了消渴——"厥阴之为病，消渴，气上撞心，心中疼热，饥而不欲食，食则吐蛔，下之利不止"。虽然此消渴与"消渴病"之三多一少并不完全相同，但其病机有相通之处，均为厥阴肝木疏泄失司，气血逆乱失常。我在临床治疗糖尿病常从肝主疏泄气机之理来辨证论治。

闽南地区糖尿病患者在高血糖基础上常常出现口干口渴、心烦、汗出，同时见手足凉、大便溏泄、舌红、舌边齿痕等寒热错杂、气血两虚之象，可见于糖尿病、糖尿病胃肠功能紊乱、糖尿病周围神经病变、糖尿病失眠等。临床上遇此，我常用乌梅汤。若多饮症突出者，用乌梅30g以上，并加玄参清热生津；兼大便结者，加酒大黄；若食欲旺盛，中焦热盛者，用黄连15g以上，佐以吴茱萸，兼痰多舌苔白腻者加薏苡仁，黄腻者加竹茹；若多尿，小便清者，用桂枝 10g 以上，辅以泽泻。临床切中病机，每可奏效。对于糖尿病胃肠功能紊乱，久泻久痢，呈脾胃虚寒，肠滑失禁，气血不足而湿热积滞未去之寒热虚实错杂证候，本方集酸收涩肠、温阳补虚、清热燥湿诸法于一方，也不失为一张良方。

乌梅丸与半夏泻心汤皆能辛开苦降，皆适用于寒热错杂证，药物组成中皆有黄连、干姜、人参，有一定相同之处，但认真分析，两者还是有差别的。一是治疗部位不同，半夏泻心汤主要治疗心下（胃）痞，而乌梅丸是治疗整个消化系统，甚至是全身的各种寒热错杂证；二是方药的整个寒热性质不同，半夏泻心汤可以说是寒热对半，而乌梅丸总体为偏祛寒的温热方。临床使用时当随证选方施治。

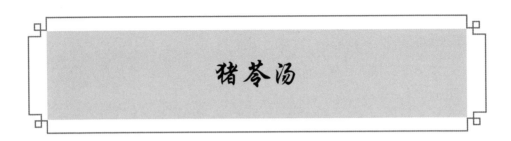

猪苓汤

一、出处、组成、用法

《伤寒论·辨阳明病脉证并治》："若脉浮，发热，渴欲饮水，小便不利者，猪苓汤主之。"

《伤寒论·辨阳明病脉证并治》："阳明病，汗出多而渴者，不可与猪苓汤。以汗多胃中燥，猪苓汤复利其小便故也。"

《伤寒论·辨少阴病脉证并治》："少阴病，下利六七日，咳而呕渴，心烦不得眠者，猪苓汤主之。"

《金匮要略·脏腑经络先后病脉证》："夫诸病在脏欲攻之，当随其所得而攻之。如渴者，与猪苓汤，余皆仿此。"

《金匮要略·消渴小便不利淋病脉证并治》："脉浮发热，渴欲饮水，小便不利者，猪苓汤主之。"

猪苓去皮　茯苓　泽泻　阿胶　滑石碎，各一两

上五味，以水四升，先煮四味，取二升，去滓，内阿胶烊消，温服七合，日三服。

二、现代剂量、用法

猪苓 10g，茯苓 10g，泽泻 10g，阿胶 10g，滑石 10g。

水煎服，阿胶分 2 次烊化，每日 1 剂，分 2 次温服。

三、使用注意

若邪热炽盛，汗出过多，而见口渴尿少、小便不利者，此为热邪伤津所致，当以清热保津为主，不宜使用本方。

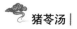

四、临床研究举要

临床常用猪苓汤治疗糖尿病肾病。

张李博等[589]对猪苓汤联合血管紧张素转化酶抑制剂（ACEI）或血管紧张素受体阻滞剂（ARB）治疗糖尿病肾病的疗效与安全性进行了系统评价。最终纳入 9 篇 RCT，涉及 680 例患者，其中试验组 345 例，对照组 335 例。Meta 分析结果显示，猪苓汤联合 ACEI/ARB 在提高总有效率（$RR=1.23$，$95\%CI[1.13, 1.33]$，$P<0.05$），降低 24 小时尿蛋白定量（$MD=-0.42$，$95\%CI[-0.52, -0.32]$，$P<0.05$）、血肌酐（$MD=-16.85$，$95\%CI[-25.64, -8.06]$，$P=0.000\ 2$）、血尿素氮（$MD=-1.41$，$95\%CI[-2.38, -0.44]$，$P=0.005$）、甘油三酯（$MD=-0.25$，$95\%CI[-0.43, -0.07]$，$P=0.008$）等方面优于对照组；猪苓汤联合 ACEI 或 ARB 在降低空腹血糖（$MD=-0.31$，$95\%CI[-0.69, 0.06]$，$P=0.10$）方面与对照组疗效相当。研究说明，猪苓汤联合 ACEI 或 ARB 治疗糖尿病肾病具有一定的优势。但本次研究纳入的文献数量较少，样本量小，文献质量较低，选择性偏倚可能性较大，故该结论尚需开展更多高质量的 RCT 加以支持。

周海珍[590]研究了加味猪苓汤结合常规疗法治疗糖尿病肾病的临床疗效。将糖尿病肾病患者 88 例随机分为对照组和治疗组各 44 例，其中对照组使用氯沙坦药物，研究组联合加味猪苓汤。治疗 2 个月后，对比两组血尿素氮、血清肌酐、微量白蛋白、24 小时尿蛋白定量水平变化情况，比较两组临床疗效。两组治疗后，血尿素氮、血清肌酐、微量白蛋白、24 小时尿蛋白定量水平均低于治疗前（$P<0.05$），且研究组治疗后血尿素氮、血清肌酐、微量白蛋白、24 小时尿蛋白定量水平均低于对照组（$P<0.05$）；研究组总有效率高于对照组（$P<0.05$）。研究说明，加味猪苓汤结合常规疗法治疗糖尿病肾病，治疗效果确切。

五、平议

《伤寒论》中涉及猪苓汤的条文有 3 处，一是第 223 条："若脉浮，发热，渴欲饮水，小便不利者，猪苓汤主之。"二是第 319 条："少阴病，下利六七日，咳而呕渴，心烦不得眠者，猪苓汤主之。"三是第 224 条"阳明病，汗出多而渴者，不可与猪苓汤。以汗出胃中燥，猪苓汤复利其小便故也。"从条文分析，张仲景以猪苓汤治伤寒之邪传入阳明或少阴，化而为热，与水相搏，遂成水热互结、邪热伤阴之证。

猪苓汤作为利水渗湿之剂，有利水渗湿、养阴清热之功效。猪苓汤证可见小便不利，发热，口渴欲饮，或心烦不寐，或兼有咳嗽、呕恶、下利，舌红苔白或微黄，脉细数。猪苓汤又治血淋，小便涩痛，点滴难出，小腹满痛等。《伤寒论》中仅记载猪苓汤组方与治证，未见对方义的具体分析。金代《注解伤寒论》首次进行阐述："甘甚而反淡，淡味渗泄为阳，猪苓、茯苓之甘以行小便；咸味涌泄为阴，泽泻之咸以泄伏水；滑利窍，阿胶、滑石之滑以利水道。"历代医家对猪苓汤方义的论述基本相似，故将其方义归纳为：方中以猪苓为君，取其归肾、膀胱经，专以淡渗利水。臣以泽泻、茯苓之甘淡，助猪苓利水渗湿，且泽泻性寒兼可泄热，茯苓长于健脾以助运湿。佐入滑石之甘寒，利水清热两彰其功；阿胶滋阴止血，既益已伤之阴，又防诸药渗利重伤阴血。诸药合用，利水而不伤阴，滋阴而不碍湿，使水气去，邪热清，阴液复而诸症自除。

猪苓汤自问世以后，由于其构思巧妙，疗效确切，受到了众多医家的青睐。赵羽皇曰："仲景制猪苓一汤，以行阳明、少阴二经水热。然其旨全在益阴，不专利水。盖伤寒表虚最忌亡阳，而里虚又患亡阴。亡阴者，亡肾中之阴与胃家之津液也。"《医方考》："伤寒少阴下利而主此方者，分其小便而下利自止也。伤寒渴欲饮水，小便不利，而主此方者，导其阳邪由溺而泄，则津液运化，而渴自愈也。"黄元御云："上渴而下淋者，土湿木郁而生风燥。猪、茯、滑、泽，泻湿燥土，阿胶滋木清风，解渴通淋之良法也。"《古今图书集成医部全录》卷四百二十二《小儿嗽喘门·小儿直诀·咳嗽兼变证治》言："洁古先生云……嗽而遗尿，大肠气虚也，用赤石脂禹余粮汤；不止，猪苓汤。"纵观历代医家论述的猪苓汤主治病证情况，猪苓汤涉及疾病类型繁多，但其病机不外乎水热互结，只是邪气所在部位不同，疾病表现形式不同，故应抓住水热互结的基本病机。我在临床上应用本方治疗糖尿病肾病伴水肿、小便不利，效果佳。

糖尿病肾病由消渴日久迁延而来，导致脏腑阴阳气血失衡而发。中医古籍中缺乏与之相对的病名。糖尿病肾病在广义上属于"消渴"范畴，目前根据其临床症状可归属于"肾消""膏淋""水肿""关格"等范畴。众多医家对其病因研究颇深，结合现代医家观点，先天禀赋不足、饮食失节、病久正虚、药物、情志不畅可诱发本病。关于病机,目前尚未形成统一观点,现代大多数医家认为糖尿病肾病证属本虚标实。其病位主要在脾肾,以气阴亏虚、脾肾亏虚为本虚,兼有燥热、血瘀、痰湿、浊毒等标邪。其主要由消渴日久,病情迁延缠绵,久病由脾及肾,脾胃亏虚,运化不及,生化无源,肾精失养,肾失主水功能,导致脏腑气血阴阳虚衰,水湿、痰浊、瘀血等病理产物久留不去,浊毒内生而发。猪苓汤主治水热互结,邪热伤阴病证。方中猪苓渗湿利水,泽泻利水泄热;茯苓健脾渗湿,助君药利水渗湿;滑石清热泻火;阿胶祛瘀生新,滋阴润燥。在临床上多配伍益气活血化瘀的药物治疗糖尿病肾病。诸药合用可达活血利水与益气养阴的效果。

在临床中,猪苓汤是利水渗湿方剂中唯一兼有养阴作用的方剂。本方是清热利水、滋阴之剂,清热泻火而不伤阴,利水渗湿而不伤阴,滋阴不碍湿。然本方以利水为主,若津液伤耗太过而渴甚者,则非本方所宜。方中阿胶乃滋腻之品,若水湿内滞,而无阴虚征象者应忌用。

在临证使用猪苓汤时,容易把猪苓汤与五苓散混淆。本证与五苓散证都有水饮内停,相同的表现有水肿,小便不利,小腹胀满或疼痛,口渴,发热,脉浮等。但二者病机治法大有不同:其一,口渴、小便不利,属水饮停留所致。但五苓散证虽然口渴,但饮不解渴,或饮水不多,或水入则吐;猪苓汤证口渴饮水较多,还可见咽干口燥、心烦失眠等。其二,五苓散用桂枝,其证偏寒;猪苓汤用滑石,其证偏热。故舌象上,五苓散证舌体多淡胖大、舌苔白,猪苓汤证舌质红。对此岳美中说:"猪苓汤以疏泄湿浊之气,而不留其淤滞,亦可滋润其真阴而不虑其枯燥,虽与五苓散同为利水之剂,一用术、桂暖肾以行水,一用滑石、阿胶以滋阴行水。"由此可见,五苓散主治糖尿病肾病脾肾虚、气化不利、水湿内停之证,猪苓汤主治糖尿病肾病水热互结、热邪伤阴之证。糖尿病肾病有一个不断变化的发展过程,不同时期有不同的病理基础,在治疗时应从病因病机出发,审证求因,方可药到病除。

橘皮竹茹汤

一、出处、组成、用法

《金匮要略》:"哕逆者,橘皮竹茹汤主之。"

橘皮二升　竹茹二升　大枣三十枚　生姜半斤　甘草五两　人参一两

上六味,以水一斗,煮取三升,温服一升,日三服。

二、现代剂量、用法

橘皮 12g,竹茹 12g,大枣 5 枚,生姜 9g,甘草 6g,人参 3g。

水煎服,每日 1 剂,分 3 次温服。

三、使用注意

呕逆因实热或虚寒而致者,非本方所宜。

四、临床研究举要

此方主要用于治疗糖尿病性胃轻瘫。

胡艳丽等[591]观察了橘皮竹茹汤加减在糖尿病性胃轻瘫方面的疗效。收集门诊患者 82 例,随机分为 2 组,其中治疗组 42 例运用橘皮竹茹汤加减治疗,每日 1 剂,水煎 2 次取汁 400ml,分 2 次饭前 30 分钟口服;对照组 40 例予吗丁啉 10mg,每日 3 次,饭前 30 分钟口服。研究发现,治疗组显效 21 例,有效 18 例,无效 3 例,总有效率为 92.86%;对照组显效 15 例,有效 14 例,无效 11 例,总有效率为 72.50%。2 组总有效率比较有显著性差异($P < 0.05$)。研究说明,橘皮竹茹汤治疗糖尿病性胃轻瘫取得了较好的临床效果。

刘广赞[592]、何玉兰[593]、毕红等[594]探讨了橘皮竹茹汤加减方联合甲钴胺足三里穴位注射治疗糖尿病性胃轻瘫的疗效。治疗组予橘皮竹茹汤加减方，每天 1 剂，水煎 2 次取汁 400ml，早晚分服，并联合甲钴胺 0.5mg 穴位注射治疗 2 周；对照组予莫沙必利 5mg，3 次 /d，餐前 30 分钟口服，疗程亦为 2 周。研究发现，治疗组总有效率明显高于对照组。其中，何玉兰研究发现治疗组总有效率为 84.0%，对照组总有效率为 45.7%，差异有统计学意义（$P < 0.05$）；刘广赞除了发现治疗组总有效率（93.9%）高于对照组（75.8%）外，还发现治疗组可改善胃肠激素水平、减少胃排空时间，降低复发率；毕红团队治疗组总有效率为 95.89%，高于对照组的 84.93%，同时还发现治疗组生活质量评分明显高于对照组，且不增加不良反应发生率，具有较高的临床价值。

五、平议

糖尿病患者中伴有呃逆、干呕、胃脘胀满、厌食、早饱等症状的并不少。呃逆之证，皆由胃气上逆导致，但有寒热虚实之分。糖尿病患者病程日久常耗气伤阴，致虚热内生，胃失和降，气机上逆。对此类病证，予橘皮竹茹汤治之，可获良效。

橘皮竹茹汤源于《金匮要略》。方中橘皮辛苦而温，行气和胃以止呃；竹茹甘微寒，清热安胃以止呕；两药相伍，既能降逆止呕，又可清热和胃，共为君药。人参甘微温，益气补虚，与橘皮相合，行中有补；生姜和胃止呕，为呕家圣药，助君药以降逆止呃，共为臣药。甘草、大枣益气补脾养胃，合人参补中以复胃气之虚；大枣与生姜为伍，调和脾胃，安中气，均为佐药。甘草调和药性，兼作使药。诸药合用，补胃虚，清胃热，降胃逆，且补而不滞，清而不寒，共成降逆止呃、益气清热之功。

谈及橘皮竹茹汤，相信大家马上会联想到《温病条辨》里的新制橘皮竹茹汤。这两个方有何关联和不同之处呢？在药物组成上，新制橘皮竹茹汤是在《金匮要略》原方的基础上去人参、甘草，加柿蒂而成。功效上，两方均能清热降逆，止呃止呕，用治胃中有热、胃气上逆之呕呃诸证。但橘皮竹茹汤宜治胃热呃逆而胃气虚弱者；新制橘皮竹茹汤主治湿热壅遏而致呃逆，因胃气不虚，故去人参、甘草，加用柿蒂。

因此，在临证时如遇呃逆、干呕、胃脘胀满、反酸等胃气上逆的主要症状，同时伴有喜按、气虚症状等胃气虚弱表现时，可予橘皮竹茹汤化裁；胃气不虚者，则以新制橘皮竹茹汤加减。

黄连阿胶汤

一、出处、组成、用法

《伤寒论》:"少阴病,得之二三日以上,心中烦,不得卧,黄连阿胶汤主之。"

黄连四两　黄芩二两　芍药二两　鸡子黄二枚　阿胶三两

上五味,以水六升,先煮三物,取二升,去滓,内胶烊尽,小冷,内鸡子黄,搅令相得。温服七合,日三服。

二、现代剂量、用法

黄连 12g,黄芩 6g,白芍 6g,阿胶 9g(烊化),鸡子黄 2 枚(冲服)。

水煎服,阿胶烊化,鸡子黄搅匀冲服。

三、使用注意

黄连阿胶汤主要适用于阴虚火旺、心烦失眠等。但对于脾胃虚寒、阳虚寒盛、大便溏泄者,以及外感风寒、湿热内蕴等实证患者,应慎用或禁用。

服药期间应忌食辛辣、油腻等食物,以免影响药效。

四、临床研究举要

(一) 2 型糖尿病

林山[595] 观察了阴虚热盛型糖尿病患者采取黄连阿胶汤加减治疗的临床效果及安全性。将 80 例阴虚热盛型糖尿病患者作为研究对象,采取随机平衡法将其均分成观察组和对照组各 40 例。在治疗过程中,对照组接受常规药物治疗,观察组接受黄连阿胶汤加减治疗,并对两组患者治疗效果进行分析。观察组治疗总有效率显著高于对照组,差异有统计学意义

（$P<0.05$）；观察组治疗后的 FPG、2hPG、HbA1c 水平低于对照组，差异有统计学意义（$P<0.05$）；观察组治疗后的 TG、TC、LDL-C 水平低于对照组，HDL-C 水平高于对照组，差异有统计学意义（$P<0.05$）；观察组不良反应发生率显著低于对照组，差异有统计学意义（$P<0.05$）。研究说明，对于阴虚热盛型糖尿病，采取黄连阿胶汤加减治疗能够显著降低血糖水平，改善血脂水平，且药物基本不会造成不良反应，可在临床中应用与推广。

王冠珍[596] 观察了黄连阿胶汤加减联合西药治疗阴虚热盛型糖尿病的临床疗效。将 90 例阴虚热盛型糖尿病患者，采用随机数字表法分为对照组和观察组，每组 45 例。对照组患者给予常规西药治疗，观察组患者在西药基础上同时给予黄连阿胶汤加减治疗，观察治疗 15 天后 2 组患者 FPG、2hPG、HbA1c、TC、TG、LDL-C、CRP 的变化。同时对比 2 组患者用药后的不良反应发生率，作为临床用药安全性的评估依据。观察组的血糖指标以及血脂指标均优于对照组（$P<0.05$）；与对照组比较，观察组患者临床总有效率明显较高，差异显著（$P<0.05$）；观察组患者不良反应发生率明显较低，差异具有统计学意义（$P<0.05$）。研究说明，黄连阿胶汤加减联合西药治疗阴虚热盛型糖尿病的临床疗效优于单纯西药治疗，值得临床推广应用。

刘得华[597] 观察了黄连阿胶汤对阴虚热盛型糖尿病的临床治疗作用。将 76 例患者分为治疗组和对照组，在常规治疗基础上，治疗组加服黄连阿胶汤加减，疗程 1 个月，观察血糖、糖化血红蛋白、血脂、CRP 等指标的变化。研究表明，黄连阿胶汤能明显降低 CRP（$P<0.05$），提示其具有抗炎作用，从而改善胰岛素抵抗，实现降血糖作用。

（二）糖尿病合并失眠

郑夏洁等[598] 观察了黄连阿胶汤加减联合耳穴压豆治疗糖尿病合并失眠的临床疗效。将 68 例糖尿病合并失眠患者随机分为治疗组和对照组，每组 34 例。2 组患者均给予基础降糖治疗及健康宣教的常规处理。对照组在常规处理方案的基础上，给予艾司唑仑片口服；治疗组在对照组治疗的基础上，给予黄连阿胶汤加减联合耳穴压豆治疗。2 组均治疗 30 天后，观察患者治疗前后中医证候总积分、匹兹堡睡眠质量指数（PSQI）评分的变化情况，并比较 2 组患者空腹血糖（FPG）、餐后 2 小时血糖（PPG）的变化情况。治疗后，2 组患者的中医证候总积分明显改善（$P<0.01$），且观察组在改善中医证候总积分方面明显优于对照组，差异有统计学意义（$P<0.01$）。2 组

患者的 PSQI 评分明显改善（$P < 0.01$），且观察组在改善 PSQI 评分方面明显优于对照组，差异有统计学意义（$P < 0.01$）。2 组患者的 FPG 与 PPG 含量均明显改善（$P < 0.01$），且观察组在改善 FPG 与 PPG 含量方面明显优于对照组，差异有统计学意义（$P < 0.05$ 或 $P < 0.01$）。研究说明，加减黄连阿胶汤联合耳穴压豆治疗糖尿病合并失眠患者，能明显改善患者的临床症状，从而提高患者的生活质量，疗效显著。

刘芳[599] 观察了黄连阿胶汤加味治疗糖尿病合并失眠的临床疗效。对 38 例糖尿病合并失眠患者应用黄连阿胶汤加味治疗，临床治愈 15 例，显效 13 例，有效 7 例，无效 3 例，总有效率为 92%。研究说明，黄连阿胶汤加味治疗糖尿病合并失眠的疗效显著，能明显改善患者的生活质量。

（三）糖尿病周围神经病变

钟锦煜[600] 观察了化裁黄连阿胶汤治疗阴虚热盛兼血瘀型 DPN 的疗效，并采取中医证候积分、多伦多临床评分系统（TCSS）进行客观评价，寻找治疗 DPN 的合适经方。纳入病例 60 例，随机分成治疗组及对照组，均给予常规控制血糖等基础治疗，其中治疗组予化裁黄连阿胶汤，对照组予甲钴胺。观察疗程为 4 周，通过比较治疗前后的中医证候积分、TCSS 评分评估疗效。结果显示，治疗组和对照组均可改善患者中医证候积分和 TCSS 评分，但在改善患者中医证候积分方面治疗组有效率为 85.7%，对照组为 62.1%，两者差异有统计学意义（$P < 0.05$），且治疗组在改善 DPN 患者麻、痛等症状方面有较好的疗效；在改善患者 TCSS 评分方面治疗组有效率为 82.1%，对照组为 62.1%，两者差异无统计学意义（$P > 0.05$）。在治疗过程中，两组患者在血液分析、肝肾功能、大便常规、小便常规、心电图等安全性指标上无明显异常，未见明显不良反应。从临床结果来看，化裁黄连阿胶汤可以改善 DPN 患者的中医证候积分和 TCSS 评分，可改善患者的麻、痛等临床症状，其中在改善中医证候方面较甲钴胺有优势，安全性较好，值得进一步研究。

五、平议

糖尿病患者如果出现肺胃热盛、灼伤津液的症状如面部红热、潮热多汗、口渴多饮、口干咽干等，我还会想到一个方，那就是黄连阿胶汤。

黄连阿胶汤出自《伤寒论》。张仲景在立方时，针对的是少阴病热化证，即少阴心肾阴虚，心火亢盛，导致心中烦扰、不得安卧的病症。此方剂体现了仲景"滋阴降火、养心安神"的治疗思想，是中医治疗阴虚火旺、心神不宁的重要方剂之一。在正常生理情况下，心火必须下降于肾，使肾水不寒，肾水必须上济于心，使心火不旺，心肾相济，阴平阳秘。少阴病热化证，既可是邪从热化，即寒邪化热而成，也可由阳明热邪灼伤真阴而成，还可因感受温热之邪内灼真阴而致。总之，邪热一方面内外合邪导致心火亢盛，另一方面灼伤肾阴，从而破坏了"阴平阳秘"的状态，导致心火愈盛而肾水愈虚，表现为"心中烦，不得卧"。

在方药配伍用量方面，《伤寒论》原文为"黄连四两，黄芩二两，芍药二两，鸡子黄二枚，阿胶三两。上五味，以水六升，先煮三物，取二升，去滓，内胶烊尽，小冷，内鸡子黄，搅令相得，温服七合，日三服"。主药黄连、黄芩、芍药、阿胶的用量比例为 4∶2∶2∶3，苦寒泻火的黄芩、黄连用量略多于酸甘滋阴之品。由上可见，黄连阿胶汤证并非纯属虚证，除了阴虚外，还有邪热炽盛的表现。吴瑭也认为本方证为"阴亦虚，而实邪更盛"，并强调"邪少虚多者，不得用黄连阿胶汤"（《温病条辨·下焦篇》）。本方由黄连、黄芩、芍药、阿胶、鸡子黄五味药组成。其中，黄连、黄芩苦寒清热，直折心火；芍药养血和营，缓急止痛；阿胶滋阴补血，养心安神；鸡子黄甘润滋养心肾之阴。五药合用，共奏清热除烦、滋阴降火、敛阴和阳、安神定志之效。

本方主治少阴阴虚、心火亢盛所致的病症，临床表现为心中烦扰、不得安卧、口舌生疮、舌红少苔、脉细数等。这些症状均由阴虚火旺，心神不宁所致。黄连阿胶汤通过滋阴降火、养心安神，使心火得降，阴血得充，心神得安，从而缓解上述症状。

黄连阿胶汤在临床应用中，不仅限于治疗少阴病之心烦不眠。随着医学的发展，其应用范围逐渐扩大，广泛用于治疗各种阴虚火旺引起的心神不宁、失眠多梦、口舌生疮、舌红少苔等。同时，根据病情的不同，医家还会对方剂进行加减变化，以适应不同的治疗需求。例如，对于伴有脾虚湿盛者，可适当加入健脾祛湿之品，如茯苓、白术等；对于伴有肝郁化火者，可加入疏肝解郁之药，如柴胡、枳壳等；对于伴有心血不足者，可加入养血安神之品，如酸枣仁、柏子仁等。这些加减变化旨在针对患者的具体病情和体质情况，使方剂更加贴合实际，提高治疗效果。

黄连阿胶汤作为经典方剂，其疗效得到了广泛认可。后世医家对其评价颇高，认为其组方严谨，配伍精妙，是治疗阴虚火旺、心神不宁的良药。

然而,也有一些医家对其疗效持保留态度,并提出了一些争议。部分医家认为,黄连阿胶汤中的黄连、黄芩等苦寒之品易伤脾胃,长期使用可能导致脾胃功能受损。因此,在使用时应注意顾护脾胃,避免苦寒之品过用。同时,对于脾胃虚弱、寒湿内盛的患者,应慎用或禁用黄连阿胶汤。另外,有些医家对黄连阿胶汤的适应证也提出了质疑。他们认为,该方剂主要用于治疗阴虚火旺、心神不宁的病症,而对于其他原因引起的心烦不眠、口舌生疮等,可能效果不佳。因此,在使用时应明确辨证,避免盲目使用。

随着现代科学技术的发展,对黄连阿胶汤的研究也逐渐深入。现代药理研究表明,黄连阿胶汤中的药物成分具有多种生物活性,如抗炎、抗氧化、抗抑郁等。这些生物活性为黄连阿胶汤的临床应用提供了科学依据。同时,现代临床研究也证实了黄连阿胶汤在治疗阴虚火旺、心神不宁等病症中的疗效。例如,有研究表明,黄连阿胶汤能够改善失眠患者的睡眠质量,提高患者的生活质量。然而,目前对黄连阿胶汤的研究仍存在一些不足。例如,对其作用机制的研究尚不够深入,对其适应证和禁忌证的认识也尚待完善。因此,在未来的研究中,应进一步加强黄连阿胶汤的作用机制研究、临床适应证研究以及安全性评价等,以更好地指导临床应用。

在临床实践中,我深刻体会到黄连阿胶汤在治疗阴虚火旺、心神不宁等病症中的独特价值。通过合理使用该方剂,我成功缓解了众多患者的症状,提高了他们的生活质量。同时,我也注意到,在使用黄连阿胶汤时,应根据患者的具体病情和体质情况进行灵活加减,以达到最佳的治疗效果。此外,我认为在使用黄连阿胶汤时,还应注重患者的心理调适和饮食调养。心理调适方面,应引导患者保持心情舒畅,避免过度焦虑、紧张等情绪刺激;饮食调养方面,应建议患者以清淡、易消化的食物为主,避免辛辣、油腻等食物的摄入。这些措施有助于巩固治疗效果,提高患者的康复速度。

综上所述,黄连阿胶汤作为经典方剂,在治疗阴虚火旺、心神不宁等病症中发挥着重要作用。其组方严谨、配伍精妙,体现了中医治疗的独特魅力。然而,在使用时也应注意明确辨证、灵活加减、顾护脾胃等方面的问题。随着现代科学技术的发展和对黄连阿胶汤研究的深入,相信这一古老方剂将在未来发挥更加广泛和深入的作用。

当归补血汤

一、出处、组成、用法

《内外伤辨惑论》:"治肌热,燥热,困渴引饮,目赤面红,昼夜不息。其脉洪大而虚,重按全无。"

黄芪一两　当归酒洗,二钱

上件呋咀,都作一服,水二盏,煎至一盏,去渣温服,空心食前。

二、现代剂量、用法

黄芪 30g,酒当归 6g。

上药研粗散,用水 300ml,煎至 150ml,煎 2 次过滤合汁,分 3 次空腹温服,每日 1 剂。或汤剂煎服,每日 1 剂,分 2 次或 3 次温服。

三、使用注意

阴虚火旺、湿热内盛者忌用。

孕妇、月经期间慎用。

有慢性腹泻或腹部发胀的患者不宜服用。

儿童也不宜服用。

四、临床研究举要

(一)糖尿病

张倩韬等 [601] 采用整合药理学方法,对当归补血汤防治糖尿病(DM)的作用机制和药效物质基础进行了深入的预测分析。中药整合药理学平台(TCMIP)预测结果显示,当归补血汤含有 50 种主要的有效化学成分,这些成分通过直接或间接作用于 60 个关键药物靶点,进而作用于神经 - 内分泌系统、细胞间连接、激素信号通路、心血管循环系统等 30 条主要调控通路，以此来调节 DM 及其并发症的失衡状态。最终指出，当归补血汤中的 50 种成分，可能是通过精氨酸加压素受体（AVPR）的 3 个亚型 AVPR1A、AVPR1B 和 AVPR2 相关受体信号通路，来发挥防治 DM 的作用，且黄芪为关键成分。

（二）糖尿病肾病

白文卓等 [602] 系统评价了当归补血汤及其加减方治疗糖尿病肾病的有效性和安全性。共纳入 9 篇 RCT，包括 846 例患者。Meta 分析显示，观察组的总有效率优于对照组（$RR=1.25$，$95\%CI[1.17, 1.33]$，$Z=6.70$，$P<0.01$）；对 24 小时尿蛋白定量（$MD=-70.07$，$95\%CI[-77.05, -63.06]$，$Z=19.63$，$P<0.01$）、同型半胱氨酸水平的降低（$SMD=-2.84$，$95\%CI[-3.12, -2.57]$，$Z=20.21$，$P<0.01$）和血清肌酐清除率的升高（$SMD=-0.60$，$95\%CI[-0.88, -0.32]$，$Z=4.17$，$P<0.01$）均优于对照组。研究说明，当归补血汤及其加减方治疗糖尿病肾病可有效提高患者的总有效率，改善患者肾功能情况，降低同型半胱氨酸水平。

程丽颖等 [603] 系统研究了当归补血汤在糖尿病肾病辅助治疗中的疗效和安全性。共纳入文献 10 篇，包括 879 例患者。Meta 分析显示，试验组总有效率高于对照组（$RR=1.18$，$95\%CI[1.10, 1.28]$，$P<0.0001$），24 小时尿蛋白定量、尿白蛋白排泄率、血肌酐、血尿素氮低于对照组（$MD=-69.22$，$95\%CI[-76.96, -61.48]$，$P<0.00001$；$MD=-31.32$，$95\%CI[-59.87, -2.76]$，$P=0.03$；$MD=-10.24$，$95\%CI[-11.51, -8.98]$，$P<0.00001$；$MD=-0.95$，$95\%CI[-1.61, -0.29]$，$P=0.005$）。两组不良反应发生率比较，差异无统计学意义（$RR=1.00$，$95\%CI[0.30, 3.34]$，$P>0.05$）。研究说明，当归补血汤辅助治疗糖尿病肾病的临床疗效显著，并且具有良好的安全性。

吴星霖 [604] 观察了当归补血汤治疗糖尿病肾病的效果及对肾功能的影响。将 90 例糖尿病肾病患者随机分为试验组（45 例）和参照组（45 例）。试验组采用当归补血汤，参照组采用常规西药治疗。干预 12 周后，试验组治疗总有效率（95.56%）优于参照组（82.22%），差异有统计学意义（$P<0.05$）。治疗后，试验组血肌酐、尿白蛋白排泄率低于参照组，肌酐清除率高于参照组，差异有统计学意义（$P<0.05$）。研究说明，当归补血汤在糖尿病肾病患者的治疗中应用，能够提高临床效果，改善肾功能。

邹训霞等[605]观察了当归补血汤联合回旋灸对慢性肾脏病（CKD）3～5期非透析糖尿病肾病合并肾性贫血患者的临床疗效。将 102 例患者根据随机数字表法分为研究组和对照组各 51 例，在常规治疗（控制饮食、适量运动、口服罗沙司他）基础上，对照组给予回旋灸治疗，研究组在对照组基础上服用当归补血汤，连续治疗 3 个月。干预后，研究组总有效率（96.08%）明显高于对照组（84.31%），差异有统计学意义（$P<0.05$）。相较于对照组，研究组患者治疗后肾小球滤过率估计值更高，腹主动脉血管钙化程度评分更低，外周血中 LPS、IL-6、hepcidin-25 和 β-HB 水平更低，外周血中血红蛋白、铁蛋白、转铁蛋白饱和度和转铁蛋白水平更高，差异均有统计学意义（$P<0.05$）。研究说明，对于 CKD3～5 期非透析糖尿病肾病合并肾性贫血患者来说，当归补血汤联合回旋灸改善贫血的疗效较好，且可提高肾小球滤过功能，减轻血管钙化程度。

（三）糖尿病足

张杨等[606]观察了当归补血汤合二妙散加减联合封闭负压引流（VSD）技术治疗糖尿病足（DF）的临床疗效。将 80 例患者随机分为观察组（40 例）和对照组（40 例）。2 组均予基础治疗＋清创换药，在此基础上，对照组予 VSD技术，观察组予当归补血汤合二妙散加减联合 VSD 技术。干预后，观察组总有效率高于对照组（$P<0.05$）；治疗后两组皮肤温度较治疗前升高，患足疼痛评分较治疗前降低，观察组治疗后 ABI 高于治疗前，且观察组治疗后皮肤温度、ABI 高于对照组，患足疼痛评分低于对照组（$P<0.05$）；治疗后两组CRP、PCT、PEDF 水平较治疗前降低，IGF-1 水平较治疗前升高，且观察组治疗后 CRP、PCT、PEDF 水平低于对照组，IGF-1 水平高于对照组（$P<0.05$）。研究说明，当归补血汤合二妙散加减联合 VSD 技术治疗 DF 能有效改善临床症状，缩短创面愈合时间，降低炎症因子水平，调节血清 PEDF、IGF-1 水平。

（四）糖尿病视网膜病变

王丹等[607]观察了当归补血汤加减联合羟苯磺酸钙对糖尿病视网膜病变（DR）的临床疗效。将 150 例患者分为 A 组（75 例）和 B 组（75 例）。所有患者均接受常规调脂、降压治疗。在此基础上，A 组给予羟苯磺酸钙治疗，B 组在 A 组基础上加用当归补血汤加减，2 组均持续治疗 90 天。干预后，A 组有效率为 46.67%，较 B 组的 78.67% 低，差异具有统计学意义（$P<0.05$）。干预后，B 组生存质量（QOL）评分优于 A 组，差异具有统计学意义（$P<0.05$）；

B组炎症指标水平（IL-6、CRP及TNF-α）、血管内皮因子水平（ET-1、VEGF）低于A组，差异具有统计学意义（$P<0.05$）。研究说明，对DR患者施予当归补血汤联合羟苯磺酸钙治疗，可改善眼底症状和缓解机体炎症，促进生活质量与疗效的进一步提高。

（五）糖尿病性皮肤瘙痒症

杨荣阁等[608]观察了当归补血汤加减合桂枝汤治疗糖尿病性皮肤瘙痒症的治疗效果。将110例糖尿病性皮肤瘙痒症患者随机分为2组，每组55例，在降糖治疗基础上，对照组采用盐酸西替利嗪片治疗，观察组在对照组基础上加用当归补血汤加减合桂枝汤，疗程2周。干预后，观察组瘙痒症状评分、皮损症状评分、生活质量（DLQI）评分均显著低于对照组（$P<0.05$）；观察组总有效率（90.9%）显著高于对照组（78.2%），差异具有统计学意义（$P<0.05$）；观察组病情复发率（14.0%）显著低于对照组（39.5%），差异具有统计学意义（$P<0.05$）。研究说明，当归补血汤加减合桂枝汤有助于改善糖尿病性皮肤瘙痒症患者的瘙痒症状，减轻皮损程度，提高生活质量，降低复发率。

五、平议

当归补血汤出自《内外伤辨惑论》，是补血的经典方剂。本方简单而精当，主要由当归和黄芪两味药物组成，具有显著的补血功效，主治血虚阳浮发热证，症见肌热面红，烦渴欲饮，脉洪大而虚、重按无力。本方亦治妇人经期、产后血虚发热头痛，或疮疡溃后久不愈合者。

方中黄芪性微温，味甘，归肺、脾经，具有补气固表、托毒生肌、利水消肿的作用，是补气要药；当归性温，味甘辛，归心、肝、脾经，具有补血调经、活血止痛的功效，被誉为补血的圣药。虽仅为两药，但合之，既补血又补气，气血双补，相得益彰。在本方中，重用黄芪为君药，其用量五倍于臣药当归，为何？首先，本方证为阴血亏虚导致阳气浮越，即所谓"阴不藏阳"，若一味滋阴补血，有可能导致固里不及，阳气外亡，进而发展为亡阳证，故重用黄芪补正气而摄浮阳，使气旺血生，阳生阴长，虚热自除；其次，有形之血生于无形之气，且血为有形，易损难存，气为无形，易于生化，故重用黄芪大补肺脾之气，从而使机体气旺血生。故本方虽为补剂，但补血而不滞，补气而不燥，补中有行，行中有补，使补血而不致瘀，补气而不留滞。

糖尿病肾病是糖尿病常见的慢性并发症之一。中医虽无糖尿病肾病的病名，但《诸病源候论》所载"其久病变，或发痈疽，或成水疾"，即提示了糖尿病肾病的发病过程。具体病机考虑为糖尿病病程日长，久病致虚、致瘀，最终气阴两虚，瘀阻肾络，肾失濡养，终成肾病。肾气虚，则封藏失司、精气外泄，是为尿浊（蛋白尿）。气为血之帅，气虚则血失统帅，是为瘀血（肾小球硬化）。气能行津，气虚则津液不行，聚湿成痰，是为痰饮（水肿）。故气虚血瘀是糖尿病肾病发病的基本病机，本虚以脾肾气虚为主，标实以瘀血阻滞为多，虚为基本条件，瘀为核心病机，浊为最终表现，因此益气活血为其基本治法。当归补血汤作为益气补血的经典方剂，在治疗糖尿病肾病方面疗效卓越。黄芪补气，气旺则血行，当归活血养血，两者相互滋生、互根互用，共奏益气活血之功，直中糖尿病肾病气虚血瘀之病机之要。且黄芪又有行水通利之功，又无泄精微之虞，可改善糖尿病肾病之水肿、尿浊之症。

方中虽只有黄芪、当归二药，但在使用时仍需精准选择。黄芪有生、炙之分，而炙黄芪从古至今又有多种炮制方法，如蜜汁制、姜汁制、米泔水制、醋制、米炒及酒制等。但总体而言，蜜炙黄芪和生黄芪应用最为广泛，二者的区分在于生黄芪长于固表止汗、利水消肿、托毒排脓，蜜炙黄芪甘温而润，长于益气补中。根据当归补血汤功能主治，其主要功效为补气生血，因此，建议当归补血汤中的黄芪用蜜炙黄芪。历代医书对当归炮制的方法亦是阐述众多，如酒制、姜汁炒、煨盐水炒、米炒、醋炒、土炒、炒碳等。总体而言，生当归长于补血调经、润肠通便，酒当归增强了活血散瘀之功，炒或土炒当归补血而不滑肠，当归炭功专止血活血。根据当归补血汤功能主治，其主要功效为补气生血活血，建议方中当归采用酒当归。

当归补血汤原方中黄芪与当归的比例是5:1，那么治疗糖尿病肾病，是否仍需沿用此比例？我的个人体会是，应根据患者具体体质和病情，灵活调整药物剂量和比例。如果是气虚发热，应保持原方药物剂量与比例，因李杲立本方之意是补血中之气虚，托举因虚而陷入血分之气外出，而后世用于补气摄血、补气活血，实为方剂拓展运用。如果是普通血虚证，尤其卫外未虚，则可适当减少黄芪剂量，避免"气有余便是火"，并增加当归剂量，以增强补血之功。临床应用时，应根据患者的具体体质和病情，灵活加减，以达到最佳治疗效果。

大柴胡汤

一、出处、组成、用法

《伤寒论》:"太阳病,过经十余日,反二三下之,后四五日,柴胡证仍在者,先与小柴胡。呕不止,心下急,一云,呕止小安。郁郁微烦者,为未解也,与大柴胡汤,下之则愈。"

"伤寒十余日,热结在里,复往来寒热者,与大柴胡汤;但结胸,无大热者,此为水结在胸胁也,但头微汗出者,大陷胸汤主之。"

"伤寒发热,汗出不解,心中痞鞕,呕吐而下利者,大柴胡汤主之。"

"阳明病,发热,汗多者,急下之,宜大柴胡汤。"

"少阴病,下利清水,色纯青,心下必痛,口干燥者,可下之,宜大柴胡、大承气汤。"

"病腹中满痛者,此为实也,当下之,宜大承气、大柴胡汤。"

"腹满不减,减不足言,当下之,宜大柴胡、大承气汤。"

"伤寒六七日,目中不了了,睛不和,无表里证,大便难,身微热者,此为实也,急下之,宜大承气、大柴胡汤。"

"病人无表里证,发热七八日,虽脉浮数者,可下之,宜大柴胡汤。"

"汗一作卧出谵语者,以有燥屎在胃中,此为风也。须下者,过经乃可下之。下之若早者,语言必乱,以表虚里实故也。下之愈,宜大柴胡、大承气汤。"

"病人烦热,汗出则解,又如疟状,日晡所发热者,属阳明也。脉实者,可下之,宜大柴胡、大承气汤。"

《金匮要略》:"按之心下满痛者,此为实也,当下之,宜大柴胡汤。"

柴胡半斤　黄芩三两　芍药三两　半夏半升,洗　枳实四枚,炙　大黄二两　大枣十二枚　生姜五两

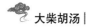

上八味，以水一斗二升，煮取六升，去滓，再煎，温服一升，日三服。

二、现代剂量、用法

柴胡24g，黄芩9g，芍药9g，半夏9g，炒枳实9g，大黄6g，大枣4枚，生姜15g。

水煎服，每日1剂，分2次或3次温服。

三、使用注意

本方清热消导之力强，容易损伤正气。糖尿病中后期，存在肺脾气虚、脾肾两虚等虚损症状者慎用。

四、临床研究举要

（一）2型糖尿病

刘业方等[609]对大柴胡汤联合西药治疗2型糖尿病的有效性和安全性进行了系统评价。共纳入13项随机对照试验，共1 141例患者。Meta分析显示，与西药常规疗法治疗的对照组相比，加用大柴胡汤的试验组在降低空腹血糖、餐后2小时血糖、糖化血红蛋白、体重指数等方面优于对照组；所纳入的研究中有2篇文章报道了不良反应，但均未进行干预治疗。

赵娜等[610]系统评价了大柴胡汤加减联合西药治疗2型糖尿病的优势。共纳入14项随机对照研究，共1 286例患者。Meta分析显示，大柴胡汤加减联合西药改善空腹血糖、餐后2小时血糖、糖化血红蛋白、体重指数的效果优于对照组；胰岛素抵抗指数、β细胞功能指数优于单纯西药治疗。在不良反应方面，与对照组差异无统计学意义。

从以上研究可得出，在2型糖尿病的治疗上，与单纯西药治疗相比，大柴胡汤联合降糖药物，在改善血糖、糖化血红蛋白及体重指数方面效果更佳。然而由于研究数量少，方法学质量低，系统回顾的结果需要由质量更高的大型随机对照研究来进一步证实。

（二）2型糖尿病合并肥胖

仝小林[611]认为，肥胖2型糖尿病以肝胃郁热证为主，临床表现为形体肥胖，以腹型肥胖为主，怕热多汗，性情急躁易怒，口干渴、口苦、口臭，血糖升高，大便干结，苔黄或腻，脉弦硬数有力。审其因果，以情志不舒、饮食肥甘为因，以土壅木郁（肝胃郁热）为果。治疗以疏导、清热为主，临证以大柴胡汤为主方，治疗效果佳。

肥胖型 2 型糖尿病患者不仅存在胰岛素抵抗，还存在脂代谢紊乱，而过多的脂肪组织释放游离脂肪酸，使血浆中游离脂肪酸含量增加，抑制了 β 细胞葡萄糖刺激的胰岛素分泌，从而使患者的高血糖状态变得更加难以控制[612]。

邵礼成[613]纳入了 70 例口服降糖药失效的肥胖型糖尿病患者，其中对照组予盐酸二甲双胍片治疗，观察组予二甲双胍片联合大柴胡汤治疗。治疗 2 周后，观察组体重指数、空腹血糖、空腹胰岛素、血脂指标均优于对照组。

于洪洁等[614]将 80 例 2 型糖尿病肥胖肝胃郁热证患者随机分成常规组和联合用药组，其中常规组用利拉鲁肽注射液治疗，联合用药组在利拉鲁肽基础上联用大柴胡汤。治疗后，联合用药组糖化血红蛋白（7.89±1.33）%、餐后 2 小时血糖（7.18±1.47）mmol/L、空腹血糖（6.03±1.76）mmol/L、空腹胰岛素（10.57±1.21）mU/L、胰岛素抵抗指数（2.83±1.12）、甘油三酯（1.52±0.30）mmol/L、总胆固醇（3.26±1.10）mmol/L、体重（70.19±5.22）kg、BMI（27.39±0.24）、中医证候积分均低于常规组，β 细胞功能指数（83.56±7.74）高于常规组，差异有统计学意义。两组低密度脂蛋白治疗前后及组间比较，差异均无统计学意义。联合用药组总有效率高于常规组（$P<0.05$）。结论：大柴胡汤联合利拉鲁肽注射液治疗 2 型糖尿病合并肥胖的疗效较好。

（三）2 型糖尿病合并代谢综合征

周玉亭[615]采用随机数字表法将 60 例肝胃郁热夹瘀型 2 型糖尿病合并代谢综合征患者分为治疗组和对照组各 30 例。所有患者均予以基础治疗，包括健康教育、饮食控制、运动锻炼。对照组予以盐酸二甲双胍缓释片，治疗组在对照组基础上加用大柴胡汤加味方。4 周为 1 个疗程，观察 2 个疗程。结果：①中医证候积分及疗效：治疗后，两组中医证候积分均较治疗前有所降低，且治疗组中医证候改善情况优于对照组；治疗组总有效率高于对照组。②糖代谢指标：两组均能降低空腹血糖、餐后 2 小时血糖，具有统计学差异；治疗组对空腹血糖的改善程度优于对照组，差异有统计学意义；餐后 2 小时血糖在两组间的改善程度则无明显差异，不具有统计学意义。③胰岛素相关指标：两组均能降低胰岛素抵抗指数，且治疗组降低幅度优于对照组。④脂代谢指标：两组均能降低甘油三酯、低密度脂蛋白，升高高密度脂蛋白；治疗组在降低甘油三酯、低密度脂蛋白方面优于对照组，两组治疗后在升高高密度脂蛋白方面比较无统计学意义。⑤肥胖指标：两组均能降低 BMI，具有差异性，但两组治疗后在降低 BMI 方面比较无统计学意义。研究提示，在基础治疗的前提下，大柴胡汤加味方能改善肝胃郁热夹瘀型 2 型糖尿病合并代谢综合征患者的临床症状，能够降低空腹血糖、血脂，改善胰岛素抵抗，在调节糖脂代谢紊乱、增强胰岛素敏感性方面优于单纯西医治疗，临床疗效肯定，且安全性良好。

（四）2 型糖尿病合并非酒精性脂肪性肝病

包薇萍等[616]纳入 60 例新发 2 型糖尿病合并非酒精性脂肪性肝病患者，随机分为两组各 30 例，其中对照组给予艾塞那肽治疗，治疗组在对照组基础上给予大柴胡汤，两组均治疗 12 周。治疗后，两组糖化血红蛋白、胰岛素抵抗指数、甘油三酯、BMI、谷丙转氨酶、谷草转氨酶、谷氨酰转肽酶、视黄醇结合蛋白水平均较治疗前明显下降，其中治疗组改善情况优于对照组（P 均 < 0.05）；治疗组脂肪肝总有效率为 96.67%，高于对照组的 83.33%（$P < 0.05$）。研究结论提示，大柴胡汤联合艾塞那肽在有效降糖的基础上，可明显降低新发 2 型糖尿病合并非酒精性脂肪性肝病患者的肝酶水平，减轻体重，改善胰岛素抵抗，显著改善脂肪肝超声形态学。

（五）2 型糖尿病合并高尿酸血症

张秋菊等[617]观察了大柴胡汤加减治疗肝胃郁热型 2 型糖尿病合并高尿酸血症的临床疗效。研究纳入 100 例肝胃郁热型 2 型糖尿病合并高尿酸血症患者，按照随机数字表法分为 2 组，其中治疗组 50 例在常规西药治疗的基础上加服大柴胡汤，对照组 50 例予常规西药治疗，疗程均为 12 周。治疗组证候改善总有效率为 89.6%，明显高于对照组的 50%，差异有统计学意义。治疗 12 周后，治疗组患者尿酸、空腹血糖、餐后 2 小时血糖、糖化血红蛋白、空腹胰岛素、胰岛素抵抗指数、甘油三酯、总胆固醇及低密度脂蛋白水平显著低于对照组，差异均有统计学意义。治疗后 12 周，治疗组 BMI 较对照组有所下降，但差异无统计学意义。研究提示，大柴胡汤加减能有效纠正肝胃郁热型 2 型糖尿病合并高尿酸血症患者的血糖、尿酸、脂代谢紊乱及减轻胰岛素抵抗，明显改善患者的临床症状。

（六）糖尿病肾病

石焕玉等[618]探讨了大柴胡汤加减治疗Ⅳ期糖尿病肾病的临床效果。将 62 例患者随机分为两组，其中对照组采用西医常规治疗，治疗组以大柴胡汤联合西医常规治疗。研究结果：治疗组总有效率为 81.25%，对照组总有效率为 76.7%，治疗组明显优于对照组。与对照组比较，治疗组治疗前后空腹血糖、血清肌酐、血尿素氮、总胆固醇、甘油三酯、血清白蛋白、24 小时尿蛋白定量变化差异有显著性（$P < 0.05$ 或 $P < 0.01$）。研究提示，大柴胡汤结合常规西医治疗在 IV 期糖尿病肾病的治疗上更有优势。

五、平议

糖尿病对应的中医病名为"消渴"，此以症状特点命名；又名"脾瘅"，此以病因命名。《素问·奇病论》："此五气之溢也，名曰脾瘅""此肥美之所发也，此人必数食甘美而多肥也，肥者令人内热，甘者令人中满，故其气上溢，转为消渴"。这段条文形象地阐述了"脾瘅"的病名由来，解释了肥胖人群易患糖尿病的病因和发病机制——喜食肥甘厚味，导致中满内热、气上溢，引发消渴。

中满内热为什么会导致气上溢呢？是何种气上溢呢？我们接着在《黄帝内经》中寻找答案。《素问·经脉别论》："饮入于胃，游溢精气，上输于脾。脾气散精，上归于肺，通调水道，下输膀胱。水精四布，五经并行，合于四时五脏阴阳。"哦！原来是摄入过多肥甘之品，脾胃运化不动，五谷不能化成精微而敷布濡养脏腑，反而成为糖脂代谢产物积聚于中焦和脉管。高血糖、高血脂、脂肪肝、腹型肥胖、口臭口渴、大便不通、舌红、苔黄厚腻，构成了肥胖型糖尿病患者早中期的症候群。这是糖尿病发病的第一个诱因"营养满溢"，第一种病理因素"胃肠积热"。

还有其他因素吗？我认为，"情志抑郁、少动多逸"的生活方式也是重要的诱因。肥胖者本就好逸少动，气机运行不畅，加上因体形产生的自卑情绪、生活工作中的压力，导致肝气郁结、疏泄不及，不能推动脾升胃降之气的正常运行，加重中满内热的情况。研究证实[619]，抑郁、焦虑等不良情绪可加重胰岛素抵抗，抑制胰岛素分泌，诱发糖代谢紊乱。无论是大庆研究[620]，还是糖尿病预防计划研究[621]，也已证实了规律的运动锻炼可预防或延缓糖尿病的发生。

"抑、溢、逸"的生活方式，"肝气遏抑、胃肠积热"的病理特征，回归到肥胖型糖尿病患者的治疗原则——疏肝理气、调和脾胃、清热通腑。对于此类型患者，我临床常以大柴胡汤为主方，治疗效果颇佳。柴胡疏肝理气，白芍敛阴柔肝，一疏一收之间，使肝气柔和畅达、恢复正常的疏泄功能；姜半夏、枳实和胃降逆、消痞散结，黄芩、大黄清热导滞，使积热从大便而去。同时可加少量黄连清泻胃热，合并血脂高、脂肪肝者可酌加荷叶、桑叶、茵陈等降脂消浊，加丹参、桃仁、山楂等活血药防止代谢产物瘀滞血脉。

附录1 常用降糖药物

附表1 常用非胰岛素降糖药物

分类	药品	剂量范围/ (mg/d)	作用时间/h	半衰期/h
双胍类	二甲双胍	500~2 000	5~6	1.5~1.8
	二甲双胍缓释片	500~2 000	8	6.2
磺脲类	格列本脲	2.5~20.0	16~24	10~16
	格列吡嗪	2.5~30.0	8~12	2~4
	格列吡嗪控释片	5.0~20.0	6~12 (最大血药浓度)	2~5(末次 血药后)
	格列齐特	80~320	10~20	6~12
	格列齐特缓释片	30~120	—	12~20
	格列喹酮	30~180	8	1.5
	格列美脲	1.0~8.0	24	5
格列奈类	瑞格列奈	1~16	4~6	1
	那格列奈	120~360	1.3	—
	米格列奈钙片	30~60	0.23~0.28 (峰浓度时间)	1.2
噻唑烷二酮类	罗格列酮	4~8	—	3~4
	吡格列酮	15~45	2(达峰时间)	3~7
α-糖苷酶抑制剂	阿卡波糖	100~300	—	—
	伏格列波糖	0.2~0.9	—	—
	米格列醇	100~300	—	—
二肽基肽酶-4抑 制剂(DPP-4i)	西格列汀	100	24	12.4
	沙格列汀	5	24	2.5
	维格列汀	100	24	2
	利格列汀	5	1.5(达峰时间)	12
	阿格列汀	25	1~2(达峰时间)	21

303

续表

分类	药品	剂量范围/（mg/d）	作用时间/h	半衰期/h
钠-葡萄糖共转运蛋白2抑制剂（SGLT2i）	达格列净	10	24	12.9
	恩格列净	10～25	1.3～3.0（达峰时间）	5.6～13.1
	卡格列净	100～300	1～2（达峰时间）	10.6～13.1
胰高血糖素样肽-1受体激动剂（GLP-1RA）	艾塞那肽	0.01～0.02	10	2.4
	利拉鲁肽	0.6～1.8	24	13
	贝那鲁肽	0.3～0.6	2	0.25
	利司那肽	0.01～0.02	1～2（达峰时间）	2～4
	艾塞那肽周制剂	2mg，每周1次	2个高峰	2.4小时，每次释放
	度拉糖肽	0.75～1.50mg，每周1次	48（达峰时间）	108～112
	洛塞那肽	0.1～0.2mg，每周1次	67～118（达峰时间）	104～121
	司美格鲁肽	0.25～1mg，每周1次	1～3天（达峰时间）	约168小时
复合制剂	罗格列酮＋二甲双胍	—	—	—
	吡格列酮＋二甲双胍	—	—	—
	西格列汀＋二甲双胍	—	—	—
	沙格列汀＋二甲双胍缓释片	—	—	—
	维格列汀＋二甲双胍	—	—	—
	利格列汀＋二甲双胍	—	—	—
	达格列净＋二甲双胍	—	—	—
	恩格列净＋二甲双胍	—	—	—

附表 2　常用胰岛素

胰岛素制剂	起效时间 /h	峰值时间 /h	作用持续时间 /h
短效人胰岛素（RI）	0.25～1.00	2～4	5～8
门冬胰岛素	0.17～0.25	1～2	4～6
赖脯胰岛素	0.17～0.25	1.0～1.5	4～5
谷赖胰岛素	0.17～0.25	1～2	4～6
中效人胰岛素（NPH）	2.5～3.0	5～7	13～16
长效胰岛素（PZI）	3～4	8～10	20
甘精胰岛素 U100	2～3	无峰	30
甘精胰岛素 U300	6	无峰	36
地特胰岛素	3～4	3～14	24
德谷胰岛素	1	无峰	42
预混人胰岛素（30R，70/30）	0.5	2～12	14～24
预混人胰岛素（40R）	0.5	2～8	24
预混人胰岛素（50R）	0.5	2～3	10～24
预混门冬胰岛素 30	0.17～0.33	1～4	14～24
预混门冬胰岛素 50	0.25	0.50～1.17	16～24
预混赖脯胰岛素 25	0.25	0.50～1.17	16～24
预混赖脯胰岛素 50	0.25	0.50～1.17	16～24
双胰岛素类似物（德谷门冬双胰岛素 70/30）	0.17～0.25	1.2	超过 24

附录2 古今中药剂量换算表

重量

年代	朝代		1斤/市两	1两/市两	1两/克
前1046—前221	周		7.32	0.46	14.18
前221—前206	秦		8.26	0.52	16.13
前206—公元25	西汉				
25—220	东汉		7.13	0.45	13.92
220—265	魏				
265—420	晋				
420—589	南朝	宋			
		齐	10.69	0.67	20.88
		梁	7.13	0.45	13.92
		陈	7.13	0.45	13.92
386—581	北朝	北魏	7.13	0.45	13.92
		北齐	14.25	0.89	27.83
		北周	8.02	0.50	15.66
581—618	隋	开皇	21.38	1.34	41.76
		大业	7.13	0.45	13.92
618—907	唐		19.10	1.19	37.30
907—960	五代				
960—1279	宋				
1279—1368	元				
1368—1644	明				
1644—1911	清				

古代斤、两之间多为十六进制，即1斤＝16两。

306

尺度

年代	朝代		1尺/市尺	1尺/厘米
前1046—前221	周		0.597 3	19.91
前221—前206	秦		0.829 5	27.65
前206—公元25	西汉			
25—220	东汉		0.691 2	23.04
220—317	魏、西晋		0.723 6	24.12
317—420	东晋		0.733 5	24.45
420—589	南朝	宋	0.735 3	24.51
		齐		
		梁		
		陈		
386—581	北朝	北魏	0.885 3	29.51
		北齐	0.899 1	29.97
		北周	0.735 3	24.51
581—618	隋	开皇	0.885 3	29.51
		大业	0.706 5	23.55
618—907	唐		0.933 0	31.10
907—960	五代			
960—1279	宋		0.921 6	30.72
1279—1368	元			
1368—1644	明		0.933 0	31.10
1644—1911	清		0.960 0	32.00

容量

年代	朝代		1升/市升	1升/毫升
前1046—前221	周		0.193 7	193.7
前221—前206	秦		0.342 5	342.5
前206—公元25	西汉			
25—220	东汉		0.198 1	198.1
220—265	魏		0.202 3	202.3
265—420	晋			
420—589	南朝	宋		
		齐	0.297 2	297.2
		梁	0.198 1	198.1
		陈	0.198 1	198.1
386—581	北朝	北魏	0.396 3	396.3
		北齐	0.396 3	396.3
		北周	0.210 5	210.5
581—618	隋	开皇	0.594 4	594.4
		大业	0.198 1	198.1
618—907	唐		0.594 4	594.4
907—960	五代			
960—1279	宋		0.664 1	664.1
1279—1368	元		0.948 8	948.8
1368—1644	明		1.073 7	1 073.7
1644—1911	清		1.035 5	1 035.5

特殊计量

单位	含义	折算
方寸匕	量器。古尺一平方寸。形如刀匕	容量约 2.7ml；重量约：金石药 2g，草木药 1g
钱匕	计量单位。即汉代五铢钱，以抄取药物不落为度	为方寸匕的 6/10～7/10
钱五匕	同上。但仅将药末盖住钱上的"五"字	为一钱匕的 1/4
刀圭	量器。形如刀头的圭角。端尖，中低	约一方寸匕的 1/10
字	计量单位。即古铜钱"开元通宝"之四个铸字。计量时以药末填没一字	
铢	重量单位	汉代为 100 粒黍米的重量，24 铢为 1 两；晋代为 10 粒黍米的重量，6 铢为 1 分，4 分为 1 两

附录3 药食同源中药

序号	名称	植物名/动物名	所属科名	部位	备注
1	丁香	丁香	桃金娘科	花蕾	
2	八角茴香	八角茴香	木兰科	成熟果实	在调味品中也称"八角"
3	刀豆	刀豆	豆科	成熟种子	
4	小茴香	茴香	伞形科	成熟果实	用于调味时，还可用叶和梗
5	小蓟	刺儿菜	菊科	地上部分	
6	山药	薯蓣	薯蓣科	根茎	
7	山楂	山里红	蔷薇科		
		山楂	蔷薇科		
8	马齿苋	马齿苋	马齿苋科	地上部分	
9	乌梅	梅	蔷薇科	近成熟果实	
10	木瓜	贴梗海棠	蔷薇科	近成熟果实	
11	火麻仁	大麻	桑科	成熟果实	
12	代代花	代代花	芸香科	花蕾	果实地方常用作枳壳
13	玉竹	玉竹	百合科	根茎	
14	甘草	甘草	豆科	根和根茎	
		胀果甘草	豆科		
		光果甘草	豆科		
15	白芷	白芷	伞形科	根	
		杭白芷	伞形科		
16	白果	银杏	银杏科	成熟种子	
17	白扁豆	扁豆	豆科	成熟种子	
18	白扁豆花	扁豆	豆科	花	

序号	名称	植物名/动物名	所属科名	部位	备注
19	龙眼肉(桂圆)	龙眼	无患子科	假种皮	
20	决明子	决明	豆科	成熟种子	需经过炮制方可使用
		小决明	豆科		
21	百合	卷丹	百合科	肉质鳞叶	
		百合	百合科		
		细叶百合	百合科		
22	肉豆蔻	肉豆蔻	肉豆蔻科	种仁、种皮	种皮仅作为调味品使用
23	肉桂	肉桂	樟科	树皮	在调味品中也称"桂皮"
24	余甘子	余甘子	大戟科	成熟果实	
25	佛手	佛手	芸香科	果实	
26	杏仁(苦、甜)	山杏	蔷薇科	成熟种子	苦杏仁需经过炮制方可使用
		西伯利亚杏	蔷薇科		
		东北杏	蔷薇科		
		杏	蔷薇科		
27	沙棘	沙棘	胡颓子科	成熟果实	
28	芡实	芡	睡莲科	成熟种仁	
29	花椒	青椒	芸香科	成熟果皮	花椒果实可作为调味品使用
		花椒	芸香科		
30	赤小豆	赤小豆	豆科	成熟种子	
		赤豆	豆科		
31	麦芽	大麦	禾本科	成熟果实经发芽干燥的炮制加工品	
32	昆布	海带	海带科	叶状体	
		昆布	翅藻科		
33	枣(大枣、黑枣)	枣	鼠李科	成熟果实	
34	罗汉果	罗汉果	葫芦科	果实	
35	郁李仁	欧李	蔷薇科	成熟种子	
		郁李	蔷薇科		
		长柄扁桃	蔷薇科		

续表

序号	名称	植物名/动物名	所属科名	部位	备注
36	金银花	忍冬	忍冬科	花蕾或带初开的花	
37	青果	橄榄	橄榄科	成熟果实	
38	鱼腥草	蕺菜	三白草科	新鲜全草或干燥地上部分	
39	姜(生姜、干姜)	姜	姜科	根茎(生姜为新鲜根茎,干姜为干燥根茎)	
40	枳椇子	枳椇	鼠李科	药用为成熟种子;食用为肉质膨大的果序轴、叶及茎枝	
41	枸杞子	宁夏枸杞	茄科	成熟果实	
42	栀子	栀子	茜草科	成熟果实	
43	砂仁	阳春砂	姜科	成熟果实	
		绿壳砂	姜科		
		海南砂	姜科		
44	胖大海	胖大海	梧桐科	成熟种子	
45	茯苓	茯苓	多孔菌科	菌核	
46	香橼	枸橼	芸香科	成熟果实	
		香圆	芸香科		
47	香薷	石香薷	唇形科	地上部分	
		江香薷	唇形科		
48	桃仁	桃	蔷薇科	成熟种子	
		山桃	蔷薇科		
49	桑叶	桑	桑科	叶	
50	桑椹	桑	桑科	果穗	
51	橘红	橘及其栽培变种	芸香科	外层果皮	
52	桔梗	桔梗	桔梗科	根	
53	益智仁	益智	姜科	去壳之果仁,而调味品为果实	
54	荷叶	莲	睡莲科	叶	
55	莱菔子	萝卜	十字花科	成熟种子	
56	莲子	莲	睡莲科	成熟种子	

续表

序号	名称	植物名/动物名	所属科名	部位	备注
57	高良姜	高良姜	姜科	根茎	
58	淡竹叶	淡竹叶	禾本科	茎叶	
59	淡豆豉	大豆	豆科	成熟种子的发酵加工品	
60	菊花	菊	菊科	头状花序	
61	菊苣	毛菊苣	菊科	地上部分或根	
		菊苣	菊科		
62	黄芥子	芥	十字花科	成熟种子	
63	黄精	滇黄精	百合科	根茎	
		黄精	百合科		
		多花黄精	百合科		
64	紫苏	紫苏	唇形科	叶(或带嫩枝)	
65	紫苏子	紫苏	唇形科	成熟果实	
66	葛根	野葛	豆科	根	
67	黑芝麻	脂麻	脂麻科	成熟种子	在调味品中也称"胡麻""芝麻"
68	黑胡椒	胡椒	胡椒科	近成熟或成熟果实	在调味品中称"白胡椒"
69	槐花、槐米	槐	豆科	花及花蕾	
70	蒲公英	蒲公英	菊科	全草	
		碱地蒲公英	菊科		
		同种数种植物	菊科		
71	榧子	榧	红豆杉科	成熟种子	
72	酸枣、酸枣仁	酸枣	鼠李科	果肉、成熟种子	
73	鲜白茅根(或干白茅根)	白茅	禾本科	根茎	
74	鲜芦根(或干芦根)	芦苇	禾本科	根茎	
75	橘皮(或陈皮)	橘及其栽培变种	芸香科	成熟果皮	
76	薄荷	薄荷	唇形科	地上部分	
		薄荷	唇形科	叶、嫩芽	仅作为调味品使用

序号	名称	植物名/动物名	所属科名	部位	备注
77	薏苡仁	薏苡	禾本科	成熟种仁	
78	薤白	小根蒜	百合科	鳞茎	
		薤	百合科		
79	覆盆子	华东覆盆子	蔷薇科	果实	
80	藿香	广藿香	唇形科	地上部分	
81	乌梢蛇	乌梢蛇	游蛇科	剥皮、去除内脏的整体	仅限获得林业部门许可进行人工养殖的乌梢蛇
82	牡蛎	长牡蛎	牡蛎科	贝壳	
		大连湾牡蛎	牡蛎科		
		近江牡蛎	牡蛎科		
83	阿胶	驴	马科	干燥皮或鲜皮经煎煮、浓缩制成的固体胶	
84	鸡内金	家鸡	雉科	沙囊内壁	
85	蜂蜜	中华蜜蜂	蜜蜂科	蜂所酿的蜜	
		意大利蜂	蜜蜂科		
86	蝮蛇（蕲蛇）	五步蛇	蝰科	去除内脏的整体	仅限获得林业部门许可进行人工养殖的蝮蛇
87	人参	人参	五加科	根茎	
88	山银花	灰毡毛忍冬	忍冬科	花蕾或带初开的花	
		红腺忍冬			
		华南忍冬			
		黄褐毛忍冬			
89	芫荽	芫荽	伞形科	全草	
90	玫瑰花	玫瑰	蔷薇科	花蕾	
91	松花粉	马尾松	松科	干燥花粉	
92	粉葛	甘葛藤	豆科	根	
93	布渣叶	破布叶	椴树科	叶	
94	夏枯草	夏枯草	唇形科	果穗	

续表

序号	名称	植物名/动物名	所属科名	部位	备注
95	当归	当归	伞形科	根	仅作为香辛料和调味品
96	山奈	山奈	姜科	根茎	仅作为香辛料和调味品
97	西红花	番红花	鸢尾科	柱头	仅作为香辛料和调味品,在香辛料和调味品中又称"藏红花"
98	草果	草果	姜科	果实	仅作为香辛料和调味品
99	姜黄	姜黄	姜科	根茎	仅作为香辛料和调味品
100	荜茇	荜茇	胡椒科	果穗	仅作为香辛料和调味品
101	油松	油松	松科	瘤状节或分枝节	
102	党参	党参 素花党参 川党参	桔梗科	根	
103	肉苁蓉	肉苁蓉	列当科	肉质茎	
104	铁皮石斛	铁皮石斛	兰科	茎	
105	西洋参	西洋参	五加科	根	
106	黄芪	蒙古黄芪 膜荚黄芪	豆科	根	
107	灵芝	赤芝 紫芝	多孔菌科	子实体	
108	山茱萸	山茱萸	山茱萸科	果肉	
109	天麻	天麻	兰科	块茎	
110	杜仲叶	杜仲	杜仲科	叶	

附录4

中药煎煮及服用方法

1.备锅

√：养生壶、砂锅、瓦、瓷、玻璃、陶、不锈钢
×：铁、铝、铜

2.浸泡

放药 → 水 → 水高出药面 2～3cm　浸泡30分钟

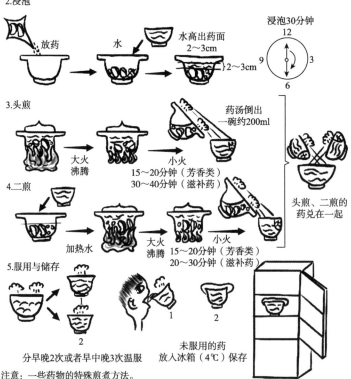

3.头煎

大火沸腾 → 小火 15～20分钟（芳香类）30～40分钟（滋补药）→ 药汤倒出 一碗约200ml

4.二煎

加热水 → 大火沸腾 → 小火 15～20分钟（芳香类）20～30分钟（滋补药）

头煎、二煎的药兑在一起

5.服用与储存

分早晚2次或者早中晚3次温服

未服用的药 放入冰箱（4℃）保存

注意：一些药物的特殊煎煮方法。
（1）先煎：先煎药需要打碎先下锅，煎煮30分钟左右再下其他药物；附子等有毒药，要先煎45～60分钟左右。
（2）后下：后下药在第一煎煎好前5～10分钟放入即可，以防其有效成分散失。
（3）包煎：包煎药要用纱布将药包好，再放入药锅煎煮。
（4）烊化：应单独加热溶化，与药汤兑服，或加入煎好的药汁中溶化后服用。
（5）另煎：贵重中药可以单独取汁液，兑入煎好的汤剂中服用。
（6）冲服：难溶于水的药物，如三七粉等，宜研末后用汤剂冲服。

中药煎服法

中药代茶饮煎煮方法

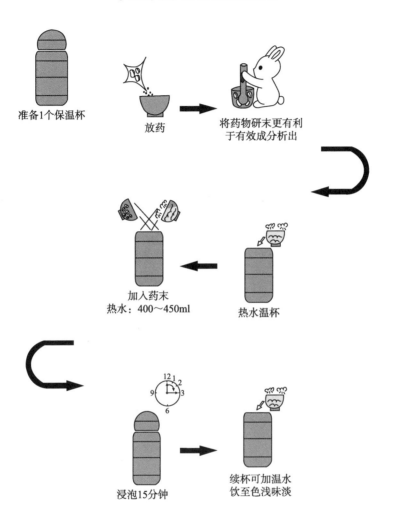

准备1个保温杯

放药

将药物研末更有利
于有效成分析出

加入药末
热水：400～450ml

热水温杯

浸泡15分钟

续杯可加温水
饮至色浅味淡

代茶饮煎服法

参考文献

[1] 熊微.酸枣仁汤加减治疗糖尿病伴失眠阴虚内热型的临床研究 [D].武汉:湖北中医药大学,2020.

[2] 刘树文.心脑血脉宁合酸枣仁汤加减治疗 2 型糖尿病合并失眠(气阴两虚兼痰瘀型)的临床观察 [D].天津:天津中医药大学,2023.

[3] 张治福,袁远琼.酸枣仁汤治疗糖尿病证治体会 [J].糖尿病天地,2018,15(6):31,34.

[4] 闫丽荣.酸枣仁汤治疗 2 型糖尿病患者的疗效及对心理状况的影响 [J].心理月刊,2021,16(3):52-53.

[5] 何钦,温晓文,徐斌.酸枣仁汤对 2 型糖尿病患者肠道益生菌的影响及临床疗效观察 [J].浙江临床医学,2019,21(12):1649-1650,1653.

[6] 黄婷.柴胡加龙骨牡蛎汤治疗肝郁化火型消渴不寐的疗效研究 [D].广州:广州中医药大学,2022.

[7] 刘婉文,曾纪斌,曾钰皓.柴胡加龙骨牡蛎汤治疗少阳型消渴病伴不寐疗效观察 [J].辽宁中医药大学学报,2019,21(5):194-197.

[8] 房小双,徐铁岩,冯占荣,等.心身同治法治疗糖尿病痛性神经病变合并抑郁症临床研究 [J].河北中医,2022,44(8):1277-1281.

[9] 李宇,蔡萧君,王雪,等.柴胡加龙骨牡蛎汤对 2 型糖尿病合并抑郁患者肠道菌群的影响 [J].中国中西医结合杂志,2023,43(12):1433-1441.

[10] 黄美婷,罗冬强,程南方,等.柴胡加龙骨牡蛎汤联合西药治疗 2 型糖尿病合并焦虑抑郁状态疗效及机制研究 [J].山东中医杂志,2023,42(7):674-678,708.

[11] 李浩经,吴圆圆,蔡英杰,等.柴胡加龙骨牡蛎汤对 2 型糖尿病合并抑郁大鼠炎症因子及单胺类神经递质的影响 [J].现代中西医结合杂志,2023,32(17):2357-2364.

[12] 冯占荣,徐铁岩,赵乾,等.柴胡加龙骨牡蛎汤治疗糖尿病性便秘合并抑郁症的临床研究 [J].河北中医,2023,45(10):1609-1613.

[13] 王桂娟,刘福晓,龚丽,等.柴胡加龙骨牡蛎汤治疗少阳郁火型消渴郁证的疗效观察 [J].广州中医药大学学报,2021,38(12):2577-2585.

[14] 王钦,蔡萧君,颉彦鹏,等.基于 BDNF/Trk B/CREB 通路探讨柴胡加龙骨牡蛎

汤对 2 型糖尿病合并抑郁大鼠海马的影响及其机制研究 [J]. 中药材，2021，44（12）：2922-2927.

[15] 许晶晶. 仲景经方治疗消渴病多汗症的应用探讨 [D]. 广州：广州中医药大学，2008.

[16] 赵田，汪德芬，张梦玉，等. 汪德芬从"少阳"辨治消渴汗证经验总结 [J]. 河北中医，2022，44（10）：1716-1718，1739.

[17] 周丽霞，刘慧琴. 桂枝加龙骨牡蛎汤联合西药治疗 2 型糖尿病合并焦虑随机平行对照研究 [J]. 实用中医内科杂志，2018，32（8）：59-61，65.

[18] 周丽霞. 桂枝加龙骨牡蛎汤治疗 2 型糖尿病并焦虑状态的研究 [J]. 中医临床研究，2015，7（7）：18-20.

[19] 鲍凤和，王婕，路文静. 桂枝加龙骨牡蛎汤治疗糖尿病肾病经验浅谈 [J]. 光明中医，2021，36（7）：1156-1157.

[20] 李军. 加味桂枝龙骨牡蛎汤治疗糖尿病汗证临床观察 [J]. 东方药膳，2021（8）：91.

[21] 宋丽君，蔡晶. 桂枝加龙骨牡蛎汤治疗糖尿病多汗症临床研究 [J]. 保健文汇，2017（7）：119.

[22] 蔡红妹. 复方桂枝龙骨牡蛎汤治疗 2 型糖尿病性骨质疏松症的疗效评价及机制探讨 [D]. 合肥：安徽中医药大学，2019.

[23] 赖丽萍，胡天赤，彭连共. 补中益气汤辨证加减对 2 型糖尿病患者的血糖控制水平及中医证候积分改善分析 [J]. 糖尿病新世界，2021，24（20）：34-37.

[24] 景凯乐. 补中益气汤化裁方对糖尿病肾病Ⅲ期～Ⅳ期临床进展的影响 [D]. 乌鲁木齐：新疆医科大学，2022.

[25] 陈序庚. 补中益气汤加味治疗糖尿病肾病的疗效研究 [J]. 当代医药论丛，2021，19（5）：168-169.

[26] 方家选. 补中益气汤加味治疗糖尿病性胃轻瘫 64 例 [J]. 陕西中医，2007，28（1）：43-44.

[27] 李银娣. 口服补中益气汤联合足三里穴位注射维生素 B_6 治疗糖尿病胃轻瘫 [J]. 中医临床研究，2019，11（23）：63-65.

[28] 于文彦，吴攀峰，芮君，等. 基于网络药理学探讨补中益气汤治疗糖尿病胃轻瘫的作用机制 [J]. 浙江中西医结合杂志，2022，32（8）：703-709.

[29] 胡昌伦，罗健，张杨，等. 中西医结合治疗糖尿病神经源性膀胱的疗效分析 [J]. 重庆医学，2021，50（15）：2564-2568.

[30] 董明霞，葛楠，李颖. 补中益气汤治疗 2 型糖尿病腹泻 30 例 [J]. 河南中医，2013，33（6）：969-970.

[31] 张鸿雁，郭省吾，康杰，等. 探讨补中益气汤在治疗糖尿病骨质疏松中的作用 [J]. 特别健康，2020（13）：63.

[32] 汤献文，布艾洁. 加减补中益气汤治疗糖尿病并脑梗塞后遗症 60 例临床疗效观察 [J]. 中外健康文摘，2011，8（27）：215.

[33] 梁勇. 升阳益胃汤治疗糖尿病胃轻瘫临床研究 [J]. 中医学报，2014，29（8）：1127-1129.

[34] 卓冰帆，刘晓伟，周迎春，等. 升阳益胃汤加减治疗糖尿病胃轻瘫 73 例临

床研究 [J]. 江苏中医药, 2014, 46(6): 35-37.

[35] 赵晓敏, 陈叶. 升阳益胃汤联合针刺原穴治疗糖尿病胃轻瘫脾胃气虚证的临床观察 [J]. 广州中医药大学学报, 2020, 37(12): 2370-2375.

[36] 谢豪杰. 升阳益胃汤加减治疗糖尿病肾病(脾虚湿困型)的临床观察 [J]. 实用中西医结合临床, 2019, 19(11): 72-73.

[37] 徐兴强. 常规西药、升阳益胃汤治疗脾虚兼证型 2 型糖尿病的临床对照 [J]. 糖尿病新世界, 2017, 20(9): 63-64.

[38] 王延凡. 升阳益胃汤治疗痰湿气虚型糖尿病的疗效观察 [J]. 中国中医药咨讯, 2011, 3(23): 42.

[39] 谭青蓝. 玉屏风汤联合西药治疗老年 2 型糖尿病多汗症(卫表不固)随机平行对照研究 [J]. 实用中医内科杂志, 2019, 33(3): 17-19.

[40] 王坤. 玉屏风散联合胰岛素对老年 2 型糖尿病患者血糖水平及炎性因子的影响 [J]. 中文科技期刊数据库(文摘版)医药卫生, 2021(10): 67-68.

[41] 胡朝妙, 廖晗禹, 姜盛铭, 等. 玉屏风散调控 IRS/PI3K/Akt 通路对 2 型糖尿病大鼠肝脏胰岛素抵抗的作用机制 [J]. 中国中医杂志, 2024, 49(12): 3280-3287.

[42] 吉贞料, 王高岸, 邱世光, 等. 当归芍药散合玉屏风散治疗早期糖尿病肾病疗效及对患者血糖指标、肾功能、血液流变学的影响 [J]. 陕西中医, 2022, 43(4): 472-475.

[43] 段浩, 孙丽娟. 玉屏风散防治老年糖尿病人反复上呼吸道感染的临床观察 [J]. 中国民间疗法, 2000, 8(8): 28-29.

[44] Maoyi Yang, Zhipeng Hu, Rensong Yue. Effects of Sheng-Mai injection on diabetes mellitus: A systematic review and meta-analysis[J].Endocr Metab Immune Disord Drug Targets, 2023, 23(8): 1051-1067.

[45] 李可建, 马丽虹. 生脉散制剂治疗 2 型糖尿病随机对照试验的系统评价 [J]. 中成药, 2009, 31(1): 20-23.

[46] 李可建, 马丽虹. 益气养阴方药治疗 2 型糖尿病随机对照试验的系统评价 [J]. 中国中医基础医学杂志, 2010, 16(4): 310-313.

[47] 雷雯. 参芪生脉散加减治疗早期糖尿病肾病(气阴两虚、血瘀阻络证)的临床观察 [D]. 西安: 陕西中医学院, 2011.

[48] 张玉峰, 黄积仓, 杨国栋, 等. 生脉散合归脾汤加减治疗糖尿病肾病Ⅲ期气阴两虚型 48 例临床观察 [J]. 甘肃中医学院学报, 2012, 29(6): 33-35.

[49] 高速, 田雪, 姜维娜, 等. 生脉散加味联合基础疗法治疗糖尿病周围神经病变 50 例临床研究 [J]. 江苏中医药, 2019, 51(5): 28-31.

[50] 袁洁青, 马江波. 生脉饮合血府逐瘀汤加减治疗糖尿病足 41 例 [J]. 浙江中医杂志, 2018, 53(10): 737.

[51] 甘德成, 杨丽霞, 米登海, 等. 生脉散治疗糖尿病合并冠状动脉粥样硬化性心脏病的 Meta 分析 [J]. 实用中医内科杂志, 2023, 37(2): 39-42, 插10- 插12.

[52] 沈亚云, 盛兰兰. 生脉散合丹参饮加减

治疗糖尿病性心肌病疗效及对心肌纤维化程度的影响 [J]. 新中医, 2022, 54 (5): 62-66.

[53] 盛雪霏. 生脉散加味联合玻璃体腔注射雷珠单抗治疗糖尿病性黄斑水肿的临床观察 [D]. 南宁: 广西中医药大学, 2021.

[54] 卢明, 赵莉娟. 生脉饮加川芎胶囊治疗糖尿病骨质疏松症 86 例疗效观察 [J]. 山西中医学院学报, 2010, 11 (3): 48-49.

[55] 陈洁, 张胜男, 彭媛媛. 中西医结合治疗肺结核合并糖尿病 40 例临床观察 [J]. 湖南中医杂志, 2018, 34 (6): 9-11.

[56] 史平平, 吴宏梓, 乔成栋. 六君子汤治疗糖尿病胃轻瘫疗效及安全性的系统评价 [J]. 世界中西医结合杂志, 2014, 9 (2): 117-121.

[57] 赵静, 万芳竹, 崔德芝. 香砂六君子汤治疗糖尿病胃轻瘫系统评价 [J]. 辽宁中医药大学学报, 2015, 17 (8): 161-163.

[58] 孟萌, 王守武, 刘永兰. 加味六君子汤对脾虚湿盛型糖尿病患者血糖水平的改善探讨 [J]. 糖尿病新世界, 2024, 27 (2): 101-104.

[59] 吴蓓蕾. 柴芍六君子汤合半夏泻心汤治疗糖尿病临床效果评价 [J]. 中华养生保健, 2024, 42 (8): 30-33.

[60] 王建清, 李卿, 刘俊楠. 六君子汤联合西医运动疗法治疗腹型肥胖糖尿病前期患者疗效观察 [J]. 湖北中医杂志, 2024, 46 (3): 3-5.

[61] 刘孟贤. 香砂六君丸结合肾衰泻浊汤治疗糖尿病肾病的临床效果观察 [J]. 中国继续医学教育, 2017, 9 (6): 121-123.

[62] 张翠, 裴琴, 潘慧, 等. 经方六君子汤加减对新发 2 型糖尿病伴脾气壅塞、痰瘀阻络型肥胖的干预作用 [J]. 实用中医内科杂志, 2024, 38 (3): 67-71.

[63] 艾华. 补阳还五汤合六君子汤加减治疗糖尿病视网膜病变 40 例 [J]. 环球中医药, 2018, 11 (10): 1614-1617.

[64] 金小琴, 刘晓敏, 陈辉, 等. 参苓白术散对 2 型糖尿病患者血糖及其相关指标影响的系统评价 [J]. 世界中医药, 2023, 18 (8): 1106-1114.

[65] 曹海利. 参苓白术散治疗脾虚型糖尿病泄泻 40 例 [J]. 中国中医药现代远程教育, 2013, 11 (21): 31-32.

[66] 范嘉裕, 叶伟锋. 糖尿病性腹泻应用参苓白术散治疗的效果评估与分析 [J]. 中外医学研究, 2017, 15 (10): 131-133.

[67] 薛凤敏, 潘满立. 参苓白术散治疗脾虚型糖尿病泄泻疗效观察 [J]. 现代中西医结合杂志, 2010, 19 (19): 2386-2387.

[68] 张建, 赵静. 参苓白术散治疗糖尿病性腹泻临床观察 [J]. 中西医结合研究, 2017, 9 (1): 9-11.

[69] 曾少武. 参苓白术散联合二甲双胍治疗超重/肥胖 2 型糖尿病脾虚湿困证患者的临床疗效观察 [D]. 武汉: 湖北中医药大学, 2022.

[70] 张晓枝. 参苓白术散对肥胖 2 型糖尿病体重的影响 [J]. 实用中医内科杂志, 2010, 24 (5): 93-94.

[71] 胡善萌, 柯根杰. 参苓白术散合四物汤加减治疗糖尿病性黄斑水肿临床观察 [J]. 中国中医药信息杂志, 2010, 17 (7): 68-69.

[72] 林婉儿, 李昀熹, 周冰倩, 等. 参苓白

术散对抗 VEGF 后脾虚湿困型糖尿病黄斑水肿患者的临床疗效 [J]. 中成药, 2023, 45（12）: 4175-4178.

[73] 房霞, 管运英, 曹虎, 等. 微生态营养制剂联合参苓白术散治疗老年糖尿病胃肠功能紊乱的效果观察 [J]. 兵团医学, 2020, 18（3）: 43-45.

[74] 朱红梅. 参苓白术散化裁治疗糖尿病胃肠功能紊乱 30 例 [J]. 湖北中医杂志, 2001, 23（10）: 29-30.

[75] 周太平. 参苓白术散合左金丸加减治疗糖尿病胃轻瘫临床观察 [J]. 湖北中医杂志, 2008, 30（2）: 48.

[76] 张玉花, 王立君, 朱晓琳, 等. 参苓白术散合藿香正气散在糖尿病合并寒湿泄泻型胃肠功能紊乱中的应用 [J]. 分子诊断与治疗杂志, 2022, 14（10）: 1696-1700.

[77] 窦晨辉, 安慎富, 燕飞. 中西医结合治疗肥胖 2 型糖尿病 50 例临床观察 [J]. 中国民族民间医药, 2019, 28（2）: 110-111.

[78] 唐卫峰. 七味白术散合补阳还五汤联合二甲双胍治疗肥胖 2 型糖尿病临床观察 [J]. 实用中医药杂志, 2021, 37（2）: 249-250.

[79] 胡梅芳. 七味白术散合补阳还五汤治疗肥胖 2 型糖尿病及改善胰岛素抵抗的研究 [J]. 现代中西医结合杂志, 2008, 17（22）: 3415-3416.

[80] 孙莉萍, 周永安. 七味白术散合补阳还五汤对肥胖症合并 2 型糖尿病患者糖脂代谢和胰岛素抵抗的影响 [J]. 四川中医, 2023, 41（11）: 160-163.

[81] 饶伟英. 七味白术散对脾虚型妊娠期糖尿病患者进行治疗的临床效果 [J]. 糖尿病新世界, 2022, 25（3）: 71-74.

[82] 司徒蔼瑜. 七味白术散治疗脾虚型妊娠期糖尿病的临床疗效研究 [D]. 广州: 广州中医药大学, 2010.

[83] 冯利霞, 王立红, 徐颖华, 等. 七味白术散联合胰岛素泵短期强化干预治疗脾虚型妊娠期糖尿病临床疗效及对母婴结局的影响 [J]. 中医药导报, 2014, 20（15）: 78-80.

[84] 林德嫦, 韦桥兰, 谢碧柳. 七味白术散治疗脾虚型妊娠期糖尿病的临床分析 [J]. 中医临床研究, 2019, 11（16）: 104-106.

[85] 曾国志. 七味白术散加味治疗早期 2 型糖尿病肾病的疗效观察 [J]. 糖尿病新世界, 2018, 21（6）: 165-166, 171.

[86] 刘巧伟, 翟俊玲. 七味白术散治疗糖尿病肾病的经验总结 [J]. 中医临床研究, 2016, 8（29）: 102, 104.

[87] 刘仕琦, 王艳, 齐铮, 等. 基于网络药理学探讨七味白术散预防糖尿病肾病的作用机制 [J]. 世界科学技术: 中医药现代化, 2022, 24（12）: 4735-4744.

[88] 黄娟. 七味白术散加减治疗糖尿病胃轻瘫的疗效观察 [J]. 中国社区医师, 2016, 32（20）: 97-98.

[89] 路亮, 许华. 七味白术散加减治疗糖尿病胃肠功能紊乱 30 例 [J]. 河南中医, 2014, 34（11）: 2190-2191.

[90] 李世祥. 清营利湿法联合康柏西普治疗糖尿病性黄斑水肿的疗效观察 [J]. 心理月刊, 2018（6）: 115-116.

[91] 朱艳杰. 四物汤结合中医辨证对老年

糖尿病患者并发症的预防分析 [J]. 中外女性健康研究, 2023(23): 47-49.

[92] 吴玉兰, 负海燕. 四物汤结合中医辨证治疗老年糖尿病患者的效果及并发症分析 [J]. 糖尿病新世界, 2019, 22(5): 99-100, 104.

[93] 吴建霞, 王越. 二甲双胍合四物汤治疗糖尿病临床观察 [J]. 光明中医, 2021, 36(5): 809-811.

[94] 朱梦姚, 袁海阳, 王祎, 等. 四物汤对糖尿病小鼠学习记忆能力的影响 [J]. 中国中医药信息杂志, 2023, 30(7): 74-80.

[95] 梁清智, 郑志辉, 陈智慧. 芍药甘草汤合四物汤治疗糖尿病周围血管病变的效果及对周围神经传导速度的影响 [J]. 北方药学, 2023, 20(6): 20-21, 27.

[96] 张娟. 芍药甘草汤合四物汤治疗糖尿病周围血管病变临床观察 [J]. 光明中医, 2022, 37(20): 3676-3678.

[97] 戴月娟, 陈文娟. 身痛逐瘀汤合四物汤加减治疗消渴病痹症阴虚血瘀证的临床疗效观察 [J]. 内蒙古中医药, 2018, 37(8): 51-52.

[98] 万志敏, 江良军. 芍药甘草汤合四物汤加减结合西医常规疗法治疗糖尿病周围神经病变临床疗效分析 [J]. 中国社区医师, 2020, 36(16): 90, 92.

[99] 李磊. 芍药甘草汤合四物汤加减联合西医常规疗法治疗糖尿病周围神经病变的效果观察 [J]. 中国民康医学, 2019, 31(21): 118-120.

[100] 刘星, 赵荣, 张虹, 等. 芍药甘草汤合四物汤加减结合西医常规疗法治疗糖尿病周围神经病变临床研究 [J]. 国际

中医中药杂志, 2017, 39(1): 17-21.

[101] 邱楚雄, 覃娜, 吴莉萍. 四物汤配方颗粒治疗 2 型糖尿病肾病的有效性 [J]. 世界最新医学信息文摘, 2019, 19(64): 133, 135.

[102] 刘妍. 四物汤配方颗粒与弥可保联合应用治疗糖尿病视网膜病变 56 例临床观察 [J]. 中文科技期刊数据库(全文版)医药卫生, 2022(10): 168-171.

[103] 吴安迪. 知柏地黄汤合四物汤联合激光对阴虚夹瘀型 DR 的疗效观察及血清 VCAM-1 的影响 [D]. 福州: 福建中医药大学, 2023.

[104] 朴珍嬉, 曲志成, 孙其伟. 桃红四物汤及其加减方治疗糖尿病肾病的随机对照系统评价 [J]. 国际中医中药杂志, 2012, 34(4): 295-298.

[105] 郑红梅, 黄鹤, 陆敏. 六味地黄丸合桃红四物汤加减治疗肝肾阴虚糖尿病肾病疗效分析 [J]. 中医临床研究, 2022, 14(9): 68-70.

[106] 牛晓录, 章新友, 谈荣珍, 等. 桃红四物汤治疗Ⅱ型糖尿病的 Meta 分析 [J]. 时珍国医国药, 2019, 30(6): 1511-1513.

[107] 于一江, 周冬梅, 陈丽娟, 等. 桃红四物汤对 2 型糖尿病患者心率变异性及炎性细胞因子的影响 [J]. 辽宁中医药大学学报, 2016, 18(1): 157-160.

[108] 沈安鲁, 施慧, 彭代银, 等. 桃红四物汤调节 NF-κB 信号通路保护 2 型糖尿病模型大鼠心脏结构和功能 [J]. 中华中医药杂志, 2019, 34(4): 1359-1362.

[109] 韩宜臻, 傅梦薇, 曹博宁, 等. 桃红四物汤干预糖尿病周围神经病变临床疗

效的 Meta 分析 [J]. 海南医学院学报, 2021, 27 (17): 1336-1344.

[110] 翟瑞琼, 李春娜, 屈小青, 等. 桃红四物汤加减联合盐酸二甲双胍片治疗 2 型糖尿病周围神经病变临床观察 [J]. 实用中医药杂志, 2023, 39 (12): 2382-2384.

[111] 程丽红, 章玉玲, 刘精东, 等. 中药足浴联合穴位按摩辅助治疗糖尿病周围神经病变的疗效观察 [J]. 全科护理, 2020, 18 (27): 3633-3636.

[112] 王倩倩, 刘永惠, 王蒙, 等. 基于网络药理学探讨桃红四物汤治疗糖尿病周围神经病变作用机制 [J]. 陕西中医, 2022, 43 (9): 1305-1309.

[113] 杨春, 刘仲栋, 宋轶, 等. 加味桃红四物汤足浴治疗糖尿病足临床疗效观察 [J]. 山西中医药大学学报, 2021, 22 (2): 142-144.

[114] 吴申锋, 郭良, 吕学华. 桃红四物汤治疗糖尿病足的临床疗效分析 [J]. 中医临床研究, 2021, 13 (12): 58-59, 74.

[115] 樊家乙, 阴兆辉, 富颖超, 等. 桃红四物汤合自拟补气养阴汤联合西医常规疗法治疗糖尿病足气阴两虚兼瘀证患者 42 例临床观察 [J]. 中医杂志, 2022, 63 (17): 1668-1672.

[116] 樊晓红. 桃红四物汤联合足底穴位按摩对糖尿病足的治疗效果 [J]. 双足与保健, 2018, 27 (4): 102-103.

[117] 杨宇琴, 刘吉民, 李景景, 等. 加味桃红四物汤联合激光治疗重度非增生型糖尿病视网膜病变的临床研究 [J]. 上海中医药杂志, 2023, 57 (10): 54-58.

[118] 赵鑫, 胥朵, 李少海, 等. 桃红四物汤合六味地黄汤联合雷珠单抗玻璃体内注射治疗糖尿病性黄斑水肿疗效观察 [J]. 四川中医, 2022, 40 (2): 130-133.

[119] 王磊, 俞莹, 陆萍, 等. 桃红四物汤对糖尿病视网膜病变引起的细胞损伤及 HIF-1α 表达的影响 [J]. 现代中西医结合杂志, 2023, 32 (21): 2921-2929.

[120] 王芳, 王朴, 刘美颖, 等. 改良桃红四物汤治疗老年 2 型糖尿病合并高血压疗效观察 [J]. 北京中医药, 2021, 40 (5): 536-538.

[121] 郭文宇. 桃红四物汤加减联合手术治疗老年糖尿病患者股骨粗隆间骨折的疗效观察 [D]. 济南: 山东中医药大学, 2020.

[122] 孙士梅. 桃红四物汤为主治疗糖尿病神经源性膀胱 22 例临床观察 [J]. 浙江中医杂志, 2015, 50 (8): 574.

[123] Ming Cai, Zhen Chen, Mengling Zhang, et al.The Tao Hong Si Wu Decoction ameliorates diabetes-associated cognitive dysfunction by inhibiting the formation of amyloid plaques[J].Int J Geriatr Psychiatry, 2024, 39 (3): e6076.

[124] 都增强, 康文娟, 蒲蔚荣, 等. 生脉散合归脾汤对 2 型糖尿病急性肾损伤气阴两虚证的治疗作用及机制研究 [J]. 现代中药研究与实践, 2021, 35 (3): 70-74.

[125] 张玉峰, 黄积仓, 杨国栋, 等. 生脉散合归脾汤加减治疗糖尿病肾病 III 期气阴两虚型 48 例临床观察 [J]. 甘肃中医学院学报, 2012, 29 (6): 33-35.

[126] 蔡军荣. 归脾丸治疗糖尿病性腹泻 52

例 [J]. 医学美学美容：中旬刊，2015（2）：751.

[127] 段支援，崔小平，康全喜. 归脾丸联合中药足浴治疗糖尿病周围神经病变 33 例 [J]. 现代中医药，2010，30（4）：21-22.

[128] 吕力群，王燕燕，陈万生，等. 归脾合剂联合耳穴压豆右佐匹克隆治疗糖尿病伴失眠患者的临床疗效观察 [J]. 基层医学论坛，2023，27（35）：120-122，143.

[129] 冯晓帆，贾连群，丛培玮，等. 归脾汤对沉默 LncRNA MALAT1 大鼠下丘脑胰岛素信号通路的影响 [J]. 中国老年学杂志，2023，43（8）：1884-1889.

[130] 梁一超，陈诗成，李晓文，等. 归脾汤通过 Bmal1 调控高糖状态下 H9c2 心肌细胞自噬活性的研究 [J]. 中药药理与临床，2022，38（6）：42-47.

[131] 陈熹，张柳婧，吴真，等. 金匮肾气丸治疗糖尿病肾病疗效 Meta 分析 [J]. 吉林中医药，2019，39（2）：186-190.

[132] 姜卓彤，刘鑫，石岩. 金匮肾气丸治疗 2 型糖尿病临床随机对照试验疗效系统评价 [J]. 辽宁中医药大学学报，2015，17（12）：125-128.

[133] 黄海波，李杰，向忠军. 金匮肾气丸治疗 2 型糖尿病疗效的 Meta 分析 [J]. 中华中医药学刊，2015，33（11）：2621-2623.

[134] 常绍菊，孟宪杰，李莉，等. 西格列汀联合金匮肾气丸对 2 型糖尿病伴心脑血管病变患者血清 Hcy、纤维蛋白原及细胞炎症因子水平影响研究 [J]. 辽宁中医杂志，2017，44（4）：800-803.

[135] 彭秀娟. 桂枝茯苓丸合金匮肾气丸治疗糖尿病脑梗死临床观察 [J]. 光明中医，2020，35（12）：1839-1841.

[136] 郭学军，陈苑，高欣. 金匮肾气丸对糖尿病性阿尔茨海默病模型小鼠脑神经元凋亡及 PI3K/Akt 信号通路的影响 [J]. 中国老年学杂志，2023，43（18）：4500-4504.

[137] 王军. 缬沙坦联合金匮肾气丸治疗糖尿病勃起功能障碍疗效观察 [J]. 中西医结合心血管病电子杂志，2019，7（4）：17-18.

[138] 庄文琪. 金匮肾气丸合补阳还五汤治疗糖尿病周围神经病变的临床疗效观察 [J]. 糖尿病新世界，2017，20（3）：168-169.

[139] 陈宝珍，屈舒君. 针刺结合金匮肾气丸治疗糖尿病周围神经病变疗效分析 [J]. 中国误诊学杂志，2011，11（21）：5107.

[140] 姜岩. 艾灸关元穴并金匮肾气丸治疗糖尿病神经源性膀胱肾阳不足证的效果研究 [J]. 医学信息，2015（43）：399-400.

[141] 陈宇，陈小愚，苏冠旬，等. 六味地黄丸及其类方联合二甲双胍治疗 2 型糖尿病疗效的 Meta 分析 [J]. 世界中医药，2023，18（7）：993-1007.

[142] 吴嘉瑞. 基于 meta 分析的六味地黄丸治疗 2 型糖尿病系统评价研究 [C]// 中华中医药学会. 第八届全国临床中药学学术年会论文集. 哈尔滨：中华中医药学会，2015.

[143] 郑莉. 六味地黄丸合并生脉制剂治疗 2

型糖尿病随机对照试验的系统评价 [J]. 甘肃医药, 2019, 38 (1): 24-26, 41.

[144] 徐鑫, 赵锴, 杨孜. 六味地黄丸联合二甲双胍对乙型糖尿病阴虚内热证患者疗效及血管内皮功能的影响 [J]. 世界中西医结合杂志, 2020, 15 (2): 330-333, 338.

[145] 施经伟, 曾永红, 张田, 等. 六味地黄丸及其类方在糖尿病前期一级预防中的随机对照研究 [J]. 中医学报, 2022, 37 (10): 2230-2234.

[146] 郑莉. 六味地黄丸 (汤) 及其加减方治疗糖尿病肾病有效性及安全性的系统评价 [D]. 兰州: 兰州理工大学, 2020.

[147] 赵爱英. 六味地黄丸联合丹参明目丸防治早期糖尿病视网膜病变的效果 [J]. 临床合理用药杂志, 2018, 11 (16): 83-84.

[148] 罗颖琳, 黄发义, 滕月, 等. 六味地黄丸治疗糖尿病视网膜病变网络药理学与分子对接分析 [J]. 辽宁中医药大学学报, 2023, 25 (1): 57-65, 封 3.

[149] 孟宪杰, 李莉, 李会, 等. 六味地黄丸联合地特胰岛素对 2 型糖尿病合并冠心病病人的血糖控制及心血管事件的影响 [J]. 中西医结合心脑血管病杂志, 2016, 14 (18): 2134-2136.

[150] 张贻新, 吕慧慧, 周军怀, 等. 六味地黄丸加减联合维生素 B_1、B_{12} 穴位注射治疗糖尿病周围神经病变的临床疗效观察 [J]. 中西医结合心脑血管病杂志, 2021, 19 (12): 2070-2073.

[151] 安娟, 匡浩铭, 李振宇, 等. 六味地黄丸治疗 2 型糖尿病性骨质疏松症的疗效评价 [J]. 湖南中医药大学学报, 2022, 42 (7): 1216-1220.

[152] 檀雪松, 谢勇, 高燕. 六味地黄丸联合中药方剂穴位敷贴治疗 2 型糖尿病便秘的临床观察 [J]. 中国药房, 2016, 27 (27): 3797-3799.

[153] 马建军, 牟淑双, 韩艳. 六味地黄汤结合胰岛素治疗妊娠期糖尿病临床观察 [J]. 中国中医药现代远程教育, 2022, 20 (23): 79-81.

[154] 黄楚燕, 梁宏宇. 六味地黄汤加减配合二甲双胍及阿托伐他汀治疗 2 型糖尿病合并高脂血症的临床研究 [J]. 广州中医药大学学报, 2017, 34 (5): 635-639.

[155] 耿以安, 李炜, 王营营, 等. 六味地黄汤加味治疗糖尿病合并高血压 [J]. 中国实用医药, 2015, 10 (18): 198-200.

[156] 余环星. 加味六味地黄丸治疗 2 型糖尿病伴失眠 60 例疗效观察 [J]. 北方药学, 2017, 14 (5): 70-71.

[157] 罗淑影, 闵珊, 刘嘉尹. 补脾益肾法治疗糖尿病牙周炎对患者糖脂代谢及牙周指标的影响 [J]. 现代医学与健康研究电子杂志, 2022, 6 (13): 73-76.

[158] 邢尧, 吴美初, 丁珊, 等. 杞菊地黄丸治疗糖尿病视网膜病变疗效和安全性的 Meta 分析 [J]. 中医眼耳鼻喉杂志, 2023, 13 (3): 140-144.

[159] 牟琳, 吴榆可, 李来. 杞菊地黄丸联合雷珠单抗治疗糖尿病视网膜病变患者临床效果及对血清 PDGF、BMP-2 影响 [J]. 临床误诊误治, 2021, 34 (11): 21-25.

[160] 李红梅, 姚沛雨, 李晓辉. 杞菊地黄丸联合银杏叶提取物治疗非增殖期糖尿

病视网膜病变的临床研究 [J]. 现代药物与临床, 2020, 35 (6): 1176-1180.

[161] 雷雯, 季艳丹, 赵美云, 等. 杞菊地黄汤联合西药治疗 2 型糖尿病干眼症的临床疗效 [J]. 世界中医药, 2020, 15 (19): 2955-2958.

[162] 唐今尧, 唐光钰, 吴小兰, 等. 杞菊地黄丸联合瑞格列奈和常规治疗对 2 型糖尿病合并 H 型高血压老年患者的临床疗效 [J]. 中成药, 2020, 42 (9): 2334-2337.

[163] 陈飞, 李佳琪, 朱奎茹, 等. 杞菊地黄丸加味联合西医疗法对早期糖尿病肾病肝肾阴虚夹瘀证的临床疗效 [J]. 糖尿病新世界, 2023, 26 (1): 22-25.

[164] 张亚丽, 李廷振, 汪伟环, 等. 杞菊地黄丸加味联合艾塞那肽对早期糖尿病肾病肝肾阴虚夹瘀证的临床疗效 [J]. 辽宁中医杂志, 2020, 47 (7): 95-98.

[165] 刘睿卓, 远方, 宫成军. 杞菊地黄丸治疗肝肾阴虚证糖尿病肾病的临床疗效及护理效果研究 [J]. 中国冶金工业医学杂志, 2022, 39 (2): 125-127.

[166] 罗钊琰, 唐征宇. 杞菊地黄汤加减联合西药对妊娠期糖尿病患者糖脂代谢、妊娠结局的影响 [J]. 实用中西医结合临床, 2023, 23 (19): 6-9, 17.

[167] 杨永碧, 李丽. 杞菊地黄汤加减联合胰岛素泵对肝肾亏虚型妊娠期糖尿病患者的临床疗效 [J]. 中成药, 2021, 43 (10): 2698-2702.

[168] 康秀鑫. 杞菊地黄丸联合二甲双胍对妊娠期糖尿病患者疗效及 TLR4/NF-κB 通路的影响 [J]. 实用妇科内分泌电子

杂志, 2022, 9 (8): 21-24.

[169] 侯莉, 毛冠群, 瞿韦. 麦味地黄丸治疗老年糖尿病的临床疗效及分子机制研究 [J]. 中药材, 2019, 42 (2): 435-438.

[170] 骆秋芳, 屠嘉树, 张洁娴. 麦味地黄丸联合西药治疗老年糖尿病 40 例临床观察 [J]. 浙江中医杂志, 2021, 56 (1): 42-43.

[171] 蔡少娜, 郑勇前, 陈文艺, 等. 逍遥散合麦味地黄汤加减辅助常规西药治疗阴虚气滞型糖尿病的效果评价 [J]. 慢性病学杂志, 2018, 19 (7): 883-885.

[172] 袁海泼. 桃红四物汤合参芪麦味地黄汤治疗气阴两虚兼瘀型糖尿病周围神经病变 25 例 [J]. 环球中医药, 2018, 11 (2): 299-302.

[173] 王东, 许建秦, 路波. 中药治疗糖尿病周围神经炎 22 例 [J]. 陕西中医, 1995 (2): 69.

[174] 张樱子, 赵静. 知柏地黄汤联合胰岛素治疗 2 型糖尿病的效果观察 [J]. 大医生, 2023, 8 (19): 73-76.

[175] 王海源. 知柏地黄汤联合二甲双胍对阴虚阳亢型 2 型糖尿病患者血清脂联素、瘦素表达及胰岛 β 细胞功能的影响 [J]. 青海医药杂志, 2022, 52 (4): 46-48.

[176] 施爱梅. 知柏地黄丸辅助治疗糖尿病肾病临床研究 [J]. 新中医, 2022, 54 (18): 6-10.

[177] 龚锦强, 范丽君, 王鲁仔. 达格列净联合知柏地黄丸治疗糖尿病肾病的疗效观察 [J]. 医药前沿, 2021, 11 (24): 35-36.

[178] 王彦敏, 高毅, 李敏. 知柏地黄丸用于

糖尿病性牙周炎治疗的观察 [J]. 中医临床研究, 2019, 11 (13): 93-94.

[179] 邓旭. 知柏地黄汤加减方治疗糖尿病患者无症状性尿路感染 40 例疗效观察 [J]. 中外女性健康研究, 2015 (19): 198, 207.

[180] 李艳娟. 糖尿病患者并发念珠菌性阴道炎 40 例治疗体会 [J]. 中国民族民间医药, 2013, 22 (14): 109.

[181] 龚敏, 李峻峰, 邹丽妍, 等. 知柏地黄丸对糖耐量减低患者炎症因子及尿微量白蛋白的影响 [J]. 中医临床研究, 2016, 8 (18): 29-30.

[182] 苏铃雅, 吴双庆, 张雨, 等. 知柏地黄汤联合人工泪液治疗阴虚燥热型糖尿病相关干眼症临床研究 [J]. 新中医, 2021, 53 (15): 16-19.

[183] 臧乐红, 杨玉青. 知柏地黄丸与生脉散联合激光治疗糖尿病视网膜病变 36 例 [J]. 陕西中医, 2011, 32 (1): 37-38.

[184] 任琳莉. 知柏地黄汤合天麻钩藤饮治疗糖尿病合并高血压病临床观察 [J]. 光明中医, 2021, 36 (17): 2854-2856.

[185] 刘辉, 王连伟, 乔飞, 等. 知柏地黄汤联合个体化营养支持治疗糖尿病合并肺结核疗效及对患者 T 淋巴细胞亚群的影响 [J]. 陕西中医, 2019, 40 (1): 76-78.

[186] 李景波, 魏晓月. 明目地黄丸联合羟苯磺酸钙治疗早期糖尿病视网膜病变的临床研究 [J]. 现代药物与临床, 2019, 34 (4): 1197-1201.

[187] 胡小莉, 李曼红, 车红芳. 复方丹参滴丸、明目地黄丸、羟苯磺酸钙联合治疗Ⅲ期糖尿病性视网膜病变的效果观察 [J]. 实用临床医药杂志, 2019, 23 (19): 96-99.

[188] 阿依努·努拉厚, 王雁, 卜倩, 等. 羟苯磺酸钙分散片联合明目地黄丸治疗 NPDR 的临床疗效 [J]. 国际眼科杂志, 2019, 19 (6): 992-996.

[189] 常迪, 徐晓鹤. 基于网络药理学和分子对接研究明目地黄丸治疗糖尿病视网膜病变的分子机制 [J]. 中国医科大学学报, 2022, 51 (8): 706-711.

[190] 徐赵钗, 章仕淼, 刘玲玲. 明目地黄丸对糖尿病视网膜病变大鼠细胞自噬及 Akt-mTOR 通路的影响 [J]. 中国医药导报, 2018, 15 (20): 16-20, 32.

[191] 李斐. 明目地黄丸对糖尿病大鼠视网膜氧化损伤的保护作用 [J]. 中国老年学杂志, 2015, 35 (20): 5735-5736.

[192] 邓辉, 金明, 苑维, 等. 明目地黄丸防治糖尿病性白内障的实验研究 [C]// 中国中西医结合眼科专业委员会, 中华中医药学会眼科分会, 世界中医药学会联合会眼科分会. 第六届全国中医中西医结合眼科学术交流会论文汇编. 上海: 中国中西医结合眼科专业委员会, 中华中医药学会眼科分会, 世界中医药学会联合会眼科分会, 2007.

[193] 黄海健. 芍药甘草汤合四物汤加减治疗糖尿病合并尿毒症的临床观察 [J]. 中国实用医药, 2023, 18 (14): 141-143.

[194] 苗蓝匀, 琚婉君, 李晓珂, 等. 芍药甘草汤对糖尿病大鼠早期肾病的影响 [J]. 上海中医药大学学报, 2016, 30 (1): 69-72.

[195] 于洋,张海丽,王景,等.芍药甘草汤合四物汤对糖尿病周围血管病变患者血液流变学及周围神经传导速度的影响[J].四川中医,2020,38(1):87-89.

[196] 都宾宾,朱章志,李宝玲,等.芍药甘草汤加减对糖尿病周围神经病变神经传导速度及血清 Cys-C、Hcy 水平影响[J].现代中西医结合杂志,2016,25(26):2902-2904.

[197] 邹陶媛.大黄䗪虫方联合芍药甘草汤治疗非增殖期糖尿病视网膜病变的临床观察[D].济南:山东中医药大学,2022.

[198] 李娜,李玉杭,贺心良,等.加味芍药甘草汤治疗 2 型糖尿病合并不安腿综合征(阴虚血瘀证)临床观察[J].吉林中医药,2022,42(1):44-48.

[199] 钱浩.芍药甘草汤加味治疗糖尿病肠功能紊乱腹痛疗效评价[J].亚太传统医药,2016,12(16):147-148.

[200] 杜立娟,逄冰,吴倩,等.半夏泻心汤从脾论治糖尿病的理论基础及临床应用特点[J].辽宁中医杂志,2021,48(8):58-61.

[201] 贾艳萍,张旭剑.半夏泻心汤治疗空腹血糖受损的临床疗效观察[J].实用糖尿病杂志,2020,16(6):49-50.

[202] 陆荣欣,周梁,宋秀道,等.半夏泻心汤对 3- 脱氧葡萄糖醛酮诱导的糖尿病前期大鼠小肠葡萄糖吸收功能及胰岛素信号通路的影响[J].中国医院药学杂志,2024,44(1):23-28.

[203] 郭雨晴,杨中,江国荣,等.半夏泻心汤对大鼠骨骼肌胰岛素抵抗的干预作用研究[J].广西中医药,2023,46(2):63-66.

[204] 顾祎雯,宋秀道,周梁,等.半夏泻心汤剂对 3- 脱氧葡萄糖醛酮诱导的糖尿病前期大鼠的影响[J].中国临床药理学杂志,2022,38(19):2320-2323.

[205] 杨海梅,李杰,宋秀道,等.半夏泻心汤对 3- 脱氧葡萄糖醛酮致糖尿病前期大鼠保护作用研究[J].中国临床药理学杂志,2022,38(11):1211-1214.

[206] 李杰,杨海梅,宋秀道,等.基于高通量测序研究半夏泻心汤对 3- 脱氧葡萄糖醛酮致糖尿病前期大鼠肠道菌群的影响[J].中国临床药理学杂志,2022,38(2):132-136.

[207] 杨旭,岳仁宋,王琦越.基于 AMPK/SIRT1/PGC-1α 信号路径探讨半夏泻心汤改善 T2DM 模型大鼠胰岛素抵抗的机制研究[J].时珍国医国药,2023,34(7):1560-1563.

[208] 夏津滨,陈歌.半夏泻心汤联合二甲双胍治疗寒热错杂型 2 型糖尿病的临床疗效观察[J].山西中医药大学学报,2023,24(3):311-314.

[209] 廖小华,温春水,魏荣发.半夏泻心汤与西格列汀联合治疗 2 型糖尿病的临床效果[J].糖尿病新世界,2022,25(23):114-117.

[210] 王玮莉,赵静,陈邢玉,等.半夏泻心汤联合西格列汀治疗老年 2 型糖尿病的临床效果[J].中国老年学杂志,2022,42(16):3927-3929.

[211] 谈钰濛,胡骏,赵晖,等.半夏泻心汤治疗 2 型糖尿病寒热错杂证的随机

对照临床研究 [J]. 中医杂志,2022,63(14):1343-1349.

[212] 汤爱玲,廖莉,彭启安. 半夏泻心汤加减结合消渴贴治疗 2 型糖尿病脾虚胃滞证的效果和安全性分析 [J]. 宜春学院学报,2023,45(3):32-34.

[213] 倪静,徐希坤,宋萍. 半夏泻心汤加减治疗(脾虚胃滞证)2 型糖尿病的效果及对其中医证候积分、血糖水平的影响 [J]. 糖尿病新世界,2022,25(18):20-23.

[214] 张志瑞. 半夏泻心汤加减治疗 2 型糖尿病脾虚胃滞证患者的疗效 [J]. 心理月刊,2022,17(7):54-56.

[215] 孟令夫. 半夏泻心汤加减治疗 2 型糖尿病脾虚胃滞证的临床效果及对 HbA1c 水平的影响分析 [J]. 中国实用医药,2022,17(6):189-191.

[216] 徐明. 半夏泻心汤治疗 2 型糖尿病脾虚胃滞证临床观察 [J]. 光明中医,2021,36(6):933-934.

[217] 傅丽芳,陈宇端. 半夏泻心汤加减治疗脾虚胃滞证消渴病患者的效果及不良反应率分析 [J]. 海峡药学,2021,33(12):158-159.

[218] 黄晨子. 半夏泻心汤加减治疗脾虚胃滞证消渴病患者的效果 [J]. 中国民康医学,2020,32(24):102-104.

[219] 吴昌彬,余月玲. 半夏泻心汤治疗脾弱胃强证 2 型糖尿病临床疗效 [J]. 深圳中西医结合杂志,2022,32(12):37-39.

[220] 王婷. 半夏泻心汤联合甘精胰岛素注射液对脾弱胃强型 2 型糖尿病患者血糖及免疫指标的影响 [J]. 中国处方药,2022,20(1):82-84.

[221] 王晶,汪晓敏,王晓平,等. 半夏泻心汤对 2 型糖尿病(脾弱胃强证)患者血糖及胰岛 β 细胞功能的影响 [J]. 成都中医药大学学报,2021,44(1):81-85.

[222] 糟玉琴,王欣. 半夏泻心汤联合二甲双胍在磺脲类药物继发性失效中的临床观察 [J]. 中医临床研究,2021,13(30):81-83.

[223] Maoyi Yang, Zhipeng Hu, Lili Zhang, et al. Effects and mechanisms of Ban-Xia Xie-Xin Decoction on type 2 diabetes mellitus: Network pharmacology analysis and experimental evidence[J]. Endocr Metab Immune Disord Drug Targets,2022,23(7):947-963.

[224] 许趁意,岳仁宋,吕雪莲,等. 基于胆汁酸代谢轮廓研究半夏泻心汤通过 FXR/GLP-1 途径调控 2 型糖尿病血糖稳态的机制 [J]. 中华中医药杂志,2022,37(8):4394-4399.

[225] 杨旭,岳仁宋,王琦越. 基于"助脾散精"法探讨半夏泻心汤对 T2DM 模型大鼠脂代谢的影响 [J]. 时珍国医国药,2022,33(4):797-801.

[226] 马丽娜,马丹,许欣竹,等. 半夏泻心汤对 2 型糖尿病模型大鼠肝细胞线粒体未折叠蛋白反应的影响 [J]. 中国医学创新,2021,18(32):1-6.

[227] 杨茂艺,胡志鹏,岳仁宋,等. 半夏泻心汤通过调控"肠道菌群 - 宿主"代谢对 2 型糖尿病大鼠胰岛功能的影响 [J]. 中华中医药杂志,2021,36(4):2025-2032.

[228] 殷贝,李佑生,陈玲玲,等.半夏泻心汤治疗糖尿病胃轻瘫随机对照试验的Meta分析[J].中国中西医结合消化杂志,2018,26(9):766-774.

[229] 郭新霞.雷火神针配合半夏泻心汤加减辅治糖尿病胃轻瘫临床观察[J].实用中医药杂志,2023,39(3):507-509.

[230] 李霖芝,丁宁,岳仁宋.半夏泻心汤对糖尿病胃轻瘫模型小鼠胃排空、胃组织AGEs含量及RAGE、nNOS蛋白表达的影响[J].中医杂志,2022,63(24):2375-2381.

[231] 徐欢,刘燕凤,杨超茅,等.基于"肠道菌群-肠-脑轴"探讨半夏泻心汤改善大鼠糖尿病认知功能障碍作用机制[J].广州中医药大学学报,2022,39(9):2115-2122.

[232] 蓝锡榕.半夏泻心汤联合二甲双胍治疗2型糖尿病伴失眠患者的疗效分析[J].糖尿病新世界,2021,24(23):63-66.

[233] 陆娟,陆艳.加减半夏泻心汤治疗2型糖尿病伴抑郁症状患者的临床疗效及炎症因子水平的变化[J].中医临床研究,2021,13(30):78-80.

[234] 吴晖,吴诗青,胡龙涛.半夏泻心汤联合穴位贴敷治疗糖尿病性腹泻的临床效果及对肠道激素和肠道菌群的影响[J].临床医学研究与实践,2021,6(2):126-128.

[235] 包芸,李小梅.从火热论大黄黄连泻心汤在糖尿病中的应用[J].中医药导报,2016,22(20):74-77.

[236] 李小梅,包芸,高小明.大黄黄连泻心汤辅助西医综合疗法治疗火热证2型糖尿病的疗效及作用机制[J].中西医结合心血管病电子杂志,2017,5(20):152-153.

[237] 米佳,全世建.大黄黄连泻心汤改善2型糖尿病小鼠胰岛素抵抗及对骨骼肌GLUT$_4$蛋白表达的影响[J].成都中医药大学学报,2017,40(3):13-16.

[238] 郝建华,包毅敏,包芸,等.大黄黄连泻心汤对2型糖尿病大鼠骨骼肌中AMPKα、PGC-1α、GLUT4表达的影响[J].中国医药导报,2019,16(33):13-18.

[239] 刘伟,黄菲.从"土郁夺之"论治肥胖型糖尿病前期[J].江苏中医药,2023,55(6):36-39.

[240] 高雅丽.生蒲黄汤合泻心汤加减在糖尿病视网膜病变治疗中的效果分析[J].现代诊断与治疗,2021,32(6):856-857.

[241] 王萍,隋亚楠,贺庆强.生蒲黄汤合泻心汤加减在糖尿病视网膜病变治疗中的效果分析[J].糖尿病新世界,2024,27(1):12-15.

[242] 刘媛.泻心汤有效组分抗糖尿病肾病的药效学研究[D].上海:复旦大学,2011.

[243] 王征.泻心汤有效成分抗糖尿病肾病活性的体外研究:对肾小管上皮细胞的保护作用[D].上海:复旦大学,2012.

[244] 吴家胜,陆雄,马越鸣,等.泻心汤对糖尿病大鼠早期肾病的影响[J].中草药,2010,41(1):73-77.

[245] 刘连香,李刚,孙少品,等.清补兼施

三焦并治法治疗糖尿病便秘的临床观察 [J]. 饮食保健, 2021 (17): 89-90.

[246] 毕艺鸣, 殷贝, 夏亚情, 等. 基于网络药理学探讨四逆散治疗 2 型糖尿病的作用机制 [J]. 中国实验方剂学杂志, 2020, 26 (24): 169-177.

[247] 蔡少娜, 陈文艺, 曾志安, 等. 四逆散治疗 2 型糖尿病的研究 [J]. 内蒙古中医药, 2019, 38 (1): 2-3.

[248] 贾晓蕾, 孙宏峰. 痛泻要方合四逆散对糖尿病的治疗效果及作用机制研究 [J]. 北京中医药, 2023, 42 (2): 168-172.

[249] 胡浩, 贾晓蕾. 痛泻要方合四逆散对糖尿病 KK-Ay 小鼠胰岛素抵抗及 PI3K/AKT/GSK-3β 通路的影响 [J]. 天津中医药, 2023, 40 (2): 214-218.

[250] 刘臻华. 四逆散合真武汤对糖尿病肾病合并冠心病的疗效观察及抗炎机制研究 [D]. 广州: 广州中医药大学, 2011.

[251] 刘艳. 半夏泻心汤合四逆散治疗糖尿病胃轻瘫的临床研究 [D]. 济南: 山东中医药大学, 2020.

[252] 高云峰, 高志林. 半夏泻心汤合四逆散加味治疗糖尿病胃轻瘫 35 例 [J]. 甘肃中医, 2011, 24 (2): 46-47.

[253] 许晓斌. 针灸中药联合甲钴胺治疗糖尿病周围神经病变临床观察 [J]. 中国卫生产业, 2014, 11 (3): 183-184.

[254] 徐大增, 王威, 冯兴中. 四逆散合方辨治糖尿病并发症验案 4 则 [J]. 国医论坛, 2023, 38 (4): 14-16.

[255] 张琪, 杜顺棠, 季兵, 等. 四逆散合甘麦大枣汤治疗 2 型糖尿病合并抑郁焦虑状态临床观察 [J]. 广州中医药大学学报, 2022, 39 (4): 763-769.

[256] 周珺, 张黎, 席红领, 等. 逍遥散加减对糖尿病合并抑郁症治疗作用的 Meta 分析 [J]. 中医学报, 2017, 32 (10): 1878-1882.

[257] 张杰文, 林靖, 季兵. 逍遥散治疗肝郁脾虚型 2 型糖尿病共病抑郁障碍临床观察 [J]. 河北中医, 2021, 43 (12): 1979-1983.

[258] 宋秋敬. 逍遥散加味治疗新诊断 2 型糖尿病 (肝郁脾虚型) 临床疗效观察 [D]. 张家口: 河北北方学院, 2023.

[259] 韩琳. 逍遥散合一贯煎加减治疗 2 型糖尿病合并慢性失眠 (肝郁阴虚证) 临床疗效观察 [D]. 天津: 天津中医药大学, 2022.

[260] 朱萍. "逍遥散加味" 对糖尿病视网膜病变患者眼部血流动力学影响的研究 [J]. 中文科技期刊数据库 (引文版) 医药卫生, 2022 (1): 40-43.

[261] 宋玫侠, 王丽, 黄玉婷, 等. 逍遥散加味联合曲安奈德球内注射治疗糖尿病黄斑囊样水肿临床价值研究 [J]. 中医药临床杂志, 2019, 31 (6): 1166-1169.

[262] 陈杨. 二甲双胍联合逍遥散加减治疗肥胖型 2 型糖尿病的临床效果 [J]. 糖尿病天地, 2021, 18 (6): 70.

[263] 李小忠. 二甲双胍＋逍遥散加减治疗肥胖型 2 型糖尿病的临床效果 [J]. 临床合理用药杂志, 2018, 11 (5): 7-8, 15.

[264] 陶园. 调肝理脾法治疗糖尿病皮肤瘙痒症的临床疗效观察 [D]. 成都: 成都

中医药大学, 2019.

[265] 邹本宏, 苏宏, 孙诗佳, 等. 逍遥散加减方联合西药治疗糖尿病反复泌尿系统感染临床观察 [J]. 新中医, 2017, 49 (2): 60-62.

[266] 张显林, 肖凤英. 加味逍遥散治疗老年 2 型糖尿病并脂肪性肝炎的疗效观察 [J]. 实用糖尿病杂志, 2018, 14 (1): 53-54.

[267] 崔晓瑞, 张家林, 裴瑞霞. 逍遥散合六味地黄汤治疗男性 2 型糖尿病的更年期综合征临床观察 [J]. 陕西中医, 2015, 36 (9): 1167-1168.

[268] 许海燕, 刘明明, 许惠玲. 逍遥散加减联合按摩治疗糖尿病便秘临床观察 [J]. 陕西中医, 2015, 36 (1): 54-55.

[269] 李芳芳, 康学东. 加味逍遥散治疗肝郁脾虚型 2 型糖尿病伴情绪障碍患者的临床观察 [J]. 中国实验方剂学杂志, 2019, 25 (2): 134-138.

[270] 李芳芳, 康学东. 康学东教授运用加味逍遥散治疗初发 2 型糖尿病伴情绪障碍经验 [J]. 亚太传统医药, 2018, 14 (12): 143-144.

[271] 李亚文, 裴瑞霞. 裴瑞霞从肝论治消渴合并郁证经验 [J]. 山东中医杂志, 2022, 41 (8): 888-890.

[272] 王晓敏, 罗颖, 高增光. 丹栀逍遥散对糖尿病抑郁大鼠肝组织 IRS-2—PI3-K 信号通路的作用 [J]. 中华中医药学刊, 2013, 31 (11): 2450-2452.

[273] 王晓敏, 谢斌, 周志愉, 等. 丹栀逍遥散对糖尿病抑郁大鼠胰岛素受体和胰岛素底物 -1 mRNA 表达的影响 [J].

中国老年学杂志, 2011, 31 (7): 1181-1183.

[274] 张韦华, 程红卫, 冯兴中. 丹栀逍遥散加减治疗 2 型糖尿病合并抑郁症的 Meta 分析 [J]. 中医药导报, 2017, 23 (23): 63-67.

[275] 胡建明. 丹栀逍遥散加减治疗糖尿病合并失眠的临床疗效 [J]. 内蒙古中医药, 2021, 40 (6): 77-78.

[276] 刘开, 刘璐, 肖万泽. 丹栀逍遥散加减治疗糖尿病合并失眠的临床观察 [J]. 光明中医, 2016, 31 (24): 3572-3574.

[277] 陈文智. 丹栀逍遥颗粒治疗糖尿病合并失眠的临床观察 [J]. 内蒙古中医药, 2017, 36 (3): 45-46.

[278] 严年文, 黄苏萍. 加减丹栀逍遥散治疗肝郁化火型 2 型糖尿病合并失眠 35 例 [J]. 福建中医药, 2018, 49 (1): 9-10, 12.

[279] 吕燕燕. 丹栀逍遥散加减联合艾司唑仑治疗糖尿病合并失眠临床观察 [J]. 中医药临床杂志, 2019, 31 (11): 2142-2144.

[280] 刘雯涓, 戴秀娟. 丹栀逍遥散加减联合艾司唑仑治疗糖尿病合并失眠临床观察 [J]. 糖尿病新世界, 2020, 23 (11): 59-61.

[281] 安云. 丹栀逍遥散配合胰岛素泵治疗 2 型糖尿病合并甲状腺功能亢进疗效观察 [J]. 现代中西医结合杂志, 2018, 27 (29): 3254-3256.

[282] 朱凤. 丹栀逍遥散配合胰岛素泵治疗 2 型糖尿病合并甲状腺功能亢进疗效观察 [J]. 现代中西医结合杂志, 2017,

26（32）：3597-3599.

[283] 邓雁虹，唐爱华. 丹栀逍遥散加减治疗 2 型糖尿病合并甲状腺功能亢进症 18 例 [J]. 长春中医药大学学报，2011，27（1）：93.

[284] 蒋东艳. 丹栀逍遥散联合甲巯咪唑治疗糖尿病合并甲状腺功能亢进症临床研究 [J]. 中国实用医刊，2015，42（6）：110-111.

[285] 刘剑钢. 丹栀逍遥散加减治疗上消化道溃疡临床观察 [J]. 医学理论与实践，2015，28（9）：1202-1203.

[286] 刘力争，王鸿英. 丹栀逍遥汤加味配合穴位贴敷治疗胆汁反流性胃炎 120 例 [J]. 甘肃中医，2009，22（4）：34-35.

[287] 郭鑫. 枳术丸合丹栀逍遥散治疗糖尿病胃轻瘫 65 例 [J]. 中国民间疗法，2007（6）：27-28.

[288] 吴凯文. 基于文献研究的中医药治疗糖尿病性胃轻瘫用药规律分析 [D]. 沈阳：辽宁中医药大学，2021.

[289] 郭丽红，武晓红，孟晓琴，等. "标本配穴"针灸疗法联合柴胡疏肝散治疗糖尿病性胃轻瘫临床研究 [J]. 中华中医药学刊，2023，41（12）：235-239.

[290] 张国英，吉福玲. 柴胡疏肝散合香砂六君子汤加减辅治糖尿病胃轻瘫（肝郁脾虚型）的临床研究 [J]. 基层中医药，2023，2（6）：51-56.

[291] 崔晓瑞. 柴胡疏肝散加减治疗糖尿病痛性周围神经病变的临床研究 [D]. 西安：陕西中医药大学，2016.

[292] 张鹏翔，张振华，赵蕊，等. 平衡针结合柴胡疏肝散治疗糖尿病痛性周围神经

病变的疗效及部分机制 [J]. 世界中医药，2019，14（7）：1851-1855，1860.

[293] 王阳阳，黄霄云，冯茂胜. 柴胡疏肝散对糖尿病周围神经病变大鼠瞬时受体电位香草酸亚型 1/ 降钙素基因相关肽通路及坐骨神经电生理变化的影响 [J]. 安徽医药，2023，27（7）：1312-1317，1485.

[294] 田智洋. 回顾性分析柴胡舒肝散加减治疗 2 型糖尿病伴焦虑症及网络药理学机制研究 [D]. 沈阳：辽宁中医药大学，2023.

[295] 汤春燕. 老年糖尿病中医证候与情志异常的相关性研究 [D]. 北京：北京中医药大学，2016.

[296] 丁康钰，袁群. 柴胡疏肝散治疗消渴病痹症合并肝郁证 30 例疗效观察 [J]. 临床医药文献电子杂志，2017，4（62）：12129-12130.

[297] 高若愚，刘琼. 柴胡疏肝散联合二甲双胍对 2 型糖尿病合并非酒精性脂肪肝大鼠的作用及机制研究 [J]. 广西医科大学学报，2023，40（11）：1792-1801.

[298] 常硕，刘怀珍，陶庆雪，等. 柴胡疏肝散异病同治 2 型糖尿病、非酒精性脂肪肝和抑郁症的作用机制 [J]. 西南医科大学学报，2023，46（4）：320-325，335.

[299] 董燕萍，李福伦，赵稼莹. 龙胆泻肝汤联合穴位敷贴治疗老年糖尿病足伴失眠的随机对照研究 [J]. 老年医学与保健，2022，28（3）：616-621.

[300] 张蔚. 龙胆泻肝汤化裁治疗 2 型糖尿

病合并带状疱疹临床观察 [J]. 中医药临床杂志, 2017, 29 (9): 1488-1491.

[301] 邓小花, 陈新, 李文军, 等. 中西医结合治疗 2 型糖尿病所致白内障 60 眼 [J]. 西部中医药, 2015, 28 (8): 109-110.

[302] 朴春丽, 王秀阁, 杨世忠. 龙胆泻肝汤加减治疗Ⅳ期糖尿病肾病 30 例临床研究 [J]. 山东中医杂志, 2004, 23 (12): 714-716.

[303] 徐孝旺. 仝小林教授治疗糖尿病伴发湿疹应用龙胆泻肝汤经验 [J]. 中国保健营养, 2020, 30 (28): 88.

[304] 焦恒海. 龙胆泄肝汤加减治疗糖尿病红斑性肢痛症 30 例 [J]. 医学美学美容: 中旬刊, 2014 (5): 647.

[305] 王伟, 赵月霞, 马春丽. 辨证分型论治配合西药治疗糖尿病并发泌尿系感染 49 例 [J]. 陕西中医, 2011, 32 (4): 418-419.

[306] 郭卫庆. 加味半夏厚朴汤治疗糖尿病合并反流性食管炎的临床疗效观察 [J]. 实用糖尿病杂志, 2020, 16 (6): 79-80.

[307] 刘嘉慧. 半夏厚朴汤减轻 CUMS 大鼠肝脏炎症改善糖耐量受损机制的初步研究 [D]. 南京: 南京大学, 2016.

[308] 刘丽芬, 潘洪权, 马蕾. 半夏厚朴汤加味联合耳穴压豆治疗气滞痰阻型糖尿病性胃轻瘫临床观察 [J]. 中医临床研究, 2020, 12 (23): 51-53.

[309] 李金凤. 血府逐瘀汤对糖尿病肾病患者血 TNF-α 及 MCP-1 的影响 [J]. 淮海医药, 2018, 36 (2): 224-226.

[310] 蒋丙义. 血府逐瘀汤治疗 43 例糖尿病肾病临床效果观察 [J]. 基层医学论坛, 2014, 18 (14): 1854-1855.

[311] 高宏. 糖尿病肾病行血府逐瘀汤治疗的临床价值分析 [J]. 中外医疗, 2013, 32 (30): 115-116.

[312] 梁社生, 冯学山, 王礼文, 等. 血府逐瘀汤联合替米沙坦治疗 2 型糖尿病肾病的疗效观察 [J]. 国际医药卫生导报, 2010, 16 (7): 852-855.

[313] 沈子涵, 郜贺, 杨宇峰, 等. 血府逐瘀汤治疗糖尿病肾病疗效 Meta 分析 [J]. 辽宁中医药大学学报, 2019, 21 (1): 136-141.

[314] 万亚琴, 王小琴. 血府逐瘀汤联合西药治疗糖尿病肾病的 Meta 分析 [J]. 临床肾脏病杂志, 2018, 18 (5): 285-290.

[315] 毕鸿昊, 郭惠怡, 陈强. 王清任 "活血化瘀" 思想在糖尿病视网膜病变中的应用 [J]. 中国中医眼科杂志, 2023, 33 (9): 849-853.

[316] 程艳春. 血府逐瘀汤联合丹参饮治疗单纯型糖尿病视网膜病变疗效观察 [J]. 现代中西医结合杂志, 2016, 25 (3): 281-283.

[317] 曲超, 杨宇峰, 宁顺宇, 等. 血府逐瘀汤治疗糖尿病视网膜病变 Meta 分析 [J]. 辽宁中医药大学学报, 2018, 20 (9): 184-188.

[318] 常月辉, 张强, 赵香君. 血府逐瘀汤对糖尿病周围神经病变患者神经传导速度及血清 T-AOC 的影响 [J]. 陕西中医, 2018, 39 (7): 913-915.

[319] 张俊立, 董玮玮, 杨梅, 等. 血府逐瘀汤治疗糖尿病周围神经病变的疗效: 随机对照试验的系统评价与 Meta 分

析 [J]. 亚太传统医药, 2020, 16 (3): 164-171.

[320] 黄超原, 孙术宁, 卢洋, 等. 血府逐瘀汤联合西药治疗糖尿病周围神经病变疗效的 Meta 分析 [J]. 中国实验方剂学杂志, 2016, 22 (13): 187-194.

[321] 石峪力, 王旭. 血府逐瘀汤治疗糖尿病脑病的 Meta 分析 [J]. 海南医学院学报, 2021, 27 (5): 359-366.

[322] 陈莉娜. 血府逐瘀汤治疗糖尿病合并血脂异常 30 例 [J]. 陕西中医, 2011, 32 (11): 1489-1490.

[323] 陈建波. 观察血府逐瘀汤加减治疗中老年 2 型糖尿病失眠患者的临床疗效 [J]. 世界睡眠医学杂志, 2020, 7 (1): 55-57.

[324] 李中华, 常万云. 血府逐瘀汤治疗糖尿病失眠症随机平行对照研究 [J]. 实用中医内科杂志, 2014, 28 (2): 44-46.

[325] 张加华. 血府逐瘀汤辨证治疗糖尿病合并冠心病临床研究 [J]. 亚太传统医药, 2015, 11 (20): 127-128.

[326] 王振洪, 李庆伟. 血府逐瘀汤加减治疗糖尿病伴冠心病 32 例 [J]. 实用中医内科杂志, 2010, 24 (12): 87-88.

[327] 许慧英. 桃核承气汤加减治疗 2 型糖尿病疗效与安全性的系统评价 [C]// 世界中医药学会联合会, 北京中西医结合学会. 世界中医药学会联合会老年医学专业委员会第六届学术年会论文集. 北京: 世界中医药学会联合会, 北京中西医结合学会, 2017.

[328] 熊曼琪, 吴清和. 加味桃核承气汤 (片) 治疗糖尿病临床疗效观察 [J]. 新中

医, 1988 (4): 53.

[329] 张国梁. 加味桃核承气汤降糖作用机制的初步探讨 [J]. 中国医药学报, 1991, 6 (2): 28-31.

[330] 黄燕莉, 盖云, 陶智会, 等. 桃核承气汤加减联合二甲双胍治疗高血压并糖尿病疗效和安全性研究 [J]. 陕西中医, 2021, 42 (S1): 31-32.

[331] 张喜奎, 朱永强. 消渴平胶囊对糖尿病合并高血压大鼠的实验研究 [J]. 福建中医学院学报, 2009, 19 (1): 13-16.

[332] 陈文娟, 杨劲松, 钟妙文. 加味桃核承气汤治疗糖尿病并发脑梗死 48 例 [J]. 中西医结合心脑血管病杂志, 2006, 4 (3): 194-195.

[333] 李赛美, 熊曼琪, 林安钟, 等. 中医不同治法对糖尿病大鼠冠状动脉结扎致心肌缺血预防作用的对比观察 [J]. 中国中西医结合杂志, 2000, 20 (6): 438-440.

[334] 徐阳, 王军. 中药早期干预对糖尿病大血管纤维病变作用研究 [C]// 中华中医药学会. 2016 年中华中医药学会外科分会学术年会论文集. 丹东: 中华中医药学会, 2016.

[335] 李巨奇, 方亚明, 张横柳, 等. 桃核承气汤合六味地黄汤加减治疗阳性精神分裂症继发糖调节受损疗效观察 [J]. 新中医, 2012, 44 (8): 64-66.

[336] 姚猛. 桃核承气汤辅助治疗糖尿病肾病临床疗效的 Meta 分析 [J]. 中医临床研究, 2023, 15 (16): 56-61.

[337] 何丽清, 田剑锋, 储开博. 半夏泻心汤桃核承气汤合方治疗糖尿病胃轻瘫的

临床观察 [J]. 中华中医药学刊, 2010, 28（12）: 2672-2673.

[338] 刘虹汝, 李家桂, 袁靓, 等. 基于网络药理学和实验验证探究补阳还五汤治疗糖尿病的分子机制 [J]. 中国医院药学杂志, 2023, 43（11）: 1201-1208.

[339] 林莉娴, 龙邦盛, 王宝爱. 补阳还五汤调控丝裂原活化蛋白激酶信号通路对2型糖尿病大鼠糖脂代谢的影响 [J]. 河北中医, 2023, 45（9）: 1515-1520.

[340] 裘越, 喻嵘, 武文洁. 中医药治疗糖尿病周围神经病变的用药及 Meta 分析 [J]. 实用中医内科杂志, 2022, 36（8）: 11-14.

[341] 胡光华. 周国英教授运用补阳还五汤治疗消渴痹证经验 [J]. 中国民族民间医药, 2021, 30（23）: 88-91.

[342] 王玥, 赵梓一, 许怀生, 等. 补阳还五汤联合针灸对糖尿病周围神经病变患者血糖代谢、神经传导速度和血液流变学的影响 [J]. 现代生物医学进展, 2022, 22（3）: 472-476.

[343] 谢君成. 补阳还五汤合牛黄散穴位贴敷治疗糖尿病周围神经病变疗效观察 [D]. 广州: 广州中医药大学, 2020.

[344] 韩明珠, 张宏利, 贝鹏剑, 等. 补阳还五汤联合中医定向透药疗法治疗气虚血瘀型糖尿病周围神经病变疗效观察 [J]. 现代中西医结合杂志, 2020, 29（26）: 2876-2880.

[345] 王成, 陈丹, 江桥, 等. 补阳还五汤联合循经取穴冲击波治疗糖尿病周围神经病变的临床疗效观察 [J]. 中华中医药学刊, 2022, 40（7）: 31-34.

[346] 胡光辉. 补阳还五汤联合隔姜灸辅治糖尿病周围神经病变临床研究 [J]. 实用中医药杂志, 2023, 39（6）: 1109-1111.

[347] 赵静, 张建, 胡爱民, 等. 补阳还五汤调控 PI3K/Akt 自噬通路改善糖尿病周围神经病变的机制研究 [J]. 世界临床药物, 2024, 45（1）: 18-25.

[348] 赵静, 张建, 胡爱民. 补阳还五汤对糖尿病周围神经病变大鼠的止痛作用及机制研究 [J]. 广州中医药大学学报, 2024, 41（4）: 1002-1010.

[349] 暴鹏, 李雪, 孙丽莎, 等. 补阳还五汤抑制 TLR4 信号通路减轻 db/db 糖尿病小鼠周围神经病变炎症反应 [J]. 山西医科大学学报, 2020, 51（2）: 153-157.

[350] 李英, 高娜, 黄群, 等. 补阳还五汤加减辅助治疗气阴两虚兼血瘀型非增殖期糖尿病视网膜病变 [J]. 国际眼科杂志, 2022, 22（1）: 99-103.

[351] 范明峰, 蒋荧星, 黄燕. 补阳还五汤加减应用于气阴两虚兼血瘀型非增殖期糖尿病视网膜病变治疗对患者视功能的改善探讨 [J]. 糖尿病新世界, 2024, 27（6）: 19-22.

[352] 段天梦, 贾莹, 张天雅, 等. 补阳还五汤对糖尿病大鼠视网膜病变线粒体途径细胞凋亡的影响 [J]. 中国临床药理学杂志, 2023, 39（17）: 2527-2531.

[353] 陈凯铭, 陈子扬, 石颖, 等. 补阳还五汤对高糖培养的人视网膜微血管内皮细胞自噬和血管形成的干预作用 [J]. 中国中医眼科杂志, 2023, 33（2）: 105-110.

[354] 赵洁, 莫超, 孟立锋, 等. 补阳还五汤

治疗早期糖尿病肾病的疗效及安全性的 Meta 分析 [J]. 中国中药杂志, 2019, 44 (8): 1660-1667.

[355] 黄雅兰, 黄国东, 甘佳丽, 等. 补阳还五汤联合 RAAS 阻断剂治疗早期糖尿病肾病疗效的 Meta 分析 [J]. 辽宁中医杂志, 2019, 46 (7): 1362-1367.

[356] 邵天瑞. 基于 Wnt/β-catenin 信号通路探讨补阳还五汤对 2 型糖尿病肾病大鼠肾脏保护作用的机制研究 [D]. 天津: 天津中医药大学, 2022.

[357] 郑琳琳, 郭登洲. 补阳还五汤对糖尿病肾病小鼠铁死亡的影响 [J]. 中国实验方剂学杂志, 2023, 29 (17): 34-41.

[358] 罗炳基. 补阳还五汤合当归四逆汤治疗糖尿病早期周围血管病变气阴两虚兼血瘀证 41 例 [J]. 福建中医药, 2021, 52 (2): 57-58.

[359] 任小梅. 补阳还五汤联合针灸疗法对糖尿病周围血管病变的疗效分析 [J]. 康复, 2024 (2): 35-38.

[360] 吴红群, 张彦芬, 周恩超, 等. 补阳还五汤联合阿托伐他汀钙对糖尿病周围血管病变患者中医症状积分及生化指标的影响 [J]. 临床医学研究与实践, 2023, 8 (27): 106-109.

[361] 黎永富, 洪佳伟, 林晓璇, 等. 针灸联合补阳还五汤加减治疗老年气虚血瘀型糖尿病足临床研究 [J]. 中西医结合研究, 2023, 15 (4): 222-225, 265.

[362] 骆新波, 陈寅钦, 江永富, 等. 补阳还五汤联合胫骨横向骨搬移治疗糖尿病足的有效性分析 [J]. 系统医学, 2021, 6 (21): 53-56.

[363] 王灵犀. 补阳还五汤联合化腐生肌膏外敷治疗糖尿病足临床观察 [J]. 四川中医, 2015, 33 (11): 63-64.

[364] 张连杰. 补阳还五汤干预糖尿病足溃疡的临床观察及网络药理学研究 [D]. 济南: 山东中医药大学, 2023.

[365] 贺倩倩, 杨晓红, 曹毅. 基于 ERK 信号通路研究补阳还五汤促糖尿病足溃疡愈合的作用机制 [J]. 浙江中西医结合杂志, 2023, 33 (11): 997-1001.

[366] 顾静, 车敏, 李海龙, 等. 加味黄芪桂枝五物汤治疗糖尿病周围神经病变的系统评价 [J]. 中国老年学杂志, 2013, 33 (4): 776-779.

[367] 高岑, 宋俊生, 薛晓焕, 等. 黄芪桂枝五物汤与西药治疗糖尿病周围神经病变疗效比较的系统评价 [J]. 辽宁中医杂志, 2012, 39 (6): 993-1000.

[368] 屈新亮, 赵博, 段广靖, 等. 黄芪桂枝五物汤联合针灸治疗糖尿病周围神经病变有效性及安全性的系统评价 [J]. 中国医院用药评价与分析, 2022, 22 (8): 984-989, 995.

[369] 冯艳娇, 谢沛霖. 黄芪桂枝五物汤治疗早期糖尿病足研究进展 [J]. 亚太传统医药, 2023, 19 (9): 217-221.

[370] 余玲, 董瑞鸿, 宋秋艳, 等. 黄芪桂枝汤治疗糖尿病足疗效及对患者周围神经感觉阈值、微炎症状态的影响 [J]. 中国皮肤性病学杂志, 2019, 33 (1): 82-87.

[371] 韦玉娜, 莫雪梅, 王强, 等. 黄芪桂枝五物汤合生脉饮治疗糖尿病心肌病心脏功能的临床疗效 [J]. 中国实验方剂

学杂志,2021,27(19):104-109.

[372] 李华,赵影,李江菊.中医药治疗糖尿病肾脏微循环障碍 [J].中国实验方剂学杂志,2011,17(10):294-295.

[373] 刘璐.加味黄芪桂枝五物汤治疗糖尿病肾病(Ⅳ-Ⅴ期)的临床对照研究及网络药理学分析 [D].大连:大连医科大学,2023.

[374] 王海源.黄芪桂枝五物汤加味辅治糖尿病肾病早期临床观察 [J].健康必读,2020(26):64.

[375] 陈文宇,姚挺,钟希伟.黄芪桂枝五物汤对老年糖尿病合并髋部骨折术后患者血液高凝状态的影响 [J].糖尿病新世界,2023,26(2):94-97.

[376] 吴成亚,张宏阳,张秀媛.黄芪桂枝五物加味方治疗气阴两虚兼瘀型 2 型糖尿病汗出异常的疗效观察 [J].中医药导报,2021,27(4):92-95.

[377] 延亮.黄芪桂枝五物汤加味联合针灸治疗糖尿病合并继发性不安腿综合征 40 例 [J].河南中医,2015,35(1):22-23.

[378] 孟玲,林庚庭.中西医结合治疗糖尿病神经源性膀胱 44 例 [J].中国实验方剂学杂志,2012,18(19):297-299.

[379] 张楠,张学正,聂建平.黄芪桂枝五物汤治疗糖尿病皮肤瘙痒症 60 例临床观察 [J].健康之友,2020(10):272.

[380] 刘爻.当归四逆汤治疗糖尿病周围神经病变的有效性和安全性的系统评价 [D].北京:北京中医药大学,2018.

[381] 宋跃朋.当归四逆汤合补阳还五汤加减治疗糖尿病下肢血管病变的临床

疗效 [J].临床合理用药杂志,2018,11(30):110-111.

[382] 曹丽.当归四逆汤加味治疗早期糖尿病足疗效观察 [J].糖尿病新世界,2015(12):44-45.

[383] 游卫华,王评,李茂清,等.加味当归四逆汤治疗 0 级糖尿病足的疗效及对血清晚期糖基化终产物水平的影响:随机对照试验 [J].中西医结合学报,2009,7(7):622-628.

[384] 徐耀琳,张国妮.加减沙参麦冬汤联合哌拉西林/舒巴坦治疗 2 型糖尿病合并肺部感染的疗效分析 [J].四川中医,2022,40(11):129-133.

[385] 吴小曼,林文燕,张贻新,等.玉女煎联合沙参麦冬汤治疗阴虚火旺型糖尿病的疗效及对患者血清 Vaspin、Omentin-1 的影响 [J].四川中医,2021,39(2):113-116.

[386] 宋占营,杜进璇,张国.沙参麦冬汤为主辨证治疗糖尿病胃轻瘫 103 例 [J].陕西中医,2012,33(9):1128-1130.

[387] 苏美梅,叶向荣.葛根芩连汤治疗 2 型糖尿病降糖疗效的系统评价 [J].中医临床研究,2020,12(31):136-141.

[388] Tan Y, Liu S, Huang M, et al. Efficacy and safety of Gegen Qinlian decoction in the treatment of type Ⅱ diabetes mellitus: a systematic review and meta-analysis of randomized clinical trials[J]. Front Endocrinol (Lausanne), 2024, 14: 1316269.

[389] 黄玲,肖晓桃.葛根芩连汤加减辅治糖尿病肾病湿热型临床研究 [J].实用

中医药杂志,2023,39(2):312-314.

[390] 邓妍妍,张立波,叶婷婷,等.葛根芩连汤加减对糖尿病肾病血管内皮细胞因子及尿蛋白排泄率的影响[J].世界中医药,2018,13(1):109-111,115.

[391] 罗登贵.基于网络药理学及代谢组学技术探究葛根芩连汤治疗糖尿病肾病作用机理[D].广州:广州中医药大学,2019.

[392] 陈方敏,方秋茹,李香香,等.葛根芩连汤治疗湿热型2型糖尿病患者服用二甲双胍后所致腹泻的疗效观察[J].内蒙古中医药,2022,41(10):20-21.

[393] 陈巧,张绍芬,范少玲,等.葛根芩连汤治疗T2DM患者服用二甲双胍致腹泻的临床观察[J].按摩与康复医学,2021,12(15):23-25.

[394] 邹慧,刘怀珍,胡晓妍,等.复方葛根芩连汤治疗脾虚肝郁、痰瘀内阻型糖尿病合并非酒精性脂肪肝临床观察[J].安徽中医药大学学报,2019,38(1):18-22.

[395] 吴奇志.葛根芩连汤对糖尿病早期视网膜病变患者的VEGF水平及预后的影响分析[J].医学理论与实践,2019,32(7):991-993.

[396] 马晓婕,金兰.葛根芩连汤联合普罗布考对糖尿病视网膜病变患者血清钙镁离子sICAM-1及CTGF水平影响研究[J].现代中西医结合杂志,2018,27(6):657-660.

[397] 刘亮.葛根芩连汤对糖尿病大鼠早期视网膜病变影响的实验研究[J].天津中医药,2016,33(7):425-429.

[398] 郑晓东,冯燕,韩磊.葛根芩连汤治疗湿热阻络型糖尿病周围神经病变患者的效果[J].中国医药导报,2022,19(12):61-65.

[399] 曹谦,李同霞.葛根芩连汤联合硫辛酸治疗老年糖尿病周围神经病变临床疗效评价[J].中华中医药学刊,2017,35(9):2443-2445.

[400] 郭美珍,赵二梅,孙友荣.葛根芩连汤加味对2型糖尿病合并下肢血管病变患者的临床效果及作用机制[J].江西中医药,2021,52(11):43-44.

[401] 张晶,马强,陈荣.葛根芩连汤对2型糖尿病合并下肢血管病变的临床效果及作用机制[J].陕西中医,2018,39(1):86-88.

[402] 张会琴,王改仙,王久玉.葛根芩连汤合小陷胸汤加减治疗2型糖尿病合并高脂血症临床研究[J].河北中医,2016,38(8):1206-1208.

[403] 沈广礼.葛根芩连汤治疗2型糖尿病合并高血压临床观察[J].光明中医,2023,38(8):1502-1504.

[404] 刘德鹏.葛根芩连汤加减治疗2型糖尿病合并桥本氏甲状腺炎的临床疗效观察[D].济南:山东中医药大学,2019.

[405] 刘弘毅,陈岳祺,颜洁,等.中药调节肠道菌群干预2型糖尿病合并骨质疏松患者的影响研究[J].中国骨质疏松杂志,2021,27(11):1572-1575,1593.

[406] 孟宪悦,杨宇峰,石岩.玉女煎治疗2型糖尿病Meta分析[J].辽宁中医药大学学报,2019,21(7):177-181.

[407] 应亚利,黄强.玉女煎联合西药治疗2型糖尿病阴虚热盛证的临床效果[J].中华全科医学,2019,17(11):1945-1947.

[408] 张鸣,孙必强.玉女煎加减方对高血糖大鼠的实验研究[J].中国实验方剂学杂志,2008,14(7):54-56.

[409] 梁瑞峰,葛文静,宋献美,等.玉女煎加减牛膝对阴虚内热型糖尿病大鼠糖脂代谢、炎症反应的影响[J].中国实验方剂学杂志,2024,30(2):46-55.

[410] 欧阳美萍,刘倩,胡苗青,等.加减玉女煎治疗胃热阴虚型糖尿病肾病临床观察[J].亚太传统医药,2021,17(3):75-78.

[411] 李唯佳,胡岗,葛星.玉女煎加减治疗肾移植术后血糖增高15例[J].浙江临床医学,1999,1(4):256.

[412] 宋阳阳,王奕锦,庄舒婷,等.玉女煎治疗糖尿病肾病的网络药理学研究及实验验证[J].福建中医药,2023,54(3):35-42.

[413] 肖瑞,张柏玮,唐超琼,等.玉女煎加味治疗胃热阴虚型糖尿病并发症牙周炎的临床研究[J].智慧健康,2023,9(27):186-189,198.

[414] 谢佳伶.针药结合治疗糖尿病牙周炎(胃热阴虚)的疗效观察[D].广州:广州中医药大学,2022.

[415] 王卫.基于Nrf2信号通路的玉女煎防治糖尿病心肌病作用机制研究[D].济南:山东中医药大学,2022.

[416] 陈丽娟,洪兵,于一江.玉女煎加增液汤化裁方治疗糖尿病酮症酸中毒临床观察[J].中华中医药学刊,2014,32(5):1235-1237.

[417] 李靖.玉女煎加减治疗糖尿病性周围神经病变50例[J].四川中医,2002,20(10):47.

[418] 王瑶.基于结构化住院病历采集信息的2型糖尿病周围神经病变中医证治研究[D].北京:中国中医科学院,2009.

[419] 戴琴,徐骁.黄芪桂枝五物汤加味联合玉女煎治疗糖尿病周围神经病变临床研究[J].陕西中医,2018,39(4):482-484.

[420] 许艳红.糖尿病视网膜病变的中医药治疗近况[J].光明中医,2011,26(6):1230.

[421] 张再云.糖尿病合并白内障1例治验[J].山西中医,1992,8(6):31.

[422] 王怀彬,杨集群.玉女衍宗饮治疗糖尿病性阳痿90例疗效观察[J].吉林中医药,2001,21(1):35-36.

[423] 王李民.玉女煎加味治疗糖尿病皮肤瘙痒症102例[J].新中医,2009,41(11):88.

[424] 朱洁萍.茵陈五苓散对糖调节受损人群胰岛素抵抗及炎症因子水平的影响[D].广州:广州中医药大学,2015.

[425] 蔡志敏.五苓散加味联合二甲双胍治疗痰浊中阻证2型糖尿病的疗效观察[J].云南中医中药杂志,2021,42(8):48-50.

[426] 马超,郑云鹏.五苓散加减与盐酸贝那普利片联用治疗老年糖尿病肾病的效果[J].中国医学创新,2023,20(23):32-36.

[427] 陈海珊，周珂．补阳还五汤联合五苓散对气虚血瘀型糖尿病肾病患者血清LN、PC-Ⅲ、Col-Ⅳ的影响[J]．山西中医，2023，39（6）：18-20，23.

[428] 王诗怡，佟奕霖，杨宇峰，等．基于网络药理学五苓散改善糖尿病肾病作用机制研究[J]．辽宁中医药大学学报，2021，23（1）：145-150.

[429] 梁嘉慧．加减五苓散干预糖尿病并白内障术后黄斑水肿的临床研究[D]．广州：广州中医药大学，2020.

[430] 马宇，刘意，牛琳琳，等．复方血栓通胶囊联合五苓散加减辨治糖尿病视网膜病变围光凝期的临床研究[J]．中国中医基础医学杂志，2015，21（5）：557-558，570.

[431] 张林平．中药五苓散加味治疗糖尿病黄斑水肿的临床分析[J]．糖尿病新世界，2014，34（10）：5-6.

[432] 陈杭，张育军，段玉红，等．加味五苓散联合琥珀酸索利那新治疗血瘀水停型糖尿病神经源性膀胱的临床观察[J]．中国中西医结合外科杂志，2021，27（3）：433-438.

[433] 刘青，李赛美，徐笋晶，等．李赛美运用加味五苓散治疗糖尿病神经源性膀胱的辨治处方分析[J]．中华中医药杂志，2017，32（10）：4716-4718.

[434] 蔡宏桂，姚南珍，李思韵，等．茵陈五苓散联合利拉鲁肽对肥胖型2型糖尿病患者糖脂代谢、胰岛素敏感性和氧化应激的影响[J]．现代生物医学进展，2024，24（1）：162-166.

[435] 何东盈，刘晓霞，刘天，等．茵陈五苓散联合穴位按摩治疗痰湿型肥胖2型糖尿病的临床疗效观察[J]．中华中医药学刊，2022，40（5）：227-230.

[436] 王勇，张宁，王丽伟，等．五苓散治疗2型糖尿病合并代谢相关脂肪性肝病疗效观察[J]．山西中医，2024，40（2）：15-18.

[437] 何慧嫦，陈房木，禤姗妮．五苓散加味治疗2型糖尿病合并血脂异常的临床观察[J]．特别健康，2022（17）：135-136.

[438] 刘爱萍，刘明，高亚，等．基于网络药理学和分子对接的四妙散治疗糖尿病周围神经病变机制研究[J]．中国医药导刊，2023，25（3）：271-280.

[439] 邓永军．从络病论治糖尿病周围神经病变[J]．河南中医，2008，28（5）：37.

[440] 王聪．糖尿病足治疗中补阳还五汤合四妙丸的应用效果评估[J]．双足与保健，2019，28（8）：51-52.

[441] 王小艳．补阳还五汤合四妙丸加减治疗糖尿病足30例[J]．内蒙古中医药，2010，29（17）：14.

[442] 王金彪，骆天炯，程坤，等．加减四妙散对2型糖尿病模型小鼠血脂血糖的干预作用研究[J]．江苏中医药，2016，48（6）：79-82.

[443] 张燕．基于网络药理学探究四妙丸治疗痛风的有效成分和作用机制[D]．保定：河北大学，2020.

[444] 袁丽莎，杨荣禄，娄文凤，等．张宁分期辨治糖尿病周围神经病变经验[J]．山东中医杂志，2024，43（1）：70-75.

[445] 仲奕瑾．平胃散加味联合洛塞那肽注射液治疗超重/肥胖2型糖尿病（脾虚

湿困证）的临床研究 [D]. 成都：成都中医药大学，2022.

[446] 张国庆，张聚府，赵金伟. 芩连平胃散治疗湿热困脾证 2 型糖尿病及对血糖和血脂的影响 [J]. 陕西中医，2011，32（4）：425-426.

[447] 黄文忠. 加味平胃散治疗脾虚痰湿证肥胖型糖尿病前期的临床疗效观察 [D]. 福州：福建中医药大学，2022.

[448] 黄一涛，谭国勋. 医学营养治疗结合平胃散加减对孕前高体重指数痰湿质孕妇体重增长及妊娠结局的影响 [J]. 妇儿健康导刊，2023，2（24）：85-87，94.

[449] 崔东晓，袁鹰. 加味平胃散配合脉络宁注射液治疗糖尿病周围神经病变 35 例临床观察 [J]. 河北中医，2008，30（9）：924-925.

[450] 林城波，郑丽玲，林壮盛. 半夏泻心汤合平胃散治疗糖尿病性胃肠病临床观察 [J]. 临床合理用药杂志，2018，11（13）：45-46.

[451] 张东鹏，张定华. 半夏泻心汤合平胃散治疗糖尿病性胃肠病临床观察 [J]. 西部中医药，2015，28（9）：105-107.

[452] 王海波. 半夏泻心汤与平胃散联合西药治疗糖尿病胃肠病的临床效果观察 [J]. 中文科技期刊数据库（全文版）医药卫生，2022（8）：27-29

[453] 杨万胜，张培红. 平胃散加味对糖尿病胃轻瘫的改善作用 [J]. 中国中医药科技，2018，25（6）：884-885.

[454] 吕文君. 平胃散联合莫沙必利治疗糖尿病胃轻瘫的疗效观察 [J]. 内蒙古中医药，2013，32（30）：14-15.

[455] 白清. 平胃散加味治疗糖尿病胃轻瘫 57 例 [J]. 国医论坛，2005，20（5）：22-23.

[456] 冯璐璐，赵佳欣. 香砂平胃颗粒联合莫沙必利胶囊治疗 2 型糖尿病合并消化不良的疗效研究 [J]. 中国现代药物应用，2021，15（5）：113-115.

[457] 李秀珍. 加味平胃散治疗降糖药性胃肠道反应 [J]. 云南中医学院学报，2001，24（2）：43.

[458] 陈维铭，王馨然. 半夏白术天麻汤对单纯性肥胖患者胰岛素抵抗的影响 [J]. 现代中西医结合杂志，2004，13（2）：153-154，158.

[459] 唐莎莎. 对糖尿病合并高血压患者实施半夏白术天麻汤治疗的方法和临床效果分析 [J]. 中国科技期刊数据库：医药，2021（10）：44-45.

[460] 吴迪，李克明. 半夏白术天麻汤合丹参酮对痰瘀阻络型糖尿病合并高血压患者干预作用的临床研究 [J]. 世界中西医结合杂志，2018，13（3）：414-417.

[461] 王玲玲. 半夏白术天麻汤治疗脾虚痰湿型糖尿病合并眩晕 [J]. 中医学报，2018，33（11）：2099-2103.

[462] 闫红静. 中西医疗法用于 2 型糖尿病并椎-基底动脉供血不足性眩晕患者中的效果 [J]. 糖尿病天地，2018，15（12）：1.

[463] 郭珊. 二陈汤干预痰湿质糖尿病前期的临床研究 [D]. 济南：山东中医药大学，2021.

[464] 吴良辉，吴秋英，陈弼沧. 平胃二陈汤治疗痰湿型糖尿病前期的临床疗效观察 [J]. 中国民族医药杂志，2023，29（6）：12-13.

[465] 曹翼. 二陈汤化裁改善 2 型糖尿病胰岛素抵抗临床研究 [D]. 上海：上海中医药大学，2015.

[466] 林称心，李光智. 二陈汤加味联合二甲双胍片对超重肥胖 2 型糖尿病（脾虚痰湿型）患者的影响 [J]. 四川中医，2022，40（10）：127-131.

[467] 郑夏洁. 二术二陈汤联合八段锦治疗腹型肥胖 2 型糖尿病患者的临床疗效观察及其对 IL-6 的影响 [J]. 广州中医药大学学报，2022，39（2）：249-255.

[468] 司圣海，王勇，王定远，等. 加味二陈汤治疗 2 型糖尿病合并湿热蕴脾型非酒精性脂肪肝的效果观察 [J]. 当代医药论丛，2022，20（10）：177-180.

[469] 崔杨霖，魏雪晴，郭玉梦，等. 加减二陈汤联合十二经流注针刺治疗 2 型糖尿病合并非酒精性脂肪性肝病痰湿内蕴证临床观察 [J]. 中医临床研究，2024，16（6）：50-54.

[470] 陈秀玲. 逍遥方合二陈汤化裁治疗 2 型糖尿病胃轻瘫 80 例 [J]. 中国社区医师：医学专业，2011，13（5）：132.

[471] 蔡星晖. 二陈汤加减治疗糖尿病周围神经病变的疗效观察 [J]. 中国处方药，2017，15（11）：113-114.

[472] 王珊珊，杨艳，杜少斐. 温胆汤辅助利拉鲁肽治疗肥胖型 2 型糖尿病患者的效果及对机体代谢的影响 [J]. 医学理论与实践，2023，36（17）：2927-2929.

[473] 金文流. 温胆汤加减对 2 型糖尿病血糖、糖化血红蛋白及血液流变学的影响 [J]. 实用糖尿病杂志，2018，14（4）：43.

[474] 张浩. 加味温胆汤治疗糖尿病伴冠心病患者临床价值研究 [J]. 中外医学研究，2015，13（11）：53-55.

[475] 韩伟华，刘宇翔，许承业，等. 加味温胆汤对糖尿病患者自主神经功能紊乱的疗效及心率变异性的影响 [J]. 中国医学创新，2022，19（21）：70-73.

[476] 刘超，王琳，姚凤云，等. 加味温胆汤调控 NF-κB/NLRP3 通路干预炎性反应抗大鼠糖尿病动脉粥样硬化的机制 [J]. 中国实验方剂学杂志，2024，30（14）：71-77.

[477] 姚欣艳，范良，张黎. 温胆汤加味治疗糖尿病性脑梗死临床观察 [J]. 中华中医药学刊，2009，27（4）：867-869.

[478] 梁婕，石崟力，盛沛，等. 温胆汤治疗糖尿病胃轻瘫的 Meta 分析 [J]. 内蒙古中医药，2022，41（7）：137-141.

[479] 王永笛，宋振河，迟海燕，等. 温胆汤加减联合西药治疗初发 2 型糖尿病合并非酒精性脂肪性肝病临床研究 [J]. 四川中医，2018，36（6）：98-100.

[480] 周军利. 温胆汤加减联合保留灌肠治疗糖尿病肾病临观察 [J]. 四川中医，2017，35（1）：105-107.

[481] 刘娟娟. 温胆汤加减辅治终末期糖尿病肾病对高通量血液透析中炎症及氧化应激的影响 [J]. 实用中医药杂志，2024，40（1）：90-92.

[482] 张文贤，薛晓彤. 温胆汤干预糖尿病视网膜病变核转录因子 -κB 表达的研究 [J]. 中医临床研究，2023，15（1）：104-108.

[483] 闫丰华，李宗枝，郑加军，等. 驻景丸

合温胆汤加减辨治肝肾阴虚、痰瘀互结证糖尿病视网膜病变患者的临床效果及可能机制探讨 [J]. 世界中医药，2018，13（8）：1903-1907.

[484] 包天极，王莉. 温胆汤加味辅治痰气互结型消渴合并郁证疗效观察 [J]. 临床合理用药杂志，2019，12（7）：20-22.

[485] Sifeng Zhou, Haishu Xu, Jieyun Zhu, et al. Clinical efficacy and metabolomics study of Wendan Decoction in the treatment of Phlegm-dampness obstructive sleep apnea-hypopnea syndrome with type 2 diabetes mellitus[J]. J Ethnopharmacol，2023，317：116775.

[486] 吴芳. 黄连温胆汤及其加减方联合西药治疗 2 型糖尿病的 Meta 分析 [D]. 哈尔滨：黑龙江中医药大学，2023.

[487] 王宁. 黄连温胆汤改善血糖、血脂、血压临床疗效及安全性的 Meta 分析 [D]. 哈尔滨：黑龙江中医药大学，2021.

[488] 陈伟. 黄连温胆汤联合美托洛尔对 2 型糖尿病合并心律失常病人血清脂联素、肿瘤坏死因子 -α 水平及心率变异性的影响 [J]. 中西医结合心脑血管病杂志，2019，17（15）：2312-2315.

[489] 曹丽云. 黄连温胆汤联合西药治疗 2 型糖尿病合并（气虚痰瘀互阻型）心绞痛 65 例的临床观察 [J]. 中西医结合心血管病电子杂志，2016，4（30）：169-171.

[490] 呼永河，李静，武娜杰，等. 加味黄连温胆汤治疗糖尿病无症状心肌缺血的临床观察 [J]. 中国中西医结合杂志，2005，25（9）：790-793.

[491] 江应露，尹加亮，李学军. 黄连温胆汤联合前列地尔对脑梗死合并糖尿病患者的疗效及 sICAM-1 的影响 [J]. 分子诊断与治疗杂志，2023，15（9）：1618-1621，1626.

[492] 郭方方. 黄连温胆汤加减治疗糖尿病前期（湿热内蕴兼血瘀证）的临床疗效观察 [D]. 郑州：河南中医药大学，2019.

[493] 苏明，韩阳. 加味黄连温胆汤治疗 2 型糖尿病合并抑郁 32 例疗效观察 [J]. 天津中医药，2013，30（8）：465-466.

[494] 林琳. 探讨黄连温胆汤加减治疗糖尿病合并痰热扰心型不寐病的临床疗效 [J]. 中国现代药物应用，2019，13（24）：213-215.

[495] 施莹，赖龙胜，黄腾蛟，等. 黄连温胆汤联合贝那普利治疗湿热中阻型糖尿病肾病临床观察 [J]. 中国中医药现代远程教育，2021，19（11）：144-147.

[496] 赵丽. 黄连温胆汤联合中医护理干预治疗糖尿病足的临床疗效 [J]. 医学食疗与健康，2021，19（24）：30，36.

[497] 李芳. 黄连温胆汤联合中医护理干预治疗糖尿病足的临床观察 [J]. 中国民间疗法，2020，28（17）：86-88.

[498] 周亚丽，曲琳，周亚平，等. 加味黄连温胆汤对糖尿病周围神经病变患者神经功能的保护作用观察 [J]. 湖南中医药大学学报，2018，38（1）：96-99.

[499] 蔡春芳. 黄连温胆汤治疗 47 例糖尿病合并眩晕的临床应用 [J]. 内蒙古中医药，2014，33（27）：22.

[500] 杜彪，刁云，舒云峰，等. 消渴方加减

联合二甲双胍治疗 2 型糖尿病效果的
Meta 分析 [J]. 山东医药, 2020, 60 (29):
78-81.

[501] 张蔚, 雷鸣. 消渴方治疗气阴两虚型 2
型糖尿病疗效的 Meta 分析 [J]. 中国
药房, 2018, 29 (20): 2851-2855.

[502] 孙晓泽, 谭高峰, 刘爱华. 消渴方加减
对气阴两虚夹瘀型糖尿病肾病的内皮
损伤、氧化应激及生化指标的影响 [J].
中国实验方剂学杂志, 2019, 25 (9):
43-48.

[503] 陈焕旭, 李锋, 李智俐. 消渴方治疗糖
尿病肾病患者的疗效及其部分机制 [J].
世界中医药, 2019, 14 (7): 1723-1727,
1732.

[504] 董建华. 消渴方和消痹方与甲钴胺联
用应用于 2 型糖尿病周围神经病变患
者中的分析 [J]. 健康管理, 2020 (27):
122.

[505] 李亚娟. 消渴方颗粒剂治疗糖尿病周
围神经病变疗效观察 [J]. 现代中西医
结合杂志, 2010, 19 (13): 1602-1603.

[506] 胡伟. 消渴方加减治疗热盛伤津证糖
尿病下肢动脉粥样硬化性疾病的效果
观察 [J]. 中国现代药物应用, 2022,
16 (8): 164-167.

[507] 陈文一, 姚奏英, 胡慧. 消渴方加减治
疗热盛伤津证 2 型糖尿病下肢动脉粥
样硬化性病变临床研究 [J]. 新中医,
2019, 51 (9): 122-124.

[508] 殷淑媛. 消渴方联合中药熏洗治疗阴虚
热盛型糖尿病合并下肢麻木者的临床
分析 [J]. 中华养生保健, 2022, 40 (23):
31-34.

[509] 彭伟, 白雪. 2 型糖尿病患者糖脂代谢
检测及自拟消渴方干预作用研究 [J].
辽宁中医药大学学报, 2018, 20 (3):
195-198.

[510] 刘莹, 李嘉鑫, 刘勇明. 消渴方联合二
甲双胍对乳腺癌合并 2 型糖尿病患者
血糖控制疗效及凋亡相关因子水平的
影响 [J]. 中国医学创新, 2020, 17 (14):
84-88.

[511] 张蕊. 麻子仁丸加减方治疗糖尿病性
便秘患者临床观察及对 VIP 和 CCK
的影响 [D]. 合肥: 安徽中医药大学,
2018.

[512] 邢利旋, 黄少妮, 林华容, 等. 归桃麻
子仁丸加减治疗老年 2 型糖尿病便秘
的临床观察 [J]. 中医临床研究, 2021,
13 (18): 65-67, 75.

[513] 张皓, 魏敬, 倪敏, 等. 麻仁丸联合二
甲双胍治疗 2 型糖尿病后肠道菌群变
化研究 [J]. 中国处方药, 2017, 15 (12):
91-92.

[514] 徐泽鹤, 易佳佳. 麻子仁丸加味治疗 2
型糖尿病的临床疗效 [J]. 当代医药论
丛, 2014, 12 (3): 274-275.

[515] 董志强. 五子衍宗丸加减治疗 2 型糖
尿病阳痿 60 例 [J]. 中文科技期刊数
据库 (引文版) 医药卫生, 2017 (11):
199.

[516] 曹琳, 赵晓丽, 谢绍锋, 等. 五子衍宗
丸联合十一酸睾酮胶丸治疗男性 2 型
糖尿病合并迟发性性腺功能减退症
42 例 [J]. 西部中医药, 2019, 32 (12):
73-76.

[517] 徐恬. 五子衍宗汤对肾虚型早期糖尿

病肾病患者的疗效研究及 IL-6 的影响 [D]. 南京：南京中医药大学，2019.

[518] 徐婷芳. 五子衍宗丸加味方治疗脾肾亏虚兼瘀证Ⅲ期糖尿病肾病的疗效研究 [D]. 福州：福建中医药大学，2014.

[519] 张继阳. 六味地黄丸合五子衍宗丸治疗早中期糖尿病肾病的疗效分析 [J]. 中文科技期刊数据库（全文版）医药卫生，2022（5）：149-151.

[520] 徐杰，周霜，谢旦红，等. 五子衍宗汤加味治疗非增殖期糖尿病视网膜病变临床研究 [J]. 浙江中医杂志，2024，59（1）：27-28.

[521] 贾锐馨，李国永，杨立霞，等. 旋覆代赭汤对不同证型糖尿病胃轻瘫患者促胃动力的研究 [J]. 辽宁中医杂志，2012，39（12）：2425-2426.

[522] 李国永，贾锐馨，侯超，等. 旋覆代赭汤治疗脾胃虚弱型糖尿病胃轻瘫临床观察 [J]. 辽宁中医杂志，2012，39（11）：2231-2232.

[523] 贾锐馨，李国永，席洪涛，等. 大剂量旋覆代赭汤治疗脾胃虚弱型糖尿病胃轻瘫临床观察 [J]. 辽宁中医药大学学报，2012，14（9）：114-115.

[524] 贾锐馨，李国永，董瑞臣，等. 旋覆代赭汤治疗脾胃虚弱型糖尿病胃轻瘫量 - 效关系临床研究 [J]. 浙江中医药大学学报，2012，36（4）：375-376.

[525] 肖东靖. 旋覆代赭汤治疗脾胃虚弱证糖尿病胃轻瘫的临床研究 [J]. 智慧健康，2022，8（1）：149-151.

[526] Mehrnaz Asgharnezhad, Farahnaz Joukar, Mohammad Fathalipour, et al. Gastr-oineestinal aymptoms in patients with diabetes mellitus and non-diabetic: A cross-sectional study in north of Iran[J]. Diabetes Metab Syndr, 2019, 13（3）：2236-2240.

[527] 韩斐斐，张艺，李锐，等. 知柏地黄丸合白虎汤治疗 2 型糖尿病的疗效观察 [J]. 辽宁中医杂志，2023，50（5）：138-141.

[528] 雷琳丽，曾小石，彭婵. 白虎汤辅助治疗 2 型糖尿病燥热津伤证患者的效果 [J]. 深圳中西医结合杂志，2021，31（12）：52-54.

[529] 李文花，罗加坤，李明强. 白虎汤治疗 2 型糖尿病的临床疗效 [J]. 医学理论与实践，2014，27（2）：194-195.

[530] 石青，毛以林. 加味白虎汤治疗 2 型糖尿病 55 例临床观察 [J]. 新中医，2007，39（2）：75-76.

[531] 李媛媛，罗琴，文静娴，等. 白虎汤联合中药石蜡疗法治疗 2 型糖尿病患者的临床疗效及对 IRS-1/PI3K/Akt 信号通路的影响 [J]. 四川中医，2024，42（6）：99-102.

[532] 祝文勃，胡佩真. 知柏地黄汤合白虎汤加减联合西药对老年 2 型糖尿病患者中医证候、血糖及胰岛功能的影响 [J]. 黑龙江医药，2024，37（2）：354-356.

[533] 汪朝振，孟洁. 加味白虎汤联合胰岛素强化对初诊 2 型糖尿病治疗的预后研究 [J]. 药品评价，2022，19（10）：603-605.

[534] 汪艳茹. 白虎汤联合胰岛素治疗 2 型糖尿病急性高血糖的临床疗效分析 [J].

糖尿病新世界, 2016, 19(7): 1-2.

[535] 王宝玉, 王晓东. 白虎汤合肾气丸治疗糖尿病肾病 [J]. 中医学报, 2018, 33(10): 1904-1907.

[536] 贯君. 木丹颗粒联合白虎汤加味治疗Ⅱ型糖尿病心自主神经病变患者效果及对泌汗功能的影响研究 [J]. 首都食品与医药, 2024, 31(3): 148-151.

[537] 陈泽瑶, 陈家祈, 张琦, 等. 白虎加人参汤治疗 2 型糖尿病 Meta 分析 [J]. 陕西中医, 2024, 45(7): 989-994.

[538] 侯亚莉, 张雨, 林梅. 白虎加人参汤对 2 型糖尿病患者氧化应激水平与胰岛素敏感性的影响 [J]. 中药药理与临床, 2017, 33(5): 192-194.

[539] 刘波. 白虎人参汤对 2 型糖尿病糖脂代谢及胰岛素抵抗的影响 [J]. 实用中西医结合临床, 2021, 21(20): 27-28.

[540] 郑家铿, 戴锦成, 杨竣联, 等. 人参白虎汤加减方对糖尿病大鼠血糖及免疫功能影响的实验研究 [J]. 福建中医学院学报, 2001, 11(1): 40-43.

[541] 杨鑫培. 白虎加人参汤加减联合耳穴压豆治疗 2 型糖尿病肺胃热盛证临床观察 [J]. 河南中医, 2023, 43(4): 504-508.

[542] 黄雅兰, 张艳玲, 吴勇军, 等. 基于网络药理学和实验验证探讨白虎加人参汤治疗 2 型糖尿病的分子机制 [J]. 世界科学技术: 中医药现代化, 2022, 24(6): 2217-2229.

[543] 许慧英. 白虎加人参汤联合降糖西药治疗 2 型糖尿病临床疗效的系统评价 [D]. 大连: 大连医科大学, 2016.

[544] 容燕虹. 白虎加人参汤治疗糖尿病 (肺胃热盛) 随机平行对照研究 [J]. 实用中医内科杂志, 2019, 33(5): 32-34.

[545] 莫瑞娟. 白虎加人参汤治疗糖尿病 (津伤燥热证) 疗效观察 [J]. 内蒙古中医药, 2020, 39(5): 36-37.

[546] 贺迎春, 王蕊, 石娅萍, 等. 白虎加人参汤治疗 2 型糖尿病有效性与安全性的 Meta 分析 [J]. 光明中医, 2022, 37(12): 2079-2085.

[547] 屈桢明, 杨宇峰. 白虎加人参汤治疗 2 型糖尿病的系统评价和 Meta 分析 [J]. 中国处方药, 2022, 20(3): 16-19.

[548] 吕树泉, 张辉, 张淑芳, 等. 白虎加人参汤对 2 型糖尿病大鼠脂代谢的影响 [J]. 世界中医药, 2024, 19(7): 962-968.

[549] 廖思, 刘雪梅, 赵恒侠, 等. 白虎加人参汤对 2 型糖尿病患者氧化应激水平与血清脂联素的影响 [J]. 广州中医药大学学报, 2020, 37(7): 1229-1234.

[550] 谭丹妮, 喻嵘, 吴勇军, 等. 白虎加人参汤对高脂饮食诱导的 2 型糖尿病 MKR 小鼠白色脂肪组织炎症及肝脏脂肪变性的影响 [J]. 中药新药与临床药理, 2023, 34(5): 571-580.

[551] 陈昱彤, 喻嵘, 吴玉芩, 等. 白虎加人参汤对 MKR 糖尿病鼠肝脏 PI3K/Akt 信号通路的影响 [J]. 中国实验方剂学杂志, 2023, 29(5): 114-121.

[552] 谭丹妮, 向琴, 俞赟丰, 等. 白虎加人参汤治疗肥胖症合并 2 型糖尿病的潜在活性成分及作用机制分析 [J]. 中国实验方剂学杂志, 2024, 30(13): 1-10.

[553] 史国锋. 白虎加人参汤加减联合二甲双胍治疗直肠癌合并糖尿病临床观察 [J]. 实用中医药杂志, 2023, 39 (4): 716-718.

[554] 史留阳, 谭丹妮, 刘秀, 等. 白虎人参汤合枳实薤白桂枝汤对糖尿病心肌病 MKR 小鼠心肌细胞焦亡的影响 [J]. 湖南中医药大学学报, 2023, 43 (4): 591-597.

[555] 陆汉军, 白凝凝. 白虎加人参汤加减治疗糖尿病酮症酸中毒 15 例 [J]. 中国中医急症, 2007, 16 (7): 877-878.

[556] 廖思. 白虎加人参汤治疗糖尿病酮症酸中毒的临床疗效观察 [D]. 广州: 广州中医药大学, 2020.

[557] 楚淑芳, 赵恒侠, 刘德亮, 等. 白虎加人参汤联合西医治疗对热盛伤津证糖尿病酮症患者的疗效观察: 回顾性真实世界研究 [J]. 世界中医药, 2019, 14 (7): 1743-1747.

[558] 王杰, 张铁征, 徐书芬, 等. 白虎加人参汤联合胰岛素强化治疗糖尿病酮症酸中毒对血气指标及氧化应激的影响 [J]. 辽宁中医杂志, 2022, 49 (11): 72-75.

[559] 刘旭, 钟国威, 刘天晟, 等. 白虎加人参汤对 MKR 转基因 2 型糖尿病小鼠创面感染的作用 [J]. 中草药, 2022, 53 (10): 3032-3043.

[560] 赵晟. 柴胡桂枝干姜汤治疗肝郁脾虚型 2 型糖尿病的临床疗效观察 [D]. 济南: 山东中医药大学, 2022.

[561] 刘晶. 柴胡桂枝干姜汤化裁治疗寒热错杂型糖尿病的临床观察 [J]. 中国民间疗法, 2022, 30 (23): 87-90.

[562] 吕翠岩, 贾晓蕾, 郑爽, 等. 柴胡桂枝干姜汤方化裁治疗 2 型糖尿病患者血糖控制不佳 45 例效果观察 [J]. 北京中医药, 2019, 38 (12): 1219-1222.

[563] 李梦豪. 柴胡桂枝干姜汤加味方治疗胆郁脾虚型 2 型糖尿病患者临床观察 [D]. 郑州: 河南中医药大学, 2019.

[564] 甘媞嗒. 基于文献研究以柴胡桂枝干姜汤治疗 2 型糖尿病配伍用药规律 [D]. 沈阳: 辽宁中医药大学, 2023.

[565] 黄晓, 赵书阁, 白颖舜, 等. 经方治疗脾瘅病临床研究 [J]. 中国中医药现代远程教育, 2020, 18 (20): 84-86.

[566] 李晶, 赵国栋, 张红珍, 等. 安寐止渴汤治疗糖尿病合并失眠 (肝郁脾虚型) 经验探讨 [J]. 基层医学论坛, 2024, 28 (23): 153-156.

[567] 郑云鹏, 马超. 观察柴胡桂枝干姜汤合桂枝茯苓丸加减对老年糖尿病皮肤瘙痒症的临床疗效 [J]. 医学理论与实践, 2023, 36 (17): 2959-2962.

[568] 吴贻军, 胡曾凡. 柴胡桂枝干姜汤合桂枝茯苓丸治疗糖尿病皮肤瘙痒症临床疗效观察 [J]. 亚太传统医药, 2017, 13 (21): 146-147.

[569] 陈玉鹏, 汤怡婷, 张美珍, 等. 从柴胡桂枝干姜汤主厥阴论治糖尿病周围神经病变 [J]. 世界中医药, 2021, 16 (5): 696-699.

[570] 杨彩虹. 岳仁宋教授运用柴胡桂枝干姜汤治疗糖尿病自主神经病变经验总结 [D]. 成都: 成都中医药大学, 2014.

[571] 荣均锋, 梁鲁. 柴胡桂枝干姜汤治疗糖尿病自主神经病的临床疗效 [J]. 内

蒙古中医药, 2021, 40 (5): 39-41.

[572] 曾祥哲, 王东. 从少阳太阴合病角度探析糖尿病腹泻 [J]. 亚太传统医药, 2020, 16 (6): 89-91.

[573] 毛艳红, 王艳芳. 柴胡桂枝干姜汤治疗寒热错杂型糖尿病腹泻 30 例 [J]. 河南中医, 2017, 37 (6): 968-970.

[574] 李雪尘. 柴胡桂枝干姜汤联合穴位注射治疗胆热脾寒型糖尿病腹泻的临床研究 [J]. 糖尿病天地, 2020, 17 (3): 64-65.

[575] 常名空, 高丽娜. 柴胡桂枝干姜汤加减联合老十针治疗糖尿病肠病临床观察 [J]. 光明中医, 2017, 32 (22): 3282-3283, 3298.

[576] 张武根. 温脾补肾疏肝法对糖尿病合并高脂血症的临床疗效 [J]. 现代医药卫生, 2014, 30 (14): 2209-2210.

[577] 胡锦浩, 邰贺, 李嘉鑫, 等. 基于"态靶结合"理论探讨乌梅丸治疗糖尿病机制 [J]. 辽宁中医药大学学报, 2024, 26 (5): 107-111.

[578] 谢更钟, 何艳惠, 张志玲, 等. 经方乌梅丸治疗上热下寒型 2 型糖尿病疗效观察 [J]. 中医药临床杂志, 2017, 29 (8): 1272-1276.

[579] 吴帆, 刘圣徽, 朱金华, 等. 乌梅丸对 2 型糖尿病模型大鼠 NF-κB p65 及 GLP-1 的影响 [J]. 中国实验方剂学杂志, 2018, 24 (21): 144-148.

[580] 周国佩, 吴帆, 朱金华, 等. 乌梅丸对 2 型糖尿病模型大鼠肠道菌群、炎性因子及短链脂肪酸的影响 [J]. 中国实验方剂学杂志, 2020, 26 (10): 8-15.

[581] 刘圣徽, 吴帆, 万红娇. 乌梅丸治疗糖尿病胃轻瘫的 Meta 分析 [J]. 江西中医药, 2017, 48 (7): 42-44.

[582] 徐海虹, 余旭彪, 赵佳丽, 等. 乌梅丸加减方治疗糖尿病胃轻瘫的疗效观察及其对胃肠激素的影响 [J]. 中国中医药科技, 2022, 29 (5): 861-863.

[583] 罗屏, 彭薇淇, 谭海灯. 乌梅丸汤剂加减方治疗糖尿病胃轻瘫的临床效果探究 [J]. 黑龙江中医药, 2018, 47 (2): 12-13.

[584] 陈瑞斌. 乌梅丸联合中药熏洗治疗厥阴型糖尿病周围神经病变的疗效观察 [D]. 广州: 广州中医药大学, 2020.

[585] 许宗颖, 张冬梅, 陆瑞敏, 等. 基于网络药理学探讨乌梅丸治疗糖尿病肠病的作用机制 [J]. 海南医学院学报, 2021, 27 (7): 513-524.

[586] 张鹏, 王一博, 王岩. 乌梅丸联合利拉鲁肽对血糖控制不佳的肥胖 2 型糖尿病患者血糖、血脂及肠道菌群的影响 [J]. 中国卫生工程学, 2022, 21 (1): 147-150.

[587] 刘佳迪. 乌梅丸加减治疗肥胖 2 型糖尿病痰热内蕴证的临床观察 [D]. 太原: 山西中医药大学, 2020.

[588] 郝玉英, 张闰蕾. 乌梅丸加减治疗 2 型糖尿病伴失眠临床观察 [J]. 中国中医药现代远程教育, 2022, 20 (12): 94-95, 107.

[589] 张李博, 孙路, 吴金鸿, 等. 猪苓汤联合 ACEI/ARB 治疗糖尿病肾病 Meta 分析 [J]. 亚太传统医药, 2021, 17 (6): 128-133.

[590] 周海珍. 加味猪苓汤结合常规疗法治疗糖尿病肾病的临床疗效分析 [J]. 黑龙江中医药, 2021, 50 (5): 71-72.

[591] 胡艳丽, 王桐玲. 橘皮竹茹汤加减治疗糖尿病胃轻瘫 42 例 [J]. 河北中医, 2005, 27 (11): 848.

[592] 刘广赞. 橘皮竹茹汤加减联合甲钴胺治疗糖尿病胃轻瘫疗效观察 [J]. 实用中医药杂志, 2018, 34 (3): 325-326.

[593] 何玉兰. 橘皮竹茹汤辨证加减联合甲钴胺穴位注射治疗糖尿病胃轻瘫的疗效 [J]. 齐齐哈尔医学院学报, 2017, 38 (7): 815-816.

[594] 毕红, 张小建. 橘皮竹茹汤加减联合甲钴胺治疗糖尿病胃轻瘫疗效观察 [J]. 临床合理用药杂志, 2019, 12 (22): 54-55.

[595] 林山. 黄连阿胶汤加减治疗阴虚热盛型糖尿病的临床效果及安全性分析 [J]. 糖尿病新世界, 2021, 24 (8): 74-76.

[596] 王冠珍. 黄连阿胶汤联合西药治疗阴虚热盛型糖尿病临床观察 [J]. 光明中医, 2020, 35 (11): 1718-1720.

[597] 刘得华. 黄连阿胶汤加减治疗阴虚热盛型糖尿病的临床研究 [J]. 光明中医, 2006, 21 (4): 31-32.

[598] 郑夏洁, 陈叶. 加减黄连阿胶汤联合耳穴压豆治疗糖尿病合并失眠患者的临床观察 [J]. 广州中医药大学学报, 2021, 38 (8): 1591-1596.

[599] 刘芳. 黄连阿胶汤加味治疗糖尿病合并失眠 38 例 [J]. 中国中医药现代远程教育, 2013, 11 (13): 104, 114.

[600] 钟锦煜. 化裁黄连阿胶汤治疗糖尿病周围神经病变的临床研究 [D]. 广州: 广州中医药大学, 2015.

[601] 张倩韬, 侯敏娜, 彭修娟, 等. 基于整合药理学的经典名方当归补血汤防治糖尿病的作用机制研究 [J]. 中国药理学通报, 2019, 35 (9): 1314-1319.

[602] 白文卓, 李锐, 朱丽红, 等. 当归补血汤治疗糖尿病肾病的 Meta 分析 [J]. 世界中医药, 2022, 17 (3): 365-368, 378.

[603] 程丽颖, 王梦玺, 张矗, 等. 当归补血汤辅助治疗糖尿病肾病临床疗效的 Meta 分析 [J]. 中国全科医学, 2021, 24 (27): 3477-3483.

[604] 吴星霖. 当归补血汤治疗糖尿病肾病临床观察 [J]. 中国中医药现代远程教育, 2023, 21 (11): 107-109.

[605] 邹训霞, 赵娜妹, 蒋晓涵, 等. 当归补血汤联合回旋灸对 CKD3-5 期非透析糖尿病肾病合并肾性贫血的临床研究 [J]. 中国医院用药评价与分析, 2024, 24 (4): 431-434.

[606] 张杨, 耿海涛, 刘元炜, 等. 当归补血汤合二妙散加减联合封闭负压引流技术治疗糖尿病足的效果 [J]. 中国医药导报, 2020, 17 (36): 82-86.

[607] 王丹, 陈小凤. 当归补血汤加减联合羟苯磺酸钙对糖尿病视网膜病变的临床疗效 [J]. 中外医疗, 2020, 39 (2): 162-164.

[608] 杨荣阁, 张振锋, 朱晓亮, 等. 调营和卫益气养血法治疗糖尿病性皮肤瘙痒症的临床研究 [J]. 现代中西医结合杂

志，2022，31（1）：73-76.

[609] 刘业方，罗文涛，谭婷婷，等. 大柴胡汤联合降糖药物治疗 2 型糖尿病临床疗效的 Meta 分析 [J]. 中医临床研究，2022，14（29）：125-129.

[610] 赵娜，吕树泉，王琮. 基于 Meta 分析探讨大柴胡汤加减联合西药对治疗 2 型糖尿病的优势 [J]. 中医临床研究，2023，15（31）：26-33.

[611] 魏秀秀，苟筱雯，赵林华，等. 态靶辨证在肝胃郁热型肥胖 2 型糖尿病中的运用——大柴胡汤加黄连、知母、赤芍 [J]. 辽宁中医杂志，2020，47（3）：1-3.

[612] 王胜文，严光. 阿托伐他汀对 2 型糖尿病患者脂肪组织功能及胰岛素敏感性的影响 [J]. 中国临床保健杂志，2011，14（1）：22-24.

[613] 邵礼成. 大柴胡汤对口服药失效的肥胖型糖尿病的胰岛素敏感性的影响 [J]. 中国实用医药，2013，8（20）：82-83.

[614] 于洪洁，王泉蓉. 大柴胡汤加减联合利拉鲁肽注射液治疗 2 型糖尿病肥胖肝胃郁热证临床观察 [J]. 实用中医药杂志，2023，39（7）：1349-1351.

[615] 周玉亭. 大柴胡汤加味治疗肝胃郁热夹瘀型 2 型糖尿病合并代谢综合征的临床疗效观察 [D]. 合肥：安徽中医药大学，2023.

[616] 包薇萍，范尧夫，褚晓秋. 大柴胡汤联合艾塞那肽治疗新发 2 型糖尿病合并非酒精性脂肪肝疗效观察 [J]. 山西中医，2020，36（2）：27-29.

[617] 张秋菊，吴瑞，王竹风，等. 加减大柴胡汤干预肝胃郁热型 2 型糖尿病合并高尿酸血症的临床研究 [J]. 临床和实验医学杂志，2021，20（5）：478-482.

[618] 石焕玉，朱晓勇. 大柴胡汤加减治疗 Ⅳ 期糖尿病肾病 32 例疗效观察 [J]. 中医杂志，2004，45（3）：195-196.

[619] Golden SH. A review of the evidence for a neuroendocrine link between stress, depression and diabetes mellitus[J]. Curr Diabetes Rev，2007，3（4）：252-259.

[620] X Pan，G Li，Y Hu. Effect of dietary and/or exercise intervention on incidence of diabetes in 530 subjects with impaired glucose tolerance from 1986-1992[J]. Diabetologia，1995，34（2）：108-112.

[621] The Diabetes Prevention Program Research Group.The Diabetes Prevention Program：baseline characteristics of the randomized cohort[J]. Diabetes care，2000，23（11）：1619-1629.

方剂索引